U0728257

全国养老护理培训教材

养老护理理论与实践

主 编 马 勇 丁亚媛

中国中医药出版社
·北 京·

图书在版编目（CIP）数据

养老护理理论与实践 / 马勇，丁亚媛主编 . —北
京：中国中医药出版社，2019.8
ISBN 978 – 7 – 5132 – 5550 – 9

Ⅰ . ①养… Ⅱ . ①马… ②丁… Ⅲ . ①老年人—护理
学 Ⅳ . ① R473

中国版本图书馆 CIP 数据核字（2019）第 074035 号

中国中医药出版社出版

北京经济技术开发区科创十三街 31 号院二区 8 号楼
邮政编码 100176
传真 010 – 64405750
三河市同力彩印有限公司印刷
各地新华书店经销

开本 787×1092 1/16 印张 25.75 字数 580 千字
2019 年 8 月第 1 版 2019 年 8 月第 1 次印刷
书号 ISBN 978 – 7 – 5132 – 5550 – 9

定价 88.00 元
网址 www.cptcm.com

社 长 热 线 010-64405720
购 书 热 线 010-89535836
维 权 打 假 010-64405753

微信服务号 zgzyycbs
微商城网址 https://kdt.im/LIdUGr
官 方 微 博 http://e.weibo.com/cptcm
淘宝天猫网址 http://zgzyycbs.tmall.com

如有印装质量问题请与本社出版部联系（010–64405510）

《养老护理理论与实践》编委会

编写说明

　　《养老护理理论与实践》详细论述了老年人的长期照护理念、老年人的综合评估、养老护理的理论知识等，列举老年人常见疾病及照护方案；全面介绍康复医学在养老护理方面的应用，剖析老年人常常遇到的康复问题和日常功能训练方法；重点突出中医护理知识和方法在老年人的生活起居方面的实践和应用。全书共有9章，第1～5章为老年人长期照护基本知识，第6章为康复医学在养老护理中的应用，第7～9章为中医护理在老年护理中的应用，第10章为附录。

　　全书内容丰富，资料翔实，较好地反映养老护理理论与实践的最新成果，具有一定的学术性、实用性和可读性。适合中医或中西医结合老年科、康复科医师及相关医护人员阅读，也可作为专职从事养老护理工作者进行培训和学习的指导用书，还可以作为在养老护理一线工作的护理人员、康复人员的工作手册。

　　本书在编写过程中，参阅了国内外大量的同类教材和专著，并得到了中国中医药出版社的搭理支持，鉴于编者学术水平有限，书中若有疏漏或不足之处，恳请提出宝贵意见，以便再版时修订提高。

《药老护理理论与实践》编委会

2019 年 6 月

目 录

下篇　中医护理在老年护理中的应用

第七章　中医一般护理 …………… 260

第九章　老年常见病症的中医护理

上篇　长期照护

第一章　老年人长期照护的概述 ▷▷▷▷

第一节　中国老龄化的现状

当一个国家或地区 60 岁以上老年人口占人口总数的 10%，或 65 岁以上老年人口占人口总数的 7%，即意味着这个国家或地区的人口处于老龄化社会。按照此标准，中国人口的老龄化进程开始于 1999 年。

一、与老龄化社会相关的概念

1. 老化和老年　老化是一个生物学概念，是指人体器官组织功能结构的退化。老化是进行性的，由少积多、由轻变重、从局部到全身。老化的过程自出生就开始，在不同的个体以不同的速度进行，一直持续到死亡。老化现象不仅出现在生理层面，还包括心理、社会等层面。老年则是一个年轮学概念，是以人的生活年限结合总体生命能力和表象变化来划分的。决定一个人体是否进入老年不完全依据年龄，而是依据机体的老化程度，年龄只是一个参考标准。

2. 老年人　世界卫生组织（world health organization，WHO）对老年人年龄的划分有两个标准：在发达国家是指 65 岁以上的人群，而在发展中国家是指 60 岁以上的人群。另外，还对其他人群进行了细分：45 岁以下人群为青年，45 ～ 59 岁人群为中年，60 ～ 74 岁人群为年轻老年人或进入老年前期，75 ～ 89 岁人群为老年人，90 岁及以上人群为长寿老年人。在现实的社会生活中经常使用的年龄还有智力年龄、生理年龄、心理年龄、年代年龄、社会年龄等。

3. 失能老年人　是指丧失生活自理能力的老年人。国际上通常依据日常生活活动能力量表进行评定：吃饭、穿衣、上下床、上厕所、室内走动、洗澡六项指标中，1 ～ 2 项做不了为轻度失能，3 ～ 4 项做不了为中度失能，5 ～ 6 项做不了为重度失能。不同程度的失能老年人都需要有人提供相应的照护，以满足其基本的生理需求。

4. 健康老龄化　是指个体在进入老年期时在躯体、心理、智力、社会、经济五个方面的功能仍能保持良好状态。健康老龄化需要通过全社会的共同努力，改善老龄群体的生活和生命质量，使老年人在晚年能够达到最大程度的自理，将疾病或失能推迟到生命的最后阶段。

5. 老年抚养比　又称老龄人口指数，是指 65 岁以上老年人口数量对劳动年龄（15～64 岁）人口数之比，通常用百分比表示，用以表明每 100 名劳动年龄人口要负担多少名老年人。这是从经济角度反映人口老化社会后果的指标之一。有公开数据显示，2015 年我国老年抚养比随后几十年，此指标会急速上升。

6. 人均期望寿命　是指在现阶段每个人如果没有发生意外，可以自然活到的年龄。这是衡量一个社会的经济发展水平及医疗卫生服务水平的指标。根据《2017 年我国卫生健康事业发展统计公报》，2017 年我国居民人均预期寿命为 76.7 岁。

二、我国人口现状

中华人民共和国成立至今，随着生育政策的变化，我国的人口年龄结构发生了很大变化，主要经历了三个阶段："高出生、高死亡、低增长"阶段，"高出生、低死亡、高增长"阶段和"低出生、低死亡、低增长"阶段，目前进入了第三阶段。从我国1950～2050 年的人口金字塔结构图中可以清楚地看出不同年代各个年龄段人数的比例情况，见图 1-1。

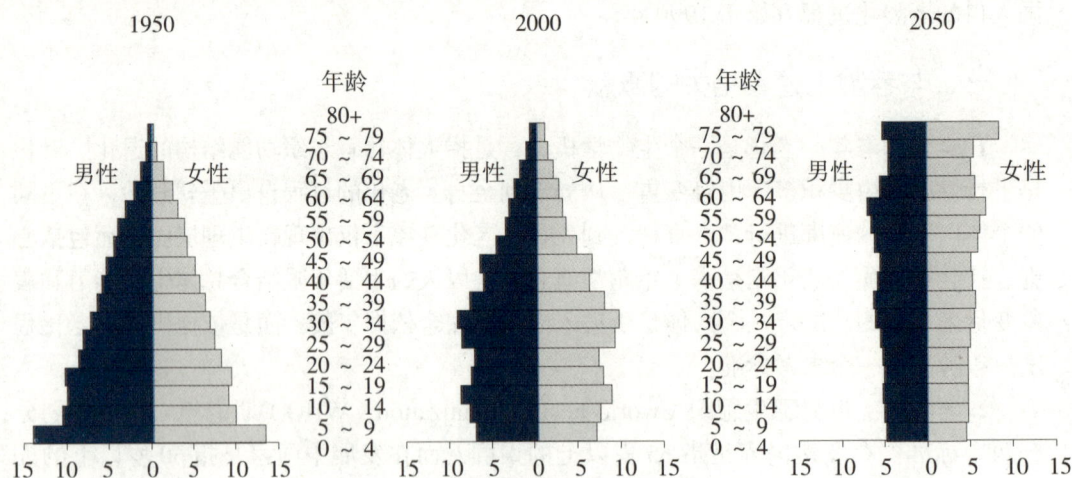

图 1-1　中国人口金字塔 100 年间的变化

全国老龄工作委员会办公室在《国家应对人口老龄化战略研究总报告》中预测我国人口老龄化的进程经历以下四个阶段：

（1）1999～2022 年为快速老龄化阶段：老年人口比例由 10.3% 上升至 18.5%，出现第一次增长高峰，此时劳动力供给最充分。

（2）2022～2036 年为急速老龄化阶段：老年人口比由 18.5% 上升至 29.1%，为第二次增长高峰，出现总人口规模峰值，老龄增长速度最快。

（3）2036～2053年为深度老龄化阶段：老年人口比由29.1%上升至34.8%，为第三次增长高峰，同时也是老年人口数量高峰。

（4）2053～2100年是中度老龄化：老年人口比例处于高位稳定状态。

三、我国老龄化的特点

1. 老年人口基数大　我国是世界上唯一一个老年人口数量超过1亿的国家。根据国家统计局最新数据显示：1999年我国60岁以上老年人口有1.28亿，占总人口数量的10%，我国进入老龄化社会。根据预测：2030年60岁以上人口占比将达25%。2050年我国老年人口数量将达到峰值4.87亿，占总人口数量的34.9%；老年人口数相当于英国、法国、德国、意大利和日本人口数量的总和。

2. 老年人口增长速度快　根据1998年WHO人口资料显示，65岁以上人口比重从7%上升至14%，法国用了127年，瑞典为85年，美国为72年，英国为47年，日本为24年，而中国将用25年。

3. 困难老年人数量多　我国空巢老年人、失能老年人、失独老年人居多。根据《中国老龄产业发展报告》显示，2012年我国至少有100万个失独家庭，2013年有超过1亿名空巢老年人。另一份报告指出，2013年我国的失能老年人已超过3700万，且每年最低以3%的速度快速增长。预计到2020年，失能老年人、半失能老年人将突破4600万。

4. 家庭小型化　《中国家庭发展报告》显示，从20世纪80年代以来，家庭户平均规模不断缩小，1990年为3.96人，2010为3.10人，2012年为3.02人。

四、人口老龄化的影响

人口老龄化不仅给老年人自身带来身心健康等问题，还牵涉到政治、经济、社会和文化等多个方面的问题。

1. 社会负担加重　2010年约5个劳动年龄人口负担1个老年人，到2020年约3个劳动年龄人口负担1个老年人，2030年约2.5个劳动年龄人口负担1个老年人。另外，国家支付的退休金也会逐年增加。

2. 家庭养老功能减弱　随着人口老龄化、高龄化、家庭少子化的进行，传统的家庭养老功能日趋削弱，养老负担更多地依赖于社会，能否解决好老年人口问题关系到整个社会的发展与稳定。

3. 老年人对医疗保健、生活服务的需求突出　老年人患病率高、生活不能自理的比重较大。老年病又多患肿瘤、心脑血管病、糖尿病、老年精神障碍等慢性病，对国家、社会和家庭构成极大的负担，尤其是医疗护理保健系统需要接受很大的挑战。我国经济尚不发达，社会福利及社会保障体系尚不完善，远远不能满足老龄化社会中老年人日益增长的需求。

（丁亚媛）

第二节　老年人生理变化特点

随着年龄的增长，人体的机体组织结构逐渐衰老变化，生理功能也发生相应的变化。在此老化衰退的基础上，老年疾病也相应发生。因此，掌握老年人生理变化的特点，对于防治老年性疾病具有重要的指导意义。

一、呼吸系统

1. 肺通气功能降低　老年人由于肺组织僵硬、肺弹性回缩力降低、肋软骨钙化、肋骨活动能力减弱、呼吸肌萎缩、脊柱萎缩甚至驼背或胸廓硬化变形而呈桶状胸及生理性肺气肿等，导致肺活量减少，残气量增加，最大通气量下降，因此老年人无法正常地呼气和吸气。

2. 肺换气效能减弱　老年人由于肺和血管壁的结构变化及肺毛细血管数量减少，使肺泡膜弥散量减少和氧利用度降低。因残气量增大，肺泡通气量下降，弥散量减少，致使换气功能下降，导致老年人动脉血氧分压降低。

3. 肺部易感染　由于管腔内分泌物排泄不畅，死腔增大，咳嗽反射及纤毛运动功能减退，老年人咳嗽和反射功能减弱，使滞留在肺内的分泌物和异物增多，容易造成肺部感染。

二、循环系统

1. 心脏功能降低　老年人心肌收缩力减弱，左心室充盈速度减慢，舒张不完全，心排血量和每搏输出量均减少，导致心脏指数降低，心功能减弱。

2. 收缩压升高及体位性低血压　老年人的血管弹性降低、动脉粥样硬化斑块增加，使管壁变硬、管腔变窄、血流速度减慢、外周阻力增大，因此动脉收缩压可上升很高而舒张压则较低，脉压增大。此外，老年人颈动脉窦和主动脉弓压力感受器敏感性下降，反射性调节血压降低，对于抗重力效应正常代偿机制减弱，突然由仰卧位变为坐位或立位时，老年人易发生体位性低血压。

3. 心脏起搏传导系统的老化　老年人心肌兴奋性、自律性、传导性和收缩性均降低，心脏的起搏传导系统可见退行性变化，窦房结起搏细胞的数量显著减少，心脏传导系统纤维化，部分发生钙化，可导致心脏传导障碍。

4. 心瓣膜的老化　老年人心瓣膜发生退行性改变和钙化，以二尖瓣和主动脉瓣为主，特别是主动脉狭窄和二尖瓣关闭不全。

5. 脑、肾、肝脏的血流量减少　老年人由于心排血量下降和血管阻力增大，从而导致器官血流量减少，特别是肾脏血管阻力增大和肾血流量减少最为明显。老年人冠脉血流量减少易发生心肌缺血。

三、消化系统

1. 口腔的老化　唾液腺萎缩，唾液分泌减少，常感口干、吞咽困难。舌和咀嚼肌萎缩，牙龈退化萎缩，牙齿逐渐脱落，咀嚼功能减弱。牙釉质和牙本质逐渐磨损，易发生龋齿；牙本质内神经末梢外露，因此对冷、热、酸、咸等食物过敏而酸痛。

2. 食道的老化　食道黏膜逐渐萎缩，平滑肌萎缩，收缩力减弱，蠕动及输送食物的功能减弱，食管排空延迟，食管扩张和无推动力的收缩增强。

3. 胃肠的老化　胃肠平滑肌层变薄或萎缩，收缩力降低，使胃肠蠕动功能减弱，故老年人不仅容易消化不良，而且时常伴有便秘；平滑肌萎缩，弹性降低，导致胃肠张力低下，容易造成胃肠扩张，内脏下垂和憩室形成。老年人胃黏膜和胃腺萎缩，胃酸分泌下降，消化腺分泌的消化酶减少，胃液的消化能力减弱，黏蛋白含量减少，胰液分泌功能下降，脂肪分解和糖分解活性下降，胃排空速度减慢。因此，老年人的消化能力逐渐减弱，食欲逐渐降低。此外，胃液（黏液、胃蛋白酶原和盐酸）分泌减少，易造成胃黏膜的机械损伤；黏液碳酸氢盐屏障的形成障碍，导致胃黏膜易被胃酸和胃蛋白酶破坏；盐酸减少减低胃蛋白酶的消化作用和灭菌作用，促胰液素的释放减少，使胃黏膜糜烂、溃疡、出血，加之内因子分泌功能部分或全部丧失，失去吸收维生素 B_{12} 的能力，导致巨幼红细胞性贫血和造血障碍。由于胃酸分泌减少，使钙、铁和维生素 D 吸收减少，易发生营养不良，可导致老年人患缺铁性贫血、骨质软化等疾病。

4. 肛门括约肌反射缺乏　老年人肛门括约肌萎缩，肛门括约肌收缩无力或功能障碍，常缺乏正常的外括约肌反射，是大便失禁的原因之一。

5. 肝功能不同程度减退　老年人肝脏明显缩小，肝细胞萎缩，结缔组织增生，血流量减少，易造成肝纤维化和硬化；肝细胞内各种酶的活性降低，肝脏解毒功能减弱，易引起药物性肝损害；老年人肝功能减退，蛋白质的合成和储备减少，血浆白蛋白下降，球蛋白及纤维蛋白原相对升高，血胆红素减少。

6. 胆囊及胆管壁增厚　老年人胆囊壁和胆管壁增厚，胆囊变小及收缩功能下降，胆汁浓缩并含有大量胆固醇和胆红素，故易沉积而形成胆石。患胆石症时，因胆汁排出受阻，易发生胆囊炎，胆管炎又可使胰腺发生自身消化而成为急性胰腺炎，故老年人易患胆石症、胆囊炎和急性胰腺炎。

7. 胰液及胰酶分泌减少　老年人胰腺萎缩，胰岛细胞变性，加之进入十二指肠的盐酸量少甚至缺失，不能引起促胰液素等的释放，致使胰液、胰蛋白酶和胰脂肪酶分泌减少，影响淀粉、蛋白质、脂肪等的消化和吸收。

四、泌尿系统

1. 肾功能减退　老年人肾脏质量减轻，肾单位数目减少，肾功能减退，表现为：①肾血流量减少；②肾小球滤过率下降；③肾小管分泌、重吸收和排泄功能下降；④肾的浓缩功能减弱；⑤肾的酸碱调节作用减弱。

2. 输尿管功能减退　老年人输尿管肌层变薄，支配肌肉活动的神经细胞减少，导致尿液通过输尿管进入膀胱的速度减慢，且容易反流。

3.膀胱的变化　老年人膀胱萎缩，膀胱容量减小。因肌肉收缩无力，使膀胱既不能充满，又不能排空，残余尿量增多。老年人膀胱括约肌萎缩，支配膀胱的自主神经系统功能障碍，缺乏随意控制能力，常出现尿频或尿意延迟、尿潴留或尿失禁。尿道腺体的腺上皮分泌保护性黏液减少，故抗菌能力减弱，使泌尿道感染的发生率升高。

4.前列腺增生　男性老年人因前列腺增生肥大可引起尿频、夜间多尿、尿失禁等症状。男性前列腺肥大可使尿路梗阻，导致尿潴留。

五、生殖系统

1.女性　老年人乳房脂肪沉积、腺体萎缩。外生殖器缩小，阴道湿度减少，会阴部松弛。子宫及宫颈萎缩，卵巢缩小硬化。更年期来临时，女性的卵巢会停止分泌雌激素和孕激素，因此丧失了生育能力。

2.男性　老年人睾丸萎缩，性功能逐渐减弱，但在性生活中阴茎仍然能够勃起、产生精子，并孕育新的生命。

六、神经系统

1.神经细胞数减少　老年人脑组织萎缩，脑室扩大，脑膜增厚，脑细胞数减少，脑脂褐素沉积，伴有功能减退，出现思维活动减慢，对外界反应欠灵敏，记忆力和认识能力减退。

2.神经突触量少　脑神经突触数量减少，发生退行性变化，神经传导速度减慢，导致老年人对外界事物反应迟钝，动作协调能力下降。

3.神经递质减少　老年人脑合成多种神经递质的能力皆有所下降，主要是多巴胺，其次是胆碱能系统。这些神经递质的减少，导致老年人健忘、智力减退、注意力不集中、睡眠不佳、精神性格改变、动作迟缓、运动震颤、痴呆等。

4.脑血流量减少　老年人脑动脉硬化，血循环阻力增大，脑供血减少致脑软化，出现缺血性病灶。因此老年人对内外环境的适应能力降低、智力衰退、注意力不集中、易疲劳、睡眠欠佳、记忆力下降和性格改变，严重者可表现为老年性痴呆症。

5.自主神经功能紊乱　老年人交感和副交感神经逐渐变性，致使自主神经功能紊乱。因此导致体液循环、气体交换、物质吸收与排泄、生长发育和繁殖等各内脏器官和功能活动的平衡失调，易引起心律、心率的改变以及体位性低血压等。

七、内分泌系统

1.下丘脑－腺垂体活动减弱　下丘脑是体内自主神经中枢，其功能衰退会使各种促激素释放激素分泌减少或作用减低，接受下丘脑调节的垂体及下属靶腺的功能也随之改变发生全面减退，从而引起衰老的发生和发展。如老年人下丘脑中调控内分泌的多巴胺、去甲肾上腺素等生物胺减少，下丘脑的受体数目减少，促糖皮质激素和血糖的反应均减弱，性激素分泌减少，性功能失调等。

2.甲状腺和甲状旁腺功能降低　老年人甲状腺萎缩和纤维化，甲状腺功能降低，合成激素功能明显下降，基础代谢率降低。因此，其新陈代谢缓慢，易出现怕冷、皮肤干燥、心率缓慢、倦怠等症状。随着甲状腺功能减退，血中胆固醇增加可加重动脉粥样硬化。老年人甲状旁腺功能降低，释放甲状旁腺激素明显减少，对低血钙的分泌反应也下降。因此老年人，特别是老年女性在绝经期后易患骨质疏松症。

3.肾上腺皮质功能降低　老年人肾上腺皮质功能逐渐减低。肾上腺皮质醇的分泌量和排泄率均减少。肾上腺皮质的雄激素分泌呈直线下降趋势。醛固酮的分泌亦明显下降，血中醛固酮浓度降低。尽管老年人肾上腺皮质激素分泌减少，但其周围血浆皮质醇浓度无大改变，这可能是老年人皮质醇代谢减弱，从血流中消失的速度减慢所致。老年人肾上腺皮质对促肾上腺皮质激素的反应下降，因此其保持内环境稳定的能力和应激能力均降低。

4.胰岛素分泌减少　老年人胰岛细胞变性，胰岛功能减退，胰岛素分泌减少，糖耐量降低，糖尿病发生率增高。

5.性激素分泌减少　老年人性腺萎缩，性激素分泌减少，性功能失调。

八、免疫系统

老年人免疫功能下降，主要表现为胸腺萎缩、成熟 T 细胞减少、胸腺素水平降低、细胞免疫及体液免疫功能下降、对外源性抗原产生抗体能力下降、对自身抗原产生抗体能力增强，故易患自身免疫性疾病。老龄化使免疫功能下降、抵抗力降低，导致疾病、感染发生率升高，如泌尿道感染的发病率上升。与年龄相关的许多慢性疾病，如慢性阻塞性肺气肿、癌肿、糖尿病等均可增加他们对感染性疾病的易感性。

九、运动系统

1.骨老化　老年人骨质稀疏，骨质变脆，易于骨折。

2.关节老化　老年人关节软骨变性，退行性变，关节囊周围韧带退变，造成关节活动受限。

3.肌肉老化　老年人肌肉弹性消失，功能减退，肌肉质量及力量每况愈下。

十、感觉系统

1.视觉　老年人视力明显减退，视野、暗适应、调节功能、色觉等皆有不同程度的衰退和障碍。老年人眼球内晶状体弹性减退，屈光能力变差而发生老花眼。部分老年人，眼球的晶状体由于退行性变而发生浑浊，造成老年性白内障。

2.听觉　由于组成耳蜗的毛细胞随年龄的增长而减少，鼓膜变薄及浑浊逐渐加重，听神经功能减弱，致使老年人听力逐渐减退，出现老年性耳聋。男性耳聋发病率高于女性。老年人鉴别语音能力降低，听觉反应时间延长。

3.嗅觉　老年人嗅黏膜逐渐萎缩，嗅觉的阈值明显升高，嗅觉较迟钝。

4.味觉　老年人舌黏膜上的舌乳头逐渐消失，味蕾减少和萎缩，故老年人味阈升高，对酸、甜、苦、辣的敏感性减退，对咸味尤其迟钝。老年人由于味觉和嗅觉减退，喜欢多加调料或偏食。

5. 感觉功能 老年人的皮肤痛觉、触觉、温度觉减退，容易招致外伤或烫伤。

（孙志岭）

第三节 老年人长期照护理念

理念是人们对外部世界所持有的一种价值观及信念，是个人行为或社会发展所秉持的依据。人们针对不同的现象或客观事物会有不同的理念，如人生理念、学习理念、成功理念、教育理念等。对于老年人的长期照护也需要有个相对一致的认识。不过文献资料中对长期照护有一些不同的名称和定义，这也就反映出人们对长期照护的理念有所不同。

一、长期照护的概念

1. 定义 长期照护（long-term care，简称 LTC），又称为长期照料、长期护理等，是指在持续一段时期内给丧失活动能力或从未有过某种程度活动能力的人提供一系列健康护理、个人照料和社会服务项目。2000 年 WHO 将长期照护的含义阐述为：由家庭成员、专业人员、护理员或志愿者为那些不能完全实现自我照料的、身体功能存在障碍的人提供服务，使其得到最大程度的独立、自主、参与、个人充实及人格尊严，从而提高他们的生活质量。本书中长期照护的对象为失能老年人。

2. 长期照护服务属于社会服务的范畴 长期照护具有两层意思：①长期照护服务是由社会服务领域专设的老年服务机构提供的；②在专业设置上，长期照护服务是通过将基本生活照料、非治疗性护理、康复训练等从医疗服务中分离出来，形成一个单独的社会服务体系。

3. 长期照护与医疗护理的区别 长期照护是针对患有慢性疾病、身体残疾、认知或精神残疾而导致存在自理能力缺陷的人提供的照护服务，照护时间一般为 6 个月以上。与医疗护理有明显不同，具体区别见表 1-1。

表 1-1 长期照护与医疗护理的区别

项目	长期照护	医疗护理
服务对象	伤残、慢性疾病、精神障碍等原因导致的部分或全部失去生活自理能力的老年人群	主要是疾病急性期、康复期的患者
服务目的	延缓老年人罹患的慢性病病情发展，尽可能维持老年人生理机能和精神健康	以治愈疾病和减缓痛苦，完成疾病治疗或康复为目标的临床业务
服务内容	涵盖医疗护理、生活护理及社会服务为一体的整合性服务	主要是依据医嘱和护嘱而执行的护理行为
主要场所	养老机构、社区、居家	医疗机构为主，护理机构、社区、居家为辅

续表

项目	长期照护	医疗护理
参与者	正式照护者：医生、护士、社会工作者、营养师、康复师、护理员等；非正式照护者：家属、邻居、志愿者等	各种专业护理工作者
社会保障支付方式	需要经过政府部门评估获得服务，由养老护理保险支付	根据临床诊断提供服务，由医疗保险支付
知识体系	涉及健康照顾、个人照顾、社会服务等多方面知识，囊括了人生活中的每个普通细节，如怎么坐、怎么站、怎么走、怎么吃等	医学领域中的一门独立的学科，包括自然科学、基础医学、护理学、人文知识等

二、发达国家的长期照护理念

（一）日本的介护

日本是全球老龄化率最高、老龄化速度最快的国家。1970 年日本 65 岁老年人口有 739.33 万人，占总人口比例 7.03%，达到老龄化社会标准；2013 年，这一比例攀升至 25.08%；2017 年 9 月，日本 65 岁以上老年人 3514 万，占总人口的比例 27.7%，高居世界第一位。此外，日本国民平均寿命 83 岁，居世界第一，也显示了日本在养老保障上的成功之处。

在日本，为了与医疗服务中的"临床护理"相区别，特意将养老护理称为"介护"，工作内容既包括在日常生活中衣食住行等方面的帮助，也包括医疗、看护、康复训练等方面的援助。他们认为：介，有介入、参与、陪伴的意思。介护，就是提供对老年人生活援助的一种工作；从另一个层面上来说，介护是参与到老年人的生活中，对他们的行为采取了一些干涉的行为。因此介护人员在介护过程中，要时刻关注老年人的感受，减少对他们实施过多的干预行为。

2000 年，日本介护保险成立后，介护成为一种与护理行为同等重要的专业工作，其理念体系也逐步被建立起来。日本介护的工作理念如下：

1. 尊重人的尊严　在介护工作中必须将每一位需要介护的老年人作为具有独立人格的人来看待。

2. 支援自立生活　以人为本，通过活用被援助者的残存能力，维持和促进身体功能，从而最大限度地提高被援助者的生活质量。

3. 实现正常人的生活　尊重被援助者实际生活的需求，将其置于与普通人一样的社会生活状态下予以援助。

4. 援助自我实现　充分认识并重视老年人内在的参与社会生活以及自我发展的愿望，帮助老年人实现自我价值。

5. 整体介护　介护工作不仅要满足被介护者的生理需要，还应满足其心理需要和社会需要。

（二）美国的长期照护

美国是发达国家中生育率最高和人口增长最快的国家之一。据统计，美国妇女总生育率为 2.1，2010 年人口总量为 3.08 亿，居于世界人口第三大国。早在 20 世纪 40 年代，美国就开始进入了人口老龄化社会，现 65 岁以上老龄人口占总人口的 17.4%，是典型的老龄化社会。

美国提供长期照护服务的市场相对成熟，其长期照护内容是将健康照顾和日常生活协助进行整合，为需求者提供医疗护理、社会服务和个人支持，并达成以下共识：

1. 长期照护服务大多数是由家庭提供的，其服务内容是通过对服务对象的身心异常程度进行评估来划分，并由评估结果来确定服务的开始期、终止期以及服务内容的更改等。

2. 长期照护服务是一种劳动密集型工作，它需要提供长期的、不间断的，以生活照顾为主、医疗护理为辅的服务。

3. 长期照护服务具有正规性和专业性。提供照护的场所可以是专门的养老院、护理院等机构性设施，也可以是家庭、社区。但是，即使是以家庭为场所的长期照护服务也必须由有组织和经过培训的居家照护服务者来提供。

4. 长期照护具有连续性。长期照护就意味着从家庭到医院，中间包括社区、医疗站、日间照护、护理院、康复中心、姑息治疗机构等一系列适应各类需求的服务。接受长期照护的人处于患病和日常生活能力弱化的两种状况中，单一的医疗保健服务不能满足他们的需求，长期照护就是集医疗护理和生活照护于一体的综合服务。

三、我国的长期照护理念

（一）大陆地区的长期照护

我国的老龄化发展迅速，并且未富先老，在经济、政策、制度和基础建设方面还没有做好应对人口老龄化的准备，养老金覆盖不全面，与养老相关的基础建设和政策支持相对滞后，对长期照护服务的研究也只是处于起步阶段。因此，我国还没有形成相对成熟的、完善的长期照护理念。

2017 年 3 月 6 日，中华人民共和国国务院发布的《"十三五"国家老龄事业发展和养老体系建设规划》中指出，国家老龄事业的发展目标是：①多支柱、全覆盖、更加公平、更可持续的社会保障体系更加完善；②居家为基础、社区为依托、机构为补充、医养相结合的养老服务体系更加健全；③有利于政府和市场作用充分发挥的制度体系更加完备；④支持老龄事业发展和养老体系建设的社会环境更加友好。由此表明我国对老年人长期照护有以下观点：

1. 建立和完善老年医疗保健福利综合体系　老年医疗保健体系应该是一个多层次、多形式的医疗保障体系。我国在建设新型保障体系的过程中，对人口老龄化予以高度重视，根据多数中国老年人具有钱少、病多、病程长、自我照料难等特点予以优惠和照顾，并在相关的医疗保障制度中将其明文规定下来。

2. 社会养老服务模式需要多元化发展 2009 年，中华人民共和国提出以家庭养老为基础、社区老年服务为依托、养老院等社会养老机构为补充的养老服务体系。在养老政策的引导下，全国各地涌现出多种形式的社区养老服务机构，如日间照料中心、居家养老服务中心、助老服务社、老年人食堂、老年活动室等，对机构养老形成了有效的补充。

3. 发展医养结合的养老服务 医是指医疗，养是指护理和照料，医养结合就是将医疗康复保健服务资源与养老服务资源相结合，实现社会资源利用最大化。医养结合养老护理模式是为满足高龄、患病、失能、空巢老年人医疗和养老的双重需求，由不同专业机构协同构建的一个集日常生活照料、康复训练、健康管理、疾病治疗、临终关怀于一体的服务网络。医养结合养老护理的三种路径：①医疗机构拓展养老功能；②养老机构配备医疗功能；③养老机构与医疗机构合作。

4. 创建有利于老龄事业发展的社会环境 社会化养老服务是指对老年人的赡养方式由家庭向社会的转化过程，强调养老服务的社会参与性，要求社会多元主体互相配合、联动发展。社会化养老既强调服务主体的多元化和服务对象的公众化，也强调服务方式的多样化和服务队伍的专业化。

（二）台湾地区的长期照护

1993 年，台湾地区 65 岁以上老年人口占总人口比例 7%，成为我国最早进入人口老龄化的地区之一。2017 年 7 月的统计数据显示：65 岁以上老年人口占总人口比例 13.55%；同时，人口老化指数 100.18，这表示 65 岁及以上的老年人口数超过了 14 岁及以下幼年人口数。由于工作年龄人口数递减、退休年龄人口数递增，长期照护压力陡增。长期照护问题成为台湾最突出的社会问题之一。

1996 年 6 月，台湾长期照护专业协会成立的社区化长期照护联盟提出了"社区化长期照护"的诉求，其中明确表达了民间团体对长期照护的理念：

1. 享有长期照护服务是人权而非特权，因此需要依据社区需求，规划服务的种类及数量，使资源均衡分布，达到服务的可近性及公平性。

2. 长期照护的目标是使受照护者能安全、舒适地留在家中或生活于熟悉的社区中越久越好。要提高受照护者的生活品质及促使其居家生活正常化；配合有效的公共投资，使社区民众能负担所需的长期照护费用，使社区局部依其需求而有多元化的选择。

3. 长期照护具有多元化、连续性、个别化、人性化和社区化的特点，具体为：

（1）长期照护的多元化体现在照护项目多样性，包括医疗照护、生活照顾、社会服务、住房服务、辅具提供、紧急回应服务、交通服务等。

（2）老年人患有不可逆转的慢性疾病，导致功能缺损越来越严重，所需的照护要持续很长一段时间，因此长期照护服务必须具备连续性的特点。在功能发生变化时，需要提供适时的、衔接不断的照护，以维持日常生活的各种需求。

（3）长期照护一定要根据照护对象的功能缺损情况、经济状况、文化价值观以及周围可以获得的各种社会家庭资源情况，提供有针对性的、个性化的照护服务项目，以满足其照护需求。

（4）长期照护具有人性化的照护精神。长期照护是在已经延长的生命中，以其需求提供所需的帮助和支持，本着尊重生命、追求优质生活的态度、人性化的照护精神，提供生命旅程所需的照护。

在以上观点的影响下，台湾地区构建了一个具有社区化的理性照护体系，以使用者为导向、选择多元化、经济上可以负担得起、具有一致性服务品质的照护体系。

（丁亚媛）

第四节　长期照护的团队成员和角色功能

伴随老化的进程，老年人会出现多病慢病共存的情况，继而出现很多健康问题，导致其生活自理能力下降，一些日常事务需要他人帮助才能完成。此外，照护老年人还涉及其心理、经济、法律、社会及家庭资源分配等方面的问题。因此，要为老年人提供全面专业的照护，由单一的专业人员提供照护服务是远远不够的，而是需要通过多专业团队合作的形式进行。

一、多专业团队合作的服务模式

老年人的多专业照护团队的成员一般包括医师、护理师、营养师、康复师、社工等。团队中各个成员具有同等地位，独立地在各自的专业领域中设立照护目标、计划及提供服务。因服务对象的不同需求，团队还可增加其他专业人员，如药剂师、物理治疗师、职能治疗师、语言治疗师等。除了专业人员外，护工、家属及志愿者也可作为非专业团队成员，参与到照护工作中。在非专业人员方面，需经过基础课程及实习等培训后，获得培训机构颁发的证书，才可协助执行各项日常生活及身体照护。

（一）专业团队的合作模式

多专业团队合作时，根据互动的方式及程度的不同，可分为以下三种工作模式：

1. 多元专业模式　多种不同领域的专业人员（如医师、护理人员、社工人员）各自评估照护对象的情况及照护需求，拟定各自的照护目标和计划，并各自提供服务。在此模式中，专业间不一定发生互动，每一个成员各自执行自己职责范围的功能角色。专业人员是因为有共同的照护对象而形成一个团队，并无正式信息交流通道和资讯的共享。

这种模式的优点是照护对象可以同时获得多种不同专业人员提供的照护服务，节省正式沟通的时间。缺点是缺乏强迫沟通整合的机制，易流于各自为政的治疗和护理模式，导致服务内容缺乏整合或重复性过多。此外，接受照护的老年人面对多种专业人员的评估和介入，可能需要不断调适或感觉受到干扰。

此种模式适合于专业数目不多、组织机构规模较小的单位。当专业团队成员相互比较熟悉，且合作过一段时间，彼此已建立了合作的默契，就能避免上述的缺点。

2. 整合专业模式　先由各专业人员评估，再由个案管理者汇总收集各专业人员评估的数据，获得老年人完整的健康信息。随后各专业人员共同讨论，整合各种信息，制定团队共同的照护目标和计划，再分别由各专业人员提供服务。在整个服务过程中，团队成员始终保持紧密的沟通、互动和合作。此种服务模式的个案管理者扮演协调整合的角色，这个管理者可以由特定的专业人员担任，也可以由参与个案服务最多的专业人员担任。

这种专业合作模式的优点是被照护者接受多种专业、经过整合的照护服务，所有专业人员的配合与具体团队照护目标一致，避免了重复性或片段的服务。但不足之处是讨论案例所花时间较长且安排不容易，有时老年人面对多种不同专业人员会产生一定困扰，专业团队中有成员或者是管理者如果过于坚持己见则会影响到协调过程及整个团队的服务质量。

3. 跨专业模式　是指对被照护者的评估由最主要的几名专业人员完成并提供服务，有些非主要问题的专业人员不需要进行独立的评估，也不直接参与照护服务，而只是扮演咨询者的角色。如一些营养师、康复师的服务内容，只提供指导意见，具体工作由护理人员完成。不过这些具体操作者需要经过专门的培训后才能进行操作。

这种模式的优点是：①限制了直接服务的人数，节省了人力成本和相应开支；②接受服务的老年人不需要同时面对很多不同的专业人员；③专业人员之间有相互学习的机会。缺点是：①各专业间关注重点不同，一个专业不可能完全取代另一专业，因此影响受照护者接受更专业化的服务权利，甚至因此会降低服务品质；②各专业人员的角色定位容易模糊，有些专业人员的工作内容过多过杂，导致专业性更差。

以上三种团队合作模式，在不同的机构类型或同一机构中不同的发展阶段，可能因人力、工作负荷、经费和服务品质定位等因素，而选择其中一种或混合交互使用。

（二）专业团队间的沟通交流

不管哪种合作模式，都需要重视各专业团队成员间的信息互通，对其他成员的评估、照护目标及措施等内容有全面的了解。因此，除了在开始提供服务时进行联合访视、定期召开会议讨论外，还需要通过病历记录、电话、电子记录及书面便条等非正式渠道，快速掌握老年人目前的照护情况及照护信息，为老年人及家属提供及时、合理的照护服务。

二、长期照护团队组成

（一）专业照护人员

专业照护人员是指由特定学科、经历认证，或取得某专业资格证书，而具有特定专业技术的一类人群。在长期照护服务中，核心的专业人员包括医师、护理人员、社工、职能治疗师、物理治疗师、语言治疗师、营养师等。根据护理对象的能力和需求不同，选择部分专业人员组成特定团队进行全面的、个性化的照护工作。

1. 医师 长期照护的医师一般具有老年科或全科医师的专业背景，其服务对象多数是老年人、慢性病及长期失能者。服务对象有的居住在养老机构，有的居住在家里。长期照护的医师通常采用定期巡视，或以特约的方式进行工作。有的养老机构没有固定医师岗位，一般就采用这种方式聘请兼职医师。我国推行医养结合，部分养老机构有专职医师，就常常采用定期查房的形式为老年人提供服务。

医师在长期照护的角色与功能包括：①帮助老年人及其家人确定是否需要入住养老机构或选择适合的养老方式；②制定或确认各项治疗计划或方案；③定期进行身体健康评估、执行各项医疗照护并评价治疗效果等。

2. 护理人员 护理人员在长期照护中扮演着重要角色，除直接提供照护外，还经常是老年人长期照护过程中的管理者与协调者。照护团队中的护理人员一般是老年科护士和高年资护士。依据机构性质、资历及职位等因素，有不同的功能角色。

（1）照护服务提供者：这是养老机构护理人员最主要的角色，高年资护理人员有发展及建立照护服务计划，并进行护理监督与评价的职责。一般护士则依据照护计划给予直接的照护工作，包括执行各项医疗与技术性护理服务，如换药、发药、检测各项生理生化检查结果，注意身心需求、预防并发症，并协助增进和维持被照护老年人的自我照护能力及其家属的照护技巧。

（2）管理者：担任各养老机构、护理院、居家护理所的负责人或护理部门主管，负责各项行政及人员管理培训等工作。护理人员也可能成为个案管理者，依据全面的评估结果，进行适当的转院、处置建议与资源利用，并监控照护对象的照护效果和其他变化，及时调整照护计划等。

（3）协调者：护理人员常在长期照护专业人员中扮演协调者角色，尤其具有个案管理者身份时，需要在老年人、家属及各专业人员中发现问题、协调与沟通，通过对服务的整合与有效管理，确实满足老年人的个性化需求。

3. 社工 老年社工是以老年人及其家庭为服务对象，维持和改善老年人的社会功能、提高老年人生活和生命质量。社工的角色功能在于掌握社会资源、采取各项措施以降低因社会、心理、经济和环境因素所造成的障碍，协助老年人适应变化。服务内容包括救助服务、照顾安排、适老化环境改造、家庭辅导、精神慰藉、危机干预、社会支持网络建设、社区参与、老年教育、咨询服务、权益保障、老年临终关怀等。

4. 职能治疗师 职能治疗师凭借有目的性的活动来治疗或协助生理、心理、社会发展等功能上有障碍及需要的人，使他们能获得最大的生活独立性。老年职能治疗师的主要工作内容包括：①生理障碍职能治疗，主要是融合有意义的活动中进行，如利用从事穿衣训练，增进上肢动作能力、视觉注意力及建立成就感等；②建议和训练使用辅助治疗工具、改造日常生活用品及环境，促进老年人日常生活的活动能力；③参与其他治疗师团体活动的咨询、策划、执行、督导。

5. 物理治疗师 物理治疗师使用运动、手法和理疗等物理方法，改善老年人的身体功能、缓解疼痛、预防或减少因疾病所产生的失能情形。在长期照护中，物理治疗师在行走、行动能力、平衡能力、关节活动度、肌力等方面有较大的优势，能达到消除障碍、恢复功能、促进健康、预防保健的目的。他们的工作方式分为治疗与咨询两方面。

6. 语言治疗师 对于语言理解、语言表达困难及吞咽障碍者，语言治疗师能提供专业性治疗。语言障碍是指口语和非口语交流过程中词语应用出现障碍。言语障碍是指对口语、文字或手势的应用或理解出现异常，从而出现言语发音困难、嗓音产生困难、气流中断，或言语韵律出现困难，可表现为构音困难和失语。语言治疗师通过对照护对象的听力、语言理解及表达能力、吞咽安全性与潜能等进行评估，确定和提供语言表达理解能力训练、吞咽能力训练等治疗计划。另外，语言治疗师还提供包括一些沟通性辅具，如助听器、沟通板的使用建议和训练方法，教导家属特定的沟通技巧。

7. 营养师 营养师的功能在于为老年人提供基本及适合的营养需要。通过评估老年人的营养状况及特定身体状况的营养需求，拟定一个合适的饮食计划，包括饮食类别和合适的摄取量。营养师的工作内容包括：①进行膳食调查和评价，结合照护对象的实际需要进行营养管理和营养干预；②对被测试对象的营养状况和日常膳食营养状况进行评价、管理和指导；③对社区民众进行营养知识的咨询与普及宣传教育。在长期照护机构中，营养师还有责任监督餐饮的制作及储存过程、维护和确保环境卫生。

（二）半专业照护人员

养老护理员是负责对老年人的日常生活进行照料和护理的人员，不具有相关学历认定、未取得特定专业资格，但由政府或授权单位进行相关技能训练、经资格审核通过后参与长期照护工作，属于半专业照护人员。我国的养老护理员目前共设四个等级：初级、中级、高级和技师级。

2015 年 11 月 20 日，中华人民共和国人力资源和社会保障部决定废止《招用技术工种从业人员规定》，全力助推创业创新，取消养老护理员等 90 个工种的国家职业资格证书鉴定。自此，养老护理从业人员进入无需持证上岗时期，但养老护理员资格证依旧可作为用人单位对其技能水平专业素养提供一定参考。这就意味着市场对养老护理的能力水平和专业素养需要通过另一种方式进行鉴定。

养老护理员的工作职责是执行医疗服务的各项日常生活与身体照顾服务，如：洗澡、更衣、喂食、服药、翻身、扣背、肢体关节活动、上下床、如厕等，还包括安全整洁环境的维护、必要的家务处理、紧急及意外事件处理、家庭支持等。护理员负责最基础的照护工作，与老年人的接触时间最长，在长期照护人员中人数最多，其服务质量的高低直接影响照护品质。

（三）照护团队其他成员

除了上述专业和半专业人员外，长期照护服务团队中还有家庭成员、志愿者、行政管理人员等。

1. 家庭成员 照护人员是照护的专家，那么家人则是了解照护对象的专家。家人对于照护目标的确定、相关服务资源的引进和利用、康复辅助治疗方案的配合及治疗效果有关键性的影响。个案管理者和团队成员需要了解照护对象的家属及其直接照护者的体能与认知功能情况，决定照护计划的可行性和／或咨询指导的注意事项。

2. 志愿者　志愿者是自愿进行社会公共利益服务而不获取任何利益、金钱、名利的活动者。他们在非本职职责范围内合理运用社会现有的资源，帮助有一定需要的人士，开展力所能及的、切合实际的，具一定专业性、技能性、长期性的服务活动。长期照护如果能动员并结合广大志愿者这个社会资源，将可能改善人力不足的困境，并使资源更加充沛。目前，比较多的志愿者提供的服务包括测血压、理发、助行、打扫卫生、陪老年人聊天和读报等内容。

3. 行政管理人员　主要工作内容包括老年人的照护管理、人事管理、财务管理、机构环境管理、法规行政等，以保证照护服务业务的正常开展。对行政人员没有特定的服务经验和资历要求，现实中有不少来自相关专业人员转任或兼任。

（丁亚媛）

第五节　老年人长期照护的服务模式

长期照护具有长期连续性、劳动密集性和资源整合性的特点，包括老年人从家人那里接受的家庭照护；从社区获得日间照料、夜间托管等社区照护服务；入住养老机构，接受专业的医疗保健、康复护理、精神慰藉，甚至是临终关怀。此外，老年人健康状况的改变，有时还需要到医院接受全面的医疗诊疗服务，到专门的康复机构进行功能锻炼等。来自不同地点的长期照护服务，各个环节都是一体的、连续性的。

一、长期照护的服务模式

世界各国的长期照护服务模式一般分为以下三类：①以家庭为平台的居家照护服务；②以社区为平台的社区照护服务；③以专门机构为平台的机构照护服务。三者间的区别如下表所示，见表1-2。

表 1-2　三种照护模式的区别

项目	居家照护	社区照护	机构照护
服务享受地点	家中	社区	养老照护机构
供给主体	子女、亲属、朋友、帮佣等	家庭、社区机构、团体	专业的照护机构员工
起源国家	无具体国家	英国	美国
起源时间	一直存在	20 世纪 70 年代	19 世纪 90 年代
享受照护的内容	日常生活照料	日间照料、喘息照护、支持性服务、送餐到家等	医疗、护理、复健、个人与生活
适用情况	需求较低，失能程度低	居家照护感到压力时，起到补充作用	完全替代居家照护，失能化程度较高

1. 居家照护服务　是指老年人在家接受照护服务的模式，主要包括两个层次：由家人提供的家庭照护和老年人住在家中接受居家上门服务。前者为非正式照护，后者是由社区、政府购买、养老机构、医疗机构以及志愿者队伍提供的专业照护服务。居家照护服务的内容非常全面，涵盖了包括日常生活居家服务、居家护理、送餐服务、紧急救援服务和住宅修缮等各个方面。居家照护能使老年人在熟悉的居住环境中得到家人的照顾，为老年人提供日常生活照料、精神支持与情感慰藉，利于老年人身心健康。然而高质量的居家照护对子女要求较高，所需提供的时间和医疗成本也较高，部分家庭难以负担。

2. 社区照护服务　是指社区提供适当程度的干预和支持，为失能老年人提供日常生活照料、医疗保健和精神慰藉等，以使受照护者能获得最大的自主性，掌握自己的生活。社区作为联系家庭和社会的服务平台，既能提供老年人相对熟悉的生活环境，行动和生活方式自由度高，又避免了单纯依靠子女的家庭照护的局限性；同时，社区照护服务的覆盖面大，可以为社区内绝大多数需要护理的老年人提供服务，并且能够有效地利用社区资源，合理配置并充分利用各类服务设施。

3. 机构照护服务　机构照护服务是长期照护服务中最常见的模式，是将老年人集中在养老机构接受照护服务的形式。现在西方国家的老年照护机构不仅仅局限于大型的提供生活照料和医疗护理全方位服务的养老院，很多社区也会兴办一些类似的老年人照护机构，如托老所、社区养老院、生活护理院等，这使社区照护和机构照护的边界变得不那么清晰。机构照护的优点是老年人集中在专业机构内照护，服务递送直接及时，政府的资金投入集中，管理方便。但是机构照护集体化、制度化的管理使得老年人生活缺乏自由。此外，机构照护的费用往往超出老年人的经济承受力，使服务覆盖面较窄，社会资源利用率低。

二、部分发达国家养老模式的介绍

（一）发达国家对养老照护模式的共识

1. 倡导就地养老　老年人应该住在稳定、舒适和熟悉的家庭环境之中，与社区中的照护设施在地理上接近，以获得他们所需要的支持和服务。发达国家和地区的长期照护模式重心转入居家照护和社区照护，并提出社区居家服务（home and community based services，HCBS）的概念。美国为将居家照护与社区照护更好地整合，以达到就地养老的目的，实行了各种住房建设和改造计划，如明确浴室、卧室和厨房可操纵移动设备的建筑面积等；1987年，丹麦开始禁盖护理之家，并将已有的护理之家改建为生活辅助设施；1973年，澳大利亚也开始控制护理之家的发展，鼓励居家照护服务。

2. 以连续性照护为目标进行资源整合　目前，发达国家建立长期照护体系的核心目标是整合以家庭、社区和机构为平台的不同类型的服务，来满足老年人持续照护的需求，其目的就是为了连接医疗照护与长期照护服务，保障服务的完整性和连续性，并促进资源配置的合理化、使用的高效化。

（二）发达国家养老机构主要类型介绍

目前，西方国家的养老机构发展比较成熟，主要有以下几种类型：

1. 老年人公寓或社区（independent living） 实际上是一个养老服务与房地产结合的项目，典型的是 CCRC 模式（continuing care retirement community）。入住老年人以购买或租赁的形式在这里生活；住房内包含完整的生活设施，如厨房、卧室、卫生间等，且提供一些简单而有偿的支持性服务，最典型的支持性服务就是餐饮和车载服务。入住老年人公寓或社区的，一般是身体及精神状况良好，基本不需要护理和生活支持服务的人群。

2. 生活支持（assisted living） 这是在西方国家比较普遍的老年人护理机构。服务形式主要是针对那些生活基本完全自理、身体及精神基本健康的人群。这些机构会设有提供专业服务的护士单位、餐饮单位、清洗单位，甚至还会设有专门的活动中心。护理机构一般向老年人提供简单的医药支持、护理支持、餐饮服务、室内清洁、衣物清洗、外出车载、娱乐活动及陪护服务等。

3. 长期护理中心（long term care） 针对那些因各种原因导致的失能或失智的老年人而提供的 24 小时全部或部分护理服务。护理中心或单位向老年人提供日常的生活支持和医药方面的支持。一般入住长期护理中心的老年人，平均入住时间会达到 1 年以上。在这里，医生、护士及护理助理是照护团队的主要成员。

4. 技能护理中心（skilled care） 类似于康复中心或医院的某些功能锻炼室，主要是针对那些患某种疾病或身体伤害而需要持续或进一步医治并康复的人，不完全是老年人。一般来说，技能护理的护理目标非常明确，护理周期一般在一年以内，属于短期的护理服务形式。

5. 特别护理单位（special care） 主要针对那些有认知功能障碍的老年人。特别护理单位有可能出现长期护理机构或技能护理机构中，也有出现在辅助生活支持护理机构中。特别护理单位一般是一个完全封闭的护理区域，只有授权指定的人员才可进入这个区域。

6. 临终关怀护理机构（hospice） 针对那些无救治希望、存活期限不超过 3～6 个月的临终患者提供特殊的缓和医疗服务。老年人是临终关怀服务的主要群体。临终护理服务的护理方向不是如何治愈疾病，而是尽可能向临终老年人提供舒适方面的支持、减缓身体和精神上痛苦、保持自尊。临终护理要求机构拥有较高的医药护理品质。

三、我国长期照护模式的发展状况

（一）大陆地区长期照护模式发展状况

在我国，根据"十七大"确立的"老有所养"的战略目标，十七届五中全会提出"优先发展社会养老服务"的要求，各地、各部门积极推进老龄事业发展，老龄事业发展取得了一定的成就。同时，以居家为基础，社区为依托，以机构为支撑的社会养老服务体系已基本形成。

2017 年，党的十九大报告中提出了"积极应对人口老龄化，构建养老、孝老、敬老政策体系和社会环境，推进医养结合，加快老龄事业和产业发展"，为未来养老服务体系建设提供了重要的方向指引，也为养老服务体系打上了独具中国文化特色的"养、孝、敬"的烙印。

1. 大陆地区长期照护的现状　受经济发展、传统观念和家庭结构的影响，大陆地区目前长期照护服务主要以居家照护为主要类型，机构照护也已初具规模，而社区照护的建设则刚刚起步，发展情况大致如下，见表 1–3。

表 1–3　我国长期照护模式发展现状

居家照护		社区照护	机构照护
现状	主要类型	起步阶段	具有一定规模
照护软件主体	成年子女就业压力增加，照护时间减少；服务队伍素质有待提高，需专业护理人员	服务内容与人员结构缺乏多元性；服务队伍专业化、职业化程度弱，服务水平低下	养老机构专业服务人员严重短缺；服务人员录用、考核等专业标准缺乏
照护硬件主体	老年人居住方式空巢化：覆盖面有限，提供服务的数量不足	资源动员与整合能力差，资源利用效率低下：与医疗设施与服务的连接性差	机构数量不足：设施设备质量不齐，因陋就简养老机构服务质量不合格
资金压力	经费筹集的渠道较单一，限制发展	缺乏市场培育机制，融资渠道单一	老年人支付能力有限，无法独立承担机构长期照护费用
发展问题	需建立长期社会与家庭合作照护机制：城乡差异较大，农村面临更大的供需矛盾	社区基础设施薄弱，服务经费投入不足；民间组织发育缓慢，缺乏社会力量的参与	城乡差异、区域差异显著：长期照护服务机构存在结构性矛盾

资料来源：邬沧萍（2012）整理。

（1）居家照护方面：传统家庭照护衰退的同时，并没有形成相应的社会支持体系，居家上门服务没有广泛开展起来，还是以单个家庭作为长期照护的基本单元，基本是家庭成员独立进行和完成长期照护工作。鉴于我国传统伦理道德的要求和老年人传统养老观念的需求，它成为目前我国老年长期照护的基本模式。然而随着经济社会的发展进步和计划生育国策的实施，居住方式和家庭结构的变化使传统的家庭养老模式受到挑战。家庭结构小型化，形成"4–2–1"的倒三角格局，使空巢老年人家庭比例不断升高，居家养老功能弱化，"空巢家庭"的出现、人口流动性增加和住房条件等诸多因素的限制，老年人越来越难以得到足够、舒适的照料，家庭在提供老年人长期照护服务方面的负担也日益加剧。因此寻求家庭之外、对家庭长期照护起辅助支撑作用的长期照护模式势在必行。

（2）社区养老：尽管我国的社区老龄服务开展了几十年，但也未有针对失能老年人的需求来改善服务设施、护理服务项目，社区服务仍局限于社区养老，社区对失能老年人的照护服务远远不够。社区作为提供居家养老服务和照料护理服务的基础平台，往往起着承接公共服务、提供便利服务、组织教育培训、进行健康教育和实行行业管理的重要作用。目前，全国各地涌现出了多种形式的社区养老服务机构，如日间照料中心、居家养老服务中心、助老服务社、老年人食堂、老年活动室等，对机构养老形成了有效的补充。

（3）机构养老：养老机构不单单具备基本的日常照料功能，而且具备医疗护理、康复护理等功能。目前，我国多种性质和形式的老年长期照护机构相继涌现，如老年公寓、敬老院、福利院、托老所、老年人服务中心等。长期照护机构所提供的服务分为日常生活照料服务、医疗护理专业服务和特别照顾服务三大类。

我国养老机构类型多样，服务对象和服务内容各有不同的重点。

1）敬老院：在城市街道、农村乡镇、村组设置的供养"三无""五保"老年人、残疾人员和接待社会寄养老年人安度晚年的养老服务机构，设有生活起居、文化娱乐、康复训练、医疗保健等多项服务设施。

2）老年社会福利院：享受国家一定数额的经济补助，接待老年人安度晚年而设置的社会养老服务机构，设有起居生活、文化娱乐、医疗保健等多项服务设施。

3）养老院：养老院主要是为老年人提供集体居住，并具有相对完整的配套服务设施。是专为接待自理老年人或综合接待自理老年人、介助老年人、介护老年人安度晚年而设置的社会养老服务机构，设有生活起居、文化娱乐、康复训练、医疗保健等多项服务设施。

4）老年公寓：专供老年人集中居住，符合老年体能心态特征的公寓式老年住宅，具备餐饮、清洁卫生、文化娱乐、医疗保健服务体系，是综合管理的住宅类型。老年公寓是指既体现老年人居家养老，又能享受到社会提供的各种服务的老年住宅，属于机构养老的范畴。在北京、上海这样的大城市，老年公寓已经很普遍，并且出现低、中、高档分级。

5）护老院：专为接待介助老年人（如生活行为依赖扶手、拐杖、轮椅和升降设施等帮助的老年人）安度晚年而设置的社会养老服务机构，设有生活起居、文化娱乐、康复训练、医疗保健等多项服务设施。

6）护养院：又称护理养老机构或护理院，专为接收生活完全不能自理的介护老年人安度晚年而设置的社会养老服务机构，设有生活起居、文化娱乐、康复训练、医疗保健等多项服务设施。

7）护理院：护理院是指由医护人员组成，在一定范围内，为长期卧床老年患者、残疾人、临终患者、绝症晚期和其他需要医疗护理的老年患者提供基础护理、专科护理，根据医嘱进行支持治疗、姑息治疗、安宁护理，设有消毒隔离技术指导、社区老年保健、营养指导、心理咨询、卫生宣教和其他老年医疗护理服务的医疗机构。根据中国老龄事业发展基金会的爱心护理工程，全国各地均有专业爱心护理院服务各类老年人群。爱心护理院专业为失能老年人提供专业护理、生活照料服务。

8）托老所：这是社区老年人服务的一种形式，也称日间照料中心，是指为社区内生活能自理的老年人或者生活不能完全自理、需要一定照料的老年人提供基本生活照顾、康复保健、娱乐活动、精神慰藉、心理咨询、紧急救援等日间托养服务的设施。其服务对象主要是六十岁以上的残障、空巢、低保或低收入老年人以及高龄老年人等，他们白天在托老所参与相关活动、享受基本生活照顾，晚上回归家庭生活。

另外，我国民间互助养老是近年来发展起来的新型养老模式。如"时间银行"在我国部分城市出现，并发展出以会员的"劳务储蓄"和"货币互助"相结合的中国特色模式，会员可以提供志愿服务积累劳务时间或缴纳会费，在需要服务时获得一定时间的护理服务或护理费。农村互助养老模式比较典型的是来自河北肥乡的"互助幸福院"，该模式以行政村为单位，在政府的支持和监管下，由村委会组织和运行，充分利用集体闲置房产或租用个人闲置房产设立互助幸福院，坚持自治、自愿、自保、自助原则，鼓励群众参与互助服务。此外，还有小型家庭养老院模式，床位设置一般为 6 ~ 15 张，开办者利用自有住房，在照料自家老年人的同时，招收社区老年人养老。另外还有老少合租式或亲人同事结伴养老等。

2. 影响老年人选择长期照护服务模式的因素

（1）经济承受能力：老年人由于退休、自身劳动能力减弱等原因，退休工资和自身存款成为其主要经济来源，经济来源单一，收入欠佳，经济承受能力较差，无法承受机构高昂的护理和服务费用。现行的城镇基本医疗保险明确规定不予支付特别护理和日常护理等服务性项目的费用，明确将长期照护费用排除在外，这无疑阻碍了老年人对长期照护服务的利用。

（2）传统观念：一些老年人受传统观念的束缚，心里秉承"养老归根"的理念，不愿去服务较好的养老机构，宁愿待在家中接受不正规不专业的护理或者缺少照料，而且还要承受巨大的经济压力，此外老年人之所以不把养老照护机构当作首要选择，还因为家里感觉温馨热闹，而养老机构没有亲人的陪伴与呵护，老年人感觉失落与寂寞，心理满意度与愉悦度不高，这也会影响他们的身体恢复和精神慰藉。也有部分子女认为送老年人去养老院是不孝行为，极不体面，宁愿置老年人于家中，自己承受巨大的经济压力，担当照顾老年人的责任，让家里的老年人在晚年生活可以感受家的温馨温暖。

（二）我国台湾地区的长期照护服务体系

台湾地区与大陆地区一脉相承，传统人文环境较为相近，因此两者的长期照护服务体系的发展轨迹具有相似性。参考台湾地区现有的长期照护服务体系，对大陆地区长期照护服务体系的建设具有很大的参考价值。

根据长期照护服务提供方式的不同，台湾长期照护服务体系分为居家式、小区式和机构式长期照护，见表 1-4。

表 1-4　台湾长期照护服务体系

服务方式	服务项目	服务内容	资格要求
居家式	居家服务	家务、日常生活照料、身体照护服务	低收入、中低收入老年人，身心障碍老年人，需要经照管中心的照护需求评估确认
	居家护理	一般护理及指导、身体检查、基础复健、医师访诊	医师处方
	居家复健	日常生活功能的评估和复健；社交功能评估及训练	各县市不同；事前申请和事中家访评估结合，个案具体分析；医师评估
	居家环境改善	给排、防水、家庭居室及设施辅助器具	低收入、中低收入老年人，由社会局核定
	营养餐饮服务	集中就餐、送餐到家	低收入、中低收入老年人，由照管中心进行失能评估
	紧急救援服务	针对突发事件的紧急救援服务	独居中低收入失能老年人，由社会局认定
社区式	日间照顾	日托服务、喘息式服务	低收入、中低收入老年人，由县市社会局认定
机构式	养护机构	生活照护	家庭收入每人每月不满最低生活费标准且年龄65岁以上、生活不能自理的慢性病患者
	长期照护机构	生活照护及护理服务	
	护理之家	医疗生活照护，医师诊察至少每月1次	慢性病患者、出院后需要照护的老年人，由医师确认
喘息式	居家、机构和日间型	提供照护者休息机会，缓解压力	各地自定适用对象、标准及评估

注：资料来源于根据台湾地区"长期护理十年规划"及相关网站信息整理。

此外，台湾还建立了志工站，为需要志愿服务的老年人提供居家养老照护服务，服务内容涉及家务清洁、聊天、购物、陪诊、写信、物资协助等。志工站不仅可以为老年人解决部分日常生活照料问题，还可以为老年人提供精神上的慰藉。

四、其他养老模式的介绍

以下列举了其他养老模式作为补充。

1.互助养老　老年人与家庭外的其他人员或同龄人，在自愿的基础上结合起来，相互扶持、相互照顾。

2.以房养老　将自己的产权房出售、抵押或出租，以获取一定数额养老金或养老服务。

3.旅游养老　老年人退休后在旅游过程中实现养老。旅游机构通过与各地的养老机构合作，为老年人提供医、食、住、行、玩等一系列周到服务，使老年人免除游玩中的后顾之忧。

4.候鸟式养老　老年人像候鸟一样随着季节和时令的变化而变换生活地点的养老方式。

5.异地养老　利用移入地和移出地不同地域的房价、生活费用标准等的差异或利用环境、气候等条件的差别，以移居并适度集中方式养老。

6. 时间银行　人们在退休以后，在身体状况良好的情况下，去照顾需要帮助的老年人，其服务时间将会存入社保系统的个人账户内。"时间银行"会将参与人员的服务时间统计出来，并颁发一张"时间银行卡"，在未来自己需要他人照顾时，可取出使用。

7. 喘息服务　请专业人员去家中照料，或把老年人接到养老机构照看，既让家属喘口气，也可让老年人康复得更好。

（丁亚媛）

第二章　老年人的综合评估 ▷▷▷▷

　　人在进入老年阶段以后，机体各个方面会出现功能下降或老化现象，如新陈代谢缓慢、免疫力下降，出现多种慢性身心疾病共存状态。因此要全面地了解老年人的健康状况，需要对老年人生理、心理多个方面进行综合的评估，从而提供能够满足老年人个性化需求的照护措施，真正提高老年人的健康水平和生命质量。

第一节　概　述

　　老年综合评估（comprehensive geriatric assessment，CGA）是对老年人医学问题、功能状态、认知心理、社会支持、生活环境及生活质量等多项目、多维度地进行评定的诊断过程，以便为老年人制定完善的治疗、照料计划和长期随访计划，是老年照护实践中不可缺少的工具之一。

一、老年综合评估的意义

　　1. 对医护人员来说，通过全面评估，确认被照护者的功能和自理能力、需求及其家人的需求，运用内外资源，建立整合性全人照护服务模式，满足其个性化的要求。

　　2. 对照护机构来说，通过老年人综合能力的评估，尤其是认知精神方面的全面评估，可以防止认知障碍老年人迷路、幻觉、妄想等异常行为的发生；同时，可以警惕认知障碍老年人有可能对周围人群产生伤害等危险，从而可以降低养老机构的意外风险。

　　3. 对社会保障部门来说，评估结果可以作为申请使用养老保险金和获得民政部门等政府机构的免费或低价资源供应的依据，向服务对象提供合理的服务内容。

　　4. 对社会工作者来说，可以由此整合各种社会资源，为全方位的生活帮助提供建设性意见。

　　5. 对家庭成员来说，可以正确全面地了解老年人的身体状况，确定最佳的生活帮助，优化老年人生活场所，为选择合适的养老模式提供决策依据。

　　6. 对老年人来说，可以促进康复，提高生活能力和生活质量，减少残疾或减慢病情发展，减少医疗护理费用，增强健康管理意识。

二、老年综合评估的特性

　　1. 属于生活模式，目的在于提升生活质量。

　　2. 评估范围以老年人为中心，同时包括周边的人、事、物。

3. 评估目的是创造老年人最佳的社会互动模式。

4. 评估参与者是跨学科的团队合作模式，包括老年科医生、护士、营养师、康复师、心理师，以及社会工作者等。

5. 评估时间一般为 3 ～ 7 天。

另外，对于老年人的评估，一般需要分两次进行。对于初次申请长期照护服务的老年人，通过第一次初筛来确定其自理能力等级，大致需要的服务内容、时间和费用。与养老机构确定服务关系后，由照护团队的个案管理者依据服务对象自理能力，结合个体需要、资源情况做出第二次评估，确定照护问题，制定个性化照护计划，交由照护团队其他成员实施。

三、老年综合评估的技巧

由于机体老化，老年人接受信息的能力下降，认知功能也会有不同程度的改变。因此要获得一个高质量的综合评估结果，不仅要有合理的评估方案，更要有精湛的专业技能和良好的评估技巧。评估时具体要求如下：

1. 预留充裕的时间 老年人感官退化、反应变慢、理解力和记忆力下降，应给予老年人足够的时间，并仔细聆听老年人的叙述。一般来说，30 ～ 45 分钟比较适宜。评估时间选择早晨或上午为宜，避免认知障碍老年人因"夕阳综合征"而出现躁动不安的行为。如果老年人无法忍受全部的评估，护士应确定优先顺序，分次进行。

2. 提供适宜的环境 确保老年人在轻松、舒适的环境下自然地接受评估。房间温度、湿度、光线等适宜，喝水方便。评估者面对老年人，视线眼神在同一高度。如果老年人坐着或躺着，评估者应坐下，并且注意老年人背部是否有支撑物可依靠。必要时确定老年人戴上眼镜、助听器和假牙等辅助物品，确保沟通交流通畅。注意保护老年人的隐私。

3. 灵活运用沟通技巧 老年人听觉、视觉功能逐渐衰退，语言能力下降，叙述逻辑性较差，评估时会产生不同程度的沟通障碍。评估者应以尊重、关心、体贴老年人的语气进行提问，注意语音清晰、音调增高、语速减慢、用词简单等交流技巧，适时注意停顿和重复，并给予老年人足够的时间思索和回忆。交流时注意老年人的反应，判断其是否能听懂，有无思维障碍、精神失常。允许老年人提问并耐心解答问题，必要时向家属和朋友收集补充相关信息。

4. 选择得当的评估方法 老年人的患病信息、躯体功能、精神心理、社会环境等方面的评估方法各不相同，需要熟悉并灵活应用相应的方法进行评定。如对老年人的患病情况，主要采用询问病史、体格检查的形式进行。有些老年人感知觉功能退化明显，体格检查时注意不要损伤老年人。躯体功能和精神心理评估主要是采用问卷或量表进行，注意所获信息的完整性和真实性。

5. 知情同意 这是作为评估时的一项必要条件，知情同意对年长者尤为重要。老年人有权知道对其评估所需的信息，也有权拒绝回答某个问题或拒绝参与评估过程中的任何一个环节。

影响评估结果的因素包括：①评估者的态度和技能、是否选用合适的沟通方式；②被评估者的年龄、受教育程度、是否愿意配合、疾病因素，以及是否有听力下降、语言交流困难等功能障碍；③评估时的环境等。

（丁亚媛）

第二节 老年人的健康史与身体评估

由于生理功能上的衰退和慢性病的影响，老年人沟通交流的能力及评估检查结果与一般成年人有所不同。评估者应采用恰当的语言和非语言沟通技巧进行健康史询问，适宜的体格检查方法进行身体评估，以期获得准确、全面和客观的资料，从而对老年人的健康状况进行准确的评价。

一、健康史评估

（一）评估注意事项

在老年健康史评估时，除了需要灵活应用老年综合评估的技巧，还要特别注意以下几个方面。

1. 询问完整病史 详细询问老年人的现病史和既往史。应仔细询问老年人目前的健康状况，曾患过何种疾病，治疗及恢复情况，有无手术史、外伤史、食物及药物过敏史，有无急慢性疾病及其对日常活动、心理状况和社会活动的影响等。注意精神状态、外貌言行、与家属或照顾者的关系等。

2. 避免漏报与误报 老年人往往有意或无意地对自己整体健康状况做出积极的评价。有些人出于害怕或尴尬，或是担忧医疗费用或诊断和治疗的不适，即使受到疾病和残疾的影响，也不愿意报告症状。此外，不少老年人会出现对症状不敏感或感觉模糊，如短暂晕厥被认为是精神恍惚，白内障导致失明被认为是正常衰老，无法分辨胸痛与上腹痛、心悸与呼吸困难、头晕与头痛、乏力与关节行动不便。为了减少或避免误判或漏诊，可以采用针对性的问题或问卷量表，查阅病历进行准确评估，并咨询家属和照顾者。

3. 鉴别不典型症状 老年人疾病的表现常与年轻人有所不同。老年人感染者发热的可能性较小；心肌梗死常无剧烈胸痛，而仅表现为胸闷、气短、心悸、晕厥和意识模糊等不典型症状；糖尿病一般无酮症酸中毒，常表现为高渗综合征和非酮症昏迷；甲状腺功能亢进和甲状腺功能减退的症状及体征较少且不典型；甲亢最常见的表现为疲劳、体重减轻、心动过速，甚至厌食并伴有房颤；甲减最常见的表现为疲劳和虚弱；急性阑尾炎常无腹痛，即使阑尾炎穿孔也常表现为轻微腹痛；肺炎常无症状，或仅表现为食欲差、乏力，或突然意识障碍；患病可能仅仅表现为赖床，不愿吃饭等非特异性主诉。因此对于老年人非特异症状应仔细评估，尤其出现疲劳、食欲不振、头晕、体重减轻和身体疼痛等情况时，需及时寻找病因。

4. 正确看待认知障碍的老年人　尽可能由老年人回答问题，轻度认知功能障碍的老年人仍能提供足够的信息，尤其是慢性病，能比家属或其他来源报告更准确。对于严重障碍的老年人，可与家属或照顾者确认相关信息。

（二）老年健康史关注重点

1. 饮食情况和营养评估　饮食情况和营养评估对于老年人尤为重要。老年人营养不良发生率随年龄的增加而升高，慢性病患者尤为危险，特别是患有口腔或消化道疾病、忧郁症或其他精神疾病、服用影响食欲药物的老年人，应询问饮食情况，必要时使用饮食或营养问卷或量表评价其营养状况。

2. 用药史　老年人大多有一种以上慢性疾病，服用至少一种处方药物。询问用药史，包括每一种药物的药名、剂量、服用频率及适应证，是否遵医嘱服用，吃药时间不方便、混乱、缺乏知识或节俭都是老年人未遵医嘱服药的原因，询问有无使用非处方药物、维生素及营养品、毒品、麻醉药等。评估药物的相互作用。药物是造成跌倒最常见的危险因素，应尽量避免服用过多种类的药物。

3. 疼痛评估　老年人较少主诉疼痛，每次就诊都应询问其疼痛史。如"您现在有任何疼痛吗？""过去这一周是否有疼痛？""是疼痛、不适、隐痛还是酸痛？""休息或运动后疼痛是否缓解或加剧？"如果老年人失去语言表达能力，应评估皱眉、呻吟和易激惹等行为，以便识别疼痛。需要鉴别急性疼痛和慢性疼痛：急性疼痛常急性发作，持续时间短，有明显的病变，常见病因为术后、外伤、头痛；慢性疼痛则至少持续3个月，常和精神性及功能性的损伤有关，疼痛特征及强度会随时间发生变化，常见病因有关节炎、肿瘤、跛行、腿部抽筋、神经病变、神经根病变。可应用疼痛评估量表评估。

4. 吸烟及饮酒史　吸烟对任何年龄段的人都有害，建议吸烟者戒烟。虽然戒烟需要时间，但其有助于减少心脏病、肺部疾病、恶性肿瘤和日常生活功能的丧失。多达百余种药物与酒精有不良的相互作用，饮酒者会加剧多种慢性疾病，如肝硬化、消化道出血、胃食管反流病、痛风、高血压、糖尿病、失眠、步态障碍或抑郁。

二、身体评估

老年人身体评估的内容和顺序与一般成人无异，但生命体征及意识评估极为重要。尤其是高龄老年人，需要注意其身体的耐受性，做叩击、触压、感觉（痛觉和温度觉）、运动检查时要小心谨慎，防止损伤。

（一）一般观察

评估人员从测评对象进入评估间就应开始观察其健康状态、面容及表情、穿着及卫生、体味、姿势、步态，以及任何身体的异常。

营养不良、活动迟缓、瘦弱无力多见于虚弱的老年人。情绪平淡无变化多见于忧郁症、帕金森病或老年痴呆。扭曲的面容、摇晃或僵硬的姿势、苍白或出汗可能伴有疼痛。异常体味提示存在感染、糖尿病等。不当的穿着、不良的卫生和异常体味可能存在认知功能障碍。老年人一般步态变小、速度变慢，有驼背或异常步态时，要注意跌倒的危险。心、肺功能不全的老年人，可出现强迫坐位；帕金森病出现慌张步态，小脑病变出现醉酒步态等。

（二）生命体征

1.体温 测量口温时，要确认老年人嘴唇紧闭温度计。老年人较一般健康成年人体温稍低。正常体温提示可能存在感染。甲状腺功能减退或低温环境时，体温可低于36℃。

2.脉搏 老年人脉搏受心血管老化影响而稍不规则，脉率偏慢。各种心律失常均可引起脉搏频率或强度异常。无症状的脉搏节律异常一般无临床意义，但也可出现晕厥或短暂意识丧失。动脉管壁硬而缺乏弹性，似条索状、迂曲或结节状提示动脉硬化。

3.呼吸 老年人呼吸较浅，频率稍快，动脉血氧分压下降，但氧饱和度一般在90%以上。呼吸频率 ≥ 25 次 / 分，提示存在下呼吸道感染、心力衰竭、慢性阻塞性肺疾病加重期等病患。

4.血压 检查收缩压、舒张压脉压差。测量平卧位和站立位的血压：平卧约 10 分钟后测量血压，然后迅速站立，于直立 1 ～ 3 分钟内再次测量，测量的血压计仍应与心脏在同一水平。测量时注意老年人有无抱怨头晕或胸部不适，如有，则立即让老年人平躺。

老年人收缩压升高，舒张压降低，脉压差增大。老年人单纯收缩压上升提示患冠状动脉疾病的可能性大；脉压差 ≥ 60mmHg 是心血管疾病、肾脏病及中风的危险因素。体位性低血压是指平卧位转为站立位后 3 分钟内，收缩压下降 ≥ 20mmHg 和 / 或舒张压下降 ≥ 10mmHg。老年人体位性低血压较常见，表现为早晨起床或由卧位、蹲位和久坐位突然站立时出现头晕、黑矇、乏力、步态不稳、视物模糊及晕厥等症状。常于药物治疗、自主神经紊乱、糖尿病、长期卧床休息和心血管疾病等。

（三）身高及体重和营养状态

1.身高及体重 测量老年人体重及身高尤为重要，每 3 个月应测量 1 次。体重过低为营养不良的关键指标。体重迅速增加，常见于心源性或肾源性水肿。

2.营养状态 理想体重（kg）= 身高（cm）–105，体质指数 = 体重（kg）/ 身高（m）^{2}。营养不良的指标：①体重低于理想体重的 80%；②体重在过去 6 个月内下降 10% 或在过去 1 个月内下降 5%；③体质指数 < 18.5。老年人营养不良常见于忧郁症、认知功能障碍、恶性肿瘤、慢性器官衰竭（如心、肾、肺）等。

（四）皮肤

1.颜色 老年人皮肤较苍白，且透明样。苍白也多见于贫血、营养不良或水肿疾患。发红可能是感染或将要发生压疮。发绀常提示存在心肺疾病。

2. 温湿度和质地 老年人皮肤干燥、温度较低、变薄粗糙、皮下脂肪减少、弹性减退。手脚冰凉可能存在末梢循环障碍；皮肤干燥和脱屑可能是脱水、营养不良或湿疹、牛皮癣等皮肤病的临床表现。

3. 其他皮肤改变

（1）老化表现或良性病灶：老年人的皮肤皱纹加深，皮肤失去光泽，面部或身体出现色素沉着称为老年斑。老年性角化病是界限清楚的表皮过度角化隆起性丘疹或斑块，黄色至棕色不等，常见于面部、颈部、躯干和手部。老年性紫癜是皮肤弹性纤维和胶原退化变性，毛细血管壁失去弹性纤维支撑导致血液外渗，常见于手背或前臂，为颜色鲜艳的紫色斑块，压之不褪色，几周内消失。樱桃状血管瘤是表皮微血管增生扩张，小、软、鲜红、圆形鼓起，大小、数目随年龄增多。皮赘（软纤维瘤）是柔软皮色有蒂的增生物，好发颈、胸部上方，女性多见。脂溢性角化病是良性表皮性肿瘤，男性多见，为表皮角化过度、棘层肥厚和乳头瘤样增生，初起无痛、界清、浅褐色斑后色深，隆起疣状，好发于暴露于阳光的部位，病程缓慢，甚少恶变，常不需治疗。皮角是高达数毫米至数十厘米的锥形角质增生性损害，常见于日晒的老年人，好发于面部、头皮、颈、前臂和手背等暴露处，部分可癌变。

（2）皮肤外伤或感染、皮下出血：老年人皮肤可能非常薄且容易破损，尤其长期使用肾上腺糖皮质激素的老年人，必须防止撕裂伤或瘀伤。老年人有过多的烧烫伤或瘀伤等皮下出血可能存在受虐、跌倒、认知障碍。皮下出血亦可见于造血系统疾病、重症感染、药物中毒等。带状疱疹是由水痘－带状疱疹病毒引起的胸部或背部，排成一列或一群按神经节段分布的集簇性水疱群，伴较剧烈疼痛，老年人更多发。老年人长期卧床者应检查是否有皮肤破损或溃疡，尤其骶尾部等容易发生压疮的部位（压疮的评估与护理详见第三章第七节）。

（3）癌变病灶：基底细胞癌多见于老年人面部，如眼睑、颊及鼻翼等处，生长缓慢，表面常溃疡，浸润破坏深层组织，几乎不转移，低度恶性。鳞状细胞癌则生长较快，早期即形成溃疡，呈结节样或菜花状，恶性程度高，可淋巴管转移。黑色素瘤，又称恶性黑色素瘤，是皮肤色素痣形态或颜色改变、皮肤肿瘤中恶性程度最高的瘤种，易远处转移。

（五）浅表淋巴结

恶性肿瘤淋巴结转移常表现为浅表淋巴结肿大，其质地坚硬，或有橡皮样感，无压痛，不易推动，与周围组织界限不清。胸部肿瘤如肺癌可向右侧锁骨上窝、腋窝淋巴结群转移。胃癌、食管癌多向左侧锁骨上窝淋巴结群转移。会阴部、肛周及下腹部的晚期恶性肿瘤常向腹股沟淋巴结转移。乳腺癌向腋窝淋巴结转移。

（六）头颅

1. 头部毛发 老年人头发因黑色素缺失变成灰色或白色，缺少光泽。老年人头发稀疏，男性甚至秃发；鼻毛和耳毛增多；眉毛外侧 1/3 ～ 1/2 处脱落稀疏，其余眉毛较粗糙；女性脸部毛发增加，尤其下巴。毛发过多可能是疾病或用药造成激素失调。老年人头发粗糙，弯曲程度减弱。干燥、易断裂的头发可能是营养不良；粗、易断裂的头发可能是甲状腺功能减退；凌乱的头发可能是缺乏照顾或认知功能障碍。

2. 脸部　老年人脸部粗糙而多角，生出细毛，肌肉萎缩，更多皱纹，以颜面、前额及颈部明显。鼻至唇边的纹路加深，嘴唇旁有许多放射状小皱纹，下巴柔软、宽厚。如脸部肌肉过度下垂，尤其单侧，可能是脑血管意外或其他神经性损伤。

3. 头部运动　老年人头部活动范围缩小。头部活动受限见于颈椎疾患，头部不随意颤动见于帕金森病。

（七）眼

1. 眼睑　老年人提眼睑肌无力，皮肤松弛及眼睑的重量增加使眼睑下垂，上眼睑覆盖较多虹膜。单侧上眼睑遮盖大部分瞳孔，可能是脑血管意外。双侧下垂则为眼肌型重症肌无力。下眼睑松弛下垂可形成睑内翻，睫毛接触结膜和角膜，重度内翻致溃疡性角膜炎；下眼睑下垂还可引起眼睑闭合不全，导致眼睛干燥、发红或对光、风敏感，眼睛感到疼痛或发痒。下眼睑松弛可脱离眼球而妨碍泪腺功能，经常流泪。眼睑黄斑瘤是眼睑上的柔软、黄色小斑块，与高胆固醇血症有关。

2. 眼球　老年人眼球周围脂肪萎缩，眼球内陷。老年人眼球向上凝视能力下降。目光呆滞或茫然的凝视可能是甲状腺功能减退的征象。让老年人向下看，评估者双手食指放在上睑的眉弓和睑板上缘之间，其他手指放在额部和颊部，两食指交替地轻压眼球，指尖感觉眼球的软硬度。眼球很软或很黏稠提示脱水，非常硬的眼球则可能是青光眼。

3. 结膜　老年人结膜微黄。眼翳又称翳状赘肉，是结膜组织的病态增生，若盖住瞳孔，会影响视力。

4. 角膜和虹膜　老年人角膜边缘及周围会出现灰白色浑浊环为老年环，角膜敏感性降低，角膜反射迟钝，虹膜颜色变浅。浑浊的角膜和虹膜可能是早期白内障。

5. 巩膜　巩膜黄染常见于黄疸，但老年人内眦部可出现脂肪沉着所形成的不均匀分布黄色斑块，应与黄疸鉴别。

6. 瞳孔　老年人瞳孔较小，瞳孔对光反射稍迟钝。因此老年人夜视差，适应暗室或强光的能力降低。

7. 晶状体　老年人晶状体浑浊，变形能力下降导致对近物的视觉模糊，即老花眼。老年性白内障的晶状体呈黄色或棕色。

8. 视力、视野和色觉　老年人视力减退，视野变小。因瞳孔缩小、视网膜视紫质的再生能力减退使区分色彩的能力降低。老年飞蚊症是指老年人自觉眼前有蚊虫飞过或一团灰云等东西飘动。视物模糊或云雾感可能与青光眼、糖尿病视网膜病变或白内障有关。脑血管意外会造成对侧视野丧失，两侧均有视野丧失可能是白内障或青光眼。

9. 眼底　老年人瞳孔变小使眼底的检查较困难。眼底失去光泽，血管较窄直、较苍白、较不明显。红光反射中出现黑点见于白内障。视神经杯盘比值过大是青光眼的征象。高血压动脉硬化可见视网膜动脉变细，铜丝状甚至银丝状。糖尿病可见点状或片状深层出血。

（八）耳

1. 外耳、耳道和鼓膜　老年人外耳道萎缩，耳垂由于丧失了皮下脂肪而变长下垂。外耳的毛发可能变粗而浓密，尤其男性。鼓膜变厚，光亮圆锥区变小。耵聍较干，移除较困难，过多的耵聍造成传导性听力障碍。反复炎症和感染使鼓膜有疤痕和硬化。

2. 听力　老年人听力减弱，出现老年性耳聋。老年性耳聋时听取高频音的听力下降。因此与老年性耳聋的老年人说话，降低语速比提高音量更有效。无法听到低声耳语提示听力障碍。

（九）鼻

1. 鼻外形与鼻腔　由于脂肪组织减少，老年人鼻子成为脸上很显著的器官，鼻毛增多。鼻黏膜干燥是老年性鼻炎的征象。鼻黏膜苍白水肿、流清涕可能是过敏现象或过敏性鼻炎。鼻瘤又称酒糟鼻，是鼻子下半部严重的皮肤炎，常见于男性，特征是皮脂腺和上皮结缔组织过度生长。呼吸不畅可能由鼻息肉、鼻中隔偏曲、过敏性或感染性鼻炎或鼻窦炎所致。

2. 嗅觉　闭上眼睛，用薄荷、柠檬或肥皂评估嗅觉。老年人嗅觉减弱，感受到不寻常气味可能是颞叶癫痫的表现。无法分辨刺激性气味可能与神经功能失调有关，如脑血管意外。

（十）口

1. 外形与气味　老年人口唇周围红缘明显丧失。若全口牙缺失则唇颊内陷，面部变形。口唇干燥、皲裂见于严重脱水者。口角歪斜见于面神经麻痹或脑血管意外。口臭见于口腔卫生不良或牙周病、龋齿。

2. 口腔黏膜　黏膜苍白表示营养不良或贫血。黏膜白斑是癌症病变。口腔黏膜有白色或灰白色凝乳块状物是鹅口疮，为白色念珠菌感染所致，见于衰弱的老年人或长期应用广谱抗生素和抗肿瘤药物。

3. 牙齿牙龈　老年人常有牙齿缺损或有义齿（若有义齿，应摘掉义齿检查），牙齿表面磨损变平，牙齿珐琅质磨损导致黄色牙质显露，牙齿容易松动。龋齿亦引起牙齿松动，应予拔除。松动、不合适的义齿可引起进食和咀嚼困难，导致体重下降。萎缩的牙龈发红、肿胀提示牙龈炎。

4. 唾液　老年人唾液分泌略有减少，趋碱性。某些药物或脱水可引起唾液减少。

5. 舌　老年人舌质淡红润泽，舌下方黏膜血管充血，静脉曲张。舌干燥缩小有纵沟见于脱水，尤其使用利尿剂或高血糖者。毛舌是舌面有黑色或黄褐色毛，由真菌感染引起，见于久病衰弱或长期使用广谱抗生素者。

6. 味觉　老年人味觉不灵敏。

7.其他　咳嗽及吞咽能力下降，呕吐反射可能不灵敏。咳嗽、流口水、食物在口中残留，或长时间拥堵、声音虚弱，或沙哑（尤其进食或饮水后）提示有吞咽困难。软腭不对称抬高或失去抬高能力见于脑血管意外，容易产生误咽，引起吸入性肺炎或窒息。

（十一）颈部

1.颈部外形　老年人颈部变短，更多皱纹。

2.颈部活动　检查颈部活动时，注意不要过度伸展颈部。老年人颈部肌肉萎缩，颈部运动范围缩小。颈部活动范围受限通常与颈椎关节炎、椎间盘退行性疾病，或颈肌痉挛有关。驼背老年人的颈部过度伸展困难。颈部活动，如眩晕与内耳疾病有关。

3.颈动脉　触诊颈动脉时，应温和地触诊单侧的颈动脉，避免双侧同时大力施压。老年人颈动脉搏动更为明显。颈动脉杂音常见原因是颈动脉硬化狭窄（发生脑血管意外的可能性高），也可能是心脏杂音传导到颈部。

4.颈静脉　老年人平卧位时颈静脉较明显，通常很软且可压缩。平躺时颈静脉不明显，考虑脱水。颈静脉明显且有坚实感，坐位及45°半坐位时颈静脉明显充盈、怒张或搏动，为静脉压升高，常见于右心衰竭。

5.甲状腺和气管　老年人甲状腺呈结节状，为纤维组织增多所致。老年人由于肌肉萎缩及丧失脂肪组织，气管移位比较明显。

（十二）胸腔及肺

1.视诊　老年人胸廓多呈圆柱形桶状胸，肺活量减少、残气量增加、胸式呼吸减弱、腹式呼吸代偿增强。驼背或脊柱侧凸使肺部扩张受限，肺呼吸功能障碍。老年人脑动脉硬化，中枢神经供血不足者，睡眠时可出现潮式呼吸。呼吸频率＞25次/分，常见于肺部感染、慢性阻塞性肺疾病、心力衰竭、肺栓塞或代谢性酸中毒等。呼吸频率＜16次/分，可能是神经系统功能障碍的表现。

2.触诊　肋骨压痛是肋骨病理性骨折的征象，见于骨质疏松的老年人。肋骨压痛合并皮肤软组织瘀伤，可能是跌倒或受虐。触觉震颤增强常见于肺组织实变。

3.叩诊　老年人肺部叩诊音为清音或过清音。慢性阻塞性肺疾病者为过清音。浊音或实音常见于肺水肿、肺肿瘤及肺部感染。

4.听诊　听诊呼吸音时，注意让老年人在深呼吸中，穿插较浅呼吸，避免因过度换气而晕眩，同时注意保暖。老年人因通气受限，肺泡呼吸音减弱，可闻及捻发音。局限性湿啰音见于局部肺部炎症，两肺湿啰音见于肺水肿和支气管肺炎。局限性干啰音常见于支气管肿瘤，两肺干啰音常见于慢性支气管炎、慢性阻塞性肺疾病。

（十三）乳房

老年女性乳房通常下垂平坦、松弛、结节感，乳头可能回缩，但可轻柔用力使乳头复原，应与乳腺癌引起的乳头回缩鉴别。男性乳房增生，即男性乳房发育症是由睾酮减少或药物的副作用引起。乳腺癌在女性40～60岁高发，也可见于少数男性，多为单个肿块，压痛不明显，质地坚硬，形状不规则，表面凹凸不平，与皮下组织粘连，局部皮肤橘皮样，乳头回缩及血性溢液，常伴腋窝淋巴结转移。

（十四）心脏

1. 视诊和触诊 心室室壁瘤，可见心前区饱满。心尖以外的搏动提示右心室肥大、腹主动脉瘤等。抬举性心尖搏动提示左心室肥厚。触及震颤常提示心脏瓣膜狭窄。

2. 听诊 老年人第一心音及第二心音减弱，常能听到心律不齐和心脏杂音，杂音通常为心全收缩期 3 级杂音，不传导。4 级及以上伴传导的杂音提示瓣膜狭窄或关闭不全、心衰。心率异常缓慢提示传导阻滞或窦房停搏，尤其晕厥者。快速或非常不规则的心律提示严重快速型心律不齐，尤其胸痛或晕眩者。闻及第三心音和第四心音均提示心脏疾患。

（十五）腹部

1. 视诊 老年人腹壁皮下脂肪较少，腹部下陷，腹壁较薄，腹肌松弛，可见胃肠型和蠕动波。皮肤较薄且松弛的老年人可见腹壁静脉，但常为较直条纹，不迂曲。以脐为中心放射状腹壁静脉曲张，伴腹部膨隆者为门静脉高压伴腹水。全腹膨隆常见于腹腔积液或腹内积气。局部膨隆常见于肿瘤、疝、干结粪块或肠梗阻。舟状腹常见于营养不良或恶性肿瘤晚期。

2. 听诊 老年人肠蠕动功能下降，肠鸣音较少较弱。肠鸣音减弱见于老年性便秘。肠鸣音亢进伴绞痛和腹胀见于小肠梗阻，尤其老年男性。肠鸣音消失和呕吐未消化的食物见于腹膜炎、电解质紊乱或麻痹性肠梗阻。腹中部的收缩期血管杂音提示腹主动脉瘤或腹主动脉狭窄，若有杂音，请勿触诊，以免引起动脉瘤破裂，腹主动脉狭窄者下肢血压低于上肢血压。

3. 叩诊 老年人腹壁变薄，叩诊音更清晰。左下腹和乙状结肠区域的浊音可能是异常粪便，但首先需排除肿瘤的可能。转移性浊音见于腹水者。耻骨联合上方的浊音提示充盈的膀胱，膀胱充盈而尿量减少提示溢出性尿失禁。

4. 触诊 老年人腹壁较薄，柔软，更易触及腹腔脏器。老年人腹膜炎时腹膜刺激征（压痛、反跳痛及腹肌紧张）可不明显。左下腹柔软或稍硬的肿块可能是粪便，尤其是便秘的老年人。尿潴留者可在耻骨联合上方触及膀胱。肋缘下触及肝脏常提示肝脏肿大，常见于充血性心衰或肝脏疾病。

（十六）外生殖器

1. 女性 老年女性阴毛稀疏灰白而脆弱，阴唇扁平，阴蒂缩小，阴道萎缩，卵巢、子宫和子宫颈都缩小。尿道口发红或肿胀可能存在泌尿道感染。恶臭的阴道分泌物是癌症或感染的征象。咳嗽时漏尿是压力性尿失禁，外阴溃烂可能是尿失禁的结果。会阴底部可能发现子宫阴道脱垂，直肠或膀胱膨出，在老年人蹲下时明显，是老年妇女骨盆肌肉松弛的常见后遗症。

2. 男性　老年男性阴毛稀疏灰白，睾丸和阴茎萎缩，阴囊下垂晃动。阴囊肿块并闻及肠鸣音，提示腹股沟斜疝。

（十七）肛门、直肠、前列腺

1. 肛门和直肠　老年人括约肌控制力减弱，导致失禁。肛门处柔软的紫红色包块是痔疮。直肠指检触及肿块提示直肠息肉、内痔、直肠脱垂、直肠癌或粪便。柔软、光滑、有弹性的肿块多为直肠息肉，坚硬凹凸不平的肿块应考虑直肠癌。粪便隐血阳性是结肠癌或直肠癌的征象。

2. 前列腺　前列腺中央沟消失，表面光滑、质韧、无压痛及粘连见于老年人良性前列腺增生。老年男性有不同程度的前列腺增生。前列腺炎的常见表现是前列腺肿大、质地柔软并有压痛。质地坚硬、不对称肿大、无压痛、表面硬结节的前列腺提示恶性肿瘤。

（十八）肌肉骨骼系统

1. 脊柱　老年人椎间盘退行性萎缩，骨质退行性变，胸腰椎后凸曲线增大，造成胸椎明显后凸，形成脊柱后凸，又称驼背。老年人脊椎压痛提示骨质疏松症造成的病理性骨折。

2. 关节　老年人关节退化，关节腔狭窄，关节活动范围缩小，尤其是肩关节的后旋和外旋、肘关节的伸展、前臂的旋后、髋关节的旋转和膝关节的伸展。老年人关节红肿热痛和功能障碍常见于滑囊炎、痛风性关节炎、化脓性关节炎、风湿性关节炎等，痛风性关节炎多见于男性。骨关节炎造成关节肿胀和畸形，压痛和活动受限，且有晨僵，好发于手、膝和髋关节，老年女性多见。

3. 肌肉　老年人肌肉轻度萎缩、痉挛，肌力减弱。因脑血管意外或其他神经性疾病，可导致肌肉萎缩。

4. 足部　老年人踇囊炎或鸡眼常见。老年人足背动脉搏动减弱，如未触及足背动脉搏动则说明下肢血液循环障碍。下肢压陷性水肿常见于右心衰竭或静脉瓣功能不全。

5. 指（趾）甲　老年人指甲逐渐失去光泽，变硬易碎，变黄变厚，足趾灰甲多见。极度易碎开裂的指甲提示蛋白质缺乏。非常厚的指甲见于血管功能不良或糖尿病。杵状指见于慢性肺脏或心脏疾病。

（十九）神经系统

1. 脑神经　老年人大脑萎缩，脑细胞数量减少，脑神经检查缓慢或降低。

2. 感觉功能　老年人感觉功能检查减弱或降低，特别是足趾的感觉减退。如果感觉消失，尤其是单侧肢体，应考虑脑血管意外。下肢对称性的感觉减弱或缺失，是糖尿病周围神经病变的征象。

3. 运动功能

（1）肌力：老年人肌力稍减弱。单侧肌力下降可能是脑血管意外。

（2）肌张力：老年人肌肉松弛，肌张力降低。肌张力增高，齿轮样肌强直是帕金森症的典型症状，常见于伴有运动迟缓者。肌张力减弱见于周围神经系统疾病、小脑疾病等。

（3）不随意运动：老年人常见老年性震颤，表现为头、下颌、唇舌点头状震颤。帕金森病会出现静止性震颤，静止出现，运动时减轻，睡眠时消失，伴手指搓丸样动作。服用支气管扩张剂的老年人会有细微的震颤，随活动增加。

（4）共济运动：老年人闭目难立征检查虽有极小幅度的摇摆，但仍可保持平衡。如果睁眼能保持平衡，闭眼失去平衡可能是下肢深感觉功能障碍。如闭目睁眼都不稳提示小脑病变。

4. 神经反射 老年人神经反射减弱；老年人由于腹壁过于松弛可能导致腹壁反射消失；踝反射消失是老化现象，没有病理意义；极少数老年人膝反射、肱三头肌反射和肱二头肌反射消失。上运动神经元损伤表现为深反射亢进，浅反射减弱或消失，病理反射阳性。下运动神经元损伤表现为深反射减弱或消失。双侧反射不对称提示脑血管意外、脊髓病或神经根受压。

（孙志岭）

第三节　老年人的躯体功能评估

老年人的躯体功能状态，直接反应老年人处理日常生活的能力。通过了解老年人生活起居的具体情况，判断基本功能的缺失情况，为制定相应的长期照护计划提供依据，以提高老年人的生活独立性和生活质量。老年躯体功能评估包括日常生活活动能力评估、运动功能评估、平衡评估、步态评估、吞咽功能评估、视听功能评估和其他躯体感觉功能的评估等。以下就最基础的日常生活活动能力评估做具体介绍。

日常生活活动（activity of daily living，ADL）是指一个人为了满足日常生活的需要而每天所进行的必要活动，如进食、洗漱、洗澡、如厕、穿衣、转移、行走、上下楼梯等。在操作中，ADL 评定就是日常生活活动能力的评估。

一、评估方法

老年人 ADL 评估主要是用普遍认可且有效的量表评定，获得相应的数据和可观察的指标。在具体操作过程中可结合实际情况选择直接观察法或间接评定法。

1. 直接观察法 由评估者直接观察老年人完成各项活动的状况。这种方法结果可靠，但为体弱者评估时需分次进行，所需时间较多，但有些项目不方便直接观察，如排尿、排便和沐浴等。

2. 间接评定法 向被评估者或其照护人员、家人、朋友等了解情况，用来评估其功能状态。这种方法实施简单，但准确性不如直接观察法。

二、评估内容及常用评估工具

老年人 ADL 受年龄、视力、运动功能、疾病因素、情绪因素等影响，所以对老年人日常生活能力的评定结果分析应结合生理、心理和社会健康因素全面考虑。

1. 基本的日常生活活动能力　个体为维持基本生活所必需的自我照顾能力称为基本日常生活活动能力（basic activities of daily living，BADL），包括照料自己衣食住行和个人卫生所进行的一系列活动。BADL 评估不仅是评估老年人躯体功能状态的指标，也是评估老年人是否需要补偿服务的指标。

评估 ADL 的量表有很多种，比较常用的评估工具有：

（1）Barthel 指数（BI）：1965 年，美国马里兰州 Florence Marhoney 及 Porathea Barthel 首次发表 Barthel 指数，见表 2-1。由于 BI 的信度和效度良好，使用简单，5 分钟内就可完成，在全世界范围内被广泛使用，并已成为日常生活活动测量的标准。

表 2-1　Barthel 指数（BI）

项目	分数	内容
进食	10	自己在合理的时间内（约 10 秒吃一口）可用筷子取食眼前的食物。若需辅具时，应会自行穿脱
	5	需部分帮助（切面包、抹黄油、夹菜、盛饭等）
	0	依赖
洗澡	5	可独立完成（盆浴或淋浴）
	0	需他人帮忙
修饰	5	可独立完成洗脸、洗手、刷牙及梳头动作
	0	需他人帮忙
穿脱衣服	10	可自行穿脱衣服、鞋子及辅具
	5	在他人帮忙下，可自行完成一半以上的动作
	0	需他人帮忙
大便控制	10	能控制
	5	偶尔失禁（每周＜1 次）
	0	失禁或昏迷
小便控制	10	能控制
	5	偶尔失禁（每周＜1 次）或尿急（无法等待便盆或无法即时赶到厕所）或需他人帮忙
	0	失禁、昏迷或需要他人导尿
上厕所	10	可自行进出厕所，不会弄脏衣物，并能穿好衣服。使用便盆者，可自行清理便盆
	5	需帮忙保持姿势的平衡，整理衣物或使用卫生纸。使用便盆者，可自行取放便盆，但需依赖他人清理
	0	需他人帮忙
转移	15	自理
	10	需要少量帮助（1 人）或语言指导
	5	需 2 人或 1 个强壮、动作娴熟的人帮助
	0	完全依赖他人

续表

项目	分数	内容
行走 （平地）	15	使用或不使用辅具皆可独立行走 50 米以上
	10	需要微微扶持或口头指导才可行走 50 米以上
	5	虽无法行走，但可独立操纵轮椅（包括转弯、进门、接近桌子和床沿）并可推行轮椅 50 米以上
	0	需他人帮忙
上下楼梯	10	可自行上下楼梯（允许抓扶手、用拐杖）
	5	需要稍微帮忙或口头指导
	0	无法上下楼梯
总分		

评分标准：Barthel 指数记分为 0 ～ 100 分，得分越高，独立性越好，依赖性越小。

ADL 能力缺陷程度判断标准：

0 ～ 20 分：表示极严重功能缺陷，日常生活完全依赖；

25 ～ 45 分：表示严重功能缺陷，日常生活明显依赖；

50 ～ 70 分：表示中度功能缺陷，日常生活需要帮助；

75 ～ 95 分：表示轻度功能缺陷，生活基本自理；

100 分：完全自理。

评分细则：

1）进食：能吃任何正常餐饮，食物可由其他人做或端来。5 分是指别人夹好菜后患者自己吃。

2）洗澡：5 分是指不看着患者进出浴室，可以自己擦洗；淋浴不需他人帮助或监督，能独立完成。

3）修饰：是指 24 ～ 48 小时内的情况，由看护者提供工具，患者是否可独立完成动作，如挤牙膏、准备水等，也得 5 分。

4）穿脱衣服：10 分是指能穿任何衣服；5 分表示需要别人帮忙系扣、拉链等，但老年人能独立披上外套。

5）大便控制：是指 1 周内的情况。

6）小便控制：是指 24 ～ 48 小时内的情况，插尿管的老年人能完全独立管理尿管可得 10 分。

7）上厕所：10 分是指自己能到厕所及离开，5 分是指能做其中部分的事情。

8）转移：从床上到椅子，然后回到床上的过程。0 分表示坐不稳，需 2 个人搀扶；5 分表示 1 个强壮的人或熟练的人或需要 2 个人帮助，能站立。

9）行走：是指在屋内活动，可以借助辅助工具。10 分表示需要 1 个未经训练的人帮助，包括监督或看护。

10）上下楼梯：10 分表示可独立借助辅助工具上楼。

（2）Katz 指数：又称 ADL 指数，是根据人体功能发育学的规律制定的，分级简单有效，在临床中应用广泛，并已经作为国际上用来评定自理或不同程度失能状态的评定工具，见表2-2。

表2-2　Katz 指数

项目	评定		项目	评定	
	自理	依赖		自理	依赖
洗澡			转移		
穿着			大小便控制		
如厕			进食		

评定分级如下：

A 级：完全自理；

B 级：只有 1 项依赖；

C 级：只有洗澡和其他 5 项之 1 依赖；

D 级：洗澡、穿着和其他 4 项之 1 依赖；

E 级：洗澡、穿着、如厕和其他 3 项之 1 依赖；

F 级：洗澡、穿着、如厕、转移和其他 2 项之 1 依赖；

G 级：所有项目均依赖。

在失能老年人评定中，按照国际通行标准，吃饭、穿衣、上下床、上厕所、室内走动、洗澡 6 项指标中，1～2 项做不了，定义为轻度失能；3～4 项做不了，定义为中度失能，5～6 项做不了，定义为重度失能。

2. 工具性日常生活生活能力　工具性日常生活活动能力（instrumental activities of daily living，IADL）是指人们在家中或社区中所需关键性的自我护理活动的技能，如家务、做饭、购物、使用电话、驾车等，必须借助或大或小的工具进行。这一层次的功能提示老年人是否能独立生活并具备良好的日常生活活动能力，因此也被称为独居生活能力。最常用的评估工具是 Lawton-Brody 量表，见表2-3。

表2-3　Lawton-Brody 工具性日常生活活动功能评估量表

项目		评分	得分
购物	独立完成所有购物需求	3	
	独立购买日常生活用品	2	
	每次上街购物都需要人陪伴	1	
	完全不上街购物	0	
家务	能做比较繁重的家务或偶尔做家务（如搬动沙发、擦地板、擦窗户）	4	
	能做比较简单的家务，如洗碗、铺床、叠被	3	
	能做家务，但不能达到可被接受的整洁程度	2	
	所有家务都需要别人协助	1	
	完全不能做家务	0	

续表

项目		评分	得分
理财	可独立处理财务	2	
	可以处理日常的购物，但需要别人的协助与银行的往来或大宗买卖	1	
	不能处理财务	0	
食物储备	能独立计划、烹煮和摆设一顿适当的饭菜	3	
	如果准备好一切佐料，会做一顿适当的饭菜	2	
	会加热做好的饭菜	1	
	需要别人把饭菜做好、摆好	0	
交通	能够自己搭乘大众交通工具或自己开车、骑车	4	
	可搭计程车或大众交通工具	3	
	能够自己搭计程车但不会搭乘大众交通工具	2	
	当有人陪伴可搭乘计程车或大众交通工具	1	
	完全不能出门	0	
使用电话	独立使用电话，包括查电话薄、拨号等	3	
	仅可拨熟悉的电话号码	2	
	仅会接电话，不会拨电话	1	
	完全不会使用电话或不适用	0	
洗衣	自己洗所有衣物	2	
	只清洗小件衣物	1	
	完全依赖他人洗衣服	0	
服药	能自己在正确时间用正确的药物	2	
	如果事先准备好服用的药物份量，可自行服用	1	
	不能自己服药	0	
总分			

注：分数越高，表示自理能力越好。

3. 综合性日常生活能力 包括行走、进食、洗澡等六项基础日常生活能力和洗衣、做饭、服药等八项独居生活能力，可用综合性日常生活能力量表综合评定被测试者的日常生活能力，见表2-4。

表2-4 综合性日常生活能力量表（ADL）

序号	项目	能独立完成	有困难，尚能完成	需要帮助	完全不能完成
1	行走	1	2	3	4
2	进食	1	2	3	4
3	穿衣	1	2	3	4
4	梳洗	1	2	3	4

续表

序号	项目	能独立完成	有困难，尚能完成	需要帮助	完全不能完成
5	洗澡	1	2	3	4
6	上厕所	1	2	3	4
7	服药	1	2	3	4
8	洗衣	1	2	3	4
9	购物	1	2	3	4
10	做饭菜	1	2	3	4
11	打电话	1	2	3	4
12	做家务	1	2	3	4
13	处理财务	1	2	3	4
14	使用交通工具	1	2	3	4

评定结果：可按总分、分量表分和单项分进行分析。

总分为 14～56 分，< 16 分为完全正常，> 16 分表示有不同程度的功能下降。

单项 1 分为正常，2～4 分为功能下降。

凡有两项或两项以上单项分 ≥ 3 分，或总分 ≥ 22 分，为有明显的功能障碍。

三、评估注意事项

1. 知情同意　要让被评老年人知道评估内容和过程，获得其理解和认可。

2. 客观评价　按表格内容逐项进行，尽量由测评人员通过观察或直接询问获得结果，避免主观判断。如被测评者因失智或失语等原因影响交流，则可根据家属、护理人员等知情人的观察结果给予评定。

3. 避免霍桑效应　霍桑效应是指当人们在意识到自己正在被关注或者观察的时候，会刻意去改变一些行为或者是言语表达的效应。评估时要尽量采用真实情景，保持测评对象的正常生活状态，避免霍桑效应。

4. 注意评估技巧　评估一系列动作时，只要判断相对较难的动作，如穿衣，可以判断穿裤或穿袜的能力。测试过程要注意时间的合理性，一般控制在 1 小时以内。

5. 慎重提供评定结论　日常生活能力受多种因素影响，如年龄、视听觉或运动功能障碍、躯体疾病、情绪低落等因素均可能导致躯体功能的改变，故对结果的解释需谨慎。

（丁亚媛）

第四节　老年人的精神心理评估

老年人的心理健康直接影响其躯体健康和社会功能状态，是实现健康老龄化不可缺少的维度之一。随着年龄的增长，老年人会经历许多生活事件，如退休、丧偶、身体功能受限、慢性疾病缠身、经济状况改变等，如果适应不良，可带来许多负面的心理反应。老年人常出现的精神心理障碍包括认知功能障碍、情感障碍和谵妄。

一、评估方法

1.观察法 评估者借助感官对测评对象的言语、表情、动作、姿态等心理行为进行有目的、有计划、有系统的观察，并在所得资料的基础上分析研究测评对象的心理活动及其规律的方法。优点是方法简便，在自然放松的情景下不易引起受试者紧张、焦虑等不良情绪，材料来源紧贴生活实际，较为真实可靠；缺点是由于受试者心理行为的随意性、偶然性，不能做精确的重复观察及定量分析。

2.交谈法 通过带有目的性的交谈，可以了解和掌握受试者的心理问题或心理异常表现的性质及产生的原因、病前的生活经历和遭遇、受试者的性格特点及行为习惯，从而达到诊断的目的。同时积极有效的交谈本身也是一种干预，可以达到治疗的目的。

3.心理测量学技术 心理测量技术包括心理测验和评估量表，这是心理评估中最常用的且较科学的检查办法。心理测验接近实验室方法，标准化程度、信度和效度都较高。一般情况下，评估量表的条目描述精细、内容全面、信息量大，操作简单，可以团体实施。不过也有些评估量表标准化程度较差，信度和效度也不高，故操作者需要根据评估目的和评估对象的具体情况进行筛选。心理评估量表包括主观评估量表、自评量表和他评量表等。

二、认知状态评估

认知是指人脑通过感觉、知觉、记忆、思维、想象等形式反映客观对象的性质及对象间关系的过程。认知能力是人脑加工、储存和提取信息的能力，是人们成功完成各种活动所需要的基本能力。达到一定年龄阶段的老年人均会有不同程度的认知功能障碍，故认知能力是老年人综合评估的重要内容之一。

（一）人的认知觉及老年化特征

1.感觉 是客观事物个别属性在人脑中的直接反映，如视、味、嗅、运动觉、平衡觉等。

老年人的感觉能力可因机体老化或病理原因而有所降低：听神经和听觉感受器官发生萎缩变性，听力逐渐减退，最终形成老年性听力障碍；老年人的眼球晶状体也开始衰老变性，出现视力障碍；老年人的味觉、触觉、位置觉、振动觉等也因神经中的纤维数减少而发生不同程度的功能性衰退。

2.知觉 是人脑对直接作用于感觉器官的客观事物的各种属性及其外部相互关系的综合反应，如对物体形状的知觉是视觉、触觉、动觉等协同活动的结果。知觉和感觉是同时产生的，因此统称为感知。

老年人的知觉反应相对减慢，对时间、地点、人物辨别等定向力容易出现障碍。但知觉是在人的各种实践活动中发展起来的，它的存在也有赖于过去的知识和经验。老年人一般都具备丰富的社会阅历和某一方面的技术知识，可以凭借这些技能和在生活中所观察到、了解到的东西正常地处理日常生活。

3. 记忆 是人脑对过去经历过事物的反映，包括识记、保持、再认或回忆三个基本过程。从信息加工的观点来看，记忆是人脑对外界输入的信息进行编码、储存和提取的过程。对信息的编码相当于识记过程，对信息的提取相当于回忆或再认过程。存在于人脑中的信息在应用时不能提取或提取发生错误则为遗忘现象。

老年人记忆的特点是：①初级记忆保持较好，次级记忆减退明显；老年人对于刚刚看到或听到的有记忆，对于已经看过或听过一段时间的事物，需要再次从记忆仓库中提取复述时就明显减退了；②再认能力明显比回忆能力好；也就是刺激物在不在眼前进行再认或回忆的能力差异很大；③逻辑记忆比机械记忆减退缓慢。老年人对一些重要的事情或与自己的专业、先前的经验和知识有关的内容记忆保持较好，而对于需要死记硬背、无关联的内容就很难记住；④有意识记忆处于主导地位，无意识记忆能力下降；⑤远事记忆良好，近事记忆较差。

当记忆出现病理性变化时，其退化程度远远比生理性老化严重，而且往往是不可逆转的。在日常生活中，发现记忆减退速度加快，记忆障碍表现日益严重，影响人身安全和干扰日常生活，致使生活无法自理时，就需要进行专业诊断和治疗了。

4. 思维 是指人脑在对感知觉的信息进行分析、综合、比较、抽象、概括以后，对客观事物间接的、概括的反映，是借助于语言揭示事物本质特征以及内部规律的理性认识过程。

老年人的思维特点包括不能集中精力思考问题、思维迟钝、联想缓慢、计算速度减慢、计算能力减退，不过与其熟悉的专业有关的思维能力在年老时仍能保持。思维的衰退使老年人对语言的理解速度减慢，讲话逐渐变慢、不流畅，词不达意。思维的敏捷度、流畅性、灵活性、独特性、创造性比中年时期差。

5. 想象 是指在外界现实刺激物的影响下，在头脑中对过去形成的若干表象进行加工改造而建立形成的心理过程。有研究指出，适当的想象可以促进老年人的记忆力。

（二）常用的认知状态评估量表

老年人认知的评估包括思维能力、语言能力以及定向力三个方面。可用于认知损害筛查的工具非常多，比较常用的画钟测验（见第五章第三节）、简易认知分量表（Mini Cog）、简易智力状态检查（mini-mental state examination，MMSE）等。

1. 简易智力状态评估量表（Mini Cog） 用于弥补画钟测验在筛查认知障碍时的敏感性和预测稳定性的不足，用于区分失智与非失智症人群。对于普通老年人的测验中，Mini Cog 的敏感度是 76% ～ 99%，特异性是 89% ～ 96%。本量表测试只需 3 分钟，并不容易受教育程度和语言的影响，比较适用于基层人群的筛查，见表 2-5。

表 2-5 简易智力状态评估（Mini Cog）

序号	评估内容	评分标准	评分
1	请受试者仔细听和记住 3 个不相关的词，然后重复		
2	请受试者在一张空白纸上画出钟的外形，标好时钟数给受试者一个时间让其在钟上标出来	CDT 正确：能正确表明时钟数字的位置和顺序，正确显示所给定时间	
3	请受试者说出先前所给的 3 个词	记住每个词给 1 分	

评定结果：

（1）0 分：3 个词一个也记不住，定为失智。

（2）1 ～ 2 分：能记住 3 个词中的 1 ～ 2 个词，且 CDT 正确，认知功能正常；CDT 不正确，表示认知功能缺损。

（3）3 分：能记住 3 个词，不定为失智。

2. 简易智力状态检查 简易智力状态检查（mini-mental state examination，MMSE）由 Folstein 于 1975 年编制。它是最具影响的认知缺损筛选工具之一，具有快速、简便的优点。适用于社区和基层人群的检查，可为可疑老年失智患者进行测试，见表 2-6。

表 2-6 简易智力状态检查（MMSE）

项目		记录	评分
时间和空间定向力（10分）	1. 今年是哪一年		
	2. 现在是什么季节		
	3. 现在是几月份		
	4. 今天是几号		
	5. 今天是星期几		
	6. 你现在在哪个省（市）		
	7. 你现在在哪个县（区）		
	8. 你现在在哪个乡（镇、街道）		
	9. 你现在在第几层楼		
	10. 这里是什么地方		
记忆力（3分）	复述：皮球、国旗、树木 3 个词语（不能看着实物说 3 样物品），提醒等会儿还要复述		
	11. 皮球		
	12. 国旗		
	13. 树木		
注意力和计算力（5分）	计算 100-7 等，然后从所得数字中再减 7，一直计算下去		
	14. 100-7		
	15. -7		
	16. -7		
	17. -7		
	18. -7		

续表

	项目		记录	评分
回忆能力 （3分）	请再说出刚才记住的3样东西 19. 皮球 20. 国旗 21. 树木			
语言能力 （9分）	命名能力	22. 辨认：手表 23. 辨认：铅笔		
	复述能力	24. 复述：44只石狮子		
	三步命令	25. 按指令做：闭上眼睛 26. 用右手拿测试纸 27. 再用双手把纸对折		
	阅读能力	28. 将纸放在大腿上		
	书写能力	29. 请说一句完整的话 （尽可能长的句子）		
	结构能力	30. 请照样子画图		
总分				

评分标准：MMSE 的得分范围为 0～30 分，每答对 1 题得 1 分。

MMSE 总分分界值与受教育程度有关：文盲 ≤ 17 分，小学文化程度者 ≤ 20 分，中学及以上文化程度者 ≤ 24 分，提示为轻度认知功能障碍或失智，应到医院咨询检查。

MMSE 评定时注意事项：①要向被测评者直接询问；②答题时要尽量保持环境安静，不要让其他人干扰检查；③老年人容易灰心或放弃，应注意鼓励。

三、情绪和情感评估

情绪和情感直接反映人们的需求是否得到满足，是身心健康的重要标志。一般来说，老年人容易产生孤独感、失落、焦虑、抑郁等消极情绪。其中焦虑和抑郁症是常见老年人心理疾病，并且后果严重，可导致精神致残，甚至有可能危及生命。

（一）焦虑

焦虑是个体感受到威胁时的一种紧张的、不愉快的情绪状态，表现为紧张、不安、急躁、失眠等，但无法说出明确的焦虑对象。常用的评估工具是汉密尔顿焦虑量表，由 Hamilton 于 1959 年编制，是广泛用于评定焦虑严重程度的他评量表，见表 2-7。《CCMD-3 中国精神疾病诊断标准》将其列为焦虑症的重要诊断工具，临床上常将其用于焦虑症的诊断及程度划分的依据。

表 2-7 汉密尔顿焦虑量表

序号	项目	从不	偶尔	有时	经常	总是
1	焦虑心境	0	1	2	3	4
2	紧张	0	1	2	3	4
3	害怕	0	1	2	3	4
4	失眠	0	1	2	3	4
5	认知功能	0	1	2	3	4
6	抑郁心境	0	1	2	3	4
7	躯体性焦虑（肌肉系统）	0	1	2	3	4
8	躯体性焦虑（感觉系统）	0	1	2	3	4
9	心血管系统症状	0	1	2	3	4
10	呼吸系统症状	0	1	2	3	4
11	胃肠道症状	0	1	2	3	4
12	生殖泌尿系统症状	0	1	2	3	4
13	自主神经系统症状	0	1	2	3	4
14	与人交谈时行为表现	0	1	2	3	4

评价：总分 0～56 分，分数越高，焦虑症状越重。

评价结果：总分＞29 分，提示可能为严重焦虑；＞21 分，提示有明显焦虑；＞14 分，提示有肯定的焦虑；＞7 分，可能有焦虑；＜7 分，提示没有焦虑。

项目详解：

（1）焦虑心境：担心、担忧，感到有最坏的事情将要发生，容易被激惹。

（2）紧张：紧张感、易疲劳、不能放松、易哭、颤抖、感到不安。

（3）害怕：害怕黑暗、陌生人、一人独处、动物、乘车或旅行及人多的场合。

（4）失眠：难以入睡、易醒、睡得不深、多梦、梦魇、夜惊、睡醒后感到疲倦。

（5）认知功能：或称记忆力、注意力障碍。注意力不能集中，记忆力差。

（6）抑郁心境：丧失兴趣、对以往爱好的事务缺乏快感、忧郁、早醒、昼重夜轻。

（7）躯体性焦虑（肌肉系统症状）：肌肉酸痛、活动不灵活、肌肉经常抽动、肢体抽动、牙齿打颤、声音发抖。

（8）感觉系统症状：视物模糊、发冷发热、软弱无力感、浑身刺痛。

（9）心血管系统症状：心动过速、心悸、胸痛、血管跳动感、昏倒感、心搏脱漏。

（10）呼吸系统症状：时常感到胸闷、窒息感、叹息、呼吸困难。

（11）胃肠消化道症状：吞咽困难、嗳气、食欲不佳、消化不良（进食后腹痛、胃部烧灼痛、腹胀、恶心、胃部饱胀感）、肠鸣、腹泻、体重减轻、便秘。

（12）生殖、泌尿系统症状：尿意频繁、尿急、停经、性冷淡、过早射精、阳痿。

（13）自主神经系统症状：口干、潮红、苍白、易出汗、易起"鸡皮疙瘩"、紧张性头痛、毛发竖起。

（14）与人谈话时的行为表现：①一般表现：紧张、不能松弛、忐忑不安、咬手指、紧握拳、摸弄手帕、面肌抽动、不停顿足、手发抖、皱眉、表情僵硬、肌张力高、叹息样呼吸、面色苍白；②生理表现：吞咽、频繁打嗝、安静时心率快、呼吸加快、腱反射亢进、震颤、瞳孔放大、眼睑跳动、易出汗、眼球突出。

（二）抑郁

抑郁是指个体失去某种其重视或追求的东西时产生的情绪状态，其特征是情绪低落，出现失眠、悲哀、自责、性欲减退甚至是自杀等表现。

1.抑郁自评量表（self-rafing depression scale，SDS）　由 Zung 于 1971 年编制，用于评定被测评者在最近一星期的主观感受，见表 2-8。

表 2-8　Zung 抑郁自评量表（SDS）

序号	评估内容	偶/无	有时	经常	持续
1	我感到心情沮丧，郁闷	1	2	3	4
2	我感到早晨心情最好	4	3	2	1
3	我要哭或想哭	1	2	3	4
4	我夜间睡眠不好	1	2	3	4
5	我吃饭与平时一样多	4	3	2	1
6	我的性功能正常	4	3	2	1
7	我感到体重减轻	1	2	3	4
8	我为便秘烦恼	1	2	3	4
9	我的心跳比平时快	1	2	3	4
10	我无故感到疲劳	1	2	3	4
11	我的头像往常一样清楚	4	3	2	1
12	我做事情像平时一样不感到困难	4	3	2	1
13	我坐卧不安，难以保持平静	1	2	3	4
14	我对未来感到有希望	4	3	2	1
15	我比平时更易激动	1	2	3	4
16	我觉得决定事情很容易	4	3	2	1
17	我感到自己是有用的和不可缺少的人	4	3	2	1
18	我的生活很有章义	4	3	2	1
19	假如我死了别人会过得更好	1	2	3	4
20	我仍喜欢自己平时喜欢的东西	4	3	2	1
得分					

评定方法：第 2、5、6、11、12、14、16、17、18 和 20 项是正性词陈述的，为 4、3、2、1 记分；其余 10 项用负性词陈述的，按 1、2、3、4 评分。

SDS 评定的抑郁严重程度计算公式：抑郁严重度指数＝各条目累计分 /80。

指数范围 0.25 ～ 1.0。指数越高，抑郁程度越高。评分指数 > 0.50：无抑郁患病风险；0.50 ～ 0.59：可有轻微至轻度抑郁症；0.60 ～ 0.69：有中度至重度抑郁症；≥ 0.70；有重度抑郁症。

2. 老年抑郁量表（GDS） 由美国心理学家 Brink 和 Yesavage 于 1982 年编制，被全球广泛运用以测量老年人的抑郁水平，见表 2-9。

表 2-9 老年抑郁量表（GDS）

序号	项目（最近一周的感受）	是	否
1	您对生活基本上满意吗	0	1
2	您是否已经放弃了许多活动和兴趣	1	0
3	您是否觉得生活空虚	1	0
4	您是否常感到厌倦	1	0
5	您觉得未来有希望吗	0	1
6	您是否因为脑子里有一些想法摆脱不掉而烦恼	1	0
7	您是否大部分时间精力充沛	0	1
8	您是否害怕会遭遇不幸的事情	1	0
9	您是否大部分时间感到幸福	0	1
10	您是否常感到孤立无援	1	0
11	您是否经常坐立不安、心烦意乱	1	0
12	您是否希望待在家里而不愿意去做一些新鲜事	1	0
13	您是否常担心将来	1	0
14	您是否觉得记忆力比以前差	1	0
15	您觉得现在生活很惬意吗	0	1
16	您是否常感到心情沉重、郁闷	1	0
17	您是否觉得像现在这样生活毫无意义	1	0
18	您是否常为过去的事忧愁	1	0
19	您觉得生活很令人兴奋吗	0	1
20	您开始一件新的工作困难吗	1	0
21	您觉得生活充满活力吗	0	1
22	您是否觉得你的处境毫无希望	1	0
23	您是否觉得大多数人比你强得多	1	0
24	您是否常为些小事伤心	1	0
25	您是否常常觉得想哭	1	0
26	您集中精力困难吗	1	0
27	您早晨起的很快活吗?	0	1
28	您希望避开聚会吗?	1	0

续表

序号	项目（最近一周的感受）	是	否
29	您做决定很容易吗?	0	1
30	您的头脑像往常一样清晰吗	0	1

说明：回答为"否"的被认为是抑郁反映的问题：1、5、7、9、15、19、21、27、29、30；回答为"是"的被认为是抑郁反映的问题：2、3、4、6、8、10、11、12、13、14、16、17、18、20、22、23、24、25、26、28。

评定结果：总分30分。0～9分可视为正常范围，即无抑郁症，10～19分为轻度抑郁，20～30分为中重度抑郁。

3. 简化的老年抑郁量表　本量表内容简单，所用时间较少，适合于社区卫生机构进行老年抑郁的初级筛查，见表2-10。

表 2-10　简化的老年抑郁量表

序号	项目（最近一周的感受）	是	否	得分
1	您对生活基本感到满意吗	0	1	
2	您是否经常感到厌烦	1	0	
3	您是否常常感到无论做什么事情都没有用	1	0	
4	您是否比较喜欢待在家里，而不喜欢外出和做新的事	1	0	
5	您是否觉得您现在活得很没有价值	1	0	

评定结果：2分以下正常；≥ 2分有忧郁倾向，建议进一步完善评估筛查。

四、谵妄评估

谵妄是一种常见的老年综合征，是急性发作的精神和认知功能紊乱，表现为意识清晰度下降、意识模糊、注意力无法集中、认知功能下降等，可出现日夜颠倒、幻觉和躁动等。住院老年人中谵妄的发生率为14%～56%。

国际通用的谵妄评定方法（confusion assessment method，CAM）是由美国 Inouye 教授编制的。根据我国国内临床的实际情况和特点，在 CAM 的基础上，建立等级评定方法和详细的评分定义，构成了有详细定量评分标准的谵妄评定方法中文修订版（CAM Chinese reversion，CAM-CR），成为适合临床使用的老年谵妄评定工具，见表2-11。

表 2-11 谵妄评定方法中文修订版（CAM-CR）

评估项目	评估内容	评估选项	得分
急性起病	（判断从前驱期到疾病发展期的时间）被测评者的精神状况有急性变化的证据吗	不存在 较轻：3～7 天 中度：1～3 天 严重：1 天内	
注意力障碍	请测试对象按顺序说出 1～21 之间的所有单数，被测试者的注意力难以集中吗？容易注意涣散或难以交流吗	不存在 轻度：1～2 个错误 中度：3～4 个错误 严重：5 个成 5 个以上的错误	
思维混乱	被测评者的思维是否凌乱或不连贯吗？例如，谈话主题散漫或不中肯，思维不清晰或不合逻辑，或从某个话题突然转向另一个话题	不存在 轻度：偶尔短暂的言语模糊或不可理解，但尚能顺利交谈 中度：经常短暂的言语不可理解，对交谈有明显的影响 严重：大多数时间言语不可理解，难以进行有效的交谈	
意识水平的改变	总体上看，您是如何评估该被测评者的意识水平	正常 轻度：警觉（对环境高度警惕、过度敏感） 中度：嗜睡（瞌睡，但易于唤醒）或昏睡（难以唤醒） 严重：昏迷（不能唤醒）	
定向障碍	在会面的任何时间被测评者存在定向障碍吗？例如，他认为自己是在其他地方而不是在医院，使用错的床位，或错误地判断一天的时间或错误地判断以 MMSE 为基础的有关时间或空间定向	不存在 轻度：偶尔短暂地存在时间或地点的定向错误（接近正确），但可自行纠正 中度：经常存在时间或地点的定向的错误，但自我定向好 严重：时间、地点及自我定向均差	
记忆力减退	（以回忆 MMSE 中的 3 个词为主）：面谈时，被测评者表现出记忆方面的问题吗？例如，不能回忆医院里发生的事情，或难以回忆指令（包括回忆 MMSE 中的 3 个词）	不存在 轻度：有 1 个词不能回忆或回忆错误 中度：有 2 个词不能回忆或国忆错误 严重：有 3 个词不能回忆或回忆错误	
知觉障碍	被测评者有知觉障碍的证据吗？例如，幻觉、错觉或对事物的曲解（如当某一东西未移动，而被测评者认为它在移动）	不存在 轻度：只存在幻听 中度：存在幻视，有或没有幻听 严重：存在幻触、幻嗅或幻味，有或没有幻听。	
精神运动性兴奋	面谈时，被测评者有行为活动不正常的增加吗？如坐立不安、轻敲手指或突然变换位置	不存在 轻度：偶有坐立不安、焦虑、轻敲手指及抖动 中度：反复无目的地走动，激越明显 严重：行为杂乱无章，需约束	

续表

评估项目	评估内容	评估选项	得分
精神运动性迟缓	面谈时，被测试者有运动行为水平的异常减少吗？例如，常懒散，缓慢进入某一空间，停留某一位置时间过长或移动很慢	不存在 轻度：偶尔比先前的活动、行为及动作缓慢 中度：经常保持 1 种姿势 严重：木僵状态	
波动性	被测评者的精神状况（注意力、思维、定向力、记忆力）在面谈前或面谈中有波动吗	不存在 轻度：症状在 1 天之中偶尔波动 中度：症状在夜间加重 严重：症状在 1 天中剧烈波动	
睡眠—觉醒周期改变	被测评者有睡眠－觉醒周期紊乱的证据吗？如，日间过度睡眠而夜间失眠	不存在 轻度：日间偶有瞌睡，且夜间时睡时醒 中度：日间经常瞌睡，且夜间时睡时醒或不能入睡 严重：日间经常昏睡而影响交谈，且夜间不能入睡	
总分			

评分标准：1 分 = 不存在，2 分 = 轻度，3 分 = 中度，4 分 = 严重。

评定结果：≤ 19 分以下提示没有谵妄；20 ~ 22 分提示可疑有谵妄；≥ 22 分以上提示有谵妄。

五、精神心理评估的注意事项

1. 选择合适的量表　老年人精力、体力较差，可供检查的时间有限，不可能面面俱到，应尽量选用针对性强、简明、易操作的量表。必要时可以先选择简单的量表进行初步筛查，发现异常再进一步进行评定。

2. 对国外量表进行本土化　大多数量表是根据国外的量表修订而来的，难免受到社会文化环境的影响，对老年人更应该结合其性格、经历和所患疾病对结果进行判断。

3. 建立信任关系　评估者要注意与老年受试者建立友好、信任的关系，提高测评的依从性和可靠性。另外，要注意保护受试者的隐私，维护老年人的利益。

（丁亚媛）

第五节　老年人的社会评估

社会健康评估是对老年人的社会健康状况和社会功能进行评定，具体包括角色功能、居所环境、家庭状况等方面。通过评估老年人的自我角色适应情况、居住环境活动的安全性、老年人及其家人的经济基础、照料者的负担等情况，可充分利用社会资源制定合理可行的综合干预措施。

一、角色功能的评估

每个角色都代表着一系列相关行为的社会标准，这些标准决定了个体在社会中应有的责任与行为。角色不能单独存在，需要存在于与他人的相互关系中。了解老年人对角色的感知、对承担的角色是否满意、角色行为是否正常、有无角色适应不良和冲突，以便及时采取干预措施，避免角色功能障碍给老年人带来的生理和心理两方面的不良影响。

（一）老年人角色变化的特点

人一生中经历了多种角色的转变，从婴儿到青年、中年直至老年，从学生到踏上工作岗位直至退休，从儿女到父母亲直至祖父母等，适时适应各种角色的转变对保持个人的身心健康起着相当重要的作用。

1. 社会角色的变化　对于老年人而言，退休所带来的工作角色丧失是一项极大的改变。老年人离开原来的岗位，突然变得空闲时间很多，生活变得单调乏味。有的老年人甚至觉得生活失去了重心，表现出情绪低落、郁郁寡欢、沉默、忧虑等。

2. 家庭角色的变化　老年人离开工作岗位后，家庭成了主要的生活场所，并且大部分家庭有了第三代，老年人由父母的地位上升到祖父母的位置，增加了老年人的家庭角色，常常担当起照料第三代的任务。老年期又是丧偶的主要阶段，若老伴去世，则要失去做丈夫或妻子的角色。

（二）角色功能评估的内容

1. 承担角色情况　了解老年人过去的职业、职务、离退休年份，目前在家庭或社会中所承担的角色、角色适应情况。

2. 角色的感知情况　让老年人描述对自己角色的感知，掌握老年人是否了解自己角色权利和义务，同时还应询问是否认同别人对其所承担角色的期望。

3. 角色的满意度与适应情况　让老年人描述对自己承担的角色是否满意、与自己的角色期望是否相符，观察有无角色适应不良的身心行为反应，如头痛、头晕、疲乏、睡眠障碍、焦虑、抑郁、忽略自我和疾病等。

二、家庭状况的评估

家庭是老年人获得情绪支持和满足感的重要来源。家庭环境的优劣是影响老年人维持身体健康和心理再适应的重要因素。

（一）评估内容

1. 家庭成员　了解家庭成员基本资料，包括家庭成员的性别、年龄、文化程度、职业、健康状况等。

2. 家庭结构　是指家庭组成的类型及家庭成员相互间的关系。家庭结构类型包括主干型、联合型、核心型、单身型四种类型。家庭成员的关系主要是指与老伴、子女、媳婿及孙辈之间的关系。

3. 家庭压力　家庭成员关系的改变、家庭成员的角色冲突、家人患病或死亡等都会造成家庭失衡，扰乱家庭正常生活。

4. 家庭功能　家庭功能的健全与否关系到每个家庭成员的身心健康及疾病的预测，是家庭评估的重要内容之一。家庭对老年人的作用主要有三个方面：①为老年人提供全部或部分经济支持；②为老年人提供日常生活照顾；③为老年人提供精神支持。常用于家庭功能评估的量表为 APGAR 家庭功能评估表，包括家庭功能的五个重要部分：适应度 A（adaptation）、合作度 P（partnership）、成长度 G（growth）、情感度 A（affection）和亲密度 R（resolve），见表 2-12。

表 2-12　家庭功能 APGAR 评估问卷

维度	问题	经常 2分	有时 1分	很少 0分
适应度	当我遭遇困难时，可以从家人得到满意的帮助 补充说明：			
合作度	我很满意家人与我讨论各种事情，以及分担问题的方式 补充说明：			
成熟度	当我希望从事新的活动或发展时，家人能接受且给予支持 补充说明：			
情感度	我很满意家人对我表达情感的方式，以及对我愤怒、悲伤等情绪的反应 补充说明：			
亲密度	我很满意家人与我共度时光的方式 补充说明：			
得分				

评定结果：7～10分表示家庭功能良好；4～6分表示家庭功能中度障碍；0～3分表示家庭功能严重障碍。

（丁亚媛）

第六节　老年人的环境评估

随着社会老龄化和家庭小型化，独居老年人越来越多。当老年人没有能力调节和适应环境变化时，就会导致疾病、意外的发生。通过对老年人的环境进行评估，可以减少居家环境中妨碍日常生活行为的因素，给予较多的辅助和足够的刺激；合理开发和利用社会环境中的资源，创造发挥补偿机体缺损功能的有利因素，提高老年人生活质量。

一、评估方法

评估环境时可以采用自述法、询问法、实地观察法、检测法等。

二、评估内容

（一）居住环境

居住环境是老年人的生活场所，是学习、社交、娱乐、休息的地方，评估时应了解其生活环境和社区中的资源，其中居家安全环境因素是评估的重点。通过防跌倒居家环境危险因素评估工具（home fall hazards assessments，HFHA），从室内灯光、地面、卫生间、厨房、客厅、卧室等共九个方面找出居家环境中的危险因素，避免老年人跌倒等意外的发生，见表2-13。

表 2-13 防跌倒居家环境危险因素评估工具（HFHA）

项目	评估内容	是	否
室内灯光	居室灯光是否合适		
	楼道与台阶的灯光是否明亮		
	电灯开关是否容易打开		
	存放物品的地方是否明亮		
	地板抛光是否造成光线刺眼		
地面	地面是否平整		
	地毯（垫）是否平放，没有皱折和边缘卷曲		
	地板的光滑度和软硬度是否合适		
	地垫是否滑动		
	地面是否有溢出物		
	地面和通道是否放置杂乱的东西		
	通道上是否有电线等线状物下垂		
	门槛是否过高		
	台阶是否过高过长、宽度过窄，台阶是否失修		
卫生间	浴室内是否使用防滑垫		
	洗刷用品是否放在容易拿到的地方		
	坐便器旁、浴缸或淋浴间是否有扶手		
	是否容易在座便器上坐下和站起来		
	浴缸是否过高		

项目	评估内容	是	否
厨房	是否不用攀爬、弯腰或影响平衡就可以取到常用的厨房用品		
	厨房灯光是否明亮		
	是否将溢出的液体及时抹除		
	是否有良好的通风设备		
	是否有烟雾报警装置		
	是否有家用灭火器		
客厅	是否可以容易地从沙发椅上站起来		
	过道上是否放置杂乱物品		
	家具是否过低或过高、不稳、妨碍活动		
	窗帘等物品颜色是否与周围环境太接近		
卧室	室内是否有过高或过低的椅子、杂乱家具		
	床上是否容易开关灯		
	室内是否有紧急呼叫设施		
	床是否过高或过低		
	是否有电话		
	电热毯是否安全，是否能在床上调控		
	如使用拐杖或助行器，是否放在下床前能够得着的地方		
楼梯 台阶	是否能看清楼梯的边缘		
	楼梯和台阶的灯光是否明亮		
	楼梯上下是否有电灯开关		
	每一级楼梯的边缘是否安装防滑踏脚		
	楼梯的扶手是否坚固		
	折梯和梯凳是否短而稳固，梯脚是否装上防滑胶套		
老年人 衣服和 鞋子	是否穿防滑鞋底的鞋		
	鞋大小是否适合		
	是否穿着高跟鞋		
	衣服是否合身		
	是否坐下穿裤、穿鞋		
住房 外面	阶梯的边缘是否清楚		
	阶梯的边缘是否有防滑条		
	阶梯是否有牢固且易抓到的扶手		
	房子周围的小路状况是否良好		
	夜晚小路和入口处的灯光是否明亮		
	房子周围的公共场所是否修缮良好		

评定结果：回答"是"加1分，"否"不得分。各项分值相加，总分越大，说明居家环境越安全；反之要进行适当的居家环境改造。

（二）社会环境

老年人的社会环境包括经济、文化、教育、法律、制度、生活方式、社会关系、社会支持等诸多方面，本节着重于经济、生活方式、社会关系和社会支持的评估。

1. 经济 在社会环境因素中，对老年人的健康角色适应影响最大的是经济。这是由于老年人因退休、固定收入减少、给予经济支持的配偶去世所带来的经济困难，可导致失去家庭、社会地位或生活的独立性。护理人员可通过询问以下问题了解经济状况：① 您的经济来源有哪些？工资福利如何？对收入低的老年人，要询问这些收入是否足够支付食品、生活用品和部分医疗费用；②家庭有无经济困难？是否有失业、待业人员；③医疗费用的支付形式是什么。

2. 生活方式 通过交谈或直接观察，评估老年人的饮食、睡眠、活动、娱乐等方面的习惯，以及有无吸烟、酗酒等不良嗜好。若有不良的生活方式，应进一步了解老年人因此受到的影响。

3. 社会关系与社会支持 评估老年人是否有支持性的社会关系网络，如老年人与邻里、老同事的关系如何？与亲戚朋友的接触频度、参与社会团体的情况、有无社交孤立倾向等。

（丁亚媛）

第七节 老年人的生活质量评估

随着医学模式的转变，医学的目的与健康的概念不再单纯是生命的维持和延长，而是同时提高生活的质量，即促使和保持老年人在生理、心理及社会功能诸方面的完好状态。生活质量作为生理、心理、社会功能的综合指标，可用来评估老年人群的健康水平、临床疗效、疾病的预后。

一、生活质量的概念

生活质量（quality of life，QOL）又称生命质量、生存质量。中国老年医学学会认为，老年人生活质量是指60岁或65岁以上的老年人群身体、精神、家庭和社会生活满意的程度以及对老年生活的全面评价。2002年6月，由全国老龄工作委员会办公室主办的"提高老年人生活质量对策研讨会"上明确提出，现阶段我国老年人生活质量应包括：①经济保障：包括养老保障、医疗保障、经济收入、生活开支等；②健康状况：包括身体状况、营养状况、精神卫生等；③精神文化生活：包括文化教育、情趣爱好、文体活动、感情需求；④生活环境：包括居住条件、家庭环境、社会环境、自然环境。

二、评估工具

生活质量评定量表有很多种，最常用的包括生活满意度、幸福度、生活质量综合问卷。以下介绍一种老年幸福度评估量表。

1980 年，Albert Kozma 融合了情感平衡量表、生活满意质量表和费城老年病中心量表，制定了纽芬兰纪念大学老年幸福度量表（memorial university of newfoundland scale of happiness，MUNSH），见表 2-14。MUNSH 由 24 个条目组成，每个条目是关于情感或体验的一句描述。10 个条目反映情感，其中正性情感（PA）和负性情感（NA）各 5 个；14 个条目反映体验，其中正性体验（PE）和负性体验（NE）各 7 个。要求被试者根据近期生活感受回答"是""否"和"不知道"。

指导语：我们想问一些关于你的生活过得怎么样的问题。在最近几个月里，你是否有下面所描述的感受？如果符合你的情况，答"是"，如不符答"否"，如感到不清楚答"不知道"，并在相应的纵栏下方打"√"。

表 2-14 老年幸福度量表（MUNSH）

序号	项目	是	不知道	否
1	你处于巅峰状态吗	2	1	0
2	你情绪很好吗	2	1	0
3	你对自己的生活特别满意吗	2	1	0
4	你感到很走运吗	2	1	0
5	你烦恼吗	2	1	0
6	你非常孤独或与人疏远吗	2	1	0
7	你忧虑或非常不愉快吗	2	1	0
8	你会因为不知道将会发生什么事情而担心吗	2	1	0
9	你为自己目前的生活状态感到哀怨吗	2	1	0
10	总体来说，生活处境变得使你满意吗	2	1	0
11	这段时间是你一生中最难受的时期吗	2	1	0
12	你像年轻时一样高兴吗	2	1	0
13	你所做的大多数事情都单调或令你厌烦吗	2	1	0
14	过去你感兴趣的事情，现在仍然乐在其中吗	2	1	0
15	当你回顾一生时，感到相当满意吗	2	1	0
16	随着年龄的增长，一切事情更加糟糕吗	2	1	0
17	你感到很孤独吗	2	1	0
18	今年一些小事使你烦恼吗	2	1	0
19	如果你能随便选择自己住处的话，你愿意选择哪里	2	1	0
20	有时你感到活着没意思	2	1	0
21	你现在和年轻时一样快乐吗	2	1	0

续表

序号	项目	是	不知道	否
22	大多数时候你感到生活是艰苦的	2	1	0
23	你对你当前的生活满意吗	2	1	0
24	和同龄人相比，你的健康状况与他们差不多，甚至更好吗	2	1	0

评定结果：得分越高，表示幸福度越高。

（1）第 19 项答"现在住地"记 2 分，"别的住地"记 0 分。

（2）第 23 项答"满意"记分 2 分，"不满意"记 0 分。

（3）总的幸福度 =PA−NA+PE−NE。

PA（正性情感）条目：1、2、3、4、10。

NA（负性情感）条目：5、6、7、8、9。

PE（正性体验）条目：12、14、15、19、21、23、24。

NE（负性体验）条目：11、13、16、17、18、20、22。

（4）得分范围：−24 至 +24。为了便于计算，加上常数 24，记分范围为 0 ～ 48。

（丁亚媛）

第八节　老年人综合健康功能评估

老年综合健康功能评估（CFA）是指从躯体、精神、社会、心理、自理能力等多个维度测量老年人整体功能水平的一种健康测量方法，强调测量老年人整体健康水平，同时还强调了老年人的躯体健康、精神健康与社会经济状况及三者之间的密切关系，以鉴定老年人的医疗、社会心理、自理能力丧失等问题，并且反映出老年人的养老保健需求。这种多维评价的方法已经逐渐发展成为老年医学的一个新领域，被公认为是中老年医学研究与实践的基础及不可缺少的工具。

一、老年人能力评估表

2013 年，中华人民共和国民政部颁布并实施的《老年人能力评估表》（附录一、附录二），包括老年人能力评估基本信息表、老年人能力评估表、老年人能力评估报告和老年人能力评估结果判定卡。该评估表包括日常生活活动、精神状态、感知觉与沟通、社会参与共 4 个一级指标和 22 个二级指标。日常生活活动分为 10 个二级指标，精神状态分为 3 个二级指标，感知觉与沟通分为 4 个二级指标，社会参与分为 5 个二级指标。每个选项均根据得分分为能力完好、轻度受损、中度受损、重度受损共四个级别。

评估者在评估过程中选择符合老年人的选项，输入老年人能力评估软件，该软件在综合四个维度的基础上自动生成结果，将老年人能力等级划分为：能力完好、轻度失能、中度失能、重度失能。最终以报告形式提交给政府和被评估的老年人或其家属。

二、interRAI 照护评估系统

（一）概述

RAI（resident assessment instrument）是居民评估工具的意思。interRAI 既是一个非营利的国际照护评估方式开发组织的简称，也是由该简称命名的照护评估系统。interRAI 源于 1987 年一项对美国长期护理机构的照护业务改革的照护评估项目，作为项目成果在 1991 年发表了照护评估的第一版。随后由 30 多个国家的研究人员参与，一起设立了非政府（non-governmantal organization，NGO）国际科研协作组织 interRAI，共同致力于改善老年人、体弱多病者和残障人士的医疗保健工作。目前我国的研究人员也参与了该组织的研究，由清华大学裴晓梅教授牵头带领的清华老年卫生评估项目课题组，积极参与各个项目的科研及项目推广工作，建立了 interRAI 中文网站，促进了我国养老照护方面的研究不断与世界接轨。

（二）结构

interRAI 照护评估系统由评估表及其使用手册、评估指标、临床评估协议等部分构成。

1. interRAI 照护评估系统　使用一种共同照护语言，使用共同的评估指标或尺度，从而保证来自不同保健机构医护人员照护业务的连贯性，以及个性化综合照护的支持能力。共同的照护语言也便于家庭、管理者和公众随时跟踪各类机构中照护计划相关参与者的进展情况，并可以从这些信息中发掘出有关如何提高照护对象生活质量的重要信息。世界各国 interRAI 的研究人员把评估工具翻译成各种语言，使 interRAI 照护评估系统真正成为全球性照护领域的评估系统。

2. interRAI 评估表　由照护对象是否存在问题以及为了把握哪些问题的现状所需最低限度的评估维度。如 interRAI（HC）版用于家庭照护，该评估系统的评估内容涵盖了评估对象的机体功能、认知能力、情绪行为、健康状况、社会支持，以及服务过程中涉及的多个关键环节。

3. interRAI 评估标尺（scales）　通过对近 10 个常见照护问题的严重程度进行了分级评定，如抑郁风险评分（depression rating scale，DRS），疼痛评分（pain），认知功能评分（cognitive performance scale），日常生活自理能力评分（activities of daily living self-performance hierarchy scale）等。通过对 interRAI 评估表中某些相关性指标进行选择并累加其评估值，就可得到如抑郁、疼痛、认知及日常生活自理能力等相关照护问题的评估标尺，从而判断评估对象出现相应照护问题的严重程度。由此明确照护对象的自护问题，为进一步制定个体化的照护方案提供依据。

4. interRAI 临床评估协议（clinical assessment protocol，CAP）　临床评估协议的内容是由专家团队在临床实践中反复验证的经验总结和临床指南，是由评估获取的现实问题的背景及要因、恶化的危险性、改善的可能性的焦点和照护的关键点而整理出来。

interRAI CAP 使照护的提供者更容易关注照护对象问题中的关键因素，如机能、健康、社会支持、服务应用、生活质量等诸多方面。interRAI（HC）版的 CAP 共有 27 种，参与的照护对象平均触发 6.5 种 CAP。75% 以上的会涉及预防 CAP 中问题，15% ～ 20% 的会存在社会关系问题、疼痛、摔伤和情绪问题。这些协议可以帮助评估人员解决照护计划所涉及的关键问题；帮助临床医生对具体的问题形成清晰的认识，以及提供可行的干预和治疗方案；也帮助评估者判断是否需要更进一步的评估。

此外，interRAI 组织拥有标准编码以实现电子自动化计算，其计算机信息系统管理团队维护着核心量表、临床评估协议和评估系统的应用功能中涉及的标准编码。这些标准编码使得后续的电子系统自动化计算评估结果、推送临床评估协议等成为可能。interRAI 研发团队还开发了各种其他的循证应用功能，如电话筛分工具、质量指标和病例组合分类系统等。这些应用功能将数据转化为更直观的信息呈献给各种受众，包括监管机构、服务付费方和政策制定者。

（丁亚媛）

第三章　老年人常见疾病及照护 ▷▷▷

第一节　呼吸系统

一、慢性阻塞性肺疾病

慢性阻塞性肺疾病（chronic obstructive pulmonary disease，COPD）简称慢阻肺，是一种以气流受限的不完全可逆性为特征的可以预防和治疗的慢性肺部疾病。它通常是由慢性支气管炎（简称慢支）和（或）肺气肿发展而来。气流受限呈进行性加重，多与肺部对有害的颗粒和气体的异常炎症反应有关。COPD 对老年人的影响不仅取决于气流受限的程度，还取决于症状（特别是气促和活动能力的下降）的严重程度，全身效应以及有无并发症。

我国流行病学调查显示，40 岁以上人群的 COPD 患病率为 8.2%，已成为严重的公共卫生问题，造成沉重的社会经济负担。在城市和农村中，COPD 的发病率和死亡率总体呈现逐年升高的趋势。由于 COPD 可引起肺功能进行性减退，严重影响老年人的劳动力和生活质量，从而造成巨大的社会和经济负担，WHO 的研究报告指出，至 2020 年，COPD 将位居世界疾病经济负担的第五位。

（一）病因

COPD 的确切病因尚不清楚，所有与慢支和肺气肿发生有关的因素都可能参与 COPD 的发病。已经发现的危险因素包括外因（环境因素）和内因（个体易患因素）。

1. 外因　主要包括吸烟、吸入职业粉尘和化学物质、空气污染、生物燃料、呼吸道感染、社会经济地位。

（1）吸烟：吸烟在目前公认的 COPD 已知危险因素中最重要。被动吸烟也可能导致呼吸道症状以及 COPD 的发生。对于已患有 COPD 的老年人，吸烟也会显著增加其病死率。研究证明，吸烟可以从多个环节上促进 COPD 的发生，如能使支气管上皮纤毛变短，使纤毛运动发生障碍，从而降低气道局部的抵抗力；可以削弱肺泡吞噬细胞的功能；还可引起支气管痉挛，增加气道阻力。

（2）吸入职业粉尘和化学物质：研究证明，煤矿工人、开凿硬岩石的工人、隧道施工工人和水泥生产工人的一秒用力呼气量（FEV_1）年下降率因其职业粉尘接触而增大。动物实验也证明，矿物质粉尘、二氧化硫、煤尘等都可在动物模型上引起与人类 COPD

相类似的病变。

（3）空气污染：长期生活在室外空气受到污染的区域可能是导致 COPD 发病的一个重要因素。对于已经患有 COPD 的老年人，严重的城市空气污染可使其病情加重。

（4）生物燃料：近年来国内外研究证明，在厨房通风条件不好的情况下，使用木柴、农作物秸秆以及煤等生物燃料作为生活燃料，可以增加 COPD 的患病风险。

（5）呼吸道感染：呼吸道感染是导致疾病急性发作的一个重要因素，可以加剧病情进展。

（6）社会经济地位：社会经济地位较低的人群发生 COPD 的几率较大，可能与室内和室外空气污染、居室拥挤、营养较差等因素有关。

2. 内因　包括遗传因素、气道高反应性、肺脏发育生长不良。

（1）遗传因素：研究表明，COPD 易患性与多个基因有关，但目前唯一比较肯定的是不同程度 α1- 抗胰蛋白酶缺乏可以增加 COPD 的发病风险。

（2）气道高反应性：研究表明，气道反应性增高者其 COPD 的发病率也明显增高。

（3）肺脏发育生长不良：在怀孕期、新生儿期、婴儿期或儿童期由各种原因导致肺腑发育或生长不良的个体在成人后容易罹患 COPD。

（二）病理生理

COPD 特征性的病理学改变存在于中央气道、外周气道、肺实质和肺的血管系统。在中央气道以黏液分泌增加为主；在外周气道由于慢性炎症导致气道壁损伤和修复过程反复循环发生，从而导致气道壁结构重塑，瘢痕组织形成，造成气腔狭窄，这也是 COPD 表现为不完全可逆性气流受限的主要病理基础；肺实质表现为小叶中央型肺气肿；肺血管的改变以血管壁的增厚为特征。

（三）评估

评估 COPD 需从吸烟等高危因素、临床症状、体征及肺功能检查等几方面综合分析。

1. 高危因素　评估有无吸烟史、有无职业性或环境有害物质接触史、有无家族史、是否是在易发生呼吸道感染的秋冬季等。

2. 临床表现

（1）症状

1）慢性咳嗽：通常为首发症状，开始常早晨较重，以后早晚或整日均有咳嗽，但夜间咳嗽不显著。

2）咳痰：咳嗽后通常咳少量黏液性痰，在清晨较多；合并感染时痰量增多，常有脓性痰。

3）气短或呼吸困难：COPD 的标志性症状，早期仅于劳力时出现，后逐渐加重，以致日常活动甚至休息时也感气短。

4）喘息和胸闷：部分老年人特别是重度老年人或急性加重时出现。

5）全身性症状：特别在较重老年人可能会发生全身性症状，如体重下降、食欲减退等。

（2）体征：早期可无异常，随疾病进展出现以下体征：视诊有桶状胸，有些老年人呼吸变浅、频率增快，严重者可有缩唇呼吸等；触诊语颤减弱；叩诊呈过清音，心浊音界缩小，肺下界和肝浊音界下降；听诊两肺呼吸音减弱、呼气期延长，部分老年人可闻及湿啰音和（或）干啰音。

3. 辅助检查　COPD 常用的辅助检查有肺功能检查、影像学检查和动脉血气分析等，其中确诊疾病主要依据肺功能检查。

肺功能检查：是判断持续气流受限的主要客观指标。吸入支气管舒张药后 $FEV_1/FVC < 70\%$，$FEV_1 < 80\%$ 预计值可确定为不完全可逆气流受限。

4. 病情严重程度及病程分期

（1）病情严重程度：COPD 严重程度评估需根据老年人的症状、肺功能情况、是否存在并发症等确定，其中反映气流受限程度的 FEV_1 下降有重要参考意义。根据肺功能将 COPD 严重程度分为四级，见表 3-1。

表 3-1　COPD 严重程度分级

级别	特征
Ⅰ级（轻度）	$FEV_1/FVC < 70\%$，FEV_1 占预计值百分比 ≥ 80%
Ⅱ级（中度）	$FEV_1/FVC < 70\%$，50% ≤ FEV_1 占预计值百分比 < 80%
Ⅲ级（重度）	$FEV_1/FVC < 70\%$，30% ≤ FEV_1 占预计值百分比 < 50%
Ⅳ级（极重度）	$FEV_1/FVC < 70\%$，FEV_1 占预计值百分比 < 30% 或 FEV_1 占预计值百分比 < 50%，或伴有慢性呼吸衰竭

Ⅰ级（轻度 COPD）：其特征为轻度气流受限，通常可伴有或不伴有咳嗽、咳痰。此时，老年人可能还没认识到自己的肺功能是异常的。

Ⅱ级（中度 COPD）：其特征是气流受限进一步恶化并有症状进展和气短，运动后气短更明显。此时，由于呼吸困难或疾病的加重，老年人常去医院就诊。

Ⅲ级（重度 COPD）：其特征为气流受限进一步恶化，气短加剧，并且反复出现急性加重，影响老年人的生活质量。

Ⅳ级（极重度 COPD）：为严重的气流受限或者合并有慢性呼吸衰竭。此时，老年人的生活质量明显下降，如果出现急性加重则可能有生命危险。

（2）病程分期：分为急性加重期与稳定期。

1）急性加重期：是指老年人出现超越日常状况的持续恶化，并需改变基础 COPD 的常规用药者，通常在疾病过程中，老年人短期内咳嗽、咳痰、气短和（或）喘息加重、痰量增多、呈脓性或黏脓性，可伴发热等炎症明显加重的表现。

2）稳定期：是指老年人咳嗽、咳痰、气短等症状稳定或症状轻微。

（四）并发症

常见并发症有慢性呼吸衰竭、自发性气胸和慢性肺源性心脏病等。

（五）治疗

包括稳定期治疗和急性期治疗。

1. 稳定期治疗　主要目的是减轻症状，阻止 COPD 病情发展，缓解或阻止肺功能下降，改善 COPD 老年人的活动能力，提高其生活质量，降低死亡率。主要措施有：

（1）避免诱发因素：教育与劝导老年人戒烟，因职业或环境粉尘、刺激性气体所致者，应脱离污染环境。

（2）药物治疗：用于预防和控制症状。

1）支气管舒张药：主要作用是松弛支气管平滑肌、扩张支气管、缓解气流受限，是控制 COPD 症状的主要治疗措施。与口服药物相比，吸入剂不良反应小，因此多首选吸入治疗。主要的支气管舒张剂有 β_2- 受体激动剂、抗胆碱药及甲基黄嘌呤类。β_2- 受体激动剂、抗胆碱药物和（或）茶碱联合应用，肺功能与健康状况可获进一步改善。

2）糖皮质激素：长期规律的吸入糖皮质激素较适用于 $FEV_1 < 50\%$ 预计值（严重程度分级 Ⅲ 级和 Ⅳ 级老年人）并且有临床症状以及反复加重的 COPD 老年人，可减少急性加重频率，改善生活质量，不推荐长期口服治疗。

3）祛痰药：老年人气道内可产生大量黏液分泌物，可促使继发感染，并影响气道通畅，故对痰不易咳出老年人可选用盐酸氨溴索。

（3）长期家庭氧疗（LTOT）：对 COPD 伴有慢性呼吸衰竭的老年人可提高生活质量和生存率，对血流动力学、运动能力、精神状态产生有益影响。

1）长期家庭氧疗应在严重程度 Ⅳ 级，即极重度 COPD 老年人中应用，具体指征：①动脉血氧分压（PaO_2）$< 55mmHg$ 或血氧饱和度（SaO_2）$< 88\%$，有或没有高碳酸血症；② PaO_2 $55 \sim 60mmHg$ 或 $SaO_2 < 89\%$，并有肺动脉高压、右心衰竭水肿或红细胞增多症。

2）常用方法：一般用鼻导管吸氧，氧流量 $1.0 \sim 2.0L/min$，吸氧持续时间 $> 15h/d$。

3）氧疗目标：使老年人在海平面水平，静息状态下，达到 $PaO_2 \geq 60mmHg$ 和（或）使 SaO_2 升至 90%。

（4）康复治疗：康复治疗是老年人改善活动能力、提高生活质量的一项重要治疗措施，包括呼吸生理治疗、呼吸肌训练、营养支持、精神治疗与教育等多方面措施。

2. 急性期治疗

（1）确定 COPD 急性加重的原因：引起 COPD 加重的最常见原因是气管 - 支气管感染，主要是病毒、细菌的感染。

（2）COPD 急性加重的诊断：COPD 加重的主要症状是气促加重，常伴有喘息、胸闷、咳嗽加剧、痰量增加、痰液颜色和（或）黏度改变以及发热等，此外亦可出现全身不适、失眠、嗜睡、疲乏抑郁和精神紊乱等症状。

（3）院外治疗：对加重早期、病情较轻的老年人可以在院外治疗，但需注意病情变化，及时决定送医院治疗的时机。院外治疗包括适当增加以往所用支气管舒张剂的剂量及频度；全身使用糖皮质激素；咳嗽痰量增多并呈脓性时积极给予抗生素治疗。

（4）住院治疗：COPD 急性加重到医院就诊或住院治疗的指征：①症状显著加剧，如突然出现的静息状况下呼吸困难；②出现新的体征或原有体征加重（如发绀、外周水肿）；③新近发生的心律失常；④有严重的伴随疾病；⑤初始治疗方案失败；⑥高龄 COPD 老年人的急性加重；⑦诊断不明确；⑧院外治疗条件欠佳或治疗不力。一旦有以上指征出现要及时将老年人送医，在医院主要治疗包括：控制性氧疗减轻症状，抗生素抗感染，支气管舒张剂改善通气，短期应用糖皮质激素提高疗效，必要时机械通气抢救生命等。

（六）护理

1. 日常护理

（1）病情监测：观察老年人咳嗽、咳痰及呼吸困难的程度，监测动脉血气分析和水、电解质、酸碱平衡情况。

（2）休息与活动：中度以上 COPD 急性加重期老年人应卧床休息，协助老年人采取舒适体位。视病情安排适当的活动，以不感到疲劳、不加重症状为宜。

（3）饮食：应保证摄入足够的水分，以到达稀释痰液的目的，若老年人不伴有心、肾功能障碍，每日摄水量应在 1500mL 以上。

（4）自理照护：随着病情加重，自理能力的丧失越来越明显，需结合老年人的病情评估其自理能力。备呼叫器常用物品放在容易拿到的地方。协助洗漱、更衣、床上擦浴每周 1 次（夏天每日 1 次）；提供适合就餐的体位；保证食物的温度、软硬度适合老年人的咀嚼和吞咽能力；及时提供便器，协助做好便后清洁卫生；鼓励老年人完成能力范围内的自理活动。

2. 用药护理
遵医嘱应用抗生素、支气管舒张药和祛痰药，注意观察疗效及不良反应。

3. 对症护理

（1）氧疗护理：呼吸困难伴低氧血症者，遵医嘱给予氧疗。一般采用鼻导管持续低流量吸氧，氧流量 $1 \sim 2L/min$，应避免吸入 O_2 浓度过高而引起 CO_2 潴留。提倡长期家庭氧疗，氧疗有效的指标包括呼吸困难减轻、呼吸频率减慢、发绀减轻、心率减慢、活动耐力增加。

（2）呼吸功能锻炼：COPD 老年人需要增加呼吸频率来代偿呼吸困难，这种代偿多依赖于胸式呼吸，然而胸式呼吸的效能低于腹式呼吸，老年人容易疲劳，因此应指导其进行缩唇呼吸、膈式或腹式呼吸等呼吸训练，以加强胸、膈呼吸肌的肌力和耐力，改善呼吸功能。

1）缩唇呼吸：技巧是通过缩唇形成的微弱阻力来延长呼气时间，增加气道压力，延缓气道塌陷。老年人闭嘴经鼻吸气，然后通过缩唇（吹口哨样）缓慢呼气，同时收缩腹部，见图 3-1。吸气与呼气时间比为 1：2 或 1：3。缩唇的程度与呼气流量以能使距口唇 15 ～ 20cm 处、与口唇等高水平的蜡烛火焰随气流倾斜又不至于熄灭为宜。

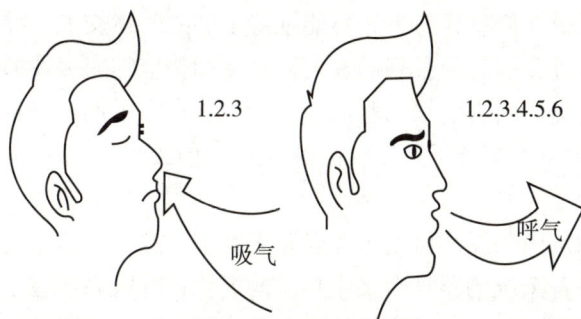

图 3-1 缩唇呼吸

2）腹式呼吸：又称膈式呼吸。老年人取立位、平卧位或半卧位，两手分别放于前胸部和上腹部，用鼻缓慢吸气，此时膈肌最大程度下降，腹肌松弛，腹部凸出，手感到腹部向上抬起；呼气时经口呼出，腹肌收缩，膈肌松弛，膈肌随腹腔内压增加而上抬，推动肺部气体排出，手感到腹部下降，见图 3-2。

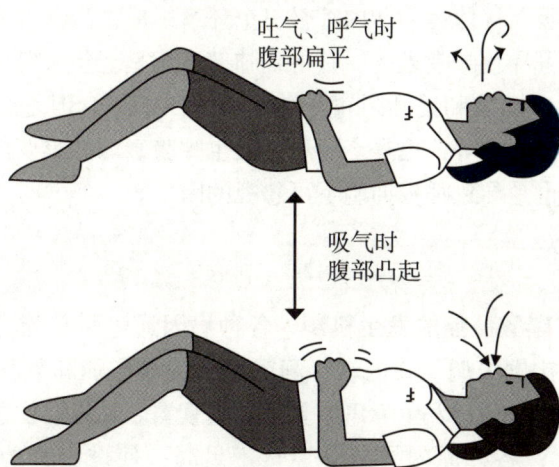

图 3-2 腹式呼吸

缩唇呼吸和腹式呼吸每天训练 3 ～ 4 次，每次重复 8 ～ 10 次。腹式呼吸需要增加能量消耗，因此只能在疾病恢复期进行训练。

（3）有效排痰：口服或雾化吸入祛痰药可湿化和稀释痰液，使痰液易于咳出或吸出。每 1 ～ 2 小时协助老年人翻身，并行胸、背部叩击。教给老年人有效咳嗽的方法，并协助老年人咳嗽咳痰。

二、呼吸衰竭

呼吸衰竭（respiratory failure）简称呼衰，是指各种原因引起的肺通气和（或）换气功能严重障碍，以致在静息状态下亦不能维持足够的气体交换，导致低氧血症伴（或不伴）高碳酸血症，进而引起一系列病理生理改变和相应临床表现的综合征。由于临床表现缺乏特异性，明确诊断需依据动脉血气分析，若在海平面、静息状态、呼吸空气条件下，$PaO_2 < 60mmHg$，伴或不伴二氧化碳分压（$PaCO_2$）$> 50mmHg$，即可诊断为呼吸衰竭。

老年人呼吸衰竭病因与发病机制与非老年人基本一致，但由于老年人有增龄性各脏器功能的减退，人体各系统的器官会发生相应的老化，呼吸系统也不例外，且老年人易患肺部感染、心脏疾病、创伤、感染性休克和多脏器衰竭，呼吸储备功能下降，易导致呼吸衰竭。

国外的一项调查显示，老年人呼吸衰竭的发病率随年龄呈指数倍增长，在大于65岁的人群中，呼吸衰竭发病率尤其高；45 ～ 54 岁人群中，每 10 万名患者约 100 名患者可能发生呼吸衰竭。

（一）病因

呼吸过程由外呼吸、气体运输和内呼吸三个环节组成，当参与外呼吸的任何一个环节发生严重病变，都可导致呼吸衰竭。其中，肺部疾病是老年人急性呼吸衰竭的最主要病因，最常见的病因有肺炎和慢性阻塞性肺疾病（COPD）。但是肺外疾病，如心力衰竭、脑血管意外和营养不良等，也是老年患者发生呼吸衰竭的重要因素。镇静剂药物在老年患者的过度应用也是导致呼吸抑制不可忽视的因素。

（二）病理生理

1. 低氧血症和高碳酸血症的发生机制　各种病因通过引起肺泡通气不足、弥散障碍、肺泡通气 / 血流比例失调、肺内动 - 静脉解剖分流增加和氧耗量增加五个主要机制，使通气和（或）换气过程发生障碍，导致呼吸衰竭。临床上往往是多种机制并存。

（1）肺通气不足：各种原因导致肺通气不足时，使进出肺的气体量减少，导致 PaO_2 降低和 $PaCO_2$ 升高，从而导致缺氧和 CO_2 潴留，见图3-3。

（2）弥散障碍：血液与肺泡内的气体交换是通过肺泡膜的物理弥散过程实现的。气体的弥散量取决于肺泡膜两侧的气体分压差、气体弥散系数，肺泡膜的弥散面积、厚度和通透性，气体和血液接触的时间等。许多肺部疾病可引起弥散面积减少，肺水肿和肺纤维化等使弥散距离增宽，从而导致弥散障碍。由于 O_2 的弥散速度比 CO_2 慢，且 O_2 的弥散能力仅为 CO_2 的 1/20，故弥散障碍时通常以低氧血症为主。

（3）通气 / 血流比例失调：通气 / 血流比例是指每分钟肺泡通气量与每分钟肺毛细血管总血流量之比，正常成人安静时约为 4L/5L=0.8。肺泡通气不足而血流未相应减少，可使通气 / 血流比例 < 0.8，此时流经该区肺动脉的静脉血未经充分氧合就掺入肺静脉

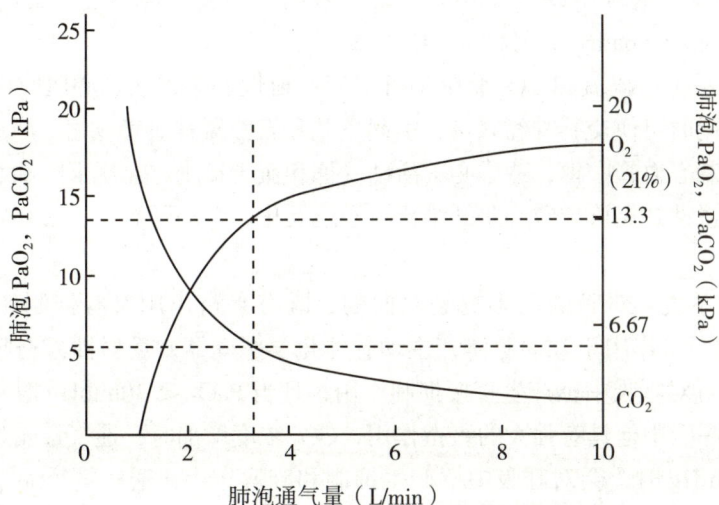

图 3-3　PaO_2 和 $PaCO_2$ 与肺泡通气量的关系

中，称为肺动静脉分流或功能性分流，使 $PaCO_2$ 降低；当肺血管发生病变时，使部分肺泡血流量减少，通气/血流比例＞0.8，导致病变肺区的肺泡气不能充分利用，形成功能性无效腔增大，又称无效腔样通气。以上两种情况是最常见的导致通气/血流比例失调的情况。通气/血流比例失调通常仅导致低氧血症，而 $PaCO_2$ 升高不明显。

（4）肺内动-静脉解剖分流增加：通气/血流比例失调的特例，常见于动-静脉瘘。

（5）氧耗量增加：当各种原因导致氧耗量增加时，可使肺泡氧分压下降，此时需通过增加通气量防止缺氧，若同时伴有通气功能障碍，则会出现严重的低氧血症。发热、寒战、呼吸困难和抽搐均可增加氧耗量。

2. 低氧血症和高碳酸血症对机体的影响

（1）中枢神经系统：脑组织耗氧量大，因此对缺氧十分敏感。通常供氧完全停止 4～5 分钟即可引起不可逆的脑损害。缺氧的程度对中枢神经系统的影响见表 3-2。

表 3-2　缺氧程度对中枢神经系统的影响

PaO_2（mmHg）	临床表现
＜60	注意力不集中、视力和智力轻度减退
＜40～50	头痛、烦躁不安、定向力和记忆力障碍、精神错乱、嗜睡、谵妄
＜30	神志丧失甚至昏迷
＜20	数分钟即可出现神经细胞不可逆转性损伤

CO_2 轻度增加时，对皮质下层刺激加强，间接引起皮质兴奋，老年人往往出现失眠、精神兴奋、烦躁不安、言语不清、精神错乱；当 CO_2 潴留使脑脊液 H^+ 浓度增加时，可影响脑细胞代谢，降低脑细胞兴奋性，抑制皮质活动，表现为嗜睡、昏迷、

抽搐和呼吸抑制。这种由缺氧和 CO_2 潴留导致的神经精神障碍症候群称为肺性脑病（pulmonary encephalopathy），又称为 CO_2 麻醉。

（2）循环系统：缺氧和 CO_2 潴留均可引起反射性心率加快、心肌收缩力增强、心排血量增加，同时可使交感神经兴奋，引起皮肤和腹腔器官血管收缩。严重缺氧和 CO_2 潴留可直接抑制心血管中枢，造成心脏活动受抑和血管扩张、血压下降和心律失常等严重后果。长期慢性缺氧可导致心肌纤维化、心肌硬化、肺动脉高压，最终发展为肺源性心脏病。

（3）呼吸系统：对呼吸的影响是双向的，既有兴奋作用又有抑制作用。当 PaO_2 < 60mmHg 时，可作用于颈动脉体和主动脉体化学感受器，反射性兴奋呼吸中枢。另一方面，缺氧可对呼吸中枢产生直接抑制作用，且当 PaO_2 < 30mmHg 时，抑制作用占优势。CO_2 对呼吸中枢具有强大的兴奋作用，CO_2 浓度增加时，通气量明显增加，但当 $PaCO_2$ > 80mmHg 时，会对呼吸中枢产生抑制和麻痹作用，通气量反而下降，此时呼吸运动主要靠缺氧的反射性呼吸兴奋作用维持。

（4）消化系统和肾功能：严重缺氧可使胃壁血管收缩，胃黏膜屏障作用降低。而 CO_2 潴留可增强胃壁细胞碳酸酐酶活性，使胃酸分泌增多，出现胃肠黏膜糜烂、坏死、溃疡和出血。缺氧可直接或间接损害肝细胞，使丙氨酸氨基转移酶上升；也可使肾血管痉挛、肾血流量减少，导致肾功能不全。

（5）酸碱平衡和电解质：严重缺氧可抑制细胞能量代谢的中间过程，使能量产生降低，并产生大量乳酸和无机磷，引起代谢性酸中毒。严重或持续缺氧可使能量产生不足，导致钠泵功能障碍，使细胞内 K^+ 转移至血清，而 Na^+ 和 H^+ 进入细胞内，造成高钾血症和细胞内酸中毒。$PaCO_2$（> 45mmHg）增高可使 pH 下降（< 7.35），导致呼吸性酸中毒。

（三）评估

评估呼吸衰竭主要从高危因素、临床症状和动脉血气分析等几方面综合分析。

1. 高危因素　评估基础疾病情况、是否在易发生呼吸道感染的秋冬季等。

2. 临床表现　除原发疾病的症状、体征外，主要表现为缺 O_2 和 CO_2 潴留所致的呼吸困难和多脏器功能障碍。

（1）呼吸困难：多数老年人有明显的呼吸困难，急性呼吸衰竭早期表现为呼吸频率增加，病情严重时出现呼吸困难，辅助呼吸肌活动增加，可出现三凹症。慢性呼吸衰竭表现为呼吸费力伴呼气延长，严重时呼吸浅快，并发 CO_2 麻醉时，出现浅慢呼吸或潮式呼吸。

（2）发绀：是缺氧的典型表现。当 SaO_2 < 90% 时，出现口唇、指甲和舌发绀。

（3）精神 – 神经症状：急性呼衰可迅速出现精神紊乱、躁狂、昏迷、抽搐等症状。慢性呼衰随着 $PaCO_2$ 升高，出现先兴奋后抑制症状。

（4）循环系统：多数老年人出现心动过速，严重缺氧和酸中毒时，可引起周围循环衰竭、血压下降、心肌损害、心律失常甚至心脏骤停。CO_2 潴留者出现体表静脉充盈、皮肤潮红、温暖多汗、血压升高；慢性呼衰并发肺心病时可出现体循环淤血等右心衰竭表现。因脑血管扩张，老年人常有搏动性头痛。

（5）消化和泌尿系统：急性严重呼衰时可损害肝、肾功能，并发肺心病时出现尿量减少。部分老年人可引起应激性溃疡而发生上消化道出血。

老年呼吸衰竭临床表现缺乏特异性，易被忽视而导致延误诊断。如老年人神志改变常被临床医生考虑为其他内科急症，尤其在合并老年痴呆和急性脑血管意外时更难鉴别；此外，老年人随着年龄增大，自觉呼吸困难的能力下降，低氧后反射性心跳加速的自主神经反射能力下降。故应提高对老年人呼吸衰竭的警惕，及时监测动脉血气。

总结老年人呼吸衰竭的临床特点：①从原发病至出现呼吸衰竭，进展快，来势凶；②咳嗽较轻，而神经精神症状出现早而突出；③主诉呼吸困难者少；④合并其他脏器衰竭者多，最常见的是心力衰竭、肾衰竭及消化道出血。

3. 辅助检查 呼吸衰竭常用的辅助检查有动脉血气分析、影像学检查和肺功能检查等，其中确诊疾病主要依据是动脉血气分析。

动脉血气分析：$PaO_2 < 60mmHg$，伴或不伴 $PaCO_2 > 50mmHg$，pH 可正常或降低。需要注意由于 $PaCO_2$ 无增龄变化而 PaO_2 随增龄而下降，因此在诊断呼吸衰竭时应从严掌握 PaO_2 的标准，动脉血气分析要及早检测。

4. 类型 按动脉血气分析，呼衰分为Ⅰ型呼吸衰竭和Ⅱ型呼吸衰竭。Ⅰ型呼吸衰竭又称缺氧性呼吸衰竭，无 CO_2 潴留，血气分析 $PaO_2 < 60mmHg$，$PaCO_2$ 降低或正常，见于换气功能障碍疾病。Ⅱ型呼吸衰竭又称高碳酸性呼吸衰竭，既有缺氧，又有 CO_2 潴留，血气分析 $PaO_2 < 60mmHg$，$PaCO_2 > 50mmHg$，系肺泡通气不足所致。按发病急缓，呼衰又可分为急性呼吸衰竭和慢性呼吸衰竭。按发病机制。又可分为泵衰竭和肺衰竭。

（四）并发症

易诱发多器官功能衰竭，如心力衰竭、肾衰竭等。

（五）治疗

一旦发生呼吸衰竭需尽快送医院接受正规治疗，送医院前照护人员可以做的配合治疗如下：

1. 保持呼吸道通畅 保持气道通畅是纠正缺氧和 CO_2 潴留的最重要措施。

（1）清除呼吸道分泌物及异物：主要通过湿化气道、有效咳嗽、翻身叩背和体位引流。

（2）缓解支气管痉挛：如备有解痉平喘药物，可给老年人使用。

（3）昏迷老年人打开气道：采用仰头提颏法将口打开，见图3-4。

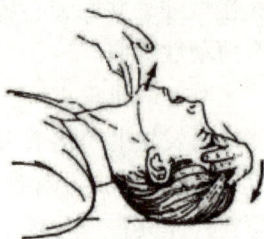

图 3-4　仰头提颏法

2. 氧疗　及时给予合理氧疗，也是治疗的关键。根据呼吸衰竭类型不同，氧疗的原则也不同。Ⅰ型呼吸衰竭可给予较高浓度（＞35%）吸氧；Ⅱ型呼吸衰竭则应给予低浓度（＜35%）持续吸氧。急性呼吸衰竭的给氧原则：在保证 PaO_2 迅速提高到 60mmHg 或 SaO_2 达 90% 以上的前提下，尽量降低吸氧浓度。

3. 增加通气量、减少 CO_2 潴留　可通过使用呼吸兴奋药兴奋呼吸中枢或外周化学感受器，以增加呼吸频率和潮气量，以改善通气；需注意必须在保持气道通畅的前提下使用，且不可突然停药。

4. 抗感染　随年龄增长，机体防御能力下降，因此老年人群罹患肺部感染的情况更为常见，这也是慢性呼吸衰竭急性加重的常见诱因，因此要重视呼衰老年人的抗感染治疗，需根据病原菌有针对性用药。

5. 病因治疗　在解决呼吸衰竭本身造成危害的前提下，针对不同病因采取适当的治疗措施是治疗呼吸衰竭的根本所在。

6. 一般支持　保持充足的营养及能量供给。

（六）护理

1. 日常护理

（1）病情观察：观察老年人呼吸状况、缺氧和 CO_2 潴留情况、循环状况、意识状况和神经精神状态、液体平衡状态和检查结果。

（2）体位、休息与活动：帮助老年人取舒适且有利于改善呼吸状态的体位，如半卧位或坐位。为减少体力消耗，降低氧耗量，老年人需卧床休息，并尽量减少自理活动和不必要的操作。

（3）饮食：应保证摄入足够的水分，以到达稀释痰液的目的，若老年人不伴有心、肾功能障碍，每日摄水量应在 1500mL 以上。

（4）自理照护：备呼叫器常用物品放在老年人容易拿到的地方。协助洗漱、更衣、床上擦浴每周 1 次（夏天每日 1 次）；提供老年人适合就餐的体位；保证食物的温度、软硬度适合老年人的咀嚼和吞咽能力；及时提供便器，协助做好便后清洁卫生；鼓励老年人完成能力范围内的自理活动。

2. 用药护理　按医嘱及时准确给药，并观察疗效和不良反应。

3. 对症护理

（1）给氧：氧疗是低氧血症老年人的重要处理措施，应根据其基础疾病、呼吸衰竭的类型和缺氧的严重程度选择适当的给氧方法和吸入氧浓度。Ⅰ型呼吸衰竭和急性呼吸窘迫综合征（ARDS）老年人需吸入较高浓度（$FiO_2 > 50\%$）氧气，使 PaO_2 迅速提高到 60mmHg 或 $SaO_2 > 90\%$；Ⅱ型呼吸衰竭老年人一般在 $PaO_2 < 60$mmHg 时才开始氧疗，应予低浓度（$< 35\%$）持续吸氧，使 PaO_2 控制在 60mmHg 或 SaO_2 在 90% 或略高，以防因缺氧完全纠正，使外周化学感受器失去低氧血症的刺激而导致呼吸抑制，反而会导致呼吸频率和幅度降低，加重缺氧和 CO_2 潴留。

1）给氧方法：常用的给氧法有鼻导管、鼻塞和面罩给氧。鼻导管和鼻塞法用于轻度呼吸衰竭和Ⅱ型呼吸衰竭的老年人，适合低流量给氧。面罩给氧可给予较高浓度氧气，故多用于较严重Ⅰ型呼吸衰竭和急性呼吸窘迫综合征（ARDS）老年人。

2）效果观察：氧疗过程中，应注意观察氧疗效果，如吸氧后呼吸困难缓解、发绀减轻、心率减慢，表示氧疗有效；如果意识障碍加深或呼吸过度表浅、缓慢，可能为 CO_2 潴留加重。应根据动脉血气分析结果和老年人的临床表现，及时调整吸氧流量或浓度，保证氧疗效果，防止氧中毒和 CO_2 麻醉。

3）注意事项：应注意保持吸入氧气的湿化，以免干燥的氧气对呼吸道产生刺激作用，并促进气道黏液栓形成。输送氧气的导管、面罩、气管导管等应妥善固定，定时更换消毒，防止交叉感染。向老年人及家属说明氧疗的重要性，嘱其不要擅自停止吸氧或变动氧流量。

（2）促进有效通气：指导Ⅱ型呼吸衰竭的老年人进行腹式呼吸和缩唇呼吸。

4. 心理护理 呼吸衰竭和 ARDS 老年人因呼吸困难、预感病情危重、可能危及生命等，常会产生紧张、焦虑情绪。应多了解和关心老年人的心理状况，加强巡视，让老年人说出或写出引起或加剧焦虑的因素，指导老年人放松、分散注意力和应用引导性想象技术，以缓解紧张和焦虑情绪。

（焦文娟）

第二节 心血管系统

心血管系统疾病是老年人常见的疾病。随着机体开始衰老，老年人的主动脉和心室壁硬化会使得心脏的有效泵血能力减退，冠状和外周动脉粥样硬化使得心脏供血减少。同时，血管对供氧的反应能力降低，缺血风险增加。心室充盈延迟、血管疾病、心肌硬化以及心率减慢等导致心脏功能受损。随着人口老龄化，心血管系统疾病的发生率逐渐增高，成为老年人死亡的重要原因之一。老年人因承受机体老化和疾病双重负担，生活质量受到严重影响，需积极有效地进行治疗与护理，提高其生活质量。

一、心力衰竭

心力衰竭是一种复杂的临床症候群，是高血压、冠心病、心肌炎或心肌病、心脏瓣膜病、肺心病等各种心脏疾病的终末阶段。随着年龄增长，心力衰竭的患病率增加，65岁以上人群的发生率为 2% ～ 3%，我国 ≥ 80 岁人群的患病率为 6% ～ 10%，个别地方病死率高达 40%，已成为高龄老年人病死的主要原因之一。

（一）病因

1. 基本病因　几乎所有的心血管疾病最终都会导致心力衰竭的发生，心肌梗死、心肌病、血流动力学负荷过重、炎症等任何原因引起的心肌损伤，均可造成心肌结构和功能的变化，最后导致心室泵血和（或）充盈功能低下。

2. 诱发因素　在基础性心脏病的基础上，一些因素可诱发心力衰竭的发生。常见的心力衰竭诱因如下。

（1）感染：如呼吸道感染、风湿活动等。

（2）严重心律失常：特别是快速性心律失常，如心房颤动、阵发性心动过速等。

（3）心脏负荷加大：妊娠、分娩、过多过快的输液、过多摄入钠盐等导致心脏负荷增加。

（4）药物作用：如洋地黄中毒或不恰当的停用洋地黄。

（5）过度的体力活动和情绪激动。

（6）其他：如肺栓塞、贫血、乳头肌功能不全等。

（二）病理生理

心力衰竭可按发生部位（左或右心衰竭）或心脏周期（收缩或舒张功能障碍）进行分类。然而，对于老年人，由于正常衰老对心脏的影响以及慢性疾病的损害，要区分出是左心衰竭还是右心衰竭是很困难的。

1. 左心衰竭　是指左心室收缩功能不全而引起。由于左心室的泵送能力衰退，心输出量减少心脏不再有效地输送血液到全身，血液倒流至左心房和肺部，引起肺淤血、呼吸困难和活动耐受力下降。如果肺淤血持续未纠正，可导致肺水肿和右心衰竭。常见的原因有左心室梗死、高血压、主动脉瓣和二尖瓣狭窄。

2. 右心衰竭　是由于右心室收缩功能不全而引起。血液不能有效地通过右心室泵入肺部，导致血液回流到右心房与外周循环。从而导致老年人体重增加、发展为外周水肿，肾脏及其他器官淤血。右心衰竭最常见的原因是左心衰竭引起的血液反流。

3. 收缩性心功能不全　收缩性心功能不全见于左心室收缩期不能泵出足够的血液进入体循环，射血分数下降。血液返流入肺循环和肺静脉系统压力增加。心输出量下降，老年人可能出现虚弱、乏力和呼吸急促。

4. 舒张性心功能不全　舒张性心功能不全见于左心室在舒张期舒张和充盈功能下降，导致心输出量降低。结果是心室需要更多的血容量来满足心输出量而导致肺淤血及外周性水肿发生。

（三）评估

左心衰竭主要表现肺部体征而右心衰竭主要表现在全身的症状。左心衰竭的体征和症状包括呼吸困难、端坐呼吸、爆裂音、可发生喘息、缺氧、酸中毒、咳嗽、发绀或苍白、心悸、心律失常、血压升高和交替脉。右心衰竭的体征和症状包括体位性水肿、肝肿大、颈静脉扩张、腹水、体重增加、心律失常、肝颈反流、乏力、疲劳、头晕、晕厥。

（四）并发症

心力衰竭常见的并发症有肺水肿、多器官功能衰竭、心肌梗死。

（五）治疗

心力衰竭的治疗应包括防止和延缓心衰的发生，缓解心衰症状，提高运动耐量和生活质量，改善其远期预后和降低死亡率。

1. 积极治疗基础疾病 如控制高血压，应用药物、介入或手术治疗改善冠心病心肌缺血，心瓣膜病以及先天畸形的介入或换瓣、纠正手术等。

2. 消除诱因 积极控制感染，纠正心律失常、甲亢、贫血等加重心衰的因素。

3. 药物治疗

（1）减轻心脏负荷：如利尿剂、血管紧张素转化酶抑制剂等。

（2）抑制心室重塑：β 受体阻滞剂。

（3）正性肌力：洋地黄类（如地高辛）、多巴酚丁胺、米力农等。

4. 生活方式的改变 通过生活方式的改变，可以改善老年人心力衰竭症状，如体重控制、限制钠盐摄入、限制酒精摄入、减少脂肪摄入、戒烟、减少压力、恰当运动等。

（六）护理

1. 日常护理

（1）休息：有明显呼吸困难者给予高枕卧位或半卧位；端坐呼吸者可使用床上小桌，让老年人扶桌休息，必要时双腿下垂。伴胸水或腹水者宜采取半卧位。下肢水肿者如无明显呼吸困难，可抬高下肢，以利于静脉回流，增加回心血量，从而增加肾血流量，提高肾小球滤过率，促进水钠排出。注意老年人体位的舒适与安全，必要时加用床栏防止坠床。

（2）饮食：给予低盐清淡易消化饮食，少量多餐，伴低蛋白血症者可静脉补充白蛋白。限制钠盐摄入，每天食盐摄入量在 5g 以下为宜。告知老年人及家属饭盐饮食的重要性并督促执行。限制含钠量高的食品，如腌或熏制品、香肠、罐头食品、海产品、苏打饼干等。注意烹饪技巧，可用糖、代糖、醋等调味品以增进食欲。

（3）病情监测：每天在同一时间、着同类服装、用同一体重计测量体重，时间安排在晨起排尿后、早餐前最适宜。准确记录 24 小时液体出入量，若尿量 <30mL/h，应报告医生。有腹水者应每天测量腹围。

2. 用药护理

（1）血管紧张素转换酶抑制剂：其主要不良反应包括干咳、低血压和头晕、高钾血症、血管神经性水肿等。在用药期间需监测血压，避免体位的突然改变。监测血钾水平和肾功能。若老年人出现不能耐受的咳嗽或血管神经性水肿应更换用药。

（2）β 受体阻滞剂：主要不良反应有液体潴留（可表现为体重增加）和心衰、心动过缓和低血压等，应注意监测心率和血压，当老年人心率低于 50 次 / 分或血压偏低时应停止用药并及时报告医生。

（3）利尿剂：袢利尿剂和噻嗪类利尿剂最主要的不良反应是低钾血症，从而诱发心律失常或洋地黄中毒，故应监测血钾。老年人出现低钾血症时常表现为乏力、腹胀、肠鸣音减弱、心电图 U 波增高等。服用排钾利尿剂时多补充含钾丰富的食物如鲜橙汁、西红柿汁、柑橘、香蕉、枣、杏、无花果、马铃薯、深色蔬菜等，必要时遵医嘱补充钾盐。口服补钾宜在饭后，以减轻胃肠道不适；噻嗪类的其他不良反应有胃部不适、呕吐、腹泻、高血糖高尿酸血症等。氨苯蝶啶的不良反应有胃肠道反应、嗜睡、乏力、皮疹，长期用药可产生高钾血症，尤其是伴肾功能减退时，少尿或无尿者应慎用。螺内酯的不良反应有嗜睡、运动失调、男性乳房发育和面部多毛等，肾功能不全及高钾血症者禁用。另外，非紧急情况下，利尿剂的应用时间选择早晨或日间为宜，避免夜间排尿过频而影响老年人的休息。

3. 活动指导　老年人因身体功能受限，心排血量下降，引起运动量减少。心力衰竭的老年人会出现更加明显的活动无耐力。控制体力活动可降低心脏负荷，有利于心功能的恢复。但同时活动可增加心肌收缩力，维持或增加心肌供氧，预防或延缓冠状动脉硬化，增加冠脉侧支循环。因此对于心衰，应鼓励老年人参与体力活动（心衰症状急性加重期或怀疑心肌炎的老年人除外），督促其坚持动静结合，循序渐进增加活动量。

（1）制定活动计划：按老年人的心功能分级安排活动量，见表 3-3。①心功能 I 级：不限制一般体力活动，适当参加体育锻炼，但应避免剧烈运动；②心功能 II 级：适当限制体力活动，增加午睡时间，不影响轻体力劳动或家务劳动；③心功能 III 级：严格限制一般的体力活动，以卧床休息为主，但应鼓励老年人日常生活自理或在协助下自理；④心功能 IV 级：绝对卧床休息，日常生活由他人照顾。长期卧床易发生静脉血栓形成甚至肺栓塞，因此老年人绝对卧床期间应进行被动或主动运动，如四肢的屈伸运动、翻身，每天温水泡足及局部按摩，促进血液循环。

表 3-3　心功能分级

分级	具体表现
I 级	患有心脏病，但日常活动量不受限制，一般体力活动不引起过度疲劳、心悸、气喘或心绞痛。
II 级	患有心脏病，体力活动轻度受限制。休息时无自觉症状，一般体力活动引起过度疲劳、心悸、气喘或心绞痛。
III 级	患有心脏病，以致体力活动明显受限制。休息时无症状，但小于一般体力活动即可引起过度疲劳、心悸、气喘或心绞痛。
IV 级	患有心脏病，不能从事任何体力活动，休息状态下也出现心衰症状，体力活动后加重。

（2）活动过程中监测：若老年人活动中有呼吸困难、胸痛、心悸、头晕、疲劳、大汗、面色苍白、低血压等情况时应停止活动。如老年人经休息后症状仍持续不缓解，应及时通知医生。

二、心血管急症

心血管急症发病率高，是急诊最复杂、最危重的一类疾病，常见的疾病包括急性心力衰竭、急性冠脉综合征、急性心律失常、主动脉夹层等，急症的早期识别与预后密切相关。

（一）急性心力衰竭

1. 病情介绍 急性心衰可在原有慢性心衰基础上急性加重或突然起病，老年人发病前多数合并有器质性心血管疾病，如冠心病、高血压、重症心肌炎等。以左心衰竭最为常见。由于急性发作或加重的左心功能异常导致心肌收缩力降低、心脏负荷加重，造成急性心排血量骤降、肺循环压力升高、周围循环阻力增加，进而引起肺循环充血，出现急性肺淤血、肺水肿可伴组织、器官灌注不足和心源性休克的等一系列临床综合征。

（1）早期表现：左心功能降低的早期征兆为心功能正常者出现疲乏、运动耐力明显减低、心率增加 15 ～ 20 次 / 分，继而出现劳力性呼吸困难、夜间阵发性呼吸困难、端坐呼吸等；检查可见左心室增大、舒张早期或中期奔马律、两肺底部有湿啰音、干啰音和哮鸣音，提示已出现左心功能障碍。

（2）急性肺水肿：起病急，病情可迅速发展至危重状态。突发的严重呼吸困难、端坐呼吸、喘息不止、烦躁不安并有恐惧感，呼吸频率可达 30 ～ 50 次 / 分；频繁咳嗽并咯出大量粉红色泡沫样痰；心率快，心尖部常可闻及奔马律；两肺有湿啰音和哮鸣音。

（3）心源性休克

1）低血压持续 30 分钟以上，收缩压降至 90mmHg 以下，或原有高血压者收缩压降低 ≥ 60mmHg。

2）组织低灌注状态：①皮肤湿冷、苍白和发绀伴紫色条纹；②心动过速＞ 110 次 / 分；③尿量明显减少（＜ 20mL/h），甚至无尿；④意识障碍：有烦躁不安、激动焦虑、恐惧和濒死感；⑤收缩压＜ 70mmHg，可出现抑制症状，逐渐发展至意识模糊甚至昏迷。

3）血流动力学障碍：肺动脉楔压（PCWP）≥ 18mmHg，心脏排血指数（CI）≤ 36.7mL/s · m^2（≤ 2.2 L/min · m^2）。

4）代谢性酸中毒和低氧血症。

2. 院前处理 一旦出现上述症状，需立即协助老年人端坐，双腿下垂；立即通知医生，准备抢救；给予高流量（6 ～ 8L/min）鼻导管吸氧，湿化瓶中加入 20% ～ 30% 乙醇湿化；迅速在双侧前臂静脉穿刺，遵医嘱使用强心、利尿、扩血管等药物；严密监测老年人血压、呼吸、血氧饱和度、心率、心电图等，观察意识、精神状态。症状严重者根据情况送往医院。

（二）急性冠状动脉综合征

1. 病情介绍　急性冠状动脉综合征（ACS）是一种常见的严重的心血管疾病，是冠心病的一种严重类型。ACS 老年人常常表现为发作性胸痛、胸闷等症状，可导致心律失常、心力衰竭、甚至猝死，严重影响老年人的生活质量和寿命。如及时识别，采取恰当的治疗方式，则可大大降低病死率，并减少并发症，改善预后。ACS 是以冠状动脉粥样硬化斑块破裂，继发完全或不完全闭塞性血栓为病理基础的一组临床综合征，包括急性 ST 段抬高性心肌梗死、急性非 ST 段抬高性心肌梗死和不稳定型心绞痛（UA）。

（1）典型表现：ACS 典型表现为发作性胸骨后闷痛，紧缩压榨感或压迫感、烧灼感，可向左上臂、下颌、颈、背、肩部或左前臂尺侧放射，呈间断性或持续性，伴有出汗、恶心、呼吸困难、窒息感、甚至晕厥，持续 > 10 ～ 20 分钟，含硝酸甘油不能完全缓解时常提示急性心肌梗死。部分老年人在发病前数日有乏力，胸部不适，活动时心悸、气急、烦躁、心绞痛等前驱症状。

具备临床症状（持续性胸痛 > 30 分钟）、心电图（具备 ST-T 段的动态变化）、血清生化标记物测定（心肌酶升高）3 个特征中的 2 个即可诊断急性心肌梗死。由于急性心肌梗死的临床表现差异很大，从无症状→症状轻微甚至漏诊→心脏性猝死或严重血流动力学障碍均可出现，临床症状对急性心肌梗死的诊断缺乏足够的敏感性和特异性。心电图诊断急性心肌梗死的敏感性可达 80%，且心电图的 ST 段抬高与否对决定是否采用再灌注治疗具有决定性意义。心肌肌钙蛋白具有几乎 100% 的特异性和高度的敏感性，已作为诊断急性心肌梗死的首选生物学标志物。

（2）不典型表现：老年人 ACS 易出现不典型表现，如牙痛、咽痛、上腹隐痛、消化不良、胸部针刺样痛或仅有呼吸困难。临床缺乏典型胸痛，特别当心电图正常或临界改变时，常易被忽略和延误治疗，应注意连续观察。大多数 ACS 患者无明显的体征。

（3）重症表现：重症者出现皮肤湿冷、面色苍白、烦躁不安、颈静脉怒张等，听诊可闻肺部啰音、心律不齐、心脏杂音、心音分裂、第三心音、心包摩擦音和奔马律。

2. 院前处理　一旦出现上述症状，需指导老年人卧床休息，床边 24 小时心电监护，严密观察血压、脉搏、呼吸、心律变化，有呼吸困难、发绀者给氧吸入，维持血氧饱和度在 95% 以上。静脉持续滴注硝酸甘油或硝酸异山梨酯控制疼痛。若疼痛发作频繁或持续不缓解，需立即送往医院。

（三）心房颤动

1. 病情介绍　心房颤动（房颤）是临床上最常见的持续性快速心律失常，发生率随年龄而增加。心房颤动（房颤）发生后，由于心房失去了有节律的收缩，心脏排血可减少 5% ～ 15%，当心室率明显增快 > 120 次 / 分，心排血量最高可减少 40%。此时，房颤患者脑部供血量减少 1/3，快速型房颤患者过速的心室率还可引起心肌耗氧量明显增加及冠状动脉供血减少，使心功能不全或心肌缺血加重，严重影响患者生活质量及其预后。

房颤时老年人会感到心跳加快，伴有乏力或感劳累，头晕眼花甚至昏倒，心前区疼痛、压迫感或者不舒服；在轻度体力活动或者休息时感觉呼吸困难，有些老年人可能没有任何症状。根据临床症状和体征可初步诊断房颤，但确诊需要心电图检查；对于房颤短暂发作难以捕捉到的患者，需要进行动态心电图等检查。

2. 院前处理　一旦出现上述症状，协助老年人采取半卧位、高枕卧位或其他舒适的体位，尽量避免左侧卧位，防止增加不适感；若出现呼吸困难、发绀等缺氧表现时，给予 2～4L/min 氧气吸入；持续心电监护，严密监测心率、心律、心电图、生命体征、血氧饱和度的变化；寻找并控制诱发因素。严重者立即送往医院接受复律治疗。

（四）主动脉夹层

1. 病情介绍　主动脉夹层系主动脉内膜撕裂后循环中的血液通过裂口进入主动脉壁内，导致血管壁分层。主动脉夹层的平均年发病率为（0.5～1）/10 万人口，最常发生在 50～70 岁的男性。65%～70% 在急性期死于心脏压塞、心律失常等，故早期诊断和治疗非常必要。其主要高危因素主要包括高血压、主动脉粥样硬化、主动脉中层病变（如 Marfan 综合征）、内膜撕裂（二叶主动脉瓣、主动脉狭窄），以及妊娠、主动脉炎、创伤等。

主要表现：①突发心前区、背部或腰部剧烈撕裂样疼痛；疼痛剧烈难以忍受，起病后即达高峰，呈刀割或撕裂样。少数起病缓慢者疼痛可不显著。②大部分可伴有高血压。因剧痛而呈休克貌，焦虑不安、大汗淋漓、面色苍白、心率加速，但血压常不低甚至增高。③夹层累及内脏动脉、肢体动脉及脊髓供血时可出现相应脏器组织缺血表现，肾脏缺血、下肢缺血或截瘫等神经症状。

2. 院前处理　一旦出现上述症状，协助老年人绝对卧床休息，避免情绪激动，指导老年人放松，避免用力；评估疼痛的性质、部位、持续时间、诱因等；遵医嘱给予镇痛药物；严密监测生命体征，尤其是血压，遵医嘱给予降压药控制血压；观察神志、肢体运动情况、有无腹胀腹痛，监测尿液；给予氧气吸入。同时联系救护车，立即送入医院。

（夏浩志）

第三节　神经精神系统

老年人随着年龄的增长，身体功能逐渐衰退，各个脏器系统功能减退，引发心脑血管疾病、老年性痴呆、老年帕金森病等老年疾病。同时伴随着的心理上的变化，使老年人在感觉、知觉、想象、思维等方面功能衰退，出现感情、意志、性格等方面的变化，严重危害老年人的心身健康，在神经精神系统方面显得尤为突出。

一、脑卒中

脑卒中又称"中风""脑血管意外"，是指由各种原因导致急性脑局部血液循环障碍而引起的神经功能缺损综合征。老年人是脑卒中的高发人群，随着我国人口老龄化的快速发展和生活方式的改变，75% 以上的脑卒中发生在老年人群。目前，脑卒中已成为我国严重危害老年人生命与健康的主要公共卫生问题，在城市居民死因中居首位，农村居第二位。脑卒中的高患病率、高死亡率、高致残率不仅严重危害老年人的健康和生活质量，而且也带来沉重的医疗、经济和社会负担。

（一）病因

脑卒中分为缺血性脑卒中和出血性脑卒中，缺血性脑卒中又称脑梗死，临床常见类型有脑血栓形成、脑栓塞。出血性脑卒中又分为脑出血和蛛网膜下腔出血。老年人脑卒中以脑梗死和脑出血为主。脑卒中发生的主要原因有血栓形成、栓子和出血。动脉粥样硬化是老年脑梗死最常见原因和脑血栓的首发病因。高血压和动脉硬化是老年人脑出血最常见的原因。

脑卒中的危险因素与其发生发展有直接关联。一个或多个危险因素存在，将增加脑血管病发病的概率。脑卒中的危险因素分为可干预和不可干预两类，针对可干预因素采取措施，可减少脑卒中的发生。

可干预因素包括高血压、高血脂、心脏病、糖尿病、高同型半胱氨酸血症、吸烟、酗酒、体力活动少、高盐饮食、超重、感染等。在可干预危险因素中，高血压是最重要的独立危险因素。糖尿病、吸烟、酗酒均为重要的危险因素。糖尿病与微血管病变、大血管病变、高脂血症及缺血性脑卒中的发生有关；吸烟可加速血管硬化，促使血小板聚集，降低高密度脂蛋白水平，烟草中的尼古丁还可刺激交感神经使血管收缩，血压升高。

不可干预因素包括年龄、性别、性格、种族、遗传等。55 岁以后发病率明显增加，年龄每增加 10 岁，发生率约增加 1 倍；男性脑卒中发病率高于女性；父母双方有脑卒中史的子女卒中风险增加。

（二）病理生理

脑卒中是一个或多个大脑血管损伤引起的脑部血流循环障碍。无论出血性脑卒中还是缺血性脑卒中，发生的根本原因是氧气和营养物质的缺乏。大脑自动调节机制会维持血液循环，直至旁系循环产生，为受影响的部位供应血液。如果代偿机制超负荷或者脑部血液断流超过 1 分钟，会导致脑组织软化或坏死。脑卒中发生后，大脑供血越早恢复，患者完全康复的可能性越大。

1. 脑梗死　脑血栓形成或栓塞会造成脑部缺血。闭塞血管供应部位神经会因为氧气和营养物质的缺乏而发生坏死，最终导致脑梗死。对周围细胞的损伤会干扰新陈代谢，造成离子转运的改变，如局部酸中毒和自由基的形成。受损细胞中的钙离子、钠离子、水和兴奋性神经递质被释放出来，随之发生的细胞损伤和水肿会造成进一步的损坏。

脑血栓形成者中，多数老年人发病前有短暂性脑缺血发作（TIA）史，睡眠或安静状态下起病，发病时一般神志清楚，多在数小时或 2 ～ 3 天内局灶性神经系统损伤的表现达高峰，因不同动脉阻塞表现各异，以大脑中动脉闭塞最常见，可出现典型的"三偏"症状，即对侧偏瘫、偏身感觉障碍、同向偏盲；若主干急性闭塞，可发生脑水肿和意识障碍；若病变在优势半球，常伴失语。

老年脑栓塞起病急骤，多在活动时发生，无前驱症状，意识障碍和癫痫发生率高，神经系统体征不典型，部分患者有脑外栓塞史，如肺栓塞、肾栓塞或下肢动脉栓塞等。

2.脑出血 脑出血时，脑灌注受损而导致脑组织梗死，血液本身形成占位性血肿。大脑的自动调节机制通过增加血液压力来保持脑灌注压力，维持平衡。增加的颅内压使脑脊液流出，恢复平衡。如果出血量较少，可以通过这种代偿机制维持患者生命，仅造成轻微的神经功能损害。如果出血严重，颅内压迅速升高且脑灌注停止，即使颅内压最终恢复正常也将造成许多脑细胞死亡。

脑出血前老年人多无预兆，少数有头晕、头痛、肢体麻木和口齿不清等前驱症状。其临床症状常在数分钟至数小时达到高峰，出现头痛、呕吐、意识障碍、偏瘫、失语、大小便失禁等；呼吸深沉带有鼾声，重则呈潮式呼吸或不规则呼吸，脉搏缓慢有力，颜面潮红，全身大汗。其临床症状体征因出血部位及出血量不同而异，常见临床类型及特点如下：

（1）高血压脑出血好发于壳核和内囊（约占50%）、脑叶、丘脑、小脑半球、脑桥。相应出现不同的神经功能缺损，如偏瘫、认知功能减退或失语、脑神经麻痹、共济失调等。共性的表现包括突发头痛、意识障碍、颅高压症状等。

（2）蛛网膜下腔出血主要表现为突发意识障碍、头痛、恶心、呕吐，也可出现偏瘫、失语、脑神经麻痹等局灶神经功能缺损症状。蛛网膜下腔出血合并肢体瘫痪的概率可高达30%，早期由于血肿压迫所致，一般病后数小时即可发生；发病数日或1～4周内出现的主要继发于出血后血管痉挛，老年人尤其多见。

（三）评估

脑卒中的临床症状与受影响的动脉（供血的大脑部位）损伤程度、大脑血供代偿的支循环建立情况有关。如果卒中发生在大脑左半球，症状出现在躯体的右侧；如果卒中在大脑右半球，症状出现在左侧。但是卒中造成脑神经损伤，症状发生在脑神经功能障碍的同一侧。症状通常根据受影响的动脉进行分类。卒中的神经功能损伤症状可分为前驱症状、一般症状和局部症状。①前驱症状，例如嗜睡、眩晕、头疼、精神恍惚，这些比较少见。②一般症状，如头疼、呕吐、精神损伤、痫性发作、昏迷、颈强直、发热、定向障碍。③局部症状，如感觉和反射的变化，反映出血或梗死部位以及是否恶化。

除临床表现外，脑卒中的诊断可通过脑CT、脑核磁共振成像（MRI）检查等影像学检查证实。脑梗死发生24～48小时后脑CT显示低密度梗死灶，MRI检查可更早发现梗死灶，临床上疑为脑干及小脑梗死者首选MRI。脑CT是脑出血确诊的首选检查，可显示边界清楚的均匀高密度血肿，可早期发现出血部位、范围和出血量，以及是否破入脑室。头颅MRI检查可发现CT不能确定的出血。脑血管造影显示脑血管的位置、形态及分布等，可发现脑动脉瘤、脑血管畸形等脑出血原因。

（四）并发症

脑卒中常见并发症有血压异常、感染、感觉障碍、运动障碍、言语障碍、吞咽障碍、认知障碍、挛缩、意识改变、深静脉血栓、肺栓塞、上消化道出血、脑疝、体液平衡失调、抑郁、营养不良。

（五）治疗

1.支持措施　包括保持气道通畅、给氧和辅助通气。如果卒中在症状和体征出现的数小时内得以确切诊断，并且符合给药指征，可立即给予组织型纤溶酶原激活剂（TPA）。根据产生的原因与病情的程度，患者可能要接受开颅术以去除血肿，动脉内膜切除术以取出动脉内壁的动脉粥样硬化斑块，或颅外血管搭桥术来恢复阻塞或狭窄的动脉的血流。也可能需要行脑室分流术。

2.其他治疗　包括物理康复、饮食治疗和药物治疗，可以减少危险因素，避免手术治疗和深静脉血栓的形成。一些具体的方法可帮助患者适应身体的功能损害，比如吞咽障碍、语言障碍和瘫痪。

（六）护理

1.日常护理

（1）体位：注意健侧肢体位摆放，仰卧位与侧卧位交替。

（2）饮食：选用低盐、低脂、低热量、高蛋白的清淡饮食，多食新鲜蔬菜、水果、谷类、鱼类。对吞咽困难者可给予半流质饮食，且速度应缓慢。

2.用药护理

常联合应用溶栓、抗凝、脑代谢活化剂等多种药物进行治疗，护理人员应熟悉老年患者所用药物的药理作用、观察要点、注意事项和不良反应，嘱咐其遵医嘱正确用药。

（1）溶栓和抗凝药物应严格掌握药物剂量，监测出凝血时间和凝血酶原时间，观察有无黑便、牙龈出血、皮肤瘀点瘀斑等出血倾向。密切观察症状和体征的变化，如患者原有症状和体征加重，或出现严重头痛、血压增高、脉搏减慢、恶心呕吐等，应考虑继发颅内出血，立即停用溶栓和抗凝药物，协助紧急头颅 CT 检查。观察有无栓子脱落所致其他部位栓塞的表现，如肠系膜上动脉栓塞引起腹痛、下肢静脉栓塞所致皮肤肿胀、发红及肢体疼痛和功能障碍，发现异常应及时报告医生处理。

（2）甘露醇选择较粗大的静脉给药，以保证药物能快速静滴（250mL 在 15～30分钟内滴完），注意观察用药后患者的尿量和尿液颜色，准确记录 24 小时出入量；定时复查尿常规血生化和肾功能，观察有无药物结晶阻塞肾小管所致少尿、血尿、蛋白尿及血尿素氮升高等急性肾衰竭的表现；观察有无脱水速度过快所致头痛、呕吐、意识障碍等低颅压综合征的表现。

3.对症护理

（1）意识障碍：做好日常生活护理，保持床铺清洁、干燥，定时翻身、拍背，按摩骨突处，预防压疮；做好大小便护理，防止泌尿系统感染；注意口腔卫生，预防感染。谵妄躁动者，应加强护栏防护，以防坠床，必要时使用约束带。慎用热水袋，以防烫伤。

（2）肢体活动障碍：加强患肢保护，置患肢于功能位，指导患者或其家属协助患肢的被动运动。注意活动时的安全防护，地面要防滑防湿，走廊、卫生间设置扶手，防止患者跌倒。外出时要有人陪护。

（3）语言沟通障碍：护理人员与患者交流时，语速要慢，仔细倾听。鼓励患者通过多种方式向医护人员或家属表达自己的需要，可借助卡片、笔、本、图片、表情或手势等方式。对于运动性失语的患者尽量提出简单的问题，让患者回答"是""否"或点头、摇头示意。鼓励患者开口说话，语言功能训练时，可先从单音节开始，逐步过渡到多音节发音的训练，先练习单词的语音，再读复杂词组，最后到简单句子的练习，循序渐进，直到发音准确。

（4）吞咽障碍：进食时宜取坐位或半卧位，药物和食物宜压碎，以糊状缓慢从健侧喂入，必要时鼻饲流质。床旁备吸引装置，如果患者误吸或呛咳，应立即让患者头偏向一侧，及时清理口鼻分泌物和呕吐物，预防窒息和吸入性肺炎。

（5）预防并发症：指导老年人在急性期生命体征平稳时就进行被动运动，鼓励早期下床活动，日常生活活动尽量自己动手，必要时予以协助，尤其做好个人卫生，积极预防坠积性肺炎、泌尿系统感染、失用综合征等并发症的发生。脑出血者应密切观察有无意识障碍加重、躁动不安、血压升高、脉搏减慢、呼吸不规则、两侧瞳孔大小不等、剧烈头痛、喷射性呕吐等脑疝的先兆表现，一旦出现，立即报告医生，配合抢救。

二、失眠

案例导入

　　某敬老院李奶奶，75岁，近半年来出现入睡困难但持续时间不长，后半夜醒后即不能再入睡。后常自感头痛、头重、头晕、心跳、手颤、精神疲乏等症状，这种状态让李奶奶感到非常痛苦。
　　试分析：老年人失眠的原因有哪些？如何改善老年人失眠？

睡眠是机体重要的生理现象，对人的体力、精力恢复有重要作用。随着年龄的增长，睡眠时间和质量会发生明显变化。老年人群中半数以上存在睡眠障碍，失眠是老年人最常见的一种睡眠障碍。失眠是指入睡困难和（或）睡眠的维持发生障碍，导致睡眠时间或治疗不能满足个体生理需要，并且影响日间的功能，长期失眠常造成个体注意力、判断力、记忆力及工作能力的下降，甚至出现抑郁和焦虑，影响老年人的生活质量。调查显示，老年人有失眠症状者为30%～50%，女性较男性更高发。失眠根据病因的不同可以分为原发性失眠和继发性失眠。老年人的睡眠问题一般是由继发性失眠引起，疾病、药物本身及其副反应、精神、环境、行为等因素都可引起继发性失眠。

（一）评估

1. 客观测量法　通过多导睡眠图，包括脑电图、心电图、眼电图、肌电图和呼吸描记器等现代手段，为失眠的诊断和鉴别诊断提供客观依据，也为选择治疗方法及评价治疗效果提供重要的参考信息。

（1）多导睡眠仪检查（polysomnography，PSG）：PSG 可对睡眠阶段进行连续监测，同时还可监测心功能、呼吸、血氧水平、眼球活动度和腿部运动等。PSG 是一种客观的诊断方法，恰当运用可获得可靠的睡眠周期和频率的信息，比单纯询问病史得到的资料要精确，但对原发性失眠和因睡眠环境改变引起的继发性失眠可行性较差。

（2）活动记录检查仪：是一个较小而敏感的仪器，通常戴在手腕、踝部或躯干以记录身体运动的情况，可以连续记录较长时间，可以在家中进行记录，结果更接近于自然的睡眠模式，记录的数据可以送回睡眠诊断室，通过计算机软件进行处理，转换为睡眠－觉醒参数，如睡眠潜伏期、总睡眠时间、觉醒的次数和时间、睡眠效率等；也可以得出生物节律参数，如活动的幅度（最高－最低的差异）、活动高峰时间等。活动记录检查仪被证实是对诊断失眠、生物节律紊乱和过度嗜睡非常有用的评估工具。

2. 主观测量法

（1）睡眠史：通过观察或询问患者的睡眠质量、睡眠－觉醒周期、睡眠环境、失眠严重程度、失眠频次及时长、失眠原因、疾病及用药情况。

（2）睡眠日记：是最常使用的睡眠评估方法之一，包括记录上床时间、起床时间、睡眠潜伏期、夜间醒来次数和持续时间、打盹、使用帮助睡眠的工具或药物、各种睡眠质量指数和白天的功能状况等。睡眠日记应该在治疗前至少两个星期、治疗期间和治疗后填写，该方法很容易显示治疗后睡眠的改变，有助于医生进行个体化治疗。睡眠日记是反映患者睡眠紊乱主观感受的最好指标，可以在一个较长时间里追踪患者的睡眠模式，比单一的方法（如多导睡眠图）评估睡眠模式更能准确全面地反映患者的睡眠情况。

（3）睡眠问卷：主要用于全面评估睡眠质量、睡眠特征和行为，以及与睡眠相关的症状和态度等。目前失眠问卷有：匹兹堡睡眠质量指数量表、睡眠损害量表、利兹睡眠评估问卷、睡眠个人信念和态度量表、睡眠行为量表、睡眠卫生意识和习惯量表等。其中以匹兹堡睡眠质量指数量表最为常用，见表3–4。用于评定被试者近 1 个月的睡眠质量。

表 3-4　匹兹堡睡眠质量指数量表

指导语：下面一些问题是关于您最近 1 个月的睡眠情况，请选择或填写最符合您近 1 个月实际情况的答案。请回答下列问题：				
1.近 1 个月，晚上上床睡觉通常 ____ 点钟				
2.近 1 个月，从上床到入睡通常需要 ____ 分钟				
3.近 1 个月，通常早上 ____ 点起床				
4.近 1 个月，每夜通常实际睡眠 ____ 小时（不等于卧床时间）				
对下列问题请选择 1 个最适合您的答案				
5.近 1 个月，因下列情况影响睡眠而烦恼				
	0	1	2	3
a. 入睡困难（30 分钟内不能入睡）	无	1 次 / 周	1～2 次 / 周	≥3 次 / 周
b. 夜间易醒或早醒	无	1 次 / 周	1～2 次 / 周	≥3 次 / 周
c. 夜间去厕所	无	1 次 / 周	1～2 次 / 周	≥3 次 / 周
d. 呼吸不畅	无	1 次 / 周	1～2 次 / 周	≥3 次 / 周
e. 咳嗽或鼾声高	无	1 次 / 周	1～2 次 / 周	≥3 次 / 周
f. 感觉冷	无	1 次 / 周	1～2 次 / 周	≥3 次 / 周
g. 感觉热	无	1 次 / 周	1～2 次 / 周	≥3 次 / 周
h. 做恶梦	无	1 次 / 周	1～2 次 / 周	≥3 次 / 周
i. 疼痛不适	无	1 次 / 周	1～2 次 / 周	≥3 次 / 周
j. 其他影响睡眠的事情	无	1 次 / 周	1～2 次 / 周	≥3 次 / 周
如有，请说明				
	0	1	2	3
6.近 1 个月，总的来说，您认为自己的睡眠质量	很好	较好	较差	很差
7.近 1 个月，您用药物催眠的情况	无	1 次 / 周	1～2 次 / 周	≥3 次 / 周
8.近 1 个月，您常感到困倦吗	无	1 次 / 周	1～2 次 / 周	≥3 次 / 周
9.近 1 个月，您做事情的精力不足吗	没有	偶尔有	有时有	经常有

说明：18 个条目组成 7 个成份，分别是睡眠质量、入睡时间、睡眠时间、睡眠效率、睡眠障碍、催眠药物和日间功能障碍。每个成份 0～3 等细计分，累计成份得分为 PSQI 总分，总分范围 0～21，得分越高，表示睡眠质量越差。

各成份含义及计分方法如下。

1.睡眠质量：根据条目 6 的应答计分，"较好"计 1 分，"较差"计 2 分，"很差"计 3 分。

2.入睡时间

（1）条目 2 的计分："≤15 分钟"计 0 分，"16～30 分钟"计 1 分，"31～60 分钟"计 2 分，"≥60 分钟"计 3 分。

（2）累加条目 2 和 5a 的计分，若累加分为"0"计 0 分，"1～2"计 1 分，"3～4"计 2 分，"5～6"计 3 分。

3. 睡眠时间：根据条目 4 的应答计分，"7 小时"计 0 分，"6～7 小时"计 1 分，"5～6 小时"计 2 分，"＜5 小时"计 3 分。

4. 睡眠效率

（1）床上时间＝条目 3（起床时间）－条目 1（上床时间）

（2）睡眠效率＝条目 4（睡眠时间）/床上时间 x100%

（3）成分 D 计分，睡眠效率＞85% 计 0 分，75～84% 计 1 分，65～74% 计 2 分，＜65% 计 3 分。

5. 睡眠障碍：根据条目 5b 至 j 的计分。累加条目 5b 至 j 的计分，若累加分为 0 则成分 E 计 0 分，"1～9"计 1 分，"10～18"计 2 分，"19～27"计 3 分。

6. 催眠药物：根据条目 7 的应答计分。

7. 日间功能障碍：累加条目 8 和 9 的得分，若累加分为 0 则成分 G 计 0 分，"1～2"计 1 分，"3～4"计 2 分，"5～6"计 3 分。

PSQI 总分 = 成分 A + 成分 B + 成分 C + 成分 D + 成分 E + 成分 F+ 成分 G

（二）照护总体目标

老年人主诉已得到充足的睡眠，表现出睡眠后精力充沛。

（三）主要照护措施

1. 创造良好的睡眠环境　为老年人创造一个安静舒适的睡眠环境。卧室光亮度及温湿度应适宜，减少周围环境的噪音。

2. 睡眠卫生教育　通过睡眠卫生教育帮助老年人树立健康意识，养成良好的行为习惯，如睡前避免饮酒、喝咖啡等兴奋剂；缓解压力，保持心情平静；加强睡眠时限管理，起居规律，调整睡眠节律；建立有规律的活动和休息时间，午睡不超过 30 分钟，避免白天小睡，睡前 1 小时排尽小便，睡前温水泡脚及饮热牛奶等，有利于提高睡眠质量。

3. 睡眠认知干预　在老年失眠人群中，有部分患者完全是由于睡眠认知偏差导致失眠，有的因此而失眠加重。应向老年人宣教睡眠相关知识，帮助其寻找睡眠的错误认知，减少焦虑和恐惧，重塑正确和理性的认知观念。

4. 行为干预　包括睡眠限制、刺激控制疗法以及放松训练等。

（1）刺激控制疗法：目的在于恢复床作为睡眠信号的功能，减弱床和睡眠不相关活动的联系，建立规律性睡眠－觉醒节律。该方案要求当患者只在有睡意时才上床，而如果 15～20 分钟内无法入睡，则起床离开卧室，做些轻松的活动，直到产生睡意才回卧室睡觉；有必要时重复以上活动；同时患者也必须避免白天过多打盹，保证每天在同一时间起床。

（2）睡眠限制法：常与刺激控制疗法一同进行，指导患者减少花在床上的非睡眠时间，提高睡眠效率。睡眠效率低于 80% 时，应减少 15～20 分钟卧床时间，睡眠效率超过 90% 时允许增加 15～20 分钟卧床时间，通过周期性调整卧床时间直至达到适当的睡眠时间。

（3）放松疗法：有肌肉放松训练、冥想放松及自我暗示法等，通过放松训练减少精神和躯体的紧张来治疗失眠。

5. 药物干预　老年人服用催眠药的比例较高，占10.0%～27.0%，且长期服用者占多数。然而老年人的药物代谢能力减退，长期应用镇静催眠药物可导致药物依赖、蓄积性中毒、停药反跳性失眠及对中枢神经系统的直接抑制作用。护理人员应向老年人详细介绍药物的作用、服药的最佳时间及方法、常见的不良反应等，告知患者遵医嘱服药的重要性，避免私自停药或改变药量，可以提高药物治疗的有效性、安全性及依从性。

最常用的药物有苯二氮䓬类药物，能减少睡眠潜伏期和夜间醒来的次数，但老年人对这些药物比较敏感，易产生副作用。非苯二氮䓬类安眠药也常用于治疗失眠，如唑吡坦和佐匹克隆，这类新型催眠药副作用较轻，耐受性良好，不易产生依赖性和撤药反应等。此外使用黑素细胞凝集素也能适当提高老年人的睡眠质量，该药被称为"生理催眠剂"，能缩短入睡时间，增加睡眠总时间，且没有明显的副作用。药物治疗时应注意：①应用小剂量；②间断用药：每周2～4次；③短期用药：不超过3～4周；④逐渐停药，防止停药后复发。

三、抑郁

📚 案例导入

某敬老院李奶奶，69岁。半年前出现失眠，有时整夜睡不着觉，食欲下降，情绪低落，自述脑子坏了，脑子反应慢，什么也干不了，自己的病也好不了了。常常自责，认为她是家庭的负担，整天担心孩子和家人的生活，有时坐立不安，心慌，口干，烦躁，易怒，见什么都烦，在家自己打自己，打完后就哭，症状晨起较重，晚上较轻，经常觉得活着没意思，想跳楼又怕跳楼后名声不好，会影响孩子的前程，希望去医院打一针，想"安乐死"，曾企图上吊自杀未遂。

试分析：李奶奶出现了什么情况？如何护理？

抑郁是以情绪低落、悲观消极、少言少动、思维迟钝等为主要特征的一种老年人常见的精神心理问题。增龄引起的生理和心理功能退化、慢性疾病导致的躯体功能障碍和自理能力下降或丧失、消极的认知应对方式和社会因素（如离退休、丧偶、经济窘迫、家庭关系不和等）是引起老年人抑郁的常见原因。老年人自我意识和自我控制水平降低，抑郁如果持续的时间较长，则可使心理功能下降或社会功能受损，并可陷入孤独、悲观、厌世的阴影中。抑郁症高发年龄大部分在50～60岁之间。抑郁症是老年期最常见的功能性精神障碍之一，抑郁情绪在老年人中更常见。老年人自杀通常与抑郁有关。

（一）评估

通过临床表现和抑郁评估量表可以准确地评估老年抑郁症。

老年抑郁症的临床症状群与中青年的相比有较大的临床变异，症状多样化，趋于不典型。具体表现如下：

1. 隐匿性　抑郁症的核心症状是心境低落，但老年抑郁症老年人大多数以躯体症状作为主要表现形式，常见的躯体症状有睡眠障碍、头疼、疲乏无力、胃肠道不适、食欲下降、体重减轻、便秘、颈背部疼痛、心血管症状等，情绪低落不太明显，因此极易造成误诊。隐匿性抑郁症常见于老年人，以上症状往往查不出相应的阳性体征，服用抗抑郁药可缓解、消失。

2. 疑病性　老年人常从一种不太严重的身体疾病开始，继而出现焦虑、不安抑郁等情绪，由此反复去医院就诊，要求医生给以保证，如要求得不到满足则抑郁症状更加严重。疑病性抑郁症老年人疑病内容常涉及消化系统症状，便秘、胃肠不适是此类老年人最常见也是较早出现的症状之一。

3. 自杀倾向　自杀是抑郁症最危险的症状。抑郁症老年人由于情绪低落、悲观厌世，严重时很容易产生自杀念头，且由于老年人思维逻辑基本正常，实施自杀的成功率也较高。据统计，抑郁症老年人的自杀率比一般人群高 20 倍。自杀行为在老年期抑郁症老年人中很常见，而且很坚决，部分老年人可以在下定决心自杀之后，表现出镇定自若，不再有痛苦的表情，进行各种安排，如会见亲人等，寻求自杀的方法及时间等等。因此，常由于老年人所表现出的这种假象，而使亲人疏防范，很容易使自杀成为无可挽回的事实。由于自杀是在疾病发展到一定的严重程度时才发生的，所以及早发现疾病，及早治疗，对抑郁症的老年人非常重要。

4. 抑郁症性假性痴呆　抑郁症性假性痴呆常见于老年人，为可逆性认知工能障碍，经过抗抑郁治疗可以改善。

5. 季节性　有些老年人具有季节性情感障碍的特点。抑郁常于秋冬两季发作，春季或夏季缓解。

当抑郁持续 2 周以上，表现符合《心理疾病诊断统计手册》第四版（DSM–IV）的标准时则诊断为抑郁症，见表 3–5。

表 3–5　抑郁症的 DSM–IV 诊断标准

A. 在连续两周的时间里，老年人表现出下列九个症状中的五个以上。这些症状必须是老年人以前没有的、或者极轻的。并且至少包括症状 1 和 2 中的一个
1. 每天的大部分时间心情抑郁，或者是由老年人自我报告（例如，感到伤心，心里空空的），或者是通过旁人的观察（例如，暗暗流泪）。注意：在儿童和青少年中，可以表现为易激惹，而不是明显的心情抑郁
2. 在每天大部分时间，对所有或者大多数平时感兴趣的活动失去了兴趣。或者通过老年人自我报告，或者通过旁人的观察
3. 体重显著减少或增加（正常体重的 5%），食欲显著降低或增加
4. 每天失眠或者睡眠过多
5. 每天精神运动亢进或减少（不止自我主观感觉到的坐立不安或者不想动，旁人都可以观察得到）
6. 每天感到疲劳，缺乏精力

续表

7. 每天感到自己没有价值，或者自罪、自贬（可能出现妄想）。这不仅是普通的自责，或只是对自己的抑郁感到丢脸
8. 每天注意力和思考能力下降，做决定时犹豫不决（自我报告或者是旁人的观察）
9. 常常想到死（不只是惧怕死亡），或者常常有自杀的念头但没有具体的计划，或者是有自杀的具体计划，甚至有自杀行为
B. 排除双向躁郁
C. 上述症状对老年人的生活工作或其他重要方面造成严重影响
D. 上述症状不是由于药物的生理作用（例如，服药，吸毒，酗酒）或者躯体疾病所引起（例如，甲状腺分泌降低）
E. 上述症状不能仅仅由丧失亲友来解释（如果有丧失亲友的事件发生，那么上述症状必须在事件发生后的两个月后仍存在，而且伴随着显著的生活工作方面的功能缺损、病态的自罪自责，自杀观念，精神症状，或精神运动迟滞）

抑郁的严重程度可采用标准化评定量表进行评估，如老年抑郁量表（GDS）、汉密顿抑郁量表（HAMD）、Zung 抑郁自评量表（SDS），其中 GDS 较常用（具体量表见第二章第四节）。

（二）照护总体目标

老年人不会伤害自己，能以言语表述出对于自我、过去的成就和对未来的展望持正向观点，能显现自我价值感的增强；老年人能建立和维持营养、水分、排泄、休息和睡眠等方面的适当生理功能。

（三）主要照护措施

通过采取措施，使抑郁老年人改善情绪低落、悲观厌世的心境，调整老年人基本生理活动状况，保障老年人的生命安全，帮助其建立起正性的人际交往、沟通能力。

1. 日常护理

（1）保证营养的供给：抑郁老年人常有食欲缺乏、不思饮食，甚至受精神症状影响，自责自罪而拒绝进食。护理人员应了解老年人进食差的原因，给予耐心解释劝慰，根据老年人的不同具体情况，制订出相应的护理对策，给予高热量、高蛋白、高维生素的饮食，保证老年人的营养摄入。若老年人坚持不肯进食，应给予肠内或肠外营养，以维持身体日常需要。

（2）改善睡眠状态：睡眠障碍是抑郁老年人最常见症状之一，以早醒最多见。由于抑郁症有晨重晚轻的特点，早醒时恰为老年人一天中抑郁情绪的程度最重时，很多老年人的意外事件，如自杀、自伤等，发生在此时间。因此，改善抑郁老年人的睡眠状态非常重要。护理人员应以坚定的语气鼓励老年人或陪伴老年人，督促从事工娱活动，如做手工、下棋、运动、跳舞等，尽量避免白天卧床；晚上入睡前热水泡脚，保证安静的睡眠环境，必要时遵医嘱服用安眠药物等。

（3）协助做好日常生活护理工作：抑郁老年人常诉疲乏、无力料理日常生活，甚至连最基本的起居、梳理都感吃力，护理人员应设法改善老年人的消极状态，鼓励和支持老年人建立生活的信心。最好是在耐心劝慰下，鼓励老年人自行解决，同时给予积极性的言语鼓励，如"这样做很好…""您做得非常出色……""您进步了很多"等，给老年人以支持和信心。同时辅以信任、关切的表情与眼神，使老年人逐步建立起生活的信心。对重度抑郁、生活完全不能自理的老年人，护理人员应协助做好日常生活护理工作，如沐浴、更衣等。

（4）做好排泄护理工作：抑郁老年人由于情绪低落、进食少、活动少，常出现便秘、腹胀、尿潴留等情况。护理人员应鼓励老年人多饮水、常活动、多吃新鲜蔬菜和水果，并每天观察老年人的排泄情况，发现异常及时处理。对便秘者遵医嘱给予相应的缓泻剂或者灌肠；发现尿潴留时，应查明原因采取针对性措施，给予诱导排尿，让老年人听流水声、热敷腹部、按摩膀胱等，以及遵医嘱给药、导尿。

2. 安全护理　抑郁老年人常因症状影响而出现悲观厌世、自责自罪，多数老年人在抑郁发作的较长时间内潜在有自杀的危险性，严重危及老年人的自身安全。因此，保证抑郁老年人的安全是重要的护理工作内容之一。

（1）及时辨认出抑郁症老年人自杀意图的强度与可能性：护理人员应密切观察病情的变化，对老年人的言语、行为、去向等情况应随时做到心中有数，尽可能多地与老年人保持接触，鼓励老年人表达内心感受，如消极厌世的想法、自伤自杀的冲动想法等。另外，部分严重抑郁症老年人在治疗过程中随着病情的缓解，自杀的风险性也会增加，需要高度警惕，并仔细观察老年人所表露出的一些自杀先兆，若老年人出现较为明显的情绪转变、言谈中表情欠自然、交代后事、书写遗书、反复叮嘱重要事宜，如重要纪念日、银行存款、账号、财产放置地点等情况时，均视为危险行为的先兆，应加倍防范。

（2）妥善安置老年人，做好危险物品的管理：护理人员应谨慎地安排抑郁老年人的居住环境，在疾病的急性期切忌让老年人独居一室，房间陈设要尽可能简单、安全，对各种危险物品，如绳带、玻璃、刀剪等和各类药品，要妥善保管，以免被老年人利用而发生意外。老年人病情严重时，常没有精力实施自杀行为。当疾病有所好转时，由于精神运动抑制的改善在先，抑郁情绪尚无明显改善，可使老年人的自杀意念付诸行动。另外，意外事件多发生于夜间、节假日、周末及工作人员忙的时候，对此护理人员必须给予高度的重视，加强防范意识。参加有兴趣的工娱活动和增加户外活动，有助于缓解老年人的悲观情绪，但必须在护理人员的可视范围内进行。对于特别严重的老年人，需要专人看护，避免老年人独处。

3. 心理症状的护理

（1）进行有效的治疗性沟通，鼓励老年人抒发内心体验

1）在与抑郁老年人交流沟通时，需要护理人员具有高度的耐心和同情心，理解老年人痛苦的心境。在与老年人交谈时，应保持一种稳定、温和与接受的态度，适当放慢语速，允许老年人有足够反应和思考的时间，并耐心地倾听老年人的述说，不可表现出不耐烦、冷漠、甚至嫌弃的表情和行为。与老年人交谈中，应避免简单、生硬的语言

或一副无所谓的表情，尽量不使用"您不要……""您不应该……"等直接训斥性语言，以免加重老年人的自卑感。也不要过分地认同老年人的悲观感受，避免强化老年人的抑郁情绪。交流中应努力选择一些老年人感兴趣的、较为关心的话题，鼓励引导他们回忆以往愉快的经历和体验，用讨论的方式抒发和激励他们对美好生活的向往。

2）当抑郁症老年人做出自杀选择时，反而会平静下来，因为这被认为至少还有最后一条路可走。感到绝望的老年人会想尽一切办法、采取一切手段、利用各种工具，寻找各种可能的机会采取自杀行为。此时单凭一些限制性的措施来阻止老年人自杀行为，是较为被动的预防手段，难以奏效。护理人员应在建立信任、良好的护患关系的基础上，在恰当的时机同老年人谈论有关自杀的问题，谈论自杀对个人、家庭、他人的影响。相比之下，加强与老年人的接触、沟通，改变老年人的消极应对方式，打消或动摇、缓解老年人死亡的意念，对于预防自杀具有十分积极的意义。

3）在与老年人语言交流的同时，应重视非语言沟通的作用，可通过眼神、手势等表达和传递对老年人的关心与支持。有时静静的陪伴、关切爱护的目光注视、轻轻地抚摸等非言语性沟通方式，往往能够使严重的抑郁症老年人从中感到关心和支持，会对老年人起到很好的安抚作用。

（2）改善老年人的消极情绪，协助建立新的认知模式和应对技巧

1）抑郁症老年人的认知方式总是呈现出一种"负性的定式"，对自己或外界事物常不自觉地持否定看法，称为负性思维。对于生活中的挫折或失败，可以选择不同的归因对象，但抑郁老年人更倾向于用稳定（"不幸将永远持续下去"）、普遍（"这将对我所做的所有事情产生影响"）、内化（"这都是我的错"）之类的语言解释不幸，总是认为对自己不利，是自己的无能和无力造成的。对此护理人员应设法减少老年人的负性思维，帮助老年人修正自己的认知模式，设法打破这种负性循环。同时还应努力使老年人多回忆自己的优点、长处、成就，描述老年人最成功的、取得辉煌业绩的经历，以此增加老年人的正性思维，尽可能地为老年人创造正向的、积极的场合和机会，减少老年人的负性体验，改善其消极的情绪。

2）护理人员在与抑郁老年人交谈时，应积极地创造和利用一切个体和团体人际接触的机会，协助老年人改善以往消极被动的交往方式，逐步建立起积极健康的人际交往能力，增加社会交往技巧。此外，还应改善老年人处处需要他人关照和协助的心理，并通过教育学习、行为矫正训练的方式，建立起全新的应对技巧，为抑郁老年人今后重新走上社会，独立处理各种事物打下良好的基础。

3）护理人员可以与老年人讨论其抑郁体验，帮助其分析、认识精神症状，减少老年人由于缺乏对疾病的认识而出现的焦虑、抑郁情绪，反复向老年人表达其症状和疾病是可以治愈的，以增加老年人战胜疾病的自信心。

4. 用药护理　对抑郁老年人进行用药护理时要多考虑其自杀因素，一般患者需要一日三次服药，每顿药都要认真看着老年人服下去。比如让老年人张开嘴，看看是否藏在舌下，或是牙齿周围，看着老年人确实服药后，再让老年人坐一会儿，待药物充分在身体里发生作用后，再让老年人离开，因为有时有的老年人服药后会马上到厕所或洗脸间

将药吐掉，因此对这种情况要认真细致地去观察，防止老年人藏药或大量吞服药物造成不良后果。

此外，在服药过程中，护理人员要注意观察药物的副反应，当出现一些口干、便秘等副作用时，应做好解释工作。这些不良反应并不妨碍继续用药，多在2周内会逐渐适应，鼓励其多喝水，多食富含纤维素的食物，以缓解上述不良反应。若无特殊情况，决不可间断用药或随意删减剂量。对于病情好转处于康复期的老年人，护理人员应督促其维持用药，不可病刚好就停药，这会增加复发机会，停药与否应在医生指导下进行。

5. 健康宣教　做好老年人及家属的健康宣教工作。抑郁症老年人在疾病转归后，非常渴望获得疾病的相关知识，老年人家属也希望了解如何照顾、帮助老年人方面的知识。因此护理人员应耐心细致地作好患者和家属的健康宣教工作。

（1）讲解抑郁症的相关疾病知识：从疾病的发生、发展、治疗、预后等多层面进行宣教，使用通俗易懂的言语，使老年人、家属对疾病知识有比较全面的了解和认识。

（2）讲解维持量药物治疗的重要性和常见的不良反应：由于抗抑郁药副作用较大，且出现于药效前，常使老年人不愿服药。因此，要使老年人了解坚持服药的必要性和掌握处理不良反应的方法，并嘱咐老年人即使病情稳定，也要在医生的监护、指导下服药，巩固疗效，不可擅自加药、减药或停药。

（3）讲解疾病复发可能出现的先兆表现：如睡眠不佳、情绪不稳、烦躁、疲乏无力等，尽量与识别复发症状，及时到医院就医，定期门诊复查。

（4）指导老年人锻炼培养健康的身心和乐观生活的积极态度：规律生活，积极参加社会娱乐活动，鼓励老年人与周围人交往，避免精神刺激，保持稳定的心境。

（5）帮老年人拟定简单的作息时间表：包括起居、梳理、洗漱、沐浴、运动、外出交际等，让老年人自行完成作息时间表所规定的内容，同时给予积极的鼓励和支持。

（夏浩志）

第四节　肌肉骨骼系统

一、股骨颈骨折

股骨颈骨折是指股骨头下至股骨颈基底部之间的骨折，多发生于中老年人，以女性多见，占股骨近端骨折的53%，成人骨折的3.6%。流行病学调查研究显示，股骨颈骨折的人中66岁以上的老年人占48.74%，随着中国进入老龄化社会，该比例将逐渐上升。股骨颈骨折大多发生于关节囊内，血液供应破坏较大，导致骨折难以愈合，并且容易发生股骨头缺血性坏死。其中以Garden Ⅲ～Ⅳ型股骨颈骨折后股骨头坏死及远期并发症的发生率最高。既往研究显示，股骨颈骨折后不愈合率为10%～34%，股骨头坏死率为30%～50%。股骨颈骨折会增加老年人的卧床时间，坠积性肺炎、下肢深静脉血栓、压力性损伤、泌尿系统感染等并发症的发生率也会明显增加，不仅影响患肢的恢复，也明显降低了老年人的生活质量。

（一）病因

股骨颈骨折的发生常与骨质疏松导致骨质量下降有关，使老年人在遭受轻微扭转暴力时发生骨折。引起股骨颈骨折的原因主要有间接暴力和直接暴力，平地摔倒、下肢突然扭曲、车辆撞击或高空坠落均可造成股骨颈骨折。老年人多在走路时滑倒，身体发生扭转倒地，间接暴力传导致股骨颈发生骨折。

（二）病理生理

老年人普遍存在骨质疏松，故认为股骨颈骨折是在骨质疏松基础上的病理性骨折。老年人骨质疏松，尤其股骨颈部张力骨小梁数量减少甚至基本消失，最后压力骨小梁数目也减少，加之股骨颈上区滋养血管孔密布，均可削弱股骨颈生物力学结构强度，使股骨颈脆弱。此外，髋部受到的应力为体重的 2～6 倍，老年人髋骨肌群退化，肌肉平衡能力下降，反应迟钝，不能有效抵消髋部的损伤应力。因此，仅是平地滑倒、由床上跌下、下肢骤然扭转，甚至在无明显外伤的情况下都可发生骨折。

（三）评估

老年人通常主诉摔倒受伤后感到髋部疼痛，活动髋关节时疼痛明显加重，下肢活动受限，不能站立和行走。患肢多有轻度屈髋屈膝及外旋畸形。除髋部自发疼痛外，活动患肢时疼痛较明显。叩击患肢足跟部或大转子时，髋部也可感到疼痛。此外，发生移位骨折的老年人，因骨折远端受肌群牵引而向上移位，因而患肢变短。骨折移位的老年人在伤后就不能坐起或站立，但也有一些无移位的线状骨折或嵌插骨折的老年人在伤后仍可走路或骑自行车，对这些老年人应特别注意，不能因遗漏诊断而使无移位的稳定骨折变为移位的不稳定骨折。因此，对可疑病例应做 X 线片检查，并先制动处理。必要时伤后 2～3 周照片复查显示骨折线可确诊。

除 X 线之外，CT 检查、MRI 检查等影像学检查方法均有助于明确骨折的部位、类型、移位程度等情况，协助治疗。血常规及生化检查是骨关节损伤老年人常用的检查指标，可以协助诊断，了解身体各系统的功能，为治疗方案的制定提供依据。此外，老年人股骨颈骨折后患侧肢体活动障碍，生活自理能力下降，疼痛刺激以及外固定的使用易使老年人产生焦虑、紧张等心理变化。

（四）并发症

老年人股骨颈骨折后的并发症与治疗和处理方式有关，常见的并发症包括骨不愈合、股骨头缺血坏死，人工关节置换术后可出现关节脱位、关节感染等并发症。

（五）治疗

1. 非手术治疗 适用于年龄大、全身情况差，或合并有严重心、肺、肾、肝等功能障碍者。老年人可穿防旋鞋，下肢外展中立位皮牵引卧床6～8周。对全身情况较差的高龄老年人应以挽救生命和治疗并发症为主，骨折可不进行特殊治疗。

2. 手术治疗 闭合复位内固定适用于所有类型的股骨颈骨折患者。对手法复位失败，或固定不可靠的老年人，可在切开直视下进行复位和内固定。对65岁以上的股骨头下骨折的老年人，已合并骨关节炎或股骨头坏死者可选择单纯人工股骨头置换术或全髋关节置换术。

（六）护理

1. 一般护理

（1）体位：卧床期间保持患肢外展中立位，即平卧时两腿分开，腿间放枕头，脚尖向上或穿丁字鞋。不可侧卧，不可使患肢内收，坐起时不能交叉盘腿，以免发生骨折移位。术后继续采取外展中立位。

（2）搬运：尽量避免搬运和移动老年人，搬运时将髋关节与患肢整体托起，防止关节脱位或骨折断端移位造成新的损伤。在病情允许的情况下，指导老年人借助吊架或床栏更换体位、坐起、转移到轮椅上，以及使用助行器、拐杖行走的方法。

2. 并发症的预防和处理

（1）关节脱位：行人工关节置换术的老年人，若术后关节周围软组织没有充分愈合，体位摆放不当或锻炼方法不当等均可引起关节脱位。若老年人髋部不能活动，伴有疼痛，双下肢不等长，应警惕是否出现关节脱位。为预防关节脱位，应避免屈髋大于90°或下肢内收超过身体中线。同时，避免下蹲、坐矮凳、坐沙发、跪姿、过度弯腰拾物、盘腿、脚叉腿站立、跷二郎腿或坐位时向侧方弯腰等动作；侧卧时应健肢在下，患肢在上，两腿间夹枕头；平时应坐高椅，排便时使用坐便器，上楼时健肢先上，下楼时患肢先下。

（2）关节感染：是人工关节置换术后最严重的并发症，若术后关节持续肿胀疼痛，伤口有异常液体渗出，皮肤发红，局部皮温较高，应警惕是否为关节感染。轻者可经抗感染治疗治愈，重者需要取出假体行二期手术。

3. 功能锻炼

（1）对于需要接受手术治疗的老年人，应在术前指导其进行患肢股四头肌等长收缩、踝关节和足趾屈伸、旋转运动，以防止下肢深静脉血栓形成、肌肉萎缩及关节僵硬。在锻炼患肢的同时，指导老年人进行双上肢及健侧下肢全范围关节活动和功能锻炼。

（2）术后若无不适应尽早开展肌力训练，包括踝关节背伸和跖屈，以及股四头肌和髋部肌肉的收缩舒张运动，之后逐渐开始髋关节外展、膝关节和髋关节屈伸、抬臀、直腿抬高等运动。康复锻炼可分三阶段进行：

1）第一阶段：锻炼的目的是消肿止痛，防止关节僵硬、肌肉萎缩，预防挛缩和粘连的形成。主要以肌肉的静力收缩运动和远端关节的运动为主。包括：①踝泵训练：嘱老年人最大限度的有节奏地伸屈踝关节，使患肢足部最大限度背伸后暂停3～5秒，缓慢放松，如此反复运动，频率不宜过快，动作必须到位。练习时间为 5 分钟 / 组。此练习对于预防肿胀及深静脉血栓，促进患肢血液循环具有重要意义。②上肢肌力训练：目的是恢复上肢力量，使老年人能较好地使用助行器或拐。③下肢肌力训练：以下肢按摩为主，方法为自患侧足背开始向心性按摩，即先足底、再小腿，最后大腿的顺序，每 2 分钟按摩 1 次，每次按摩 10 分钟。④患肢肌力训练：股四头肌锻炼时可平卧于床上，绷紧大腿肌肉，膝关节保持伸直，并用力将膝关节向床的方向压。感觉用最大力时，保持 5 ～ 15 秒，然后放松 5 秒，重复 10 次，每小时锻炼 5 ～ 10 次；臀肌训练时可夹紧两侧臀部，使两侧臀部向内收缩，坚持 5 秒，再放松 5 分钟，5 ～ 10 次 / 小时；腓肠肌训练时保持膝关节伸直，踝关节先跖屈，足跟向后拉，再让踝关节呈背屈位，足跟向前推。

2）第二阶段：主要以加强肌肉的等张收缩和关节运动为主，目的是在不增加疼痛和肿胀的前提下增强肌力，加强髋膝关节的主动屈伸训练。①抬臀运动：仰卧位，双手支撑身体，抬高臀部 10cm，保持 5 ～ 10 秒。②卧位到坐位训练：嘱老年人平卧，患肢呈外展位。屈曲健侧下肢，伸直患肢，用双手支撑半坐起。利用双手及健侧支撑力，将臀部向患侧移动，然后再移动患侧下肢及上身，使老年人移至患侧床旁。进行坐位练习时间不宜过长，每日 4 ～ 6 次，每次 20 分钟，屈髋不可超过 90°。③下地站立指导：照护人员应根据老年人自身条件和恢复情况正确指导下地站立或行走。

3）第三阶段：当疼痛已经减轻或消失，假体周围的肌肉和韧带开始修复，即可进行第三阶段循序渐进地活动，活动方式以离床训练为主，目的是解除病变关节造成的疼痛，改善髋关节的功能，积极预防并发症，促进老年人的全面康复。①正确的坐立方法：坐下之前须做好准备，照护人员应提前备好有靠背和扶手的椅子并放置坐垫，老年人缓慢倒退，看好位置，双手扶稳后再缓慢坐下。要坐较高的椅子，屈髋不可超过 90°。②卧位到坐位训练；③站立训练：进行站立练习时需扶着床沿或助行器，每日练习 2 ～ 3 次。④站立抬腿练习：站立训练时双手握住助行器抬起患侧腿，注意抬腿时膝关节不可超过腰部，每个动作练习 2 ～ 3 次。⑤站立后伸和外展练习：保持上身直立，将患侧缓慢后伸，抬头挺胸，拉伸髋关节囊和屈髋肌群，然后下肢伸直向外抬起，再慢慢收回，拉伸髋关节内收外展肌，每个动作练习 2 ～ 3 次。⑥使用助行器行走：先将助行器摆在身体前 20cm 处，先迈患肢，再将健肢跟上，如此循环。开始时每日 3 ～ 4 次，每次行走 5 ～ 10 分钟；逐渐适应后，增加到每日 2 ～ 3 次，每次行走 20 ～ 30 分钟。完全康复后应保持每日 3 ～ 4 次，每次行走 20 ～ 30 分钟。⑦上下楼梯练习：上楼梯时，健肢先上，拐杖与患肢留在原阶；下楼梯时，患肢和拐杖先下，健肢后下。平时应做到"六不要"：不要交叉双腿、不要卧于患侧、不要坐软沙发和矮椅、坐立时不要前倾、不要弯腰捡东西、不要在床上屈膝而坐。

（3）若老年人能够适应前期的活动强度并且无自觉不适。术后 4 ～ 6 周开始练习独立行走，100 ～ 300 步 / 次，3 次 / 日，同时进行静蹲练习，随力量增加逐渐加大下蹲角度（小于 90°），2 分钟 / 次，间隔 5 秒，5 ～ 10 次 / 组，2 ～ 3 组 / 日，臀下可备高40cm 的软椅，防止初期因身体软弱致跌坐而损伤关节。

二、跌倒

案例导入

　　某敬老院章爷爷，85 岁。下肢功能障碍，行走时依靠拐杖辅助。一天夜里，章爷爷准备下床上厕所，室内灯光昏暗，加上没有完全清醒，在床边没找到拐杖，下床时不小心跌倒了。幸亏护理人员夜间巡视房间时及时发现该情况，通知医生并进行了处理，未造成严重后果。

　　试分析：老年人跌倒的原因有哪些？如何预防老年人跌倒事故的发生？

　　跌倒是指预料之外的位置改变，人跌落在较低的地方，如地板、地面或座位上。养老机构老年人跌倒发生率为 12.97%，主要发生地点为卧室、楼梯或过道。发生跌倒的主要自身原因为腿软、头晕和未保持平衡；主要环境因素为路滑和路面不平。骨质疏松症、眩晕症、总体健康评价差、有既往跌倒史、担心跌倒而减少活动为养老机构老年人跌倒的高危因素。跌伤发生率为 5.95%，主要伤及下肢和头部。在跌伤人群中，17.24% 为骨折，24.14% 需要住院治疗，10.34% 经治疗后留有残疾。

（一）跌倒评估

1. 老年人跌倒现状

　　根据相关文献报道，跌倒引起躯体损伤率为 10%，包括关节积血、脱位、扭伤及血肿；骨折占 5%，主要是肱骨外科颈桡骨远端及髋部骨折。髋部骨折后 3 个月病死率为 20%，死因常为长期卧床所致的肺部感染等并发症。日常活动能力下降可导致体力衰退、独立生活能力减退以及与社会接触减少，进而导致老年人生活质量下降。

　　2. 心理损伤情况　虽然 90% 跌倒的老年人并不引起躯体损伤，但跌倒给老年人带来极大的心理创伤，害怕再次跌倒而避免活动。因此对跌倒的恐惧可以造成跌倒 – 丧失信心 – 不敢活动 – 衰弱 – 更易跌倒的恶性循环，甚至卧床不起。

（二）跌倒风险评估工具

　　常用量表包括 Morse 跌倒评估量表、简易跌倒评分表和防跌倒居家环境危险因素评估工具（具体见第二章第六节）。

　　1. Morse 跌倒评估量表 (morse fall seale，MFS)　由美国宾西法尼亚大学 Janice Morse 教授于 1989 年研制而成。该量表有明确的有效性和可靠性，是公认的专为评估住院老年人跌倒风险的评估工具，见表 3-6。

表 3-6　Morse 跌倒评估量表

项目	评分标准	MFS 分值
近 3 月有无跌倒	无：0 分 有：25 分	
多于一个疾病诊断	无：0 分 有：15 分	
步行需要帮助	不需要 / 卧床休息 / 护士辅助：0 分 拐杖、助步器、手杖：15 分 依扶家具行走：30 分	
静脉输液或使用肝素锁	无：0 分 有：20 分	
步态 / 移动	正常、卧床或坐轮椅：0 分 虚弱乏力：10 分 功能障碍 / 残疾：20 分	
认知状态	自主行为能力：0 分 高估自己能力 / 忘记自己受限制：15 分	
总得分		

评定结果：0～24 分，零危险；25～45 分，低危险；＞45 分，高危险。

2. 简易跌倒评分表　更适于养老机构老年人的跌倒风险评估，见表 3-7。

表 3-7　简易跌倒评分表

序号	评估项目	2 分	3 分
1	年龄	71～79 岁	≥80 岁
2	跌倒史	入院前一年内跌倒过 2～3 次	入院前一年内跌倒过 4 次及以上
3	活动情况	行走需要帮助或使用辅助工具或步态紊乱	站立时平衡障碍
4	神经精神状态	嗜睡	意识模糊或烦躁不安或痴呆
5	感觉功能	单盲	双盲
6	疾病因素：低血压、眩晕症、帕金森综合征、癫痫、贫血、短暂性脑缺血发作、关节炎	任意两种疾病	任意三种或三种以上疾病
7	药物因素：麻醉药、抗组胺类药物、缓泻剂或导泻药物、利尿剂、降压药、降糖药、抗惊厥药、抗抑郁药、镇静催眠药	任意两类药物	任意三类或三类以上药物

评定结果：1～7 分，低危险；8～14，中危险；15～21 分，高危险。

（三）照护总体目标

老年人能以安全的方式在安全的环境中进行活动。

（四）主要照护措施

1. 日常护理

（1）提供安全的休养环境

1）室内是老年人活动的主要场所，环境安排时应充分考虑到老年人的安全：床、桌、椅的高度和摆放位置应合理。

2）座椅睡床：高度适中，以有扶手和靠背的椅子为宜，避免坐折叠椅，椅脚应加防滑垫。

3）床垫松软度适宜，睡床高度适中，有扶手或床栏的睡床可以帮助起身。

4）地面应平坦、防滑、没有障碍物，及时处理地面的积水、油脂等。

5）光线应均匀、柔和，避免闪烁。

6）卫生间安全措施：较高的浴缸使老年人进出困难及存在一定的危险，在适当位置安装稳固扶手可帮助起身及进出。不可用毛巾架作为扶手，使用浴缸坐板或坐凳帮助坐下沐浴。在卫生间安装呼叫器。

7）如需晚上起床上厕所，可在床边使用便壶或便椅。

8）在楼道旁墙面贴"小心台阶"警示语；及时清除室内外楼梯及通道上的杂物，及时维修破损的台阶，使用亮色的门槛边。

9）走廊设患者专用扶手，保持通道照明良好。

10）在社区公共设施的建设时要充分考虑老年人的生理特点，确保其活动场所的地面平坦、具有防滑性，且要经常修缮路面。

（2）生活起居指导

1）穿着：衣裤鞋要合适，质料轻且保暖。选择尺码适中及底部防滑的鞋，走路时尽可能不穿拖鞋。穿脱鞋、袜、裤时要坐着进行。

2）起床：起床时为防止出现体位性低血压，应做到"3个30秒"，即3个30秒，即醒后30秒再起床，床上坐起30秒后再站立，站立30秒后再行走。

3）避免登高取物等危险性动作。

4）视力听力下降的，及时佩戴老花镜和（或）助听器。

5）活动不便时使用安全辅助工具，外出时最好有人陪同，不要在人多的地方走动。随身携带老年人机和急救卡。

（3）原发病治疗：老年人一般患有一种或几种疾病，除了积极防治原发病外，对高血压、心律失常、糖尿病、癫痫及精神疾病等也应及时治疗。使用心血管类、降血糖和精神类药物的老年人，尤要注意避免跌倒的发生，应该做好宣教工作，加强防护意识。学会处理跌倒后发生的健康问题，如简单包扎处理、骨折需复位等。

2. 用药护理　评价药物的作用，建议医生停服不必要的药物。提醒服用镇静、安神药物的患者，在其尚未完全清醒的状态下不要下床活动；服用降血压、降血糖、利尿及抗心律失常等药物时，应告知患者药物的不良反应及预防措施。服用抗精神病药、抗抑郁药、抗焦虑药以及左旋多巴时也应严格遵循医嘱，如发现异常应立即停药并对症处理。

3. 疾病预防 了解老年人的晕厥史，做好预防工作。注意引起视力障碍的各种原因，对远视或近视者配戴眼镜，白内障者可行白内障摘除术；对有骨关节肌肉疾病和平衡功能障碍的患者，指导他们进行必要的功能锻炼，保持骨关节的灵活性，防止肌肉萎缩无力和骨质疏松，特别是要加强下肢、肌肉、关节的锻炼。

4. 心理护理 重点是克服害怕跌倒心理，鼓励老年人保持乐观情绪，激励他们由自我恐惧转变为积极减轻害怕、主动提高自身身体水平来控制跌倒。

（五）跌倒后的现场处理

发现老年人跌倒，应将其就地置于平卧位，不要急于扶起，要辨别情况进行处理。

判断老年人意识状态：拍打老年人双肩，是否有意识；摸颈动脉，是否有搏动；用脸颊感受有无呼吸气流，用目光注视胸部有无起伏。随后摆放仰卧位，开放气道，根据不同情况进行如下处理：

1. 意识不清者 立即拨打急救电话，同时进行以下操作：①有外伤、出血，立即止血、包扎；②有呕吐，将头偏向一侧，并清理口、鼻腔呕吐物，保证呼吸通畅；③有抽搐，移至平整软地面或身体下垫软物，防止碰、擦伤，必要时牙间垫较硬物，防止舌咬伤，不要硬掰抽搐肢体，防止肌肉、骨骼损伤；④如呼吸、心跳停止，应立即进行胸外心脏按压、口对口人工呼吸等急救措施；⑤如需搬动，保证平稳，尽量平卧。

2. 意识清楚者 ①询问跌倒情况及对跌倒过程是否有记忆，如不能记起跌倒过程，可能为晕厥或脑血管意外，应立即护送老年人到医院诊治或拨打急救电话。②询问是否有剧烈头痛、手脚无力等症状，发现口角歪斜、言语不利等提示可能发生脑卒中，应立即拨打120急救电话。禁止搬动老年人，否则可能加重脑出血或脑缺血，使病情加重。③肢体疼痛、畸形、关节异常、肢体位置异常等提示骨折，有外伤、出血，应立即止血、包扎并护送老年人到医院做进一步处理。如无相关专业知识，不要随便搬动，以免加重病情，并立即拨打急救电话。④腰及背部疼痛、双腿活动或感觉异常情况、大小便失禁等提示腰椎损害，立即拨打120急救电话．此时不能随便搬动老年人，以免加重病情。⑤如老年人试图自行站起，可协助其缓慢起立，坐、卧休息并观察，确认无碍后方可离开。⑥尽量平卧休息，如需搬动，保证平稳。⑦发生跌倒均应在家庭成员或保健人员的陪同下到医院诊治，查找跌倒危险因素，评估跌倒风险，制定防止措施及方案。

（六）跌倒后的自救指导

老年人独自一人在家时会发生跌倒。如果跌倒后躺在地上起不来，时间超过1小时，称为"长躺"。对于老年人来说，长躺很危险，能够导致虚弱、疾病，还可能导致死亡。

老年人跌倒后，自己起身时需要分步骤进行：①弯曲双腿，挪动臀部到放有毯子或垫子的椅子、床旁；②舒适的平躺，盖好毯子，保持体温，尽可能向别人寻求帮助；③休息片刻待体力恢复后，尽量向椅子的方向翻转身体，处于俯卧位；④双手支撑地面，抬起臀部，弯曲膝关节；面向椅子跪立，双手扶住椅面，以椅子为支撑，尽力站起来；⑤休息片刻，恢复部分体力后，打电话寻求帮助。

（张艺雄　丁亚媛）

第五节　消化系统

一、便秘

📚 案例导入

　　某敬老院李奶奶，72岁，有便秘史6年，3～5天排便1次，粪便干硬，排便困难，伴腹胀，失眠。间断使用开塞露，有较好效果。因便秘影响日常生活，李奶奶有焦虑情绪。

　　试分析：引起老年人便秘的主要原因是什么？如何有效改善老年人的便秘症状？

　　便秘是指排便次数减少，无规律性，每2～3天或更长时间排便一次，粪便干硬，常伴排便困难。慢性便秘是指病程超过6个月，而其中3个月中超过1/4的时间内有便秘。便秘是老年人的常见症状，患病率随人口老龄化呈上升趋势，程度亦随增龄而加重。据有关资料统计，我国60岁以上老年人中，慢性便秘发病率为15%～24%，长期卧床老年人更高达80%。便秘不仅引起局部及全身不适，当老年人合并心脑血管疾病时，过度用力排便甚至可引起急性心肌梗死、脑血管意外等，严重者可导致死亡，影响老年人的生活质量。

（一）评估

1. 健康史

　　（1）收集老年人的一般资料，如年龄、性别、饮食习惯和生活方式等资料。

　　（2）评估老年人的排便情况，包括便秘的起始时间、排便频率、有无排便困难，粪便的颜色、性状、量，粪便的干硬程度、表面是否带血，便秘的伴随症状等。

　　（3）综合评估引起便秘的原因

　　1）消化系统功能减退：老年人胃肠道分泌液较少、黏膜及肌肉萎缩，导致肠蠕动减慢，排便动力缺乏，肠内容物通过缓慢，粪便内的水分过度吸收，使大便秘结；加之老年人腹部和盆底肌肉收缩力普遍下降，肛门括约肌松弛，加重了便秘的症状。另外，老年人容易发生肠道菌群失调，肠道内微环境改变后引起肠功能紊乱也可导致便秘。

　　2）生活习惯改变：老年人消化功能减退、进食较少，加之牙齿松动脱落、咀嚼困难，导致膳食纤维摄入不足；部分老年人饮水过少，使粪便内含水量少，粪便干结难以排出；另外，因活动能力减退，老年人常常久坐，甚至卧床，肠蠕动无法得到有效刺激，从而加重了便秘的症状。

3）疾病因素：老年人如患有肠道疾病，如肠麻痹、结直肠癌等，心脑血管疾病，肌肉病变，内分泌与代谢性疾病，腹部手术创伤等，均可引起肠蠕动减慢，肠道内容物不能正常下行，滞留在肠道内而引起便秘。部分老年人患有肛周疾病，如痔疮、肛瘘等，因排便疼痛而惧怕排便，从而导致便秘。另外，长期服用缓泻剂、镇静剂、抗胆碱能类药物、抗抑郁药及含铝或钙的抗酸剂等时，肠蠕动也可受抑制而引起便秘。

4）心理因素：精神抑郁或过度紧张，可使正常排便反射抑制，产生便秘。

2. 临床表现

（1）排便改变

1）排便次数减少：每 2～3 天或更长时间排便一次，排便间隔时间延长，并逐渐加重。

2）排便困难：粪便干硬，难以排出。

（2）伴随症状：出现便秘的老年人常伴有全身不适、口渴、恶心、食欲减退、腹胀、腹痛、会阴胀痛、失眠、烦躁不安等。

（3）并发症

1）粪便嵌塞：最常见的并发症，是指粪便持久滞留在结肠下部和直肠，形成坚硬的粪块并嵌顿在肠道内无法排出。可引起粪性溃疡、溢出性大便失禁、机械性肠梗阻、乙状结肠扭转等。

2）心脑血管疾病：是导致患有心脑血管疾病的老年人死亡的常见原因。由于便秘时排便用力，导致冠状动脉、脑血管血流改变，从而诱发心绞痛、心肌梗死、脑血管意外等，甚至导致猝死。

3）其他消化系统疾病：长期严重的便秘使腹腔和肠道内压力增高，可引起胃食管反流、腹壁疝、结肠憩室、巨结肠症、痔疮、肛裂等。

3. 辅助检查

（1）血液检查：血糖、血电解质、肝肾功能、甲状腺功能等，是判断便秘是否继发于糖尿病、甲状腺功能减退、低钾或高钙等的常用指标。

（2）胃肠道 X 线检查：钡餐检查用于观察胃肠道运动功能，钡剂排空延迟提示便秘；钡剂灌肠有助于结直肠器质性便秘的诊断。

（3）内镜检查：直肠镜、乙状结肠镜、全结肠镜检查等可明确诊断器质性病变。

（4）直肠肛门压力测定：检查结果常提示肛管静息压力降低，最大收缩压力下降。

4. 心理社会状况

（1）老年人长期便秘可产生焦虑、抑郁、恐惧等负性情绪，对泻药、灌肠等方式产生依赖，增加便秘发生的危险，从而进一步加重负性情绪和依赖程度，形成恶性循环。

（2）长期便秘的老年人在排便时经常需要家人或照护者协助，增加了家庭照顾的时间和精力，也增加了家庭经济负担，可能引发家人或照护者的厌恶情绪。

（二）照护总体目标

1. 便秘减轻或消失，能够规律排便，大便次数增加。
2. 能排空大便，便后无不适感。
3. 掌握便秘护理知识，保证每日饮食中纤维素和水分充足，坚持每日锻炼。

（三）主要照护措施

1. 排便护理

（1）指导老年人养成良好的排便习惯：①定时排便，确定适合自己的排便时间，早餐后或临睡前按时入厕，一有便意即刻排便，排便时尽量取坐位；②排便时要精力集中，不要看书、看报、看手机，照护者不要催促老年人，尽量减少外界因素的干扰；③不要长期服用泻药，防止药物依赖性的发生；④有心脑血管疾病的老年人应该避免用力排便。若排便困难，要及时告知医务人员，采取相应的措施，以免发生意外。

（2）可为体质虚弱的老年人提供床边便椅，病情较重者可尽量抬高床头，或取半卧位，在床上使用便器，从而减轻排便不适感，并保证安全。保证良好的排便环境，满足老年人排便时对私密空间的需求，必要时用屏风遮挡，保持便器清洁。

（3）按摩腹部，促进排便。可由照护者操作或指导老年人自己进行。具体方法为：清晨或睡前取仰卧位，屈膝、放松腹肌，用手掌沿右下腹向上至右上腹，再横行至左上腹，然后再向下至左下腹，沿耻骨上回到右下腹，环形按摩腹部。按摩至左下腹时应加强力度，以不感觉疼痛为宜。每天 2～3 次，每次 5～15 圈，站立时亦可进行。

2. 饮食护理

（1）保证充足的水分摄入：鼓励老年人如无限制饮水的疾病，每天至少摄入2000～2500mL 水分。晨起可空腹喝一杯温开水，以刺激肠蠕动。也可适当服用蜂蜜20～30mL，用温开水溶化，清晨空腹饮用。

（2）合理调配饮食：多吃蔬菜、水果及富含膳食纤维的食物，如粗制面粉、糙米、燕麦片、玉米、芹菜、韭菜、菠菜、丝瓜、藕、猕猴桃、香蕉、柚子、橙子、苹果等。每天食物中的纤维素含量应增加至 30g。

（3）多食产气食物及富含维生素 B 的食物：如白薯、香蕉、生蒜、生葱、木耳、银耳、黄豆、玉米及瘦肉等，利用其发酵产气，促进肠蠕动。

（4）经常饮用酸奶：酸奶所含的乳酸菌能维持肠道的生态平衡，可以有效缓解便秘。

（5）饮食有规律，避免暴饮暴食：忌食肥腻食物、少饮浓茶或含咖啡因的饮料，少食辛辣及煎炸类食物，避免过量饮酒。

3. 活动指导

（1）改变静坐的生活方式，避免久坐久卧：卧床或坐轮椅的老年人可以通过转动身体、挥动手臂等方式或进行被动活动达到锻炼的目的。

（2）适当锻炼：鼓励老年人根据自身情况积极参加力所能及的活动，每天保持

30～60分钟活动时间，如散步、慢跑、打太极拳、练气功等。

（3）练习收腹运动和提肛运动：收缩腹部与肛门肌肉10秒后放松，一天内重复训练数次，可以提高排便辅助肌的收缩力，增强排便能力。

4. 用药护理　药物治疗的目的是促进粪便的排出，建立正常的排便习惯。应遵循"用量尽可能小，用药次数尽可能少，建立排便规律后尽早停药"的原则。

（1）口服泻药：应考虑用药的安全性和药物依赖性，避免长期使用刺激性泻药。老年人应首先选用温和的缓泻剂，注意观察药物的疗效。常用的口服泻药有：

1）容积性泻药：包括甲基纤维素、琼脂、果胶等。容积性泻药不被肠壁吸收，在肠管内吸收水分后膨胀，扩张肠道容积，引起排便反射；还可以通过滞留粪便中的水分，增加粪便含水量，软化粪便。这类泻药经济实惠、不良反应少，服用的同时需饮水250mL。

2）刺激性泻药：包括番泻叶、大黄、酚酞（果导片）、蓖麻油等。刺激性泻药作用于肠道神经系统，增加肠道蠕动和刺激肠道分泌，长期服用会引起药物依赖，建议短期、间断使用。番泻叶每次可用3～5g，每晚用沸水泡汁服用，因其含有蒽醌，由结肠的细菌水解活性成分后发生作用，服用后8～10小时可排便。酚酞用量0.1g，每晚睡前口服，口服后在肠道内与碱性肠液形成可溶性钠盐，对结肠有刺激作用；由于其部分由胆汁排泄，在肠道内再吸收而形成肠肝循环，故一次给药后可维持3～4天。大黄容易损伤脾胃，因气血虚弱导致便秘的老年人不宜使用。

3）润滑性泻药：包括甘油、液体石蜡等，每次可用10～20mL，每晚睡前服用，一般口服6～8小时后发生作用。液体石蜡在肠道中不被吸收，可包绕粪块，使之容易排出；同时又妨碍结肠对水的吸收，能起到润滑肠腔、软化大便的作用。这类泻药容易从肛门漏出，引起瘙痒、污染衣裤，还会影响脂溶性维生素的吸收，只能短期使用。

4）渗透性泻药：包括硫酸镁（盐性泻剂）、乳果糖、甘露醇、山梨醇等。这类泻药在肠道内吸收缓慢，可在肠道内形成高渗状态，阻止肠道内盐和水分被吸收，从而扩张肠腔、刺激肠蠕动。但这类泻药大剂量、长期使用时，可引起水、电解质紊乱、腹泻与便秘交替出现，所以应小剂量使用，老年人和肾功能减退者更应慎用。

（2）外用简易通便剂：很多便秘的老年人常使用简易通便剂，如开塞露、甘油栓、肥皂栓等，可经肛门插入，通过刺激肠道蠕动，软化粪便，反射性引起排便。使用时，老年人宜取左侧卧位，放松肛门括约肌，将药物挤入或插入肛门。此方法简单有效，但因为直肠被频繁刺激后，敏感性会降低，导致排便更加困难，故不宜长期使用。

（3）灌肠法：将一定量的溶液通过肛管，自肛门经直肠灌入结肠，从而刺激肠道蠕动，促进排便或使干硬的粪便软化，帮助老年人解除便秘。灌肠法解除便秘见效快，适用于严重便秘在一般治疗措施无效时。老年人灌肠应根据便秘程度和全身状况选择和配制不同性质和作用的灌肠液。可遵医嘱选用"1、2、3"溶液、植物油或肥皂水等。

（4）生物反馈疗法：是一种新兴的生物行为疗法，无创、无不良反应、不易复发，且通便成功率为75%～90%。但由于老年人自身生理调节能力差、肌肉力量较弱、接受能力减退，增加了训练难度，起效较慢，常导致老年人对治疗产生怀疑，不愿坚持按疗程治疗，从而直接影响疗效。生物反馈疗法的出现，丰富了便秘治疗的手段，开辟了便秘治疗的新方向。

5. 心理调适

（1）调节老年人的情绪，保证充足睡眠，使其保持乐观的精神状态，消除紧张、焦虑等不良情绪。

（2）鼓励老年人参加集体活动和社会活动，以获得更多的家庭和社会支持。

（3）耐心听取老年人的倾诉，取得其信任，讲解便秘发生的原因，强调便秘的可预防性和可治性，增加老年人的信心。

二、大便失禁

案例导入

某敬老院王爷爷，80岁，大便失禁20天，每天排便十余次，为稀便，无排便感。自述肛周皮肤瘙痒，体检可见肛周皮肤红肿。

试分析：引起老年人大便失禁的常见原因有哪些？如何为王爷爷进行正确的皮肤护理？

大便失禁是指肛门括约肌功能不受意志控制而不自主地将粪便和气体排出体外，是排便功能紊乱的一种类型，可分为完全性大便失禁和不完全性大便失禁。不完全性大便失禁者能随意控制干便，但对稀便和气体失去控制能力；完全性大便失禁者不能随意控制粪便及气体的排出，导致有粪便的黏液外流，污染内裤，使肛门潮湿、瘙痒。女性因分娩时耻骨神经及盆底组织损伤，大便失禁的发生率高于男性。老年人由于肛门括约肌张力减弱，直肠、肛管感觉功能减退，大便失禁的发生较为常见。国外有文献报道，社区老年人的发病率为2%左右。

（一）评估

1. 健康史

（1）评估老年人排便情况，包括大便失禁发生的时间，大便的次数、性状、量，以及是否伴有尿失禁、便秘、腹泻等。

（2）了解老年人最近进食情况，有无长期低渣饮食，近期有无饮食变化或进食不洁食物。

（3）了解老年人既往大便失禁情况、肠道疾病史、用药史、手术史、分娩生产史等，可为大便失禁提供诊断线索。

（4）评估老年人的活动能力、认知功能、步态、营养状况等，注意有无因长期大便失禁引起的失禁相关性皮炎。

（5）综合评估引起大便失禁的原因

1）功能性大便失禁：是指无神经源性损害和结构异常，临床上出现持续至少1个月、反复发作的大便失禁。老年人多有便秘史和粪便嵌塞史，粪便嵌塞是慢性便秘最常见的并发症，也是老年人大便失禁的常见原因。因粪便嵌塞在大肠中，形成坚硬的粪块刺激结肠和腺体产生大量的黏液，粪水经粪块旁的间隙从肛门流出，从而形成大便失禁。另外，长期便秘的老年人由于长时间用力排便，会继发黏膜、神经和盆底肌群的损伤，进而发生大便失禁。

2）症状性大便失禁：是因肛门内外括约肌和肛提肌等肌肉功能失常所致。老年人肛门括约肌对液体粪便的调节失调，所以任何原因引起的腹泻都容易导致大便失禁。主要病因如下：①消化系统疾病，如溃疡性结肠炎、克罗恩病、直肠肛管炎性疾病、肿瘤、直肠脱垂等；②药物因素，如泻药使用过量、抗生素引起肠道菌群失调等；③内分泌代谢性疾病，如糖尿病、甲亢等。

3）神经性大便失禁：由于中枢神经系统病变或骶神经损伤，不能随意控制排便，主要见于：①神经系统疾病，如阿尔茨海默症、脑动脉硬化、脑萎缩、脑栓塞、脑外伤、脑肿瘤等；②脊髓瘤及马尾神经炎和损伤等；③直肠靠近肛门处的黏膜切除，直肠肛门及会阴部位的神经损伤等。

2. 临床表现

（1）排便异常：不由自主的粪便泄漏，可伴有腹胀或腹痛。大部分老年人表现为粪便不能随意控制、排大便频繁不止；部分老年人表现为每天有 1～2 次成形粪便，但无排便感而排在床上或裤内；部分老年人表现为便秘后大便失禁，粪水从干硬的大便旁漏出。

（2）皮肤损害：因肛周皮肤受失禁粪便浸渍，出现肛周皮肤瘙痒、红肿、溃烂、湿疹等，常引起局部或全身感染。

（3）其他表现：大便失禁较严重的老年人体检时可见腹部包块。一些老年人为了使大便减少而节制饮食，出现体重下降、营养不良等。

3. 辅助检查

（1）血生化检查、粪便细菌学检查、X 线检查、钡剂灌肠、直肠指诊等对大便失禁的原因查找有一定的帮助。

（2）结直肠镜检可观察结直肠黏膜的颜色，有无炎症、溃疡、出血、肿瘤、狭窄等。

4. 心理社会状况

（1）大便失禁严重影响老年人的社会交往，老年人表现为不愿进出公共场合、不愿和他人交往，担心家人嫌弃，容易出现自卑、孤独、焦虑和抑郁的情绪。

（2）大便失禁污染衣裤和被褥，加重家庭照顾的负担，可能引起家人抱怨。

（二）照护总体目标

1. 大便失禁减轻或被有效控制，养成规律排便的习惯。
2. 老年人和家人掌握大便失禁的护理知识，避免肛周皮肤损害。
3. 自卑、焦虑和抑郁的不良情绪减轻或消失。

（三）主要照护措施

1. 排便护理

（1）坚持每天定时排便，不要随意抑制便意，可帮助老年人如厕，使其能及时排便。必要时提供便盆或床旁便器。

（2）排便时尽量采取坐姿。

（3）可遵医嘱每天定时为老年人使用导泻剂或灌肠，以帮助其建立排便反射。

（4）稀便护理如下。

1）一次性尿垫：可以缩小潮湿污染的范围，减轻皮肤的损害程度，但不能避免失禁相关性皮炎的发生。如有污染应及时更换。

2）内置卫生棉条：置入肛门 6 ～ 9cm，根据排便情况随时更换。能有效堵塞和吸收大便，防止渗漏，避免大便和过度清洗对肛周皮肤的刺激。

3）肛门贴造口袋：测量肛门括约肌后将造口袋底板沿中央孔径裁剪，开口 3 ～ 4cm；将肛周毛发剃除，清洁擦干；两人撑开肛周皮肤，将造口袋保护纸撕去，中央孔径对准肛门贴上造口袋，并由内向外抚平，按压 5 ～ 10 分钟，使其黏合紧密；最后封好排放口。造口袋出现粪水渗漏时需要及时更换，如无渗漏则 2 ～ 3 天更换 1 次，造口袋胀气或收集粪水达 1/3 时应及时排放。

2. 饮食护理

（1）应以清淡饮食为主，多食富含纤维素的食物，如新鲜蔬菜、水果及粗粮等，忌食辛辣刺激或油腻的食物。

（2）便秘时多饮水，可每天早晨空腹饮用一杯温开水，润滑肠道、刺激肠道蠕动。

（3）腹泻严重时，可进食清淡流质，如米汤、面汤、果汁等；恢复期应进食少渣少油半流质饮食，如稀粥等；腹泻停止后进食软食，如蛋羹、菜泥、瘦肉末、软饭等。

3. 活动指导

（1）积极参加适量的体育活动，以增强体质，如散步、慢跑、健身操、太极拳等；卧床不起的老年人可做床上肢体活动或被动运动，并定时翻身和进行腹部按摩。

（2）坚持进行盆底肌运动，加强肛门功能、促进排便。

4. 皮肤护理

（1）保持会阴部及肛门周围皮肤干燥。便后用湿巾擦净后用温水清洗局部皮肤并擦干，可涂抹氧化锌软膏，防止发生皮疹。如已经出现肛门周围的皮肤发红，便后可坐浴，防止破溃。肛周皮肤损害严重者可以使用烤灯每天两次进行局部皮肤烘烤，每次 20 ～ 30 分钟，以保持皮肤干燥。

（2）使用一次性尿垫时，一经污染要立即更换。有条件时可让老年人卧于有孔的床上，以减少床褥的污染。

（3）随时更换污染的衣物和被单，定时打开门窗通风换气，持室内空气清新。

5. 心理调适

（1）与老年人建立良好的关系，提供舒适、整洁的环境，保护老年人自尊。

（2）主动与老年人沟通，认真倾听其心理感受，鼓励老年人保持积极乐观的精神状态，提供情感支持。

（3）鼓励老年人适当参与社交活动，消除其社交孤立感，改善自卑、焦虑和抑郁的情绪状态。

三、吞咽障碍

案例导入

　　某敬老院徐奶奶，78岁，脑梗死入院治疗后出院，目前右侧肢体活动不利，饮水呛咳，进食困难，伴声音嘶哑。

　　试分析：引起老年人吞咽障碍的原因有哪些？针对徐奶奶的情况，应该采取哪些护理措施？

吞咽障碍是指食物或液体从口腔输送到胃的过程发生障碍，常有咽、胸骨后或食管部位的梗阻停滞感，是临床常见老年综合征之一。我国社区老年人吞咽障碍发生率近15%，老年住院患者中发生率约30%～55%，在养老院等机构居住的老年人中发生率约40%。吞咽障碍可引起营养不良、脱水、噎呛、吸入性肺炎，甚至窒息死亡，严重影响老年人的健康。

（一）评估

1. 健康史

（1）了解老年人的一般资料，如年龄、性别、文化背景等。

（2）评估老年人的口腔功能情况，包括口部开合、舌部运动、有无流涎、口腔内的知觉、味觉，吞咽反射、呕吐反射、牙齿状态、发声等。

（3）评估老年人的进食过程、进食习惯、有无意识障碍和营养失调等。

（4）综合评估吞咽障碍的危险因素

1）生理因素：随着年龄的增加，吞咽障碍的发生率也随之增加。老年人牙齿松动或脱落，导致咀嚼不充分；舌肌、咀嚼肌力量和活动范围下降；味觉、嗅觉感受器减少；呼吸保护反应减少，抵御咽喉部位分泌物及胃内容物反流入呼吸道的能力下降；食管的蠕动能力下降；头颈区域肌肉运动的灵活性下降等，综合以上各种情况，老年人极易出现吞咽功能失调。

2）疾病因素：与吞咽相关的肌肉和神经病变可引起吞咽障碍，常见疾病包括：①神经系统疾病，如脑血管疾病、帕金森病、重症肌无力和老年痴呆等。②梗阻性病变，如咽、喉、食管腔内的炎性肿胀、瘢痕性狭窄、良恶性肿瘤等。③其他疾病，如慢性阻塞性肺疾病、慢性呼吸衰竭、心衰等加重老年性生理因素的作用；硬皮病、干燥症等影响唾液分泌，从而影响吞咽功能。

3）药物和治疗因素：药物副作用：镇静催眠类药物可影响口腔的吞咽协调性和老

年人的精神状态；抗组胺药物、抗胆碱能药物可引起口干、食欲下降；抗抑郁药物可引起黏膜干燥和嗜睡。如因治疗需要，老年人行气管切开、气管插管、头颈部手术及头颈部放疗等，也可使老年人吞咽障碍的发生率增加。

4）其他因素：①周围环境有无干扰，环境光线是否充足；②食物的性状，进餐的时间，餐具的选择是否合适；③进餐姿势是否正确，如有无平卧位进食或进食后立即平卧等也可能影响吞咽功能。

（5）吞咽功能评估

1）七项指标检查：①意识是否清楚；②能否直立坐位，并维持头部位置；③有无流涎；④舌的活动范围是否正确；⑤有无自主咳嗽；⑥有无呼吸困难；⑦有无构音障碍、声音嘶哑、湿性发声等。上述指标中如有 1 项异常，则认为老年人存在吞咽障碍的可能。

2）反复唾液吞咽测试：老年人取端坐位或半坐卧位，检查者将食指、中指并排横放于老年人的喉结和舌骨处，让其快速反复吞咽。观察 30 秒内老年人吞咽的次数和喉上提的幅度，如 30 秒内吞咽少于 3 次或喉上下移动小于 2cm，则确认为吞咽功能异常。

3）洼田饮水试验：该方法无创，且操作方便、可重复性强，是较可靠的吞咽障碍检查方法，见表 3-8。需要保证老年人意识清楚、咳嗽反射正常，试验开始前，保持老年人处于坐位，先单次喝下 2～3 汤匙水，如无问题，再让其喝下 30mL 温开水，测定从开始喝水至完成吞咽的时间（以喉头运动为标准）。共测试 2 次，分别观察所需时间及呛咳情况，以 2 次中最短时间为准。结果可按 5 级进行评价记录。

表 3-8　洼田饮水试验分级及判断

级别	表现	判断
Ⅰ级	5 秒内能 1 次顺利将水咽下，无呛咳	可疑异常
Ⅱ级	5～10 秒内分 2 次以上将水咽下，无呛咳	异常
Ⅲ级	5 秒内 1 次咽下，但有呛咳	异常
Ⅳ级	5～10 秒内分 2 次以上咽下，并有呛咳	异常
Ⅴ级	10 秒内不能将水全部咽下，并频繁呛咳	异常

注意事项：试验过程应由专人负责；评判标准不可提前告知老年人，以免其紧张而影响试验结果；喂水时剂量要准确，并根据老年人平常的喝水习惯进行测试。

2. 临床表现

（1）常见临床表现：饮水呛咳，进食费力，进食时间延长，吞咽时或吞咽后咳嗽；吞咽后口腔内有食物残留，并有食物附着在咽喉部位的感觉；部分老年人有频发的清喉动作，并可有流涎、说话声音沙哑、喉中痰音等。

（2）常见并发症

1）误吸：吞咽障碍最常见且需要紧急处理的并发症，是指固体或流质食物、口咽分泌物等误吸至气管和肺，引起反复发生的吸入性肺炎，甚至出现窒息危及生命。

2）噎呛：也是常见且危急的并发症之一。因食物团块噎在食管的某一狭窄处，或呛到咽喉部、气管，而引起的噎食、呛咳、呼吸困难，甚至窒息。

3）营养不良和脱水：常由长期的进食恐惧、吞咽障碍和消化不良引起。

3. 辅助检查

（1）吞咽造影检查：是诊断吞咽障碍首选和理想的方法，也为评价吞咽障碍的"金标准"。吞咽造影检查是指在 X 线透视下，针对口、咽喉、食管的吞咽运动所进行的特殊造影。不仅可以发现吞咽障碍的功能性或结构性异常的病因及其部位、程度和代偿情况、有无误吸等，而且是选择有效治疗措施和观察治疗效果的依据。

（2）纤维内镜检查：在内镜直视下观察鼻、咽喉、会厌等的情况，以了解进食时食物积聚的位置和状况。

（3）其他检查：超声检查可动态反映吞咽时各器官的活动；放射性核素扫描可清晰呈现与吞咽相关的各器官的解剖结构。

4. 心理社会状况

（1）存在吞咽障碍的老年人无法正常进食，甚至可能长期留置鼻胃管等，严重影响了老年人的人际交往，使老年人自尊受损，容易产生羞愧、抑郁、社交隔离等心理障碍。

（2）因误吸、噎呛等并发症常危及老年人的生命，老年人及其家属在知识不足的情况下容易产生焦虑和恐惧的心理。

（3）长期吞咽障碍的老年人在进食时经常需要家人或照护者协助，增加了家庭照护负担和经济负担。

（二）照护总体目标

1. 吞咽功能改善，能掌握正确进食的技巧。
2. 未发生误吸、噎呛等事件或发生后处理及时。
3. 能正确理解预防异物堵塞呼吸道的知识，并掌握误吸与噎呛的自救方法。

（三）主要照护措施

1. 进食护理

（1）食物选择：根据吞咽障碍的程度及阶段，按照先易后难的原则进行食物选择。容易吞咽的食物特点是柔软、密度及性状均一、黏性适当、不易松散、通过咽和食管时易变形且不易黏着在黏膜上，可首选糊状食物。避免带刺的食物和黏性较强的食物，如鱼、汤圆、年糕等；避免食物过冷或过热；避免辛辣刺激性食物；避免容易引起呛咳的流质，水应尽量混合在半流质食物中给予；避免容易引起吞咽障碍的干食，如饼干、蛋糕、面包等；兼顾食物的色、香、味。

（2）体位：老年人应坐在高度适宜的餐桌旁，背靠有靠背的椅子，保持上身直立或前倾 15°，双足完全着地的姿势。如果需要协助，可以使用枕头、坐垫等。卧床的老年人进餐期间应至少抬高床头 6°，进餐后 20 分钟放低床头，避免胃内容物反流。

（3）进餐方式：将食物放于口腔最能感受食物的位置，如健侧舌后部或健侧颊部，有利于食物吞咽。另外，应注意进食的一口量，即最适于吞咽的每次食物入口量。如一口进食过多，食块易残留在咽部，加大误吸的危险；但一口进食过少会使感觉、运动障碍的老年人口中操作困难，吞咽反射无法引出。正常人一口量为流质 1～20mL、糊状食物 3～5mL，一般先从少量（流质 1～4mL）开始尝试，逐步摸索合适的量。过程中提醒老年人注意，前一口吞咽完成后再进食下一口，避免两次食物重叠入口的现象。

（4）餐具选择：应选用适宜的餐具，可采用边缘钝厚、匙柄较长、匙面小、容量 5～10mL、难以黏着食物的匙羹。手部活动不方便者，可使用套筷或有弯度的勺子等辅助进食。不使用一次性餐具，必要时用围兜。

（5）其他事项：进餐时光线应适当，以无眩光产生为标准；保持环境安静，减少电视、噪声等的干扰，可选择使老年人愉快的轻音乐；保证老年人注意力集中，尽量停止不必要的治疗或其他活动。

（6）协助喂食的方法

1）喂饭时，家属或照护者态度应和蔼亲切，动作应轻柔，不用语言催促老年人。

2）每勺饭量不要太多，速度不宜过快，给老年人充足的时间进行咀嚼和吞咽。

3）将食物直接放入老年人舌根附近，等待其咽下后再喂食下一口。

4）老年人如出现恶心、呕吐、呛咳等反应时，要暂停喂食。

2. 并发症护理

（1）误吸和噎呛：一旦出现误吸，应尽快调整老年人体位，使其头偏一侧，尽量吸尽残留在口腔和咽喉部的食物。当老年人出现呛咳时，应立即协助其低头弯腰，身体前倾，下颌贴向前胸。因误吸导致异物堵塞呼吸道或老年人在进食过程中呼吸突然停止时，应立即清除其口腔中的食物，如清除后仍无改善，则立即用 Heimlich 腹部冲击法进行急救（具体抢救过程参见第四章第二节）。如果上述方法重复 5～6 次仍不能奏效，应立即用大号无菌针头在环状软骨上缘和下缘的中间部位，即环甲韧带处（喉结下）插进气管，并尽早行气管插管。如老年人心脏停搏应立即进行心肺复苏，自主呼吸恢复后，应持续吸氧、密切监护，直至完全恢复。抢救结束后注意观察有无吸入性肺炎的发生。

（2）营养不良：定期监测体重指数、血清白蛋白等指标，可根据老年人吞咽障碍的不同原因，制作不同质地的食物。经口进食不能有效补充营养时，可由营养师指导并给予口服营养补充处方，也可考虑采用静脉补充营养的方式。对不能吞咽，或吞咽液体和食物有噎呛者，可以通过鼻胃管补充营养。

3. 康复护理

（1）面部肌肉锻炼：包括皱眉、鼓腮、龇牙、张口、咂唇、吹哨等。

（2）舌肌运动锻炼：伸舌运动，使舌尖在口腔内左右用力顶两颊部，并沿口腔前庭沟做环转运动。

（3）软腭训练：张口后用压舌板将舌压住，用冰棉签于软腭上做快速摩擦运动，以刺激软腭，并嘱老年人发"啊、喔"的声音，使软腭上抬。

上述三种方法配合，规律锻炼，可促进吞咽功能的康复或减慢吞咽功能退化的速度。

4. 心理调适

（1）认真倾听老年人的倾诉，引导其接受吞咽障碍的现实。

（2）告知老年人通过康复训练可以有效改善吞咽障碍的症状，帮助其树立信心，减轻焦虑和抑郁的情绪体验。

（3）鼓励老年人参加集体活动和社会活动，改善其社会疏离状况。

（4）教会老年人和家属误吸及噎呛的急救处理方法，一旦发生应沉着应对，避免紧张和恐惧心理。

（谷利斌）

第六节　内分泌系统

老年人易患的多发内分泌系统疾病为糖尿病。糖尿病（diabetes mellitus）是一组以慢性血糖增高为特征的代谢性疾病，是由于胰岛素分泌和（或）作用缺陷所引起。糖尿病长期代谢紊乱可导致眼、肾、心脏、血管、神经等组织器官的慢性病变，病情严重或应激时可发生急性严重代谢紊乱，如糖尿病酮症酸中毒、高渗性昏迷等。据 WHO 流行病学调查资料统计，按目前糖尿病的增长速率，到 2025 年全世界糖尿病患者将由目前的 1.5 亿达到 3 亿，中国目前已成为继印度之后，糖尿病发病率居全世界第 2 位的国家。2017 年中国糖尿病患者约为 1.21 亿，约有 3410 万糖尿病患者年龄超过 65 岁，多为 2 型糖尿病。

（一）病因

糖尿病的病因和发病机制极为复杂，至今尚未完全阐明。总的来说遗传因素及环境因素共同参与其发病过程。

（二）病理生理

环境因素中摄食过多、体力劳动过少导致肥胖可诱发胰岛素抵抗。在胰岛素抵抗的情况下，如果 B 细胞能代偿性增加胰岛素分泌，则可维持血糖正常；当 B 细胞功能缺陷，对胰岛素抵抗无法代偿时，就会发生 2 型糖尿病。

（三）评估

1. 临床表现

（1）症状及体征：主要是代谢紊乱症状群。典型老年人糖尿病表现为"三多一少"（多饮、多尿、多食和体重减轻）。皮肤瘙痒，老年人易并发真菌感染，瘙痒更加严重。其他还表现为四肢酸痛、麻木、腰痛、性欲减退、阳痿等。

（2）急性并发症

1）糖尿病酮症酸中毒：老年人多见，常为糖尿病首发表现。其诱因包括感染、手术、外伤、饮食不当、治疗不及时、胰岛素治疗中断或减量不当，有时无明显诱因。具体表现为早期"三多一少"症状加重；酸中毒失代偿后病情迅速恶化，疲乏、食欲减退、恶心、呕吐、极度口渴、尿量显著增多，常伴头痛、嗜睡、烦躁、呼吸深快（kussmaul 呼吸）、有烂苹果味（丙酮）；后期严重脱水、尿量减少、皮肤黏膜干燥、眼球下陷、脉搏细速、血压下降、昏迷甚至死亡。

2）高血糖高渗状态：以严重高血糖、高血浆渗透压、脱水为特点，无明显酮症酸中毒，患者常有不同程度的意识障碍或昏迷。多见于用饮食控制或口服降糖药治疗的老年糖尿病患者。

3）感染性并发症：本病老年人易于感染，以皮肤、胆管、泌尿道部位最常受累。皮肤疖、痈、癣，肾盂肾炎、膀胱炎等多见。

（3）慢性并发症

1）血管病变：可以引起肾小球硬化，出现蛋白尿、水肿、高血压和肾功能不全；引起视网膜血管病变，有视网膜出血和水肿，甚至视网膜剥离；引起冠心病、出血性或缺血性脑血管病；引起下肢疼痛、感觉异常和间歇性跛行，甚至肢体坏疽。

2）神经病变：表现为对称性感觉异常、麻木、烧灼、针刺感，呈手套、袜套样分布，晚期累及运动系统，可有肌力减弱以至肌肉萎缩和瘫痪。

3）糖尿病足：主要为足部溃疡与坏疽，是老年糖尿病患者致残的主要原因。

2. 辅助检查

（1）尿糖测定：尿糖阳性是诊断糖尿病的重要医局，但是尿糖阴性不能排除糖尿病可能。

（2）血糖测定：诊断糖尿病时必须用静脉血浆测定血糖，治疗过程中随访血糖控制程度时可用便携式血糖仪（毛细血管全血测定）。

（3）糖化血红蛋白（HbAlc）和糖化血清蛋白测定：HbAlc 反映患者近 8 ～ 12 周总的血糖水平，为糖尿病控制情况的主要监测指标之一。糖化血清蛋白反映患者近 2 ～ 3 周内总的血糖水平，为糖尿病患者近期病情监测的指标。

老年人有糖尿病症状，若随机血糖 ≥ 11.1 mmol/L（200mg/dL）或（和）空腹血糖 ≥ 7.0 mmol/L（126mg/dL）可诊断为糖尿病，若随机血糖 ≤ 7.0 mmol/L 及空腹血糖 ≤ 5.6 mmol/L，可排除糖尿病。若血糖介于两者之间，应做糖耐量试验（OGTT）。2 小时血糖 ≥ 11.1 mmol/L，可诊断为糖尿病；若 ≤ 7.8 mmol/L，可排除糖尿病；7.8 mmol/L ≤ 血糖 ≤ 11.1 mmol/L 为糖耐量异常。

（4）其他检查：根据病情需要选用血脂、肝肾功能等常规检查，急性严重代谢紊乱时的酮体、电解质、酸碱平衡检查，心、肝、肾、脑、眼科以及神经系统的各项辅助检查等。

（四）治疗

老年人糖尿病的治疗宜早期治疗、长期治疗、综合治疗、治疗措施个体化，包括糖尿病教育、饮食治疗、体育锻炼、血糖监测和药物治疗。

1. 健康教育　良好的糖尿病知识健康教育可充分调动老年人的主观能动性，积极配合治疗，有利于疾病控制达标，防止各种并发症的发生和发展，降低耗费和负担。

2. 饮食　以控制总热量为原则，实行低糖、低脂、适当蛋白质、高纤维素、高维生素饮食。教会患者饮食计算方法，严格按照饮食治疗方案进食。

3. 体育锻炼　对老年糖尿病患者（尤其是肥胖老年人）应鼓励运动和适当的体力活动。注意应进行有规律的合理运动，循序渐进和长期坚持。

4. 病情监测　定期监测血糖，并建议老年人应用便携式血糖计进行自我监测。每3～6个月定期复查糖化血红蛋白，了解血糖总体控制情况，及时调整治疗方案。

5. 口服药物

（1）磺脲类药物：用于经饮食控制不能降低血糖的老年糖尿病患者。常用的药物有格列本脲（优降糖）、格列吡嗪（美吡达）、格列齐特（达美康）格列美脲（佑苏）等。每日1～2次，餐前半小时服用，服药程中应注意监测血糖。

（2）非磺脲类药物：常用药物有瑞格列奈、那格列奈，餐时服用，每日3次，每次1～2mg。

（3）双胍类药物：常用药物有二甲双胍，餐中或餐后服用，每日2～3次，每次500～1500mg。

（4）葡萄糖苷酶抑制剂：常用药物有阿卡波糖、伏格列波糖，与第一口饭嚼服，每日3次，每次50～100mg。

（5）噻唑烷二酮类：常用的有曲格列酮、罗格列酮、吡格列酮等。

6. 胰岛素

（1）制剂类型：可分为速效、中效、长效三类。速效胰岛素包括普通胰岛素、速效胰岛素锌混悬液；中效胰岛素包括慢胰岛素锌混悬液、中性鱼精蛋白锌胰岛素；长效胰岛素包括鱼精蛋白锌胰岛素、特慢胰岛素锌悬液。

（2）用法和用量：预混胰岛素每日2次，餐前30分钟皮下注射。特长效胰岛素于每晚临睡前注射。老年糖尿病患者胰岛素注射过程中，根据尿糖和血糖测定结果，每隔数日调整剂量或剂型，每次调节剂量为2～4 IU。

（3）胰岛素泵：为持续皮下胰岛素输注，用可调程序的微型计算机控制胰岛素输注的剂量和时间。

7. 并发症处理　若是老年糖尿病患者出现糖尿病酮症酸中毒、高血糖高渗状态、伴发感染等情况，应及时入院诊治。

（六）护理

1. 日常照护

（1）规律生活：指导老年糖尿病患者每天按时起床、按时进餐、适当加餐、适当午休、尽量坚持运动。

（2）体育锻炼：运动有利于血糖的控制，选择喜爱的运动长期坚持。

1）运动方式：根据老年人的爱好选择运动的方式，如散步、骑自行车、广场舞、太极拳、球类等需氧活动。

2）运动量：活动时间每次 20 ～ 30 分钟，可逐步延长，每日 1 次。每天定时运动。

3）体育锻炼的注意事项：①老年糖尿病患者的运动以不感到疲劳为度，逐渐增加活动量及活动时间，当血糖＞ 13.3mmol ／ L 或尿酮体阳性者，不宜做上述活动；②有严重的心脑血管疾病或微血管病变者应避免剧烈的活动，收缩压＞ 180mmHg 时停止活动；③活动时随身携带甜点及写有姓名、家庭住址和病情的卡片以应急需。

（3）指导饮食治疗：向老年人介绍饮食治疗的目的、意义及具体措施，使其认识到饮食控制的重要性，积极配合，以取得最佳效果。

1）制定每日总热量：首先按老年人的性别、年龄和身高查表或计算出理想体重，[理想体重（kg）＝身高（cm）— 105]；然后根据理想体重和工作性质，参考原来生活习惯等因素，计算每日所需总热量。成人卧床休息状态下每日每千克理想体重给予热量 105 ～ 126kJ（25 ～ 30kcal），轻体力劳动 126 ～ 146 kJ（30 ～ 35kcal），中度体力劳动 146 ～ 167kJ（35 ～ 40kcal），重体力劳动者 167kJ（40kcal）以上。

2）营养素的热量分配：碳水化合物摄入量通常应占总热量的 50 ～ 60%，提倡使用粗制米、面和一定量的杂粮，忌食蔗糖、葡萄糖、蜜糖及其制品。老年糖尿病患者（无肾病及特殊需要者）每日蛋白质摄入量不超过总热量的 15%，每日每公斤理想体重 0.8 ～ 1.2g，伴有糖尿病肾病而肾功能正常者应限制至 0.8g，血尿素氮升高者应限制在 0.6g。蛋白质至少应有 1/3 来源于动物蛋白质，以保证必须氨基酸的供给。脂肪约占总热量的 30%，饱和脂肪酸 / 多价不饱和脂肪酸与单价不饱和脂肪酸的比例应为 1：1：1，每日胆固醇的摄入量宜在 300mg 以下。另外，每日摄入食盐应限制在 10g 以下。限制饮酒。

3）合理分配：确定每日饮食总热量和糖类、蛋白质、脂肪的组成后，可根据总热量按每日三餐分配为 1/5、2/5、2/5 或 1/3、1/3、1/3。

4）多食纤维素：食用纤维素有助于大肠杆菌合成多种维生素；加速食物通过肠道，抑制糖类食物在肠道吸收，有利于餐后血糖下降，增加肠蠕动，有利于大便通畅；纤维素体积大，进食后可增加饱食感，有利于减肥。含纤维素高的食物有豆类、蔬菜、粗谷物、含糖低的水果等。每日饮食中食用纤维含量不少于 40g 为宜。

5）食品交换法：为了改善老年人单一的饮食结构，也可采用食品交换法，此法将食品分为谷类、奶类、肉类、脂肪、水果和蔬菜共六类，以每 80 千卡热量为 1 个单位。如谷类：大米 25g、生面条 30g、绿豆 25g 各为 1 个单位；奶类：淡牛奶 110mL、奶粉

15g、豆浆 200mL 各为 1 个单位；肉类：瘦猪肉 25g、瘦牛肉 25g、鸡蛋 55g、鲳鱼 50g 各为 1 个单位；脂肪类：豆油 9g、花生米 15g 各为 1 个单位；水果类：苹果 200g、西瓜 750g 各为 1 个单位；蔬菜类：菠菜 500～750g、萝卜 350g 各为 1 个单位。每类食品中等值食品可互换，营养价值基本相等。根据需要选择食物的种类并制定食谱，简单易学。

6）监测体重：在老年糖尿病患者治疗过程中，饮食调整十分重要。如肥胖老年人在治疗措施适当的前提下，体重不下降，应进一步减少饮食总热量；体型消瘦的老年人，在治疗中体重有所恢复，其饮食方案也应适当调整，避免体重继续增加。

2. 用药指导

1）口服降糖药：遵医嘱定时、定量用药，不可随意加减剂量。医护人员指导老年人定时进行血糖、糖化血红蛋白、果糖胺、尿糖和体重的监测，照护者帮助评价药物疗效和药物剂量。同时，医护人员也应指导老年人识别药物的不良反应，如磺脲类药物副作用主要是低血糖反应，特别是对肝、肾功能不全的老年糖尿病患者尤为多见，其他副作用有胃肠道反应、皮肤瘙痒、贫血、白细胞减少、皮疹等；双胍类药物应副作用主要为腹部不适、口中金属味、恶心、畏食，禁用于肝肾功能不全的老年糖尿病患者。

2）胰岛素治疗：①胰岛素使用要求：温度不可＜2℃或＞30℃，避免剧烈晃动，一般以 1mL 注射器抽取药液以保证剂量的准确。普通胰岛素于饭前 0.5 小时皮下注射，鱼精蛋白锌胰岛素在早餐前 1 小时皮下注射；长、短效胰岛素混合使用时，应先抽短效胰岛素，再抽长效胰岛素，然后混匀，不可反向操作，以免将长效胰岛素混入短效内，影响其速效性。②注射要求：胰岛素最常用的是皮下注射，常用部位上臂、腹壁、臀部、大腿前外侧。经常更换注射部位，避免 2 周内在同一部位注射 2 次，两次注射部位要相距 2cm 以上。

3. 足部护理指导

（1）足部溃疡的危险因素包括：①既往史有足溃疡、神经病变、缺血性血管病变的症状；②严重足畸形；③视力下降，膝、髋或脊柱关节炎；④社会经济条件差、独居生活、拒绝治疗和护理。

（2）足部观察与检查：每天检查患者双足 1 次，了解足部有无感觉减退、麻木、刺痛感，观察足部皮肤有无颜色、温度改变及足背动脉搏动情况；注意检查趾甲、趾间、足底部皮肤有无胼胝、鸡眼、甲沟炎等。定期做足部感觉的测试，及时了解足部感觉功能：对于保护性感觉的测试，主要测试关节位置觉、振动觉、痛觉、温度觉、触觉和压力觉。

（3）保持足部清洁，避免感染：嘱其勤换鞋袜，每天清洁足部。

（4）预防外伤：指导老年人不要赤脚走路，以防外伤；外出时不可穿拖鞋，以免踢伤；应该选择轻巧柔软、前端宽大的鞋子，袜子以弹性好、透气及散热性好的棉毛质地为宜；每天检查鞋，清除可能的异物和保持里衬的平整；对有视力障碍的老年人，应帮助修剪指甲；避免用化学药消除鸡眼；冬天使用热水袋、电热毯或烤灯时防防止烫伤，同时应注意预防冻伤。

（5）其他：指导和协助老年人采用多种方法促进肢体血液循环。

4. 低血糖反应护理指导

（1）应告知老年人及其家属不能随意更换和增加降糖药物和剂量。活动量增加时，要减少胰岛素用量并及时加餐。容易在后半夜及清晨发生低血糖的患者，制定食谱时，晚餐分配适当增加主食或含蛋白质较高的食物。

（2）老年糖尿病患者血糖不宜控制过严，一般空腹血糖 ≤ 7.8mmol/L（140mg/dL），餐后血糖 ≤ 11.1 mmol/L（200mg/dL）即可。

（3）初用各种降糖药物时要从小剂量开始，然后根据血糖水平逐步调整药物剂量。普通胰岛素注射后应在 30 分钟内进餐。

（4）指导老年人及照护者了解糖尿病低血糖反应、临床表现及应急处理措施。

（陈璇）

第七节　皮肤系统

案例导入

李大爷，70 岁，三个月前因脑出血住院手术治疗后出院，出院时神志清，左侧肢体瘫痪，大小便失禁，有糖尿病史多年。两天前家属发现李大爷臀部皮肤破溃，来医院就诊。护士检查发现李大爷骶尾部皮肤有 2cm×3cm 破溃，露出潮湿红润的创面，有黄色渗出物，但肌腱、骨并未外露。

请试分析：李大爷骶尾部压力性损伤的分期，并分析发生此损伤的原因。针对此压力性损伤应如何进行治疗和护理？

随着机体的衰老，皮肤的生物功能发生变化，老年皮肤的弹性降低、皮脂减少、角质层含水量减少以及表皮屏障功能降低等。老化真皮层的变化不仅表现为皮层胶原蛋白和弹性蛋白的改变，而且还表现在真皮层中基质成分、皮肤微血管和神经组织的变化，皮肤附属器官的形态和功能也相应变化。老年人皮肤干燥，瘙痒症的发病率明显上升，主要是皮肤及其附件的萎缩、皮脂腺分泌功能减弱所引起的。另外，皮下组织和肌肉的萎缩使久坐或长期卧床老年人容易发生压力性损伤。

压力性损伤是指位于骨隆突处、医疗或其他器械下的皮肤和 / 或软组织的局部损伤。可表现为完整皮肤或开放性溃疡，可能会伴疼痛感。损伤是由于强烈和 / 或长期存在的压力或压力联合剪切力导致。2016 年美国压力性损伤咨询委员会 (NPUAP) 用"压力性损伤"替代了"压力性溃疡""压疮"等术语，更准确地描述了完整或溃疡皮肤处的压力性损伤。

（一）评估

1. 健康史

（1）收集老年人的一般资料：如年龄、性别、饮食习惯和生活方式等。昏迷、瘫痪、大小便失禁、脊髓损伤、营养不良、使用石膏等矫形器械的老年患者是压力性损伤的高危人群。

1. 评估 发生压力性损伤的危险因素：目前 Braden 量表和 Norton 量表被证实有较好的信效度，对压力性损伤评估有很好的帮助。

Braden 量表：美国健康保健政策与研究署（AHCPR）和欧洲压力性损伤专家组（EPUAP）推荐使用的一种预测压力性损伤危险的工具，是目前国内外用来预测压力性损伤发生的常用方法，见表 3-9。

表 3-9 Braden 评估量表

项目 / 分值	1	2	3	4	得分
感觉	完全丧失	严重丧失	轻度丧失	未受损害	
潮湿	持续潮湿	经常潮湿	偶尔潮湿	很少潮湿	
活动	卧床不起	限于轮椅	偶可步行	经常行走	
移动	完全受限	严重受限	轻度受限	不受限制	
营养	非常差	不良	适当	良好	
摩擦力和剪切力	有	有潜在危险	无		

评分标准：最高 23 分，最低 6 分。15～18 分为轻度危险，13～14 分为中度危险，10～12 分为高度危险，9 分以下为极度危险。当评分 ≤ 18 分时，易发生压力性损伤，建议采取预防措施。

Norton 量表：这是 Norton 等在 1962 年对老年人进行调查研究过程中创立的，主要用于老年人压力性损伤的评估工具，见表 3-10。

表 3-10 Norton 量表

项目 / 分值	4	3	2	1	得分
意识状态	清醒	淡漠	模糊	昏迷	
身体状况	好	一般	差	极差	
体位移动	完全自如	轻度受限	非常受限	不能移动	
活动能力	活动自如	在协助下行走	依靠轮椅	卧床	
大小便失禁	没有	偶尔失禁	经常失禁	二便失禁	

评分结果：总分 20 分，分数降低表示危险因素增加，评分 ≤ 14 分提示有压力性损伤发生的危险，低于 12 分表示高危状态。

（1）评估压力性损伤的好发部位：压力性损伤多发生在身体长期受压的部位，尤其是缺乏脂肪组织保护、无肌肉包裹或肌层较薄而又支撑重力的骨隆突处。根据卧位、受压点不同，好发部位亦不同。

仰卧位：好发于枕骨粗隆、肩胛部、肘部、脊椎体隆突处、骶尾部、足跟。

侧卧位：好发于耳郭、肩峰、肘部、髋部、膝部（内髁和外髁）、踝部（内踝和外踝）。

俯卧位：好发于耳郭、颊部、肩部、女性乳房、男性生殖器、髂前上棘、膝前部、脚趾。

坐位：好发于坐骨结节。

此外，医疗器械与皮肤接触的相关部位也是压力性损伤的好发部位，如老年人使用夹板、支架、吸氧面罩等部位。

（2）评估引起压力性损伤的原因

1）局部组织长期受压：压力因素是导致压力性损伤发生的最重要因素，通常有垂直压力、摩擦力、剪切力。局部压力的大小和持续的时间是影响压力性损伤严重程度的主要因素。如长期卧床或长期坐轮椅、夹板内衬垫放置不当、石膏内不平整或有渣屑等，导致局部组织长时间承受超过正常毛细管压的压力压迫，均可造成压力性损伤。当采用拖拽的方式搬动老年人时，皮肤可受到床单的逆行阻力摩擦，皮肤擦伤后，加上受潮湿或污染的影响，可加剧发生压力性损伤。剪切力以半坐卧位多见，如老年人床头抬高时，身体处于向前和向下的重力方向，皮肤与床铺之间出现了相对性移位，接触床铺部位的皮下组织就产生了剪切力，此时皮肤拉伸，组织中的血管拉长、扭曲、断裂，造成深部组织的坏死和出现压力性损伤。

2）潮湿的刺激：汗液、尿液、各种渗出液、引流液等物质的刺激使皮肤变得潮湿，改变了皮肤的酸碱度。表皮角质层的浸渍使其保护能力下降，皮肤组织破溃，发生继发感染。尤其大便失禁时，有更多细菌和毒素刺激皮肤，这种污染物浸渍诱发感染致使情况更趋恶化。

3）全身营养不良：营养摄入不足、蛋白质合成减少，导致出现负氮平衡，进而引起皮下脂肪减少、肌肉萎缩、皮肤变薄。一旦受压，受压部位缺乏肌肉和脂肪组织的保护，局部组织缺血缺氧即引发压力性损伤。营养不良既是导致压力性损伤发生的内因之一，也是直接影响其愈合的因素。

4）年龄：老年人的皮肤松弛，缺乏弹性，皮下脂肪萎缩、变薄，皮肤易损性增加。

此外，医疗器械使用不当、机体运动功能减退和感觉功能障碍等也是形成压力性损伤的主要原因。

2. 压力性损伤伤口的状况

（1）对压力性损伤伤口进行初始评估后每周至少再评估1次，评估内容包括部位、分期、深度、大小、颜色、气味、渗出物的种类及量、有无瘘管、伤口表面及边缘情况、有无异物和感染、局部皮肤的温度等，每周测量压力性损伤的大小可用照片记录。

（2）压力性损伤的评估分期

1期：局部皮肤完整，出现指压不变白的红斑，可能会疼痛、硬实、发凉或发热，常位于骨性突起之上。肤色较深者一般难以看出。此期是皮肤受压后出现暂时性血液循环障碍，为可逆性改变。

2 期：部分皮层缺失伴真皮层暴露，表现为浅表的开放型溃疡，创面呈粉红、湿润，无腐肉、焦痂，也可表现为完好的或破损的浆液性水疱。

3 期：全层皮肤缺失，常见皮下脂肪、肉芽组织，但是肌肉、肌腱、骨并未外露；可有腐肉的存在，但没有掩盖组织损失的深度；可能会出现潜行或窦道。组织损伤的深度依解剖学位置而变化，耳朵、枕骨部和踝骨部没有皮下组织，这些部位呈浅表状，脂肪过多的区域可发展成深部伤口。

4 期：全层皮肤和组织损伤，可扩展至肌肉和 / 或支撑结构（如筋膜、肌腱或关节囊），可见或可触及肌腱、肌肉、软骨或骨骼，有可能引发骨髓炎。在创面某些区域可有腐肉和焦痂。坏死组织发黑，脓性分泌物增多，可闻及臭味，严重者细菌入血易引起败血症，造成全身感染。通常会有潜行或窦道。

不可分期的压力性损伤：全层组织损伤，由于被腐肉（呈黄色、浅棕色、灰色、绿色或者是棕色腐肉）和 / 或焦痂（呈浅棕色、棕色或黑色）覆盖，深度不明，除非去除足够多的腐肉和 / 或结痂暴露伤口基底部，否则无法判断实际深度。足跟处的稳定型焦痂（干燥、固着、完整而无红斑）可起到"身体天然（生物学）屏障"的作用，不应去除。

深部组织损伤：完整或破损的局部皮肤出现持续的指压不变白的紫色或栗色，或表皮分离呈现黑色的伤口床或充血水疱，是由皮下组织受压力和 / 或剪力所致损伤而造成。可表现为有痛感、硬块、发热或发凉。该期伤口可迅速发展暴露组织缺失的实际程度，也可能溶解而不出现组织缺失。如果可见皮下组织、筋膜、肌肉或其他深层结构，说明是全皮层的压力性损伤。

（二）照护总体目标

1. 老年人皮肤保持完整，无压力性损伤的发生。
2. 减少压力性损伤发生的原因，保持皮肤干燥，能定期翻身。
3. 掌握压力性损伤的护理知识，已经发生的压力性损伤能逐渐恢复正常。

（三）主要照护措施

1. 压力性损伤的预防　对每位新入院的老年人进行评估。根据量表评分，如果是压力性损伤高危老年人，需填写危险因素评估表上交护理部，采取预防措施，对老年人及其家属进行健康教育。

（1）减轻或去除局部压迫

1）体位变换或翻身：为卧床老年人定时翻身是最基本、最简单、能够有效解除压力的方法。视卧床老年人病情及局部受压情况，每 1～2 小时翻身 1 次，坐轮椅老年人每 15 分钟改变一下重心。翻身时切忌推、拉、拖等动作，避免擦破皮肤，可采用翻身床、电动旋转床等翻身。

翻身后使老年人处于正确体位，平卧位如需抬高床头，一般不应高于 30°，否则会产生剪切力；如果需半卧位时，床头抬高勿超过 45°，要同时摇起膝下支架，若使用靠背架，膝下应放软枕并固定于床缘，屈髋 30°，时间最好不超过 30 分钟。侧卧位时，应使身体与床成 30°，背后垫 R 形垫或软枕，以减轻髋部承受的压力。老年人坐轮椅时，使座位有足够的倾斜度，以防止老年人从轮椅向前滑脱，选择合适的坐高，确保双足得到合适的支撑，直接放在地上、脚凳或踏板上。

每次翻身时检查皮肤有无其他损伤，避免使有指压变白红斑的骨性凸起受压；建立床头翻身卡，记录时间、体位及皮肤完整性情况。

2）使用减压用具和局部使用减压敷料，保护骨隆突处或支撑身体空隙处，如在骶尾部使用多层软硅胶类泡沫敷料；用软垫或泡沫垫沿小腿全长将足跟抬起；使用足跟托起装置来抬高足跟，以减少足骨隆突处承受的压力。各种减压垫，如充气垫、海绵垫可起到良好的减压作用。

（2）避免局部刺激，保护皮肤。根据需要每日用清洗液或浴液，温水清洗皮肤。对易出汗、大小便失禁的老年人，应及时擦洗身体，更换污湿的被单、衣裤，保持床单清洁、干燥、平整无碎屑，不可让其直接卧于橡胶单或塑料布上，避免潮湿刺激皮肤。尿失禁者可训练膀胱控制失禁，大便失禁老年人大便不成形时可使用失禁袋外接；给老年人使用皮肤保护剂，不建议在会阴部皮肤涂抹凡士林软膏等油性剂，因油剂不透气影响皮肤细胞的呼吸，水分蒸发量远低于正常皮肤，易导致皮肤浸渍。避免对局部发红的皮肤进行按摩，因受压而出现反应性充血的皮肤组织则不主张按摩，因皮肤受压时间较短，变换体位后一般可在 30 ~ 40 分钟内恢复，不会形成压力性损伤，所以无需按摩；如果持续发红，则表明软组织已受损伤，此时如果按摩将导致更严重的创伤。

（3）进行营养筛查和营养评估，制定饮食计划。对每个有压力性损伤风险的老年人进行营养状态的筛查和营养评估，制定个体化营养监护计划。若膳食摄入的热量无法满足其营养需求，则应在两餐之间提供高热量、高蛋白的口服营养物；当经口摄入食物不足时考虑经肠或肠外营养支持，尽早鼻饲或静脉补充营养。蛋白质是机体修复组织必需的物质，维生素 C 和锌在伤口愈合中起着很重要的作用。综上所述，对易出现压力性损伤的老年人应给予高蛋白、高热量、富含维生素的饮食，以维持正氮平衡。

（4）鼓励老年人早期活动。在不影响疾病治疗的情况下积极活动，参与自己力所能及的日常活动，每日进行主动或被动的全范围关节运动，促进肢体血液循环，减少压力性损伤发生。

（5）加强健康教育。增加老年人及家属有关预防压力性损伤的知识，内容包括压力性损伤形成原因、危险因素、翻身技巧、减压垫的使用及全身营养的重要性，使其了解活动及各项预防措施的重要意义，学会利用简便可行的方法，如枕头、软垫等减轻皮肤受压程度，并能够按计划进行身体的活动。

2. 压力性损伤的治疗与护理

（1）压力性损伤发生后，应对老年人及压力性损伤进行全面评估，制定最合适的处理方案，积极治疗原发病，增加全身营养，加强局部治疗和护理，并对伤口愈合进行持续监测。

（2）伤口局部的治疗和护理 提倡伤口湿性愈合，因为湿性环境能促进细胞迁移、增殖和分化，有利于肉芽组织的生长，促进伤口的愈合。

1 期护理：关键在于解除局部压力，改善血液循环，去除危险因素，避免压力性损伤进展。有效去除压力源，及时减压后大多数在 48 小时红斑逐渐消退；增加翻身次数，用透明膜或其他液体敷料保护易损皮肤。

2 期护理：应防止水疱破裂，保护疱皮和创面，预防感染。继续加强上述 1 期压力性损伤的护理措施，未破的小水疱贴薄型水胶体敷料，防止破裂感染，使其自行吸收。大水疱局部消毒后在无菌操作下用注射器抽出水疱内液体，保留表皮，用水胶体敷料或泡沫敷料粘贴。

3 期、4 期护理：应清洁疮面，去除坏死组织，保持渗出物引流通畅，促进肉芽组织生长。

1）伤口的清洗：伤口清洗可以去除局部处理后无生机的组织、分泌物和代谢产物，更换敷料时清洗伤口。用与室温相同的生理盐水冲洗，避免低温冲洗液影响局部血液循环。对确诊感染、疑似感染或疑似高危细菌定植的伤口，使用带有表面活性剂和 / 或抗菌剂的清洗溶液来清洗。

2）伤口的清创：腐败组织是感染发生的理想环境，会阻碍组织的修复，因此要采用清创法将坏死组织清除。去除坏死组织的清创方法有外科手术清创、机械性清创、自溶性清创、酶学清创、生物清创等。具体的清创方法取决于老年人全身状况、治疗目的，坏死组织的类型、位置、深度和渗液量等。若压力性损伤已发展为蜂窝组织炎或疑似有败血症，则请外科医生会诊进行急诊引流术或清创术；对伴有潜行、窦道和广泛坏死组织无法通过其他清创方法予以去除，可考虑外科清创。

3）保持引流通畅：对于有腔隙、渗液较多且引流不畅者，用生理盐水涡流式冲洗，可用藻酸盐敷料条吸收渗液；有腔隙而渗出少的伤口可注入水胶敷料安普贴膏剂，间隔 5 ～ 7 天换药。负压封闭引流技术有助于改善局部血流，促进肉芽组织生长，对有坏死组织的伤口使用负压封闭引流前进行清创处理。

4）促进肉芽组织生长：创面局部可采用清热解毒、舒筋活血、祛腐生肌的中草药治疗。云南白药有止血、活血化瘀的作用；湿润烧伤膏、血竭、压疮灵等中药疗效也较为显著。有条件者可用血小板衍生生长因子，促进伤口的愈合。

5）手术治疗：对于经保守治疗仍无法愈合的 3、4 期压力性损伤老年人，或希望尽快关闭伤口的老年人，请外科医生会诊是否可行手术修复。

压力性损伤的预后有多种，如果经积极治疗可以痊愈，也会因蛋白质消耗和丢失造成低蛋白血症，感染后细菌如侵入骨和关节会造成骨髓炎、关节积脓，侵入血循环会形成败血症；另一方面治疗无进展或加重，会造成伤口迁延不愈甚至死亡。因此照护人员应认识到压力性损伤的危害性，了解其病因和发生发展规律，重在预防，一旦发生应采取局部治疗为主、全身治疗为辅的综合防治措施。

知 识 链 接

湿性愈合理论及湿性敷料

20世纪60年代前，人们在干性愈合理论的指导下进行伤口护理。方法是开放伤口，保持伤口干燥，促进伤口结痂。1962年英国 Winter 博士动物实验发现，湿性环境的伤口愈合速度比干性愈合快1倍。1963年 Hinman 首次在人体伤口处理中得出同样的结论。1974年 Roveeti 提出了伤口湿性愈合的理论，诞生了第一块新型敷料。湿润环境可加快表皮细胞的移行速度，无结痂形成，避免表皮细胞绕经痂皮下迁移而延长愈合时间，从而促进伤口愈合。

目前，临床常用湿性敷料有水胶体敷料、泡沫类敷料、藻酸盐类敷料、水凝胶敷料、薄膜类敷料、脂质水胶体、银离子敷料等，根据伤口的特点选用适当有效的敷料。

（刘月仙）

第八节　泌尿系统

案例导入

王奶奶，74岁，尿失禁2年，发作性头晕，头痛2周。2年来王奶奶尿频，尿急，咳嗽、打喷嚏时尿液不自主溢出，夜尿4～5次每晚。常感口干，喜大量饮水，大便干，1次/2～3日。王奶奶长期情绪紧张，睡眠差。既往有高血压10年，规律服用美托洛尔·氨氯地平控制血压。2型糖尿病1年，陈旧性脑梗3年。自述自感身体有异味感，不敢出门，也不愿意与子女一起居住，怕给子女造成负担。

试分析：老年人尿失禁的原因有哪些？尿失禁如何进行护理？如何指导尿失禁老年人正确对待该疾病。

老年患者泌尿系统多发疾病为尿失禁。尿失禁（urinary incontinence，UI）是指由于膀胱括约肌的损伤或神经功能障碍而丧失排尿自控的能力，使尿液不受主观控制而自尿道口溢出或流出的状态。分为压力性尿失禁、急迫性尿失禁、功能性尿失禁、充溢性尿失禁、混合型尿失禁。尿失禁是老年人常见的健康问题，不同性别、民族、种族中的尿失禁发生率都随着年龄的增加而增高。据报道，全世界约有2500万人患有尿失禁，其中老年女性的发病率高于男性。尿失禁伴有皮肤溃疡、跌倒并骨折、睡眠障碍和反复尿路感染的风险，亦可导致某些老年人出现困窘及孤立，从而诱发抑郁和焦虑。

（一）评估

1. 评估内容

（1）健康史

1）一般资料：年龄、性别、社会参与情况、饮酒情况等。

2）尿失禁的原因：①重点了解有无老年性痴呆、脑卒中、尿路感染、尿道炎和阴道炎、心力衰竭和高血糖症等疾病；②是否应用利尿药、抗胆碱能药、抗抑郁药、抗精神病药及镇静安眠药等药物。

3）有无焦虑、抑郁等心理问题。

4）是否有尿道手术史。

（2）尿失禁的状况

1）伴随症状：如尿急、尿频、夜尿等。

2）诱发因素：如咳嗽、打喷嚏、大笑等。

3）尿失禁发生的时间、失禁时流出的尿量及失禁时有无尿意等。

2. 评估工具　为评估尿失禁的发生率和尿失禁对老年人的影响程度，可采用国际尿失禁咨询委员会尿失禁问卷表（ICI–Q–LF）。

（二）照护总体目标

1. 日常生活需求得到基本满足。

2. 行为训练及药物治疗有效，能正确使用外引流和护垫、饮食控制良好及保持规律的康复锻炼等。

3. 老年人接受现状，积极配合治疗护理，适度参与社交活动。

（三）主要照护措施

1. 尿失禁护理用具的选择及护理

（1）失禁护垫、纸尿裤：使用最为广泛且安全的方法，可以有效处理尿失禁的问题。①优点：老年人可以随意翻身及外出；不会造成尿道及膀胱的损害，不影响膀胱的生理活动。②护理要点：每次更换纸尿裤时用温水清洗会阴部和臀部，彻底清洁后，预防性使用皮肤保护膜，防止尿湿疹及压疮的发生。保持房间的通风，房间放置加盖垃圾桶，以避免异味。

（2）高级透气接尿器

1）适用人群：身体衰弱、瘫痪及长期卧床、不能自理的老年人。

2）优点：有效预防生殖器糜烂、皮肤瘙痒、湿疹等问题发生。

3）类型：男、女接尿器，根据具体情况选择合适型号。

4）使用方法：①选用水或空气将尿袋冲开，以防粘连。②将接尿斗口对准尿道口，再把围腰带拉紧在腰上，并把下面的2条纱带从两腿根部中间左右分开向上，与三角布上的两个短纱带连接在一起即可使用。③仰卧位、侧卧位效果好，坐位时将臀部垫高

5～10公分。

5）护理要点：①导尿管低于尿斗，尿袋挂在床上，勿平放在床上。②防止折叠及尿管扭曲。③经常清洗消毒，以免感染，勿曝晒。④腰围及拉紧带松紧要适度，以免过紧引起皮肤糜烂。

（3）避孕套式接尿袋

1）适用人群：男性老年人。

2）优点：不影响老年人翻身，不会对老年人造成侵入性伤害。

3）使用方法：清洗并擦干会阴部，选择适合老年人阴茎大小的避孕套式尿袋，勿过紧。在老年人腰间扎一松紧绳，再用较细松紧绳在避孕套式接尿袋口两侧妥善固定，另一头固定在腰间松紧绳上，尿袋固定高度适宜，防尿液反流入膀胱。

（4）保鲜膜袋接尿法

1）优点：透气性好，价格低廉且泌尿系统感染率低及皮肤损伤小。

2）适用人群：男性尿失禁老年人。

3）使用方法：使用时将保鲜膜袋口打开，将阴茎全部放入其中，取袋口对折系一活扣，系时注意不要过紧，留有1指的空隙为佳。

（5）一次性导尿管和密闭引流袋

1）适用人群：适用尿潴留的老年人。

2）优点：为老年人做护理操作时（翻身按摩、更换床单）时不易脱落。

3）缺点：护理不当易造成泌尿系统感染，长期使用会影响膀胱排尿功能。

4）护理要点：必须严格遵守无菌操作，尽量缩短导尿管留置的时间，防止泌尿系统感染。

2. 行为治疗　主要包括调整生活方式、训练盆底肌肉功能、训练膀胱功能等。注意做骨盆底肌肉运动时，要保持正常呼吸，不可憋气或缩腹。

（1）调整生活方式：如合理饮食、维持适宜体重、戒烟、适度运动等。

（2）训练盆底肌肉功能：可增加排尿控制能力，可分别在不同卧位下进行训练。

1）站立：双脚分开与肩同宽，先慢慢收紧盆底肌肉并保持10秒，然后放松10秒，重复收缩与放松15次。

2）坐位：双脚平放于地面，双膝微微分开，与肩同宽，双手放于大腿上，身体微微前倾，先慢慢收紧盆底肌肉并保持10秒，然后放松10秒，重复收缩与放松15次。

3）仰卧位：双膝微屈约45°，先慢慢收紧盆底肌肉并保持10秒，然后放松10秒，重复收缩与放松15次。

（3）膀胱训练：膀胱训练可增加膀胱容量并延长排尿间隔时间。具体步骤如下：

1）白天每小时饮水150～200mL，并记录饮水量及饮水时间。

2）根据老年人平常的排尿间隔，鼓励老年人在急迫性尿意发生之前及时排尿。

3）若能自行控制排尿2小时没有尿失禁现象，则可将排尿间隔再延长30分钟，直到将排尿时间逐渐延长至3～4小时。

3. 用药护理

（1）常用药物

1）治疗尿失禁的一线药物包括托特罗定、曲司氯铵和索利那新等，其他药物包括 M 受体拮抗剂，如奥昔布宁。

2）镇静抗焦虑药：如地西泮、氯丙嗪。

3）钙拮抗剂：如维拉帕米、硝苯地平。

4）前列腺素合成抑制剂：如吲哚美辛等。

（2）护理措施：指导老年人遵医嘱正确用药，讲解药物的作用及注意事项，并告知老年人不要依赖药物而要配合功能锻炼的重要性。

4. 手术护理 各种非手术治疗失败者或严重影响生活质量者可采用手术治疗。

5. 心理护理 关注老年人心理感受，进行尿失禁护理操作时用屏风等遮挡保护其隐私，顾及老年人的尊严。讲解尿失禁相关知识，增强老年人应对尿失禁的信心，减轻老年人的焦虑情绪，帮助其舒缓压力。

6. 健康指导

（1）皮肤护理：指导老年人及其照护者及时更换尿失禁护理用具；注意会阴部清洁，每日用温水擦洗，保持会阴部皮肤清洁、干燥；变换体位、减轻局部受压、加强营养等，预防压疮等问题的发生。

（2）饮水：向老年人解释尿液对排尿反射刺激的必要性，保持每日摄入的液体量在 2000 ～ 2500mL，适当调整饮水时间和量，睡前限制饮水，以减少夜间尿量。避免摄入有利尿作用的咖啡、浓茶、可乐、酒类等饮料。

（3）饮食与排便管理：指导老年人均衡饮食，保证足够热量和蛋白质供给，维持正常的体重；摄取足够的纤维素（如芹菜、白薯等），避免便秘的发生，必要时用药物或灌肠等方法保持大便通畅。

（4）康复活动：鼓励老年人坚持做盆底肌肉训练与膀胱训练、健身操等活动，减缓肌肉松弛，促进尿失禁的康复。

（5）其他：指导老年人的卧室尽量安排在靠近厕所的位置，夜间应有适宜的照明灯，对于痴呆或认知障碍老年人的厕所要标志清楚。夜间将便器放在老年人床旁，便于老年人取放，又避免频繁排尿引起失眠和疲劳。

（王秋玲）

第九节 感官系统

一、视力下降

📚 案例导入

王某某，男性，63 岁。近一年出现看近物品视力差，易疲劳，到医院就诊。经检查诊断为老视。建议看近物时佩戴眼镜。

请问：应从哪些方面对老年人进行评估？应为老年人提供哪些护理措施。

中老年开始出现视力下降，又称为老视。老视是人眼随年龄增加而出现的调节幅度逐渐下降的现象，表现为自由变换远、中、近焦点能力的不足或丧失。通常称为"老花"或"老花眼"，一般从 40～45 岁开始，出现阅读及近距离工作困难。老年期发生的视觉障碍，会影响老年人看电视、书报，继而影响他们的饮食起居以及外出、社会交往等，严重降低了老年人的日常生活能力，导致其自信心降低，容易产生消极悲观情绪。

（一）评估

1. 健康史

（1）视力情况：询问老年人近半年内自觉视力有无改变或有无视力减弱，头痛或眼睛疲倦及症状发作的程度、部位、时间与特点等。

（2）眼镜情况：对于经常佩戴眼镜的老年人应该询问其最近的眼睛检查及验光后重新配镜的时间。

（3）全身性疾病情况：了解老年人有无全身性疾病史，如糖尿病、高血压史等。家族中有无青光眼、黄斑变性病史。

2. 辅助检查

（1）视力检查：查视力时一般先右后左，可以先用手掌遮盖另一眼，但不可压迫眼球。

1）远视力检查：采用国际标准视力表以小数法记录视力。老年人距离视力表 5m，能够将视力表某行的字符完全正确认识，则该行标志的数字即为其视力。若老年人在 5m 处不能认出视力表上最大的字符，让其逐步走近视力表，直到能认出为止，此时老年人的视力为其距视力表的实际距离 (m) 除以标准距离 5(m) 的结果。若老年人在距视力表 1m 处仍不能辨认出视力表上最大的字符，改为查指数法。让老年人背光而立，检查者伸出不同数目的手指，让其说出有几个手指，距离从 1m 开始，逐渐移近直到能正确辨认出为止，记下该距离。如果手指距眼 5cm 处老年人仍不能正确辨认出手指数，则改为手动法。即在老年人前方摆动检查者的手，并逐渐移近，直到其能正确判断手是否摆动为止，并记下该距离。

2）近视力检查：在充足照明下，将标准近视力表放在距眼 30cm 处检查，如看不清最大字符，则提示近视力很差；也可移近距离检查，但此时必须记录实际距离。

（2）视野检查：常用简单对比法。护士与老年人对视，眼位等高，相距 0.5m。检查右眼时，老年人右眼与护士左眼互相注视，并各遮挡另一眼，检查左眼时则相反。护士将手指置于与两人等距离处，由各方向从外周向中央移动，如果老年人能够在各个方向与护士同时看到手指，即说明老年人视野大致正常。

（3）色觉检查：必须在充足的自然光线下进行，色盲本的图表距离眼睛 0.5cm，让老年人在 5 秒内读出结果。如果老年人不能正确认出每张彩图中的数字或图形，则为色盲；如果能够正确认出，但表现为认出困难或辨认时间延长，则为色弱。

（4）眼压检查：可通过触诊眼球初步判断眼内压情况。嘱老年人两眼尽量往下注视，护士用双手食指尖置于老年人上睑板上缘的皮肤面，两指交替轻压眼球，通过指尖感受眼球的张力，估计眼球的硬度。

（二）照护总体目标

1. 采取有效措施，减少视力减退对老年人日常生活的影响。
2. 积极治疗眼科常见疾病和相关的慢性疾病。
3. 能采取有助于保持眼睛健康的生活方式。

（三）主要照护措施

1. 一般护理

（1）调节室内光线：老年人的居室阳光要充足，晚间用夜视灯以调节室内光线，避免受到刺眼的阳光和强光灯泡的直接照射，当室外强光照射进户时，可用纱质窗帘遮挡。

（2）指导阅读时间及材料：避免用眼过度，精细的用眼活动最好安排在上午进行，看书报、电视的时间不宜过长。老年人对光亮对比度要求较高，故为老年人提供的阅读材料（如健康教育手册、药品标签等）要印刷清晰、字体较大，最好用淡黄色的纸张，避免反光。

（3）创造适宜的生活环境：对老年人居住环境和用品进行适当调整，如日常活动空间保持通畅，防止碰撞；帮助老年人熟悉日常生活用品（如洗漱用品、老花镜、放大镜、台灯等）放置的位置，使用的物品应简单，特征性强。在门口、台阶、地面高低不平之处涂以不同颜色，防止老年人看不清而发生跌倒。为老年人创造一个物品放置固定、有序，标志明显、清晰的生活环境。

（4）日常生活护理：①每日饮水量包含食物中所含的水达到 2500mL，但是患有青光眼的老年人每次饮水量为 200mL，间隔时间为 1～2 小时，防止眼压升高，病情加重。②戒烟、限酒，减少含咖啡因食物的摄入。③保证充足的睡眠。④保持正常饮食，宜高维生素、低脂饮食。

（5）心理护理：向老年人解释老视是一种生理现象，是人生的必经阶段，以减轻老年人的紧张、焦虑。

2. 健康指导

（1）定期进行眼科检查：指导老年人每年接受一次眼科检查，对于有糖尿病、心血管疾病病史的老年人应每半年接受一次眼科检查。若近期自觉视力减退或眼球胀痛伴头痛，应该尽快检查，明确病因。

（2）配镜指导：随年龄的增长，老年人眼的调节能力逐渐衰退，因此要根据定期眼科检查的情况，更换适合的眼镜。配镜前先要验光，确定有无近视、远视和散光，然后按年龄和老视的程度增减屈光度。同时还应考虑平时工作性质和阅读习惯，以每个人的调节力为基础，适当增减镜片的度数。如进行近距离精细工作，应适当增加老花镜度数。

（3）滴眼剂的正确使用和保存：①每种滴眼剂使用前均要了解其性能、维持时间、适应证和禁忌证，检查有无混浊、沉淀，是否超过有效期。②用滴眼剂前清洁双手，头部尽量后仰或平躺，用食指和拇指分开眼睑，眼睛向上看，将滴眼剂滴在下穹窿内，闭眼，再用食指和拇指提起上眼睑，使滴眼剂均匀地分布在整个结膜腔内，滴注距离1～2cm，每次1～2滴，眼药膏挤出约1cm。③滴药时注意滴管不可触及角膜。④滴药后须按住内眼角数分钟，防止滴眼剂进入泪小管，吸收后影响循环和呼吸，用药后闭眼1～2分钟。⑤平时要多备一瓶滴眼剂以备遗失时使用，使用周期较长的滴眼剂应放入冰箱冷藏室保存，切不可放入贴身口袋。 ⑥若需要滴2种以上眼药水时，需要间隔5～10分钟再滴第二种眼药水。

（4）老视手术后指导：老视的手术治疗均是以老视的发生机制假说为理论基础，主要为角膜方式、巩膜方式和晶状体方式三类。术后遵医嘱正确使用眼罩；告知老年人点眼的方法和注意事项；不随意揉眼、挤眼，避免感染；出现明显的眼部不适及时就医。

（5）外出活动指导：老年人的外出活动尽量安排在白天进行。在光线强烈的户外活动时，宜佩戴抗紫外线的太阳镜。从暗处转到亮处时，要停留片刻，待适应后再行走，反之亦然。穿行马路时，应左右多看几次再过人行横道线，以克服视野变小的缺陷。

二、听力下降

📖 案例导入

> 刘先生，男性，62岁。日常挖耳喜用棉签，数月来，出现耳闷、耳胀、听力下降，未予以重视。近1个月，耳闷加重，听力下降明显，即来医院就诊。

请问：应从哪些方面对老年人进行评估？应为老年人提供哪些护理措施？

老年性耳聋是指随着年龄的增长，双耳听力进行性下降，高频音的听觉困难和语言分辨能力差的感应性耳聋。老年性耳聋是老年人最常见的听力障碍。据中国流行病学调查，60岁以上人群中患有不同程度的听力障碍老年人已达到35%～55%。而据联合国预测，至2050年60岁以上人口将达到4.91亿，听力障碍人群将大幅度增加。老年性耳聋影响老年人与他人的沟通，妨碍老年人对外界信息的接收，导致生活质量降低。

（一）护理评估

1. 健康史

（1）一般情况：年龄、性别以及一般身体情况等。

（2）老年性耳聋的原因

1）疾病影响：询问老年人是否患有与血管病变关系密切的疾病。高血压、冠心病、高脂血症、糖尿病均对人体的血供造成影响，从而影响耳的供血。询问老年人是否患有中耳炎。

2）饮食与血脂代谢状况：是否长期高脂饮食，高脂饮食和体内脂肪的代谢异常引起老年性耳聋的发生及进展。

3）用药情况：由于老年人对耳毒性药物作用的敏感度较青年人高，加之生理功能减退，易导致毒素积聚，造成听力损害。故应询问老年人是否服用过或正在服用可能导致听力受损的药物，如链霉素、卡那霉素、庆大霉素、新霉素、万古霉素、阿司匹林、呋塞米等。

4）不良嗜好及习惯：是否长期吸烟，因烟草中的尼古丁会刺激神经系统引起血管痉挛，使内耳供血不足，引起感觉神经细胞的退变和萎缩；是否有不正确的挖耳习惯，可造成鼓膜损伤，从而影响听力。

5）接触噪声史：过去的工作和生活环境中是否长期受到噪声刺激，是否长期使用耳塞听音乐或广播的习惯。噪音可破坏起传声作用的耳蜗微细的毛细胞突出，短暂单次的强噪音可造成短暂性耳聋，反复多次的强噪声会造成永久性耳聋。

2. 听觉功能检查　检查听觉功能使，应注意保持环境安静，避免噪声影响老年人的听力测试。

听力检查为询问老年人两侧耳朵的听觉是否一致，如有差异，则先对听力较好的耳朵进行测试。测试者先用耳塞塞住老年人听力较差侧耳朵，站在离老年人约50cm处，对另一侧耳朵小声说出两音节的数字，让老年人复述。测试者的声音强度可由柔软的耳语增强到柔软、中等、大声地发音，但测试者的脸不能面对老年人的眼睛。

（二）照护总体目标

1. 减少或消除听力障碍对日常生活的影响。

2. 老年人和家属配合，积极治疗相关的慢性疾病。

3. 老年人愿意佩戴合适的助听器等。

4. 老年人和（或）家属能说出影响听力的相关因素，并采取相关措施避免对听力的进一步损害。

（三）主要照护措施

1. 一般护理

（1）创造良好的沟通环境

1）在安静的环境中进行交流，交流时应与老年人正面相对，交谈开始前可以手势或轻拍老年人以引起注意。

2）交流时应语速缓慢，吐字清楚，声音可稍大，必要时可重复几遍，但要避免高声喊叫。

3）指导老年人将常用电子设备的声音信号转为电信号，如为手机加装来电闪亮装置、家庭门铃与室内电灯相连等。

4）提高老年人照护者的沟通的技巧，可运用丰富的表情、手势等，适度使用触摸传递信息，进而增强老年的社会支持。

（2）适当运动：运动能够促进全身血液循环，使内耳的血液供应得到改善。锻炼项目可以根据自己的身体状况和条件来选择，如散步、慢跑、打太极拳、做八段锦等。

（3）病情监测：监测并指导老年人在听力障碍短期内加重时及时检查和治疗。

（4）建立良好的生活方式：低脂、清淡饮食，多吃新鲜蔬果，增加维生素的摄入。适量摄入核桃仁、山药、芝麻、黑豆等食物，有助于延缓耳聋的发生。

2. 用药护理　老年人遵医嘱服用改善内耳微循环的药物，如地巴唑、双嘧达莫等。老年人服用药物时，注意避免服用具有耳毒性的药物，必须服用时尽量选择耳毒性低的药物，同时嘱咐老年人及其家属严格遵照医嘱执行。用药剂量不可过大，时间不可太长，并加强观察药物的副作用。

3. 心理护理　听力障碍的老年人可能会产生自卑、烦躁等负性情绪，严重者可出现抑郁。应增强老年人克服听力障碍信心，还应鼓励老年人多与家人、朋友交流，从而得到良好的情感支持等。

4. 健康指导

（1）定期接受听力检查：目前尚无有效的手段治疗老年性耳聋，但可以通过各种方法减缓老年性耳聋的进展，减轻对其日常生活的困扰。因此，应指导老年人定期进行听力检测，尽早发现和治疗老年性耳聋。

（2）指导佩戴合适的助听器：经专业人员测试后，根据老年人的要求和经济情况选戴聆听清晰，佩戴舒适，合适的助听器，尽可能地选择双耳。常见的种类有：盒式助听器；眼镜式助听器；耳背式助听器；耳内式助听器。提供助听器的保养建议：

1）避免用嘴吹耳膜，防止潮气进入。

2）避免用酒精擦拭或清洗耳膜，防止损伤耳膜塑胶成分。

3）避免助听器暴露在高温及高湿的环境中。

4）严禁使用尖物清洁麦克风及耳机。

5）初次佩戴助听器时，指导老年人每天先戴 1～2 小时，逐渐延长佩戴时间，直至全天佩戴，并且教会老年人弄懂助听器的各种开关。

（3）积极治疗相关慢性病：指导老年人早期、积极治疗慢性疾病，如高血压、冠心病、动脉硬化、高脂血症、糖尿病等，减缓对耳部血管的损伤。

（4）避免噪声刺激：日常生活和外出时注意加强个人防护，尽量注意避开噪声大的环境或场所，避免长期的噪声刺激。

（王秋玲）

第四章　特殊阶段老年人的照护 ▷▷▷▷

第一节　慢性病的照护

随着我国老龄化加速，慢性病已成为影响老年人生活质量的重要问题。老年病是指老年人所患的非传染性慢性疾病、衰老性疾病及由原有疾病引发新的疾病交互存在的疾病。研究表明，老年人慢性病患病率为 64.96%。上海市 1 项调研发现，社区老年慢性病患者中，疾病谱排列前 5 位依次为高血压、脑卒中、冠心病、糖尿病和泌尿系统疾病。老年人是社会中的弱势群体，而患有慢性病的老年人更应该得到相应的关注和照护。基于患有慢性病老年人的生理、心理特点，本节从营养与饮食、休息与活动、药物管理和疼痛管理等角度，介绍此类老年人的护理要点。

一、营养与饮食

饮食与营养是生命得以维持的基本条件，是维持、恢复、促进健康的基本手段；同时，饮食制作和摄入过程对老年人来说还可带来精神上的满足和享受。另有研究表明，2012 年我国老年营养不良疾病经济负担为 841.44 亿元，其中直接经济负担占 76%，间接经济负担占 24%；按疾病构成，营养不足经济负担为 677.37 亿元，营养过剩经济负担为 164.07 亿元。我国老年人营养不良经济负担较为严重，不同疾病因营养不良带来的经济负担差异大，部分疾病需重点干预。因此，改善饮食营养对于延缓衰弱和防治老年多发病，维护老年人健康，促进国民经济的发展，具有重要价值和意义。

（一）老年人的营养需求

1. 碳水化合物　碳水化合物供给能量应占总热能的 55% ～ 65%。随着年龄增加，体力活动和代谢活动的逐步减低，热能的消耗也相应减少。一般来说，60 岁以后热能的提供应较年轻时减少 20%，70 岁以后减少 30%，以免过剩的热能导致超重或肥胖，并诱发一些常见的老年病。老年人摄入的糖类以多糖为好，如谷类、薯类含较丰富的淀粉，在摄入多糖的同时，还可提供维生素、膳食纤维等其他营养素，而过多摄入单、双糖（主要是蔗糖，如砂糖，红糖等）能诱发龋齿、心血管疾病与糖尿病。

2. 蛋白质　原则上应该是优质少量，老年人的体内代谢过程以分解代谢为主，需要较为丰富的蛋白质来补充组织蛋白的消耗，但由于其体内的胃胰蛋白酶分泌减少，过多的蛋白质可加重老年人消化系统和肾脏的负担，因此每天的蛋白质摄入不宜过多，蛋白质供给能量应占总热量的 15%，还应尽量供给优质蛋白，应占摄取蛋白质总量的 50%以上，如豆类、鱼类等可以多吃。

3. 脂肪　老年人胆汁酸的分泌减少，脂酶活性降低，对脂肪的消化功能下降，且老年人体内脂肪组织随年龄增长而逐渐增加，因此食中过多的脂肪不利于心血管系统和消化系统。另一方面，若进食脂肪过少又将导致必须脂肪酸缺乏而发生皮肤疾病，并影响到脂溶性维生素的吸收，因此脂肪的适当摄入也十分重要。脂肪摄入总原则：由脂肪供给能量应占总热能的 20% ~ 30%，并应尽量选用含不饱和脂肪酸较多的植物油，减少膳食中饱和脂肪酸和胆固醇的摄入，如多吃一些花生油、豆油、菜油、玉米油等，而尽量避免猪油、肥肉、酥油等动物性脂肪。

4. 无机盐　老年人容易发生钙代谢的负平衡，特别是绝经后的女性，由于内分泌功能的衰减，骨质疏松的发生率将进一步增加，应强调适当增加富含钙质的食物摄入，并增加户外活动以帮助钙的吸收。由于老年人体内胃酸较少，且消化功能减退，因此应选择容易吸收的钙质，如奶类及奶制品、豆类及豆制品，以及坚果如核桃、花生等。此外，铁参与氧的运输与交换，缺铁可引起贫血，应注意选择含铁丰富的食物，如瘦肉、动物肝脏、黑木耳、紫菜、菠菜、豆类等，而维生素 C 可促进人体对铁的吸收。老年人往往喜欢偏咸的食物，容易引起钠摄入过多但钾不足，钾的缺乏则可使肌力下降而导致人体有倦怠感。

5. 维生素　维生素在维持身体健康、调节生理功能、延缓衰老过程中起着极其重要的用，富含维生素 A、B_1、B_2、C 的饮食，可增强机体的抵抗力，特别是 B 族维生素能增加老年人的食欲。蔬菜和水果可增加维生素的摄入，且对于老年人有较好的通便功能。

6. 膳食纤维　主要包括淀粉以外的多糖，存在于谷、薯、豆、蔬果类等食物中，这些虽然不被人体所吸收，但在帮助通便、吸附由细菌分解胆酸等而生成的致癌物质、促进胆固醇的代谢、防止心血管疾病、降低餐后血糖和防止热量摄入过多方面，起着重要的作用。老年人的摄入量以每天 30g 为宜。

7. 水分　失水 10% 就会影响机体功能，失水 20% 即可威胁人的生命，如果水分不足，再加上老年人结肠、直肠的肌肉萎缩，肠道中黏液分泌减少，很容易发生便秘，严重时还可发生电解质失衡、脱水等。但过多饮水也会增加心、肾功能的负担，因此老年人每日饮水量（除去饮食中的水）一般以 1500mL 左右为宜。饮食中可适当增加汤类食品，既能补充营养，又能补充相应的水分

（二）影响老年人营养摄入的因素

1. 生理因素　老年人味觉功能下降，特别是苦味和咸味功能明显丧失，同时多伴有嗅觉功能低下，不能或很难闻到饮食的香味，所以老年人嗜好味道浓重的菜肴，多数老年人握力下降，同时由于关节病变和脑血管障碍等引起关节挛缩、变形，以及肢体的麻痹、震颤而加重老年人自行进食的困难；牙齿大缺、咀嚼肌群的肌力低下影响了老年人的咀嚼功能，严重限制了其饮食摄取量。老年人吞咽反射能力下降，食物容易误咽而引

发肺炎，甚至发生窒息死亡。对食物的消化吸收功能下降，导致老年人所摄取的食物不能有效地被机体所利用，特别是当摄取大量的蛋白质和脂肪时，容易引起腹泻。老年人易发生便秘，而便秘又可引起饱腹感、食欲不振等，对其饮食摄取造成影响。

　　除此之外，疾病也是影响食物消化吸收的重要因素。特别是患有消化性溃疡、癌症、动脉硬化、高血压、心脏疾病、肾脏疾病、糖尿病和骨质疏松等疾病的老年人，控制疾病的发展，防止疾病恶化可有效促进其食欲，改善其营养状况。

　　2. 心理因素　饮食摄入异常常见于以下老年人：厌世或孤独者、入住养老院或医院而感到不适应者、精神状态异常者等，排泄功能异常而又不能自理的老年人，有时考虑到照顾者的需求，往往自己控制饮食的摄入量。对于痴呆老年人，如果照顾者不控制其饮食摄入量将会导致过食，有时痴呆的老年人还可出现吃石子、钉子，甚至自己的粪便等异常饮食的现象。

　　3. 社会因素　老年人的社会地位、经济实力、生活环境以及价值观等对其饮食影响很大，生活困难导致可选择的饮食种类、数量的减少。营养学知识的欠缺可引起偏食或反复食用同一种食物，导致营养失衡独居老年人或者高龄者，即使没有经济方面的困难，在食物的采购或烹饪上也可能会出现问题。价值观对饮食的影响也同样重要，人们对饮食的观念及要求有着许多不同之处，有"不劳动者不得食"信念的老年人，由于自己丧失了劳动能力，在饮食上极度地限制着自己的需求而影响健康。

（三）老年人的饮食原则

　　1. 平衡膳食　老年人易患的消化系统疾病、心血管系统疾病及各种运动系统疾病，往往与营养不良有关。因此，应保持营养的平衡，适当限制热量的摄入，保证足够的优质蛋白、低脂肪、低糖、低盐、高维生素和适量的含钙、铁食物。

　　2. 易于消化吸收　老年人由于消化功能减弱，咀嚼能力也因为牙齿松动和脱落而受到一定的影响、因此食物应细、软、松，既给牙齿咀嚼的机会，又便于消化。

　　3. 食物温度适宜　老年人消化道对食物的温度较为敏感，饮食宜温偏热，两餐之间或入睡前可加用热饮料，以解除疲劳，增加温暖。

　　4. 良好的饮食习惯　根据老年人的生理特点，少吃多餐的饮食习惯较为适合，要避免暴饮暴食或过饥过饱，膳食内容的改变也不宜过快，要照顾到个人爱好。由于老年人肝脏中储存肝糖原的能力较差，而对低血糖的耐受能力不强，容易饥饿，所以在两餐之间可适当增加点心。晚餐不宜过饱，因为夜间的热能消耗较少，如果多吃了富含热能而又较难消化的蛋白质和脂肪会影响睡眠。

（四）老年人的饮食护理

1. 烹饪时

　　（1）咀嚼、消化吸收功能低下者：蔬菜要细切，肉类最好制成肉末，烹制方法可采用煮或炖，尽量使食物变软而易于消化。但由于易咀嚼的食物对肠道的刺激作用减少，往往很容易引起便秘，因此应多选用富含纤维素的蔬菜类、如青菜、根菜类等烹制后食用。

（2）吞咽功能低下者：某些食物很容易产生误咽，对吞咽功能障碍的老年人更应该引起注意，如酸奶、汤面等，因此应选择粘稠度较高的食物，同时要根据老年人的身体状态合理调节饮食种类。

（3）味觉、嗅觉等感觉功能低下者：饮食的色、香、味能够大大地刺激食欲，因此味觉、嗅觉等感觉功能低下的老年人喜欢吃味道浓重的饮食，特别是盐和糖，而盐和糖食用太多对健康不利，食用时应格外注意。有时老年人进餐时因感到食物味道太淡而没有胃口，烹调时可用醋、姜等调料来刺激食欲。

2. 进餐时

（1）一般护理：进餐时，室内空气要新鲜，必要时应通风换气，排除异味。老年人单独进餐会影响食欲，如果和他人一起进餐则会有效增加进食量。鼓励自行进食，对卧床的老年人要根据其病情采取相应的措施，如帮助其坐在床上并使用特制的餐具（如床上餐桌等）进餐。在老年人不能自行进餐，或因自己单独进餐而摄取量少，并有疲劳感时，照顾者可协助喂饭，并注意尊重其生活习惯，掌握适当的速度与其相互配合。

（2）上肢障碍者：老年人患有麻痹、挛缩、变形、肌力低下、震颤等上肢障碍时，自己摄入食物易出现困难，但是有些老年人还是愿意自行进餐，此时可以自制或提供各种特殊的餐具，如国外有老年人专用的叉、勺出售，其柄很粗以便于握持，亦可将普通勺把用纱布或布条缠上即可。有些老年人的口张不大，可选用婴儿用的小勺加以改造。使用筷子的精细动作对大脑是一种良性刺激，因此应尽量维持老年人的这种能力，可用弹性绳子将两根筷子连在一起以防脱落。

（3）视力障碍者：对于视力障碍的老年人，做好单独进餐的护理非常重要。照顾者首先要向老年人说明饭桌上食物的种类和位置，并帮助其用手触摸以便确认。要注意保证安全，热汤、茶水等易引起烫伤的食物要提醒注意，鱼刺等要剔除干净，视力障碍的老年人可能因看不清食物而引起食欲减退。因此，食物的味道和香味更加重要，或者让老年人与家属或其他老年人一起进餐，营造良好的进餐气氛以增进食欲。

（4）吞咽能力低下者：由于存在会厌反应能力低下、会厌关闭不全或声门闭锁不全等情况，吞咽能力低下的老年人很容易将食物误咽入气管，尤其是卧床老年人，舌控制食物的能力减弱，更易引起误咽，因此进餐时老年人的体位非常重要，一般采取坐位或半坐位比较安全，偏瘫的老年人可采取侧卧位，最好是卧于健侧。进食过程中应有照顾者在旁观察，以防发生事故，同时随着年龄的增长，老年人的唾液分泌也相对减少，口腔黏膜的润滑作用减弱。因此，进餐前应先喝水湿润口腔，对于脑血管障碍以及神经失调的老年人更应如此。

二、睡眠与活动

相对于其他年龄阶段人群，老年人需要更多的休息，且应注意以下要点：①休息要注意质量，有效的休息应满足三个基本条件：充足的睡眠、心理的放松、生理的舒适。因此，简单地用卧床限制活动并不能保证老年人处于休息状态；相反，甚至会使其感到厌烦而妨碍了休息的效果。②卧床时间过久会导致运动系统功能障碍，以及出现压疮、静脉血栓、坠积性肺炎等并发症，因此应尽可能对老年人的休息方式进行适当调整，尤其是长期卧床者。③老年人在改变体位时，要注意预防直立性低血压或跌倒等意外的发生。早上醒来时，不应立即起床，而需在床上休息片刻，伸展肢体，再准备起床。④看书和看电视是一种休息方式，但不宜时间过长，应适时举目远眺或闭目养神来调节一下视力，看电视不应过近，避免光线的刺激引起眼睛的疲劳，看电视角度要合适。

（一）睡眠

1. 老年人的睡眠特点　老年人的睡眠时间一般比青壮年少，这是因为老年人大脑皮质功能减退，新陈代谢减慢，体力活动减少，所以所需睡眠时间也随之减少，一般每天约 6 小时左右。有许多因素可影响老年人的生活节律而影响睡眠质量甚至导致失眠，如疼痛、呼吸困难、情绪变化、更换环境、夜尿频繁等。而睡眠质量的下降则可直接影响机体的活动状况，导致烦躁、精神萎靡、食欲减退、疲乏无力，甚至疾病的发生。国内有研究表明，我国老年人睡眠障碍患病率为 47.2%，其中老年男性睡眠障碍患病率为 49.2%，老年女性为 58.2%，我国老年人睡眠质量不容乐观，应引起公众的普遍重视。

2. 一般护理　日常生活中可采用以下措施来改善老年人的睡眠质量：①对老年人进行全面评估，找出其睡眠质量下降的原因进行对因处理。②提供舒适的睡眠环境，调节卧室的光线和温度，保持床褥的干净整洁，并设法维持环境的安静。③帮助老年人养成良好的睡眠习惯：老年人的睡眠存在个体差异，为了保证白天的正常活动和社交，使其生活符合人体生物节律，应提倡早睡早起、午睡的习惯。对于已养成的特殊睡眠习惯，不需要强迫立即纠正，而是需要多解释并进行诱导，使其睡眠时间尽量正常化。限制白天睡眠时间在 1 小时左右，同时注意缩短卧床时间，以保证夜间睡眠质量。④晚餐应避免吃得过饱，睡前不饮用咖啡、酒或大量水分，并提醒老年人于入睡前入厕，以免夜尿增多而干扰睡眠。⑤情绪对老年人的睡眠影响很大，由于老年人思考问题比较专一，甚至相对固执，遇到问题会反复考虑而影响睡眠，尤其是内向型的老年人。所以调整老年人的睡眠，首先要调整其情绪，有些可能造成情绪波动的问题和事情不宜晚间告诉老年人。⑥向老年人宣传规律锻炼对减少应激和促进睡眠的重要性，指导其坚持参加力所能及的日间活动。研究表明，太极拳锻炼对于老年人睡眠具有明显的促进作用。⑦有些老年人因入睡困难而自行服用镇静剂可帮助睡眠，但也有许多副作用，如抑制机体功能、降低血压、影响胃肠道蠕动和意识活动等，因此应尽量避免选用药物帮助入睡，必要时可在医生指导下根据具体情况选择合适的药物。

3. 睡眠呼吸暂停综合征及其护理　睡眠呼吸暂停综合征（sleep apnea syndrome，SAS）是一种睡眠期疾病，被认为是高血压、冠心病、脑卒中的危险因素，且与夜间猝死关系密切。SAS 的诊断标准是：每晚 7 小时睡眠过程中，鼻或口腔气流暂停每次超过 10 秒，暂停发作超过 30 次以上（或每小时睡眠呼吸暂停超过 5 次以上，老年人超过 10 次以上）。SAS 多发于老年男性，其主要原因有：①老年人多肥胖，上呼吸道脂肪堆积，睡眠时咽部肌肉松弛，咽部活动减少，使上呼吸道狭窄或接近闭塞，而出现呼吸暂停。

②老年人中枢神经系统调节功能减低，化学感受器对低氧和高碳酸血症的敏感性降低，中枢神经系统对呼吸肌的支配能力下降，以及呼吸肌无力等易发生呼吸暂停。

具体护理措施：①一般护理：老年人尤其是肥胖者易出现 SAS，故应增加活动、控制饮食，以达到减肥的目的；养成侧卧睡眠习惯，不使气道狭窄加重，睡前必须避免饮酒和服用镇静、安眠药。②积极治疗有关疾病，如肥胖症、扁桃体肥大、黏液性水肿、甲状腺肿大等。③根据患者情况指导选用合适的医疗器械装置，如鼻扩张器适用于鼻前庭塌陷者，可改善通气，舌后保持器可防止舌后坠而引起的阻塞。④根据老年人情况指导选用合适的药物，包括呼吸刺激剂以及增加上气道开放的药物。⑤病情严重者可选择手术治疗，包括悬雍垂腭咽成形术，气管切开造口、舌骨悬吊和下颌骨成形术等。

（二）活动

生命在于运动。活动可以使机体在生理、心理及社会各方面获得益处，坚持活动是人类健康长寿的关键。老年人的活动能力与其生活空间的扩展程度密切相关，进而可影响其生活质量。

1. 活动对老年人的重要性　活动可促进人体的新陈代谢，使组织器官充满活力，而且能增强和改善机体的功能，从而延缓衰老。

（1）神经系统：可通过肌肉活动的刺激，协调大脑皮质兴奋和抑制过程，促进细胞的供氧能力。特别是对脑力工作者，活动可以促进智能的发挥，有助于休息和睡眠，同时解除大脑疲劳。

（2）心血管系统：活动可促进血液循环，使血流速度加快、心输出量增加、心肌收缩能力增强，改善心肌缺氧状况，促进冠状动脉侧支循环，增加血管弹性。另外，活动可以降低血胆固醇含量，促进脂肪代谢，加强肌肉发育。因此活动可预防和延缓老年心血管疾病的发生和发展。

（3）呼吸系统：老年人肺活量减少，呼吸功能减退，易患肺部疾病。活动可提高胸廓活动度，改善肺功能，使更多的氧进入机体与组织交换，保证脏器和组织的需氧量。

（4）消化系统：活动可促进胃肠蠕动，消化液分泌增强，有利于消化和吸收，促进机体新陈代谢，改善肝、肾功能。

（5）肌肉骨骼系统：活动可使老年人骨质密度增加，韧性及弹性增加，延缓骨质疏松，加固关节，增加关节灵活性，预防和减少老年性关节炎的发生。运动又可使肌肉纤维变粗，坚韧有力，增加肌肉活动耐力和灵活性。

（6）其他：活动可以增强机体的免疫功能，提高对疾病的抵抗能力。对于患糖尿病的老年人来说，活动是维持正常血糖的必要条件。另外，活动还可以调动积极的情绪，提高工作和学习的效率。总之，活动对机体各个系统的功能都有促进作用，有利于智能和体能的维持和促进，并能预防心身疾病的发生。

2. 影响老年人活动的因素

（1）心血管系统：①最快心率下降：研究发现，当老年人做最大限度的活动时，其最快心率要比成年人低。一般来说，老年人的最快心率约为 170 次 / 分，这是因为老年人的心室壁弹性比成年人弱，导致心室的再充盈所需时间延长。②心输出量下降：老年人的动脉弹性变差，使得其收缩压值上升，后负荷增加；外周静脉滞留血液量增加，也会引起部分老年人出现舒张压升高。所以，当老年人增加其活动量时，血管扩张能力下降，回心血量减少造成心输出量减少。

（2）肌肉骨骼系统：肌细胞因为老化而减少，加上肌张力下降，使得老年人的骨骼支撑力下降，活动时容易跌倒。老化对骨骼系统的张力、弹性、反应时间以及执行功能都有负面的影响，这是造成老年人活动量减少的主要原因之一。

（3）神经系统：老年人神经系统的改变多种多样，但是对其活动的影响程度却因人而异。老化可造成脑组织血流减少、大脑萎缩、运动纤维丧失、神经树突数量减少、神经传导速度变慢，导致反应时间延长，这些会从老年人的姿势、平衡状态、运动协调、步态中看出。除此之外，老年人因为前庭器官过分敏感，会导致对姿势改变的耐受力下降及平衡感缺失，故老年人应注意活动的安全性。

（4）其他：老年人常患有慢性病，活动的耐受力下降，如帕金森病对神经系统的侵犯可造成步态的迟缓及身体平衡感的丧失。骨质疏松症会造成活动受限，而且容易跌倒造成骨折等损伤。此外，老年人还可能因为所服用药物的不良反应、疼痛、孤独、抑郁、自我满意度低等原因而不愿意活动。不仅如此，由于科学技术的发展，现代人的活动越来越少，适当安排体育活动是维持良好身体状况的必要途径。

3. 老年人活动的指导

（1）老年人的活动种类和强度：老年人的活动种类可分为四种：日常生活活动、家务活动、职业活动、娱乐活动。对于老年人来说，日常生活活动和家务活动是基本活动，职业活动是属于发展自己潜能的有益活动，娱乐活动则可以促进老年人的身心健康。老年人要选择合适的活动，而科学的锻炼对人体健康最为有益。比较适合老年人锻炼的项目有：散步、慢跑和游泳、跳舞、球类运动、医疗体育、太极拳与气功等。锻炼要求有足够而又安全的活动强度，这对心血管疾病、呼吸系统疾病和其他慢性疾病患者尤为重要。老年人的活动强度应根据个人的能力及身体状态来选择。运动时的最高心率可反映机体的最大吸氧力，而吸氧力又是机体对运动量负荷耐受程度的一个指标，因而可通过心率情况来控制运动量。最简单方便的监测方法是以运动后心率作为衡量标准，即：运动后最宜心率（次／分钟）=170－年龄。身体健壮者则可用下列公式：运动后最宜心率（次／分钟）=180－年龄。

观察活动强度是否适合的方法有：①运动后的心率达到最宜心率；②运动结束后在3分钟内心率恢复到运动前水平，表明运动量较小，应加大运动量；在3～5分钟之内恢复到运动前水平表明运动适宜；而在10分钟以上才能恢复者，则表明活动强度太大，应适当减少。

以上监测方法还要结合自我感觉综合判断，如运动时全身有热感或微微出汗，运动后感到轻松或稍有疲劳、食欲增进、睡眠良好、精神振作，表示强度适当、效果较好；如运动时身体不发热或无出汗、脉搏次数不增或增加不多，则说明应增加活动强度；如果运动后感到很疲乏、头晕、胸闷、气促、心悸、食欲减退、睡眠不良，说明应减低运动强度；如果在运动中出现严重的胸闷、气喘、心绞痛或心率反而减慢、心律失常等应立即停止运动，并及时就医。

（2）老年人活动的注意事项

1）正确选择：老年人可以根据自己的年龄、体质、场地条件，选择适当的运动项目。活动的设计应符合老年人的兴趣并且是在其能力范围内的，而活动目标的制定则必须考虑到他们对自己的期望，这样制定出来的活动计划老年人才会觉得有价值而容易坚持。

2）循序渐进：机体对运动有一个逐步适应的过程，所以应先选择不费力的活动开始，再逐渐增加运动的量、时间、频率，且每次进行新的活动内容时，都应该评估老年人对于此项活动的耐受性。

3）持之以恒：通过锻炼增强体质、防治疾病，要有一个逐步积累的过程，且取得疗效以后，仍需坚持锻炼，才能保持和加强化效果。

4）运动时间：老年人运动的时间以每天 1 ～ 2 次、每次半小时为宜，一天运动总时间不超过 2 小时。运动时间可选择在天亮见光后 1 ～ 2 小时。此外，从人体生理学的角度看，傍晚锻炼更有益健康。无论是体力的发挥，还是身体的适应力和敏感性，均以下午和黄昏时为佳。饭后则不宜立即运动，因为运动可减少对消化系统的血液供应及兴奋交感神经而抑制消化功能，从而影响消化吸收，甚至导致消化系统疾病。

5）运动场地与气候：运动场地尽可能选择空气新鲜、安静清幽的公园、庭院、湖滨等地。注意气候变化，夏季户外运动要防止中暑，冬季则要防跌倒和感冒。

6）其他：年老体弱、患有多种慢性病或平时有气喘、心慌、胸闷或全身不适者，应请医生检查，并根据医嘱进行运动，以免发生意外。下列情况应暂停锻炼：患有急性疾病，出现心绞痛或呼吸困难、精神受刺激，情绪激动或悲伤时。

（3）患病老年人的活动：老年人常因疾病困扰产生活动障碍，特别是卧床不起者，如果长期不活动很容易导致废用性萎缩等并发症，因此，必须帮助各种患病老年人进行活动，以维持和增强其日常生活的自理能力。

1）瘫痪老年人：对这类老年人要借助助行器等辅助器具进行训练，一般说来，手杖适用于偏瘫致单侧下肢瘫痪患者，前臂杖和腋杖适用于截瘫患者，步行器的支撑面积较大，较腋杖的稳定性高，多在室内使用。选择的原则是：两上肢肌力差、不能充分支撑体重时，应选用腋窝支持型步行器；上肢肌力较差，提起步行器有困难者，可选用前方有轮型步行器上肢肌力正常，平衡能力差的截瘫患者可选用交互型步行器。

2）为治疗而采取制动状态的老年人：制动状态很容易导致肌力下降、肌肉萎缩等并发症，因此应确定尽可能小范围的制动或安静状态，在不影响治疗的同时，尽可能地做肢体的被动运动或按摩等，争取早期解除制动状态。

3）不愿甚至害怕活动的老年人：担心病情恶化而不愿活动的老年人为数不少，对这类老年人要耐心说明活动的重要性以及对疾病的影响，让其理解"生命在于运动"的真理，并可鼓励一起参与活动计划的制定，尽量提高其满意度而愿意自己去做。

4）痴呆老年人：人们常期望痴呆老年人在一个固定的范围内活动，因而对其采取了许多限制的方法，其实这种活动范围的限制，只能加重病情。照护人员应该认识到，促进痴呆老年人的活动能力，增加他们与社会的接触机会，可以延缓病情的进展。

三、药物管理

随着年龄的增长，老年人记忆力减退，学习新事物的能力下降，对药物的治疗目的、服药时间、服药方法常不能正确理解，影响用药安全和药物治疗的效果。因此，指导老年人正确用药是照护人员的一项重要任务。

（一）全面评估老年人用药情况

1. 用药史　详细评估老年人的用药史，建立完整的用药记录，包括既往和现在的用药记录、药物的过敏史、引起副作用的药物，以及老年人对药物的了解情况。

2. 各系统老化程度　仔细评估老年人各脏器的功能情况，如肝、肾功能的生化指标。

3. 服药能力和作息时间　包括视力、听力、阅读能力、理解能力、记忆力、吞咽能力、获取药物的能力、发现不良反应的能力和作息时间等。

4. 心理社会状况　了解老年人的文化程度、饮食习惯、家庭经济状况，对当前治疗方案的了解、认识程度和满意度，家庭的支持情况，对药物有无依赖、期望、恐惧等心理。

（二）密切观察和预防药物不良反应

老年人药物不良反应发生率高，照护人员要密切观察和预防药物的不良反应，提高老年人的用药安全。

1. 密切观察药物副作用　要注意观察老年人用药后可能出现的不良反应，及时处理。如对使用降压药的老年患者，要注意提醒其直立、起床时动作要缓慢，避免直立性低血压。

2. 注意观察药物矛盾反应　老年人在用药后容易出现药物矛盾反应，即用药后出现与用药治疗效果相反的特殊不良反应。如用硝苯地平治疗心绞痛反而加重心绞痛，甚至诱发心律失常，所以用药后要仔细观察，一旦出现不良反应时宜及时停药、就诊，根据医嘱改服其他药物，保留剩药。

3. 用药从小剂量开始　用药一般从成年人剂量的 1/4 开始，逐渐增大至 1/3 → 1/2 → 2/3 → 3/4，同时要注意个体差异，治疗过程中要求连续性的观察，一旦发现不良反应，及时协助医生处理

4. 选用便于老年人服用的药物剂型　对吞咽困难的老年人不宜选用片剂、胶囊制剂，宜选用液体剂型，如冲剂、口服液等，必要时也可选用注射给药。胃肠功能不稳定的老年人不宜服用缓释剂，因为胃肠功能的改变影响缓释药物的吸收。

5. 规定适当的服药时间和服药间隔　根据老年人的服药能力、生活习惯，给药方式尽可能简单，当口服药物与注射药物疗效相似时，则采用口服给药。由于许多食物和

药物同时服用会导致彼此的相互作用而干扰药物的吸收。如含钠基或碳酸钙的制酸剂不可与牛奶或其他富含维生素 D 的食物一起服用，以免刺激胃液过度分泌或造成血钙或血磷过高。此外，如果给药间隔过长达不到治疗效果，而频繁的给药又容易引起药物中毒。因此，在安排服药时间和服药间隔时，既要考虑老年人的作息时间又应保证有效的血浓度。

6. 其他预防药物不良反应的措施　由于老年人用药依从性较差，当药物未能取得预期疗效时，更要仔细询问患者是否按医嘱服药。对长期服用某一种药物的老年人，要特别注意监测血药浓度。对老年人所用的药物要进行认真的记录并注意保存。

（三）提高老年人服药依从性

患有慢性病的老年人治疗效果不满意，除病因、发病机制不明，缺乏有效的治疗药物外，还有一个不容忽视的问题，就是患者服药的依从性差。研究表明，我国老年高血压患者用药依从性不到 50%。老年人由于记忆力减退，容易忘记服药或错服药；经济收入减少，生活相对拮据；担心药物副作用；家庭社会的支持不够；药品种类增多等原因，导致服药依从性差。提高老年人服药依从性的护理措施如下：

1. 加强药物护理

（1）对住院的老年人，照护人员应严格执行给药操作规程，按时将早晨空腹服、食前服、食时服、食后服、睡前服的药物分别送到老年人床前，并照顾其服下。

（2）对出院带药的老年人，照护人员要通过口头和书面的形式，向老年人解释药物名称、用量、作用、副作用和用药时间。用字体较大的标签注明用药的剂量和时间，便以老年人记忆。此外，社区护士定期到老年人家中清点其剩余药片的数目，也有助于提高老年人的服药依从性。

（3）对空巢、独居的老年人则需加强社区护理干预，可将老年人每天需要服用的药物放置在专用的塑料盒内，盒子有四个小格，每个小格标明服药的时间，并将药品放置在醒目的位置，促使老年患者养成按时服药的习惯。

（4）对于精神异常或不配合治疗的老年人，照护人员需协助和督促老年人服药，并确定其是否将药物服下。患者若在家中，应要求家属配合做好协助督促工作，可通过电话追踪，确定患者的服药情况。

（5）对吞咽障碍与神志不清的老年人，一般通过鼻饲管给药。对神志清楚但有吞咽障碍的老年人，可将药物加工制作成糊状物后再给予。

（6）对于外用药物，照护人员应详细说明，并在盒子上外贴红色标签，注明外用药不可口服，并告知家属。

2. 开展健康教育　照护人员可通过借助宣传媒介，采取专题讲座、小组讨论、发宣传材料、个别指导等综合性教育方法，通过门诊教育、住院教育和社区教育三个环节紧密相扣的全程健康教育计划的实施，反复强化老年人循序渐进学习疾病相关知识，提高老年人的自我管理能力，促进其服药依从性。

3. 建立合作性护患关系　照护人员要鼓励老年人参与治疗方案与护理计划的制定，

请老年人谈对病情的看法和感受，让老年人知道每种药物在整个治疗方案中的轻重关系，倾听老年人的治疗意愿，注意老年人是否非常关注费用，与老年人建立合作性护患关系，使老年人对治疗充满信心，形成良好的治疗意向，可促进老年人的服药依从性。

4. 行为的治疗措施 ①行为监测：要求老年人记服药日记、病情自我观察记录等。②刺激与控制：将老年人的服药行为与日常生活习惯联系起来，如设置闹钟提醒服药时间。③强化行为：当老年人服药依从性好时及时给予肯定，依从性差时当即给予批评。

5. 帮助老年人保管药品，定期整理药柜，保留常用药和正在服用的药物，弃除过期变质的药品。

（四）加强药物治疗的健康指导

1. 加强老年人用药的解释工作 照护人员要以老年人能够接受的方式，向其解释药物的种类、名称、用药方式、药物剂量、药物作用、不良反应和期限等。必要时，以书面的方式，在药袋上用醒目的颜色标明用药的注意事项。此外，要反复强调正确服药的方法和意义。

2. 鼓励老年人首选非药物性措施 指导老年人如果能以其他方式缓解症状的，暂时不要用药，如失眠、便秘和疼痛等，应先采用非药物性的措施解决问题，将药物中毒的危险性降至最低。

3. 指导老年人不随意购买及服用药物 一般健康老年人不需要服用滋补药、保健药抗衰老药和维生素等。只要注意调节好日常饮食，注意营养，科学安排生活，保持平衡的心态，就可达到健康长寿的目的，对体弱多病的老年人，要在医生的指导下，辨证施治，适当服用滋补药物。

4. 加强家属的安全用药知识教育 对老年人进行健康指导的同时，还要重视对其家属进行有关安全用药知识的教育，使他们学会正确协助和督促老年人用药，防止发生用药不当造成的意外。

四、疼痛管理

2001 年国际疼痛学会（international association for the study of pain，IASP）对疼痛的定义是：疼痛是一种令人不快的感觉和情绪上的主观感受，伴有现存的和潜在的组织损伤。疼痛的分类十分复杂，主要分为急性疼痛和持续性疼痛。疼痛严重危害患者的生理和心理健康，常常伴有心理或精神改变，甚至造成功能障碍。在临床环境中，疼痛已成为继体温、脉搏、呼吸和血压四大生命体征之后的第五生命体征。2004 年 IASP 确定10 月 11 日为"世界镇痛日"，并提出"免除疼痛，是患者的基本权利"口号。

老年人疼痛主要有来自骨关节系统的四肢关节、背部、颈部疼痛，头痛以及其他慢性病引起的疼痛。老年人疼痛表现为：慢性疼痛发生率高于普通人，骨骼肌疼痛的发生率增高，疼痛程度加重，功能障碍与生活行为受限等症状明显增加。

老年人疼痛经常伴有抑郁、焦虑、疲劳、睡眠障碍、行走困难和康复缓慢的特点。

有研究表明，老年人慢性疼痛患病率为 60.2%，疼痛最常见部位为下肢（64.1%）、腰骶（39.6%）和颈部（29.7%）。对慢性疼痛的忍耐，可以引起慢性疼痛病症诊治的延误。持续的疼痛可导致生活质量下降。疼痛还常使老年人服用过多的药物，社会交往能力减退。因此，做好老年人的疼痛管理已成为医护工作的重要内容和目标。在日常的疼痛管理工作中，护士承担着重要的角色，是老年人疼痛状态的主要评估者、管理措施具体落实者、其他专业人员的协作者、患者及家属的健康教育指导者，对做好患者的疼痛管理至关重要。

（一）疼痛评估

1. 健康史

（1）详细询问疼痛特点：①疼痛的部位；②疼痛对躯体功能和日常活动的影响（如对工作和日常活动的干扰等）；③在休息和活动过程中的疼痛水平；④药物使用及其不良反应；⑤疼痛的诱发因素；⑥疼痛性质（用来形容疼痛的言辞，如隐隐作痛、搏动性疼痛，等）；⑦疼痛的辐射程度（疼痛是否延伸到其他部位）；⑧疼痛的严重程度、相关症状，以及疼痛的发生频率是偶然性、间歇性还是持续性。

（2）明确疼痛类型：明确疼痛类型有助于指导老年人采用恰当的止痛方法。根据起病的急缓和持续的时间可分为急性疼痛和慢性疼痛。急性疼痛的特征是急性起病，持续时间多在1个月内，有明确的原因，如骨折、手术。急性疼痛常伴有自主神经系统症状，如心跳加快、出汗，甚至血压轻度升高。慢性疼痛的特点是起病较慢，一般超过3个月，多与慢性疾病有关，如糖尿病性周围神经病变、骨质疏松症等。需要指出的是，相对于急性疼痛，慢性疼痛失去了警示躯体的积极意义，一般需被看作一种疾病加以处理。

根据发病机制，疼痛可分为三种：躯体疼痛、内脏性疼痛和神经性疼痛。躯体疼痛如骨关节退行性变、手术后疼痛或转移性骨肿瘤的疼痛，均来自皮肤或骨筋膜或深部组织。躯体疼痛通常容易定位，表现为钝痛或剧痛。内脏性疼痛源自脏器的浸润、压迫或牵拉，位置较深，难以定位，表现为压榨样疼痛，可牵涉到皮肤痛。内脏性疼痛以腹腔脏器的炎症性疾病较为多见。神经性疼痛其疼痛性质为放射样烧灼痛，常伴有局部感觉异常，疱疹后神经痛、糖尿病性周围神经病、椎管狭窄、三叉神经痛、脑卒中后等疼痛均属此类。

（3）目前存在疾病及与疼痛症状间的关系：老年人常见的与疼痛发生关系密切的疾病有：骨关节病（骨关节炎、外伤后关节病、类风湿性关节炎、痛风）。周围神经性系统性疼痛：糖尿病性周围神经病所致疼痛、疱疹后神经痛、三叉神经痛等。肿瘤转移引起的疼痛。

（4）影响正确评估的因素

1）老年人方面：老年人的痛觉敏感度下降，担心止痛剂产生的副作用，如镇静、便秘；担心药物的成瘾性；担心疼痛的加剧意味着病情的变化；不愿意告知真实的疼痛情形，担心会被医务人员看成是"坏老年人"。对严重疼痛所产生的不利影响认识不足。因认知功能改变不能准确表达自身疼痛。

2）医务人员方面：缺乏疼痛诊疗的基本知识。对疼痛控制重要性缺乏认识，担心镇药产生呼吸抑制的不良反应。认为老年人的疼痛敏感性下降，因此疼痛的严重程度不如年轻人，不能准确判断老年人对疼痛的个体化反应。

2. 身体情况

（1）运动系统检查：许多疼痛性疾病与脊柱、关节、肌肉、肌腱及韧带受到损伤或病变有关。对触痛敏感区域、肿胀和炎症的触诊、相应关节的旋转和直腿抬高试验使疼痛再现以帮助明确原因。

（2）神经系统检查：寻找运动、感觉、自主神经功能障碍和神经损伤的体征。

（3）辅助检查：对于言语能力和认知功能完好的患者，自我陈述（self-report）是疼痛评估的最主要资料来源。对于不能完成自我陈述的成人来说，家属和照护提供者的表述则是疼痛评估的主要资料来源。系统、有效的疼痛评估工具可用来评估疼痛的各项基本参数。老年人的短期记忆能力下降，各种疼痛量表可量化评价老年人的疼痛情况，使护理人对的疼痛状况有较为准确的了解。

1）视觉模拟疼痛量表（visual analogue scale，VAS）：VAS是使用一条长约10cm的游动标尺，一面标有10个刻度，两端分别"0"分端和"10"分端，"0"分表示无痛，"10"分代表难以忍受的最剧烈的疼痛。使用时将有刻度的一面背向患者，让患者在尺上标出能代表自己疼痛程度的相应位置，评估者根据老年人标出的位置为其评出分数，临床评定以"0～2"分为"优"，"3～5"分为"良"，"6～8"分为"可"，"＞8"分为"差"。VAS亦可用于评估疼痛的缓解情况。在线的一端标上"疼痛无缓解"而另一端标上"疼痛完全缓解"，疼痛的缓解也就是初次疼痛评分减去治疗后的疼痛评分，此方法称为疼痛缓解的视觉模拟评分法如图4-1所示。

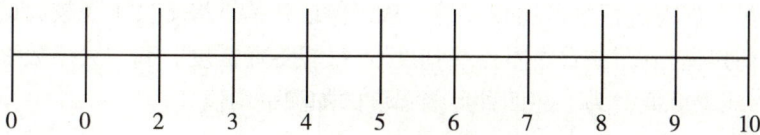

图4-1　视觉模拟疼痛量表

2）口述描绘评分（verbal rating scales，VRS）：这是另一种评价疼痛强度和变化的方法。该方法是采用形容词来描述疼痛的强度。0=没有疼痛，1=轻度疼痛，2=引起烦恼的疼痛，3=重度的疼痛，4=可怕的疼痛，5=极度疼痛。VRS也可用于疼痛缓解的评级法如图4-2所示。

| 无　痛 | 轻度疼痛
能忍受，能
正常生活和
睡眠 | 中度疼痛
适度影响睡眠，
需止痛药 | 重度疼痛
影响睡眠，需
用麻醉止痛药 | 剧烈疼痛
影响睡眠较重，
伴有其他症状 | 无法忍受
严重影响睡眠，
伴有其他症状 |

图4-2　口述描绘评分

3）Wong-Banker 面部表情量表（face rating scale，FRS）：该方法用 6 种面部表情从微笑至悲伤至哭泣来表达疼痛程度如图 4-3 所示。此法适合任何年龄，没有特定的文化背景或性别要求，易于掌握，急性疼痛、老年人、小儿、表达能力丧失者特别适用。

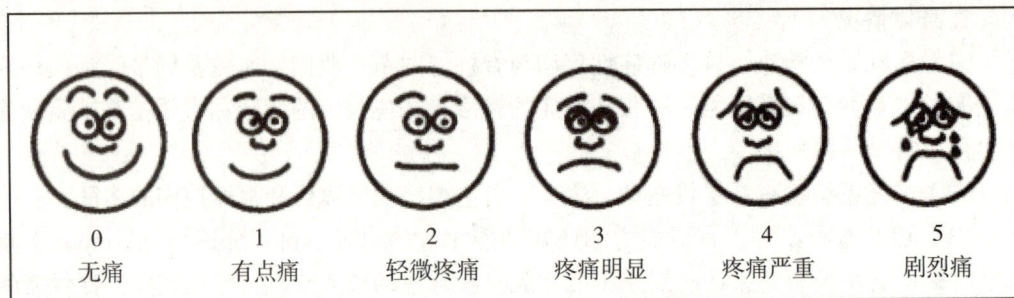

| 0 | 1 | 2 | 3 | 4 | 5 |
| 无痛 | 有点痛 | 轻微疼痛 | 疼痛明显 | 疼痛严重 | 剧烈痛 |

图 4-3　Wong-Banker 面部表情量表

4）长海痛尺：长海痛尺是将数字疼痛量表和描述疼痛量表两者进行组合形成的。数字评定量表（numeric rating scale，NRS）要求患者在一条从 0 标记到 10 的 10cm 的直线上指出最能代表其疼痛强度的相应刻度，0 表示无痛，10 表示最痛，数字越大表示越痛，见图 4-4。词语描述量表（verbal descriptor scale，VDS）用"无痛、轻度痛、中度痛、重度痛、剧痛和最痛"来代表不同水平的疼痛强度，依次评分为 0、2、4、6、8、10，患者在这些词语中选择最能代表其疼痛强度的词。工具研制者赵继军教授等将两者的评估结果进行相关回归分析后，证明两者间相关性良好，继而将两者结合形成能够更加准确地进行疼痛评估的"长海痛尺"。用 VDS 对 NRS 的刻度进行解释、限定，可以综合两者的优点，既有比较精确的 0～10 的刻度评分，也有文字的描述便于患者理解，而且医护人员对患者进行宣教比较容易，从而保证评估结果不会出现较大偏差。疼痛程度包括"当前疼痛强度""最严重疼痛强度""最轻疼痛强度"和"大多数疼痛强度"四个维度，"疼痛强度值"为上述四种疼痛强度的加和平均值。

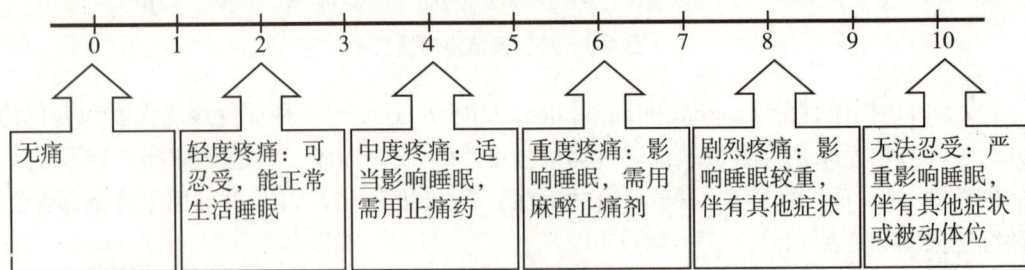

| 无痛 | 轻度疼痛：可忍受，能正常生活睡眠 | 中度疼痛：适当影响睡眠，需用止痛药 | 重度疼痛：影响睡眠，需用麻醉止痛剂 | 剧烈疼痛：影响睡眠较重，伴有其他症状 | 无法忍受：严重影响睡眠，伴有其他症状或被动体位 |

图 4-4　长海痛尺

5）疼痛日记评分法（pain diary scale，PDS）：PDS 也是临床上常用的测定疼痛的方法，由老年人、家属或护士记录每天各时间段（每 4 小时或 2 小时，或 1 小时或 0.5 小时）与疼痛有关的活动，其活动方式为坐位、行走、卧位，在疼痛日记表内注明某时间段内某种活动方式，使用的药物名称和剂量。疼痛强度用 0～10 的数字量级来表示，睡眠过程按无疼痛记分（0 分）。此方法具有以下特点：①比较真实可靠；②便于比较疗法，方法简单；③便于发现患者的行为与疼痛，疼痛与药物用量之间的关系等特点。

一般情况下，对一个老年人的疼痛判定应始终使用同一个量表。此外，疼痛是一个变化的过程，在评估老年人某一阶段的疼痛情况时，应记录老年人在这一时段的平均疼痛程度、最重的疼痛程度和最轻的疼痛程度。

6）情绪评分（Emotional scale，ES）：不论急慢性疼痛都会伴有程度不同的情绪变化，使用ES尺进行评定。"0"分端为"最佳情绪"，"10"分端为"最差情绪"，临床以"0～2"分为"优"，老年人情绪良好，面容安静，应答自如；"3～5"分为"良"：情绪一般，安静面容淡漠，指令回答；"5～8"分为"可"：情绪焦虑或抑郁，轻度痛苦面容，勉强应答≥8分为"差"痛苦面容，呻吟不止，强迫体位，无法应答。

（4）心理-社会状况：抑郁、焦虑、社会适应能力下降的老年人常伴有疼痛。慢性疾病、丧失亲人给老年人带来非特异性的痛苦感觉，尤其在部分老年女性。

（二）疼痛干预

老年人以慢性疼痛较为常见，药物与非药物治疗相结合将使疼痛治疗的效果满意。应了解老年人的需要和生活方式，使用药个体化。

疼痛治疗和护理的总体目标是：①老年人能说出并被证实急、慢性疼痛的存在；②练习用所选择的、非介入性止痛方法处理疼痛；③具体说出疼痛的改善和特定的日常活动增加的情况。其具体护理措施如下：

1. 止痛护理

（1）药物止痛：常用的疼痛治疗药物包括：非甾体类抗炎药、麻醉性镇痛药、抗抑郁、抗焦虑与镇静催眠药等。老年人的疼痛以慢性多见，治疗最好使用长效缓释剂。

1）非体类抗炎药：这是适用于短期治疗炎性关节疾病（痛风）和急性风湿性疾病（风湿性关节炎）的主要药物，也是肿瘤的早期和辅助止痛药物。该类药物有天花板效应（即在达到最高极限时，剂量增大并不提高止痛效果）。对轻至中度的肌肉骨骼疼痛，对乙酰氨基酚（泰诺林）是用于缓解轻至中度肌肉骨骼疼痛的首选。消炎止痛药物不能作为常规使用，非甾体的消炎止痛药物，如布洛芬和阿司匹林等，对老年人会产生明显的不良反应，包括肠道出血、肾脏损害、水钠潴留以及血小板功能障碍所致的出血倾向等。

2）阿片类药物：阿片类镇痛药物适用于急性疼痛和恶性肿瘤引起的疼痛。老年人中使用阿片类药物其半衰期长于年轻人，止痛效果好，但老年人常因间歇性给药，而造成疼痛复发。阿片类药物主要的副作用为恶心、呕吐、便秘、镇静和呼吸抑制。其中呕吐和便秘并不随用药时间的延长而减轻，前者可根据老年人的具体情况选用镇吐剂，后者可选用麻仁丸等中药，软化和促进排便。

3）抗抑郁药物：抗抑郁药除了抗抑郁效应外还有镇痛作用，可用于治疗各种慢性疼痛综合征。此类药包括三环类抗抑郁药如阿米替林和单胺氧化酶制药。三环、四环类抗抑郁药不能用于严重心脏病、青光眼和前列腺肥大老年人。

4）其他药物：曲马朵主要用于中等程度的各种急性疼痛和手术后疼痛，由于其对呼吸抑制作用弱，适用于老年人的镇痛。

5）外用药：辣椒素是一种新的止痛物质，使用安全。它可以抑制传导神经纤维中疼痛物质的外溢，因而止痛。辣椒素广泛用于关节炎、带状疱疹、糖尿病引起的周围神经病变。辣椒素可以缓解骨骼肌疼痛和神经痛导致的炎症反应和皮肤过敏。刚开始用药时，疼痛会增加，随后几天疼痛和皮肤过敏逐步消退。该药的常用类型有霜剂、洗液和胶布。用药后要彻底洗清。芬太尼透皮贴剂等适用于不能口服的患者和已经适应于大剂量阿片的患者。

（2）非药物止痛：非药物止痛可减少止痛药物的用量，改善老年人的健康状况。作为药物治疗的辅助措施，非常有价值。冷热疗法、按摩放松疗法、音乐疗法均为有助于减轻疼痛的方法。

2. 运动锻炼　运动锻炼对于缓解慢性疼痛非常有效。运动锻炼在改善全身状况的同时，可调节情绪，振奋精神，缓解抑郁症状。运动锻炼可以增强骨承受负荷及肌肉牵张的能力，减缓骨质疏松的进程，帮助恢复身体的协调和平衡。

3. 心理护理　照护人员重视、关心患者的疼痛，认真倾听患者的倾诉，按时给予止痛药物或指导家属或患者正确使用口服止痛药物，为患者施行有效的非药物止痛疗法，均有助于减轻老年人的疼痛、焦虑和抑郁。

4. 自我管理　自我管理是指通过患者的行为来保持和增进自身健康，监控和管理自身疾病的症状和征兆，减少疾病对自身社会功能、情感和人际关系的影响，并持之以恒地治疗自身疾病的一种健康行为。研究表明，自我管理项目对慢性疼痛患者具有积极的干预效果，能够缓解患者的疼痛强度和功能障碍。

5. 健康指导　长期使用阿片类药物可因肠蠕动受抑制而出现便秘，可选用麻仁丸等中药，软化和促进排便。心血管药、降血糖药、利尿药及中枢神经系统药都是老年人应用最多的药物。止痛药物与这些药物合用时，应注意药物的相互作用可能带来的影响。教会患者和家属使用常用的疼痛评价方法和工具，与老年人在家中接受治疗时同样重要，以便使老年人在任何地方都能得到全面的镇痛治疗。

（杜世正）

第二节　常见急危重症的院前救护

一、心搏骤停

心搏骤停是指心脏在正常或无重大病变的情况下，受到严重的打击，致使心脏突然停搏，有效泵血功能消失，引起全身严重缺血、缺氧。在美国每年约有 30 万人发生心搏骤停，占全部心血管疾病死亡人数的 50% 以上。我国随着人民生活水平提高和人口老龄化的加速，老年人群的心搏骤停发病率也逐年上升。从年龄分布上看，心搏骤停的危险在 35 岁以后明显增高，并且持续增高超过 70 岁。在性别分布上，男性发病率高于女性，男女比例为（3～4）∶1，可能是因为男女两性的性激素、生活习性、潜在的致死性基础疾病不同。心搏骤停如能给予及时有效的心肺脑复苏措施，其存活率可高达70%～80%，但若抢救不及时，则必然从临床死亡发展到生物学死亡。

（一）发病原因

引起心搏骤停的因素有多方面，其中心源性原因是最常见的发病因素。在心血管疾病中，引起心搏骤停的原因以冠状动脉粥样硬化性心脏病最为常见，多数发生在急性症状发作1小时内。非心源性因素是指其他因素引起内环境改变，从而影响心脏，引起心搏骤停，如呼吸停止、严重电解质紊乱及酸碱平衡失调、中毒、意外事故等。

（二）病理生理

心搏骤停是冠状动脉血管事件、心肌损伤、心肌代谢异常和（或）自主神经张力改变等因素相互作用引起的一系列病理生理异常的结果。心室颤动、无脉性室性心动过速、无脉性电活动和心室静止是心搏骤停最常见的四种心律失常。其中室颤和无脉性室速为可除颤心律，及早心肺复苏和除颤，复苏成功率较高。四种心律失常心电图表现类型虽然在心电和心脏活动方面各有其特点，但共同结果是心脏丧失有效收缩和泵血功能，使全身血液循环停止而引起相同的临床表现。

（三）临床表现

心脏骤停后，血流运行立即停止。由于脑组织对缺氧最敏感，临床表现上以中枢神经系统和循环系统的症状最为明显：

（1）意识突然丧失，或伴有短阵抽搐、大小便失禁。

（2）大动脉搏动消失，脉搏摸不到，心音消失。

（3）呼吸断续，呈叹息样后即停止，多发生在心搏骤停后30秒内。

（4）双侧瞳孔开始散大，面色由苍白迅速呈现紫绀。

其中，存在意识丧失和大动脉搏动消失这两个征象，即可诊断为心搏骤停，应立即进行现场急救。需要注意的是，心搏骤停者可表现为抬头样的或者点头样的、叹息样的、张口样的断断续续的呼吸，为濒死喘息。此时需要就地抢救，立即心肺复苏。

（四）主要救护措施

院前心肺复苏的成功取决于心搏骤停发生地点、发生机制以及老年人的基础疾病情况、实施复苏的及时性与正确性。流程如下：

1.环境　确保环境安全。

2.检查　查看意识反应、呼吸情况。

3.呼救　若无意识无呼吸则呼救，启动急救反应系统（院外拨打120急救电话，院内呼叫急救团队），尽快取得体外自动除颤器（AED）。《2015美国心脏协会心肺复苏及心血管急救指南更新》中建议施救者在不离开人身边的情况下通过手机启动紧急反应，并强调调度人员向呼叫者提供心肺复苏指导。

4. 心肺复苏　判断脉搏，确认脉搏消失后开始心肺复苏（CPR）。1组按压与通气比例为 30∶2，每个周期为 5 组 CPR，时间大约 2 分钟。结束后立即判断复苏效果。若未成功，继续开始下个 CPR 循环。

（1）胸外按压：迅速将老年人仰卧于硬板床或地上，按压部位为两乳头连线中点。定位后，施救者两手掌根重叠，两手手指交叉抬起，以掌根部放在按压部位上。按压时，施救者双臂应伸直，肘部不弯曲，利用上半身重量垂直向下用力按压，按压要迅速有力，按压深度至少 5cm，频率 100 ～ 120 次 / 分，每次按压要有充分回弹，尽量减少中断。

（2）开放气道：老年人仰卧，清除口鼻中污物即呕吐物，取出活动性义齿后开放气道，使下颌角与耳垂线的连线与地面垂直。最常用手法为仰头举颏法：老年人仰卧，抢救者一手置于其前额，以手掌小鱼际用力向后压以使其头后仰，另一手的食指和中指放在下颏骨的下方，将颏部同时向前抬起。人工呼吸过程中需要保持气道持续开放。

（3）人工呼吸：最常用的方法为口对口人工呼吸法，快速有效。方法：开放气道后，施救者用放在额部的拇指和食指将鼻孔捏紧，防止吹入的气体从鼻孔漏出，吸气后用嘴包住对方上下唇部，口对口将气吹入，然后松开鼻孔，让其被动地呼出气体。一次人工呼吸完成后，施救者正常呼吸一次，进行第二次人工呼吸。成人每次吹气量以胸廓有明显隆起为准，每次吹气约 1 秒，吹气频率在 10 次 / 分。通气良好的标志是有胸部的扩张和听到呼气的声音。吹气速度和压力均不宜过大，以防咽部气体压力超过食管内压而造成胃扩张。由于吸入氧气的百分比为 15% ～ 18%，口对口人工呼吸法只是一种临时性抢救措施，对于需要长时间心肺复苏者，远远达不到足够动脉血氧合的标准。在公众普及培训中特别指出，若出于传染性的顾虑，可直接行胸外按压，不必口对口人工呼吸。

（4）早期电除颤：由于室颤占全部心搏骤停的 2/3，终止室颤最有效的方法是电除颤。目前强调电除颤越早越好，故应争取在心搏骤停的 3 ～ 5 分钟内进行。如果任何施救者目睹院前心搏骤停且现场有自动体外除颤器（AED），施救者应从心脏按压开始心肺复苏，并尽快使用 AED。

知　识　链　接

自动体外除颤器

自动体外除颤器（AED）是一种便携式、易于操作，专为现场急救设计的急救设备。它有别于传统除颤仪，可以经内置电脑分析和确定发病者是否需要予以电除颤。除颤过程中，AED 的语音提示和屏幕显示使操作更为简便易行。《2015 美国心脏协会心肺复苏及心血管急救指南更新》中建议在心脏骤停风险人群的社区执行公共场所除颤（PAD）方案。目前，国内多个城市在飞机场、地铁、社区等公共场所均有配置 AED。

AED 使用步骤如下：

1）接通电源，打开 AED。

2）贴电极片。根据语音提示与图片说明，将两块电极片分别贴在胸骨右缘第二肋间和左侧第五肋间与腋中线交界处。

3）不要触碰老年人，AED 开始分析心律。分析完毕后，AED 将会发出是否进行除颤的建议。当有除颤指征时，操作者不要与老年人接触，同时告诉附近的其他人远离老年人，由操作者按下"放电"键后除颤。

4）除颤后立即进行 CPR。根据语音提示，决定是否进行再次除颤。

5. 心肺复苏效果的判断

（1）瞳孔：散大的瞳孔开始缩小，说明复苏有效；若瞳孔散大固定，则复苏无效。

（2）面色及口唇：面色由发绀变为红润，说明复苏有效；灰白则无效。

（3）颈动脉：专业人员可判断脉搏。在按压过程中，有颈动脉搏动，按压结束，搏动消失，说明心脏尚未恢复搏动。若按压结束后，颈动脉搏动仍然存在，说明心跳已恢复。

（4）神志：若出现眼球活动、睫毛反射、手脚抽动，说明复苏有效。

（5）呼吸：出现自主呼吸，胸廓有起伏。

二、气道异物梗塞

气道异物梗塞是指异物不慎被吸入喉、气管、支气管所产生的一系列呼吸道症状。随着社会的老龄化，临床发现老年人气道异物梗塞的病例越来越多见。80% 以上的气道异物位于一侧支气管内，少数位于声门下及气管内。多数回顾性调查发现右侧支气管异物多于左侧。气道异物梗塞会引起通气障碍，进而窒息而死亡。对于老年人气道异物梗塞的抢救能否成功，关键在于是否能及时识别诊断，是否能分秒必争地进行就地抢救。

（一）发病原因

有异物吸入史是气道异物最重要的诊断依据。常见的异物有进餐中的食物，如肉类、汤圆、蛋糕、包子、面条等，脱落的义齿、口服的药物等亦可造成气道异物梗塞。老年人牙齿缺失，咀嚼能力变弱，在进食粘软、大块、硬质不易充分嚼碎的食物时容易形成较大的团块状，在吞咽机能减弱、佩戴不合适的义齿、吞咽时注意力不集中等情况时就容易造成食物卡在喉部致呼吸堵塞。如果气道异物发生在饮酒时，对于既往有高血压、冠心病病史的老年人，易被误诊为冠心病发作而延误了抢救时机。

（二）病理生理

异物吸入气道造成的损伤可分为直接损伤和间接损伤。直接损伤又包括机械损伤（如黏膜损伤和出血等）和机械阻塞。异物吸入后可能嵌顿在肺的各级支气管，造成阻塞部位以下的肺叶或肺段发生肺不张、肺气肿的表现。异物存留会导致不同的阀门效应：如双向阀效应是指气流可进可出但部分受限；止回阀效应是指气流进入多于流出，导致阻塞性肺气肿；球阀效应是指气流能进入但不能流出，导致阻塞性肺气肿；截止阀效应是指气流无法进出，肺内气体吸收导致阻塞性肺不张。间接损伤是指存留的异物导致炎症反应、感染、肉芽形成等。

（三）临床表现

喉、气管异物最常见的临床表现是急性吸气性呼吸困难、咳嗽和喉喘鸣。

1. 异物吸入期 表现为突然出现剧烈咳嗽、憋气，如较大异物卡在声门可引起窒息。

2. 阻塞期

1）部分气道阻塞：老年人可表现出窒息的痛苦表情，用手呈"V"字形抓捏自己的颈部、喉部。尚有较好通气者，多有剧烈、有力的咳嗽，有典型的喘鸣音。堵塞严重致气体交换不足时，表现为呼吸困难、明显气急、咳嗽无力，或有鸡鸣、犬吠样的喘鸣音；口唇和面色可能表现为发绀或苍白。

2）完全气道堵塞：老年人将出现窒息，突然不能说话和咳嗽，有挣扎的呼吸动作，但无呼吸声音；面色立即出现苍白、发绀等；神志很快丧失，出现昏迷，随即出现心搏骤停。

3. 炎症期 当发生阻塞性肺炎时可出现发热、白细胞计数增多等感染表现，听诊可闻及一侧呼吸音降低甚至消失，胸部 X 线片可出现一侧肺不张或阻塞性肺气肿。

吸入不同种类异物可出现不同症状，金属异物对局部刺激小，若不发生阻塞，可存留于支气管中数月且无症状；植物学异物（如花生米、豆类）对黏膜刺激较大，常出现高热、咳嗽、咳脓痰等急性支气管炎症状。

（四）主要救护措施

气道异物梗塞发病突然，病情危急，现场抢救以徒手抢救法为主，抢救时机与方法正确与否，是挽救生命的关键。

1. 自救法 适用于意识清楚、行动方便的老年人。可通过自行低头咳嗽，或上腹部倾压椅背快速向前冲击，重复进行，直至异物排出。

2. 手拳冲击法 又称为海姆立克急救法，是全球抢救气道异物梗塞的标准有效方法。

（1）腹部冲击法

1）意识清醒者：老年人呈站立或坐位。施救者站于其身后，双手臂环绕其腰部，一手握拳将拇指一侧放在剑突下和脐上之间的腹部，另一手握住拳头，快速向内向上冲击腹部 6～8 次，重复进行，直至异物排出。

2）昏迷者：平卧位，头后仰，开放气道。施救者面对老年人，骑跨在老年人的髋部，双膝跪地，上身前倾，手掌根放在老年人剑突下和脐上的腹部，另一手放在此手背上，快速向前向下冲击腹部 6～8 次，重复进行，直至异物排出。

（2）胸部冲击法：适用于腹围较大、肥胖者，施救者无法环抱其腰部。

1）意识清楚者：老年人呈站立或坐位，抢救者站于其身后，双臂经腋下环抱其胸部，一手握拳拇指侧顶住其胸骨中下 1/3 交界处，另一手握住拳头，快速向下冲击 6～8 次，重复进行，直至异物排出。

2）昏迷者：平卧位，头后仰，开放气道。施救者跪于其一侧，相当于肩胛骨水平，一手掌根置于胸骨中下 1/3 交界处，另一手放在此手背上，快速向下冲击 6～8 次，重复进行，直至异物排出。

3. 手指清除法 适用于异物在咽部以上的昏迷老年人。将老年人放置侧卧位或平卧头偏向一侧，施救者一手握住其下颌，使其口腔打开并上提下颌，另一手食指沿口角插入，用钩取动作抠出异物。操作时注意，避免异物落进气管或更深部位，必要时佩戴手套。

气道异物梗塞发生突然，病情危急复杂，在紧急情况下，可灵活应用各种方法。《2011 年急救与复苏指南》指出，这些技术应该快速连续的使用，直至阻碍物被清除。对于意识清楚的成人应该需要 1 个以上的技术。以上三种方法清除异物无效且呼吸困难严重者，立即送医院急诊科，行环甲膜穿刺或气管切开术。

三、低血糖

低血糖反应是当体内血糖含量低于 2.8mmol/L 时，人体出现的面色异常、颤抖、多汗、心慌和饥饿感，进一步会出现幻觉、思维缓慢、头晕等症状。随着我国人口老龄化的加剧，老年人群中发生低血糖反应的案例在院前急救中的比例也逐渐上升。而老年人通常合并有高血压、冠心病及脑血管病变等内科疾病。发生低血糖反应时容易出现误诊、漏诊。院前急救对老年低血糖反应者的救治是非常重要的环节。

（一）发病原因

老年人低血糖反应病因多样，发病机制复杂，常见疾病有胰岛素瘤、酒精、外源性胰岛素、口服降糖药物等。部分老年人出现低血糖反应与糖尿病治疗有关，如过量使用胰岛素制剂、降糖药、胰岛素促泌剂等。

（二）病理生理

由于葡萄糖为脑部主要能源，但脑细胞储糖量有限，仅能维持脑细胞活动数分钟。一般认为，严重低血糖昏迷超过 6 小时，脑细胞病变则不可逆转，可呈现去大脑皮质状态或呈不可逆昏迷，甚至死亡。不同病因出现低血糖反应的病理生理过程不同。如酒精导致的低血糖反应，主要因为酒精阻碍能量代谢，抑制肝糖原异生，导致血糖降低。此外，酒精刺激胰岛，使其分泌更多胰岛素，过多的胰岛素也会造成血糖下降。

（三）临床表现

老年人发生低血糖反应时临床症状多样，常表现为面色苍白、四肢颤抖、心悸、烦躁、呼吸急促、出冷汗等一系列自主神经兴奋症状。也有老年人出现胡言乱语、情绪失常、头晕黑矇、意识淡漠、嗜睡、偏瘫等症状，容易漏诊或误诊。若不能得到及时有效治疗，病情呈持续性进展，可能诱发心律失常、脑血管意外、心肌梗死、心力衰竭等，导致老年人永久性脑损伤甚至危及生命安全。

（四）主要救护措施

1. 快速识别低血糖反应　院前及时准确分析老年人病情，明确诊断是成功救治低血糖反应老年人的关键步骤。由于脑细胞、心脏细胞对葡萄糖的高敏感性，低血糖反应的表现多种多样，容易与急性脑卒中、心绞痛等心脑血管疾病相混淆。《2011 年急救与复苏指南》也指出，能意识到有低糖血症的可能性是最重要的，此时必须迅速救治。通过开展社会普及急救培训，提高民众认识水平，把低血糖反应作为危及全身脏器功能的急症对待，避免出现更严重并发症。

2. 及时补充糖分缓解症状　对于可以听从指令和安全吞咽的有轻度症状性低血糖的糖尿病老年人，相比于普通膳食制品中的其他糖类，葡萄糖片剂和口服葡萄糖可以更快减轻临床症状。如果不能获得葡萄糖片，其他含有蔗糖、果糖和低聚糖等，如糖果、巧克力等，可以作为恢复轻度症状性低血糖的有效替代品。若老年人口服糖类未能恢复，应尽快送医院，给予纳洛酮催醒、适量的葡萄糖静脉滴注，并完善心脑血管相关检查以明确诊断。

四、外伤出血

在老年人常见意外伤害中，50% 以上为外伤，如割伤、跌伤等。其中，出血是最常见、最突出的症状，也是院前急救中需要立即有效处理的急症之一。对于外伤出血，要现场果断给予有效地止血，才能挽救生命。

（一）发病原因

有明确的外伤史。很多老年人长期伴有慢性疾病影响止血效果，如 80 ～ 100 岁老年人常有巨核细胞减少性血小板减少症。老年人中有心血管系统动脉硬化、血压高时止血障碍最明显。

（二）病理生理

外伤引起的大量失血将导致失血性休克，往往是在快速、大量（超过总血量的30% ～ 35%）失血而又得不到及时补充的情况下发生的。表现为心排出血量减少，周围血管收缩，血压下降，组织灌注减少，促使发生无氧代谢，导致血液乳酸含量增高和代谢性酸中毒。血流再分布使脑和心的血供暂时能得到维持。但持续失血、血管进一步收缩致细胞损害。血管内皮细胞的损害致使体液和蛋白丢失，加重低血容量，最终将会发生多器官功能衰竭。

（三）临床表现

外出血分为动脉出血、静脉出血、毛细血管出血三种类型。动脉出血呈喷射状的鲜红色血液，出血速度快、量多。静脉出血呈涌泉状暗红色的血液，出血速度较动脉出血缓慢，量也可能较多。毛细血管出血呈水珠状或片状渗出，速度缓慢，量大小与受伤面积相关。

（四）主要救护措施

1. 直接压迫止血法　是《2015 年美国心脏协会与美国红十字会最新急救指南》中最为推荐的标准止血方法，简单易操作，此方法适用于伤口内无异物的出血。具体操作方法是将敷料直接盖于伤口，压迫止血，尽快呼叫急救中心。如果出血持续，再加更多的敷料，用更大的力量压迫，直至医生到达。敷料可选择干净的毛巾、衣物、布料等。

2. 加压包扎止血法　是常用的止血方法之一，既可以止血，又可以达到包扎伤口的目的。方法是敷料覆盖伤口，再用绷带或长布带作适当加压包扎，松紧度以达到止血为宜，必要时可用手掌放在敷料上均匀加压。

当以上止血措施对严重或危及生命的出血无效时，施救者可以考虑使用止血敷料，如 QuikClot、血盾等，这些内置止血剂的敷料可以减少并发症与不良反应，且能对 90% 以上的人有效止血。《2015 美国心脏协会与美国红十字会最新急救指南》指出，止血的主要方法是用力直接按压。当直接按压对严重或危及生命的出血无效时，可以考虑使用止血敷料加直接按压，但要求施救者经过恰当的训练，了解使用指征和正确的使用方法。

3. 止血带止血法　一般适用于四肢较大动脉的出血，或采用加压包扎后不能有效控制的大出血。

（1）勒紧止血法：采用带状三角巾，也可以用绷带、长布带等代替。在伤口的近心端缠绕肢体一圈为衬垫，第二圈压在第一圈上勒紧打结。

（2）绞紧止血法：将带状三角巾在伤口的近心端绕肢体一圈，两端向前拉紧打一活结，用小棍或笔杆等做绞棒，绞紧后插在活结内，拉紧活结以固定住绞棒末端。最后处理三角巾两端，使其整洁美观。

（3）充气止血带止血法：将可充气的袖带绑在伤口的近心端，充气后起到止血作用。由于有压力表指示压力大小，合适大小的袖带压迫作用平均，止血效果较好。越宽的袖带需要的止血压力越小，使用中应考虑对于伤者进行合理的镇痛。

止血带止血法是对大量出血伤者的应急措施，在使用过程中过紧会压迫损坏神经或软组织，过松起不到止血作用，过久会引起肌肉坏死、厌氧菌感染，甚至危及生命。因此，使用时应注意：

1）部位要准确：止血带扎在伤口的近心端，选择上臂或大腿的中上 1/3 处。

2）皮肤与止血带之间要加衬垫，以免损伤皮肤，切忌用绳索或细铁丝直接加压。

3）压力要适度，止血带的松紧以刚好远端动脉搏动消失为宜。

4）凡是用止血带的人必须做标记，标明其日期、时间和部位，并贴放在醒目的位置以便观察。

5）使用止血带的伤员止血后应快速转送至医院。在到达医疗机构前，止血带不应被取下。

止血中需注意：基于循证，在院前急救中一些止血方法不再推荐，如指压止血法、加垫屈肢止血法、填塞止血法、橡皮止血带止血法、卡扣式止血带止血法等。如填塞止血法，在鼻出血的伤者中应用广泛，但是潜在的危害非常严重。用棉织品，将伤口塞实达到止血的目的，易造成更大损伤和破伤风、气性坏疽感染的可能性，鼻出血伤者存在颅内感染的风险，故不提倡。

五、烫伤

烫伤是由无火焰的高温液体（沸水、热油、钢水）、高温固体（烧热的金属等）或高温蒸气等所致的组织损伤。温度越高、持续时间越长，烫伤就越严重。老年人神经末梢功能减退，感觉比较迟钝，还容易出现低温烫伤。低温烫伤是皮肤长时间接触高于体温的低热物体而造成的烫伤。接触70℃的温度持续1分钟，皮肤可能就会被烫伤；而当皮肤接触近60℃的温度持续5分钟以上时，也有可能造成烫伤。烫伤部位多为足部、腰臀、胸腹、上肢等。

（一）发病原因

烫伤病史明确，是由于高温液体、蒸汽、固体等引起的损伤。低温烫伤常见于取暖或以暖来缓解疼痛，使用热水袋、充电暖宝宝、电热毯、暖风机等致伤。一些患有糖尿病、脉管炎或中风后遗症、长期卧床的老年人尤其要注意。

（二）病理生理

烫伤变化主要取决于面积大小与深度。局部改变主要是热力作用于皮肤或黏膜后可形成水疱，严重者可使皮肤、甚至深部组织碳化形成焦痂。水疱是由于毛细血管通透性增高、血浆渗出的结果。大面积烫伤可存在全身反应，如血容量减少性休克、能量消耗后负氮平衡、红细胞破坏、免疫力下降、感染等。

（三）临床表现

1.一度烫伤　伤及表皮浅层，局部轻度红肿、无水疱、疼痛明显。

2.浅二度烫伤　伤及真皮浅层，局部红肿疼痛，有水疱形成，水疱皮脱落之后，创面红润潮湿，一般不留疤痕。

3.深二度烫伤　伤及真皮深层，局部红肿疼痛，有大小不一的水疱形成，水疱皮脱落之后，创面红白相间，常留疤痕。

4.三度烫伤　伤及皮肤全层，甚至达到皮下、肌肉或骨骼，没有水疱，创面是蜡白、焦黄色、甚至碳化，痛觉消失，需要植皮。

低温烫伤更要警惕。创面不大，看似不严重。但低温烫伤时真皮浅层向真皮深层及皮下各层组织渐进性损害，往往表面看起来只是一个小水疱，体征类似二度烧伤，其实可能已伤及皮下组织，甚至肌肉、神经、血管。其创面特点是水疱较小，外观颜色较深，疱液多带有血性，创面基底部苍白色，可有瘀血或坏死斑。损伤皮肤全层，有的深达皮下组织、肌肉、肌腱及骨骼，所以难以愈合。如果处理不当，可能并发感染，甚至形成慢性溃疡。

（四）主要救护措施

对于一度烫伤、浅二度烫伤，采用以下救护措施：

1. 用冷水、冰块、毛巾物理降温。以冷水为例，用流动的冷水冲洗 15 ～ 30 分钟。《2011 年复苏与急救指南》指出，烧烫伤必须用冷水尽快冷却，冰块或冰水冷却时间避免超过 10 分钟，尤其创面较大时（＞ 20% 体表面积）。

2. 在冷水冲洗后脱除或使用剪刀剪开烫伤处的衣物，小心除去。不可强行拉拽，以免弄破水疱。尽量保持创面完整，用干净的松软衣物覆盖。

3. 在送医过程中持续用干净的松软衣物覆盖患处，避免污染。对于深二度及以上烫伤，建议立即送医院就医处理。不要乱涂"药"（酱油、牙膏、菜油、鸡蛋清、紫药水等），如牙膏易结块，并伴有干裂，增加创面清洗难度，加重疼痛。不要擅自清理水疱、伤口，撕掉伤处表皮有可能会加深创面、引发感染。烧伤烫伤严重的老年人常会出现口渴的现象，不要盲目喝大量白开水，从而破坏体内水、电解质的平衡，造成老年人脑水肿，直接威胁生命。

对于低温烫伤者：由于发现时距离烫伤事发时间以较长，建议此时不要对伤口做任何处理，暴露伤口，尽快送医院就医。

六、中暑

中暑是指高温环境影响下，人体体温调节中枢功能紊乱、排汗散热功能衰竭和（或）水、电解质损失过多而导致的以中枢神经系统和心血管障碍为主要表现的急性疾病。中暑是夏季常见急症，尤其是 80 岁以上老年人。中暑可能诱发高血压、心脑血管疾病等基础疾病恶化，老年人死亡率较高。

（一）发病原因

在高温、高湿环境中从事长时间的劳动、运动，而无足够防暑措施，或对高温环境的适应能力不良而致机体产热增加、散热不足等因素，均可引起中暑。

1. 产热增加　高气温、高热辐射、气流小、低风速环境下进行劳动或运动者。

2. 散热障碍　环境温度超过体温、穿透气不良的衣服、先天性汗腺功能缺乏症、广泛皮肤烧伤后疤痕形成及长时间应用抗胆碱能药物等。

3. 机体热适应能力降低　年老体弱、久病卧床、慢性疾病（如糖尿病、心血管疾病、下丘脑病变等）是老年人中暑常见的病因之一。

（二）病理生理

正常情况下，当环境温度低于35℃时，通过辐射、传导、对流途径散发的热量约占人体总热量的70%。而当环境温度高于35℃、空气干燥时，蒸发散热则成为人体唯一的散热方式。当高温（气温＞32℃）、高湿（相对湿度＞60%）的环境中，汗液蒸发散热机制受到严重影响，导致机体热能蓄积，就可能发生中暑。高温环境下机体大量出汗，可引起失水失盐。若机体以失盐为主或单纯补水导致血钠降低，易发生热痉挛。若机体大量液体丧失导致失水、血液浓缩、血容量不足，同时出现血管舒缩功能障碍，则易发生热衰竭。若外周环境增高，机体散热绝对或相对不足，汗腺疲劳时，易引起体温调节中枢功能障碍，导致体温急剧升高达40℃以上，产生严重的生理和生化异常而发生热射病。

（三）临床表现

1.先兆中暑　指在高温环境下劳动工作一定时间后，出现大汗、乏力、口渴、头晕、胸闷、心悸、恶心、注意力不集中、体温正常或略升高，一般不超过38℃。

2.轻度中暑　除了有先兆中暑的症状外，体温升高至38.5℃，伴有面色潮红、皮肤骤热或有早期循环衰竭的表现，如恶心、呕吐、多汗、脉搏快速、血压下降等表现。

3.重度中暑　除上述表现外，伴有高热、痉挛、晕厥和昏迷，包括三种类型：

（1）热痉挛：往往已适应高温者，症状常在活动停止后发生，能自行缓解。由于高温环境下大量出汗，体温无明显升高，但电解质丢失而导致肌肉痉挛，多发生于四肢肌肉、咀嚼肌、腹直肌，最常见于腓肠肌，也可发生于肠道平滑肌。

（2）热衰竭：此型最常见，老年人及热适应能力差者多见。由于体液和钠盐丢失过多且补充不足所致，表现为头痛、头晕、面色苍白、皮肤湿冷、脉细或缓、血压下降、直立性晕厥等。此型口渴明显，体温可轻度升高，无明显中枢神经系统损害表现。

（3）热射病：热射病是一种致命性急症，典型的临床表现为高热、无汗和意识障碍"三联症"。根据发病时所处的状态和发病机制，临床上可分为两种类型。一是劳力性热射病，主要是高温环境下内源性产热过多所致，多为重体力劳动与大量出汗的青壮年，老年人少见。二是非劳力性热射病，主要是高温环境下体温调节功能障碍引起散热减少，常见于年老、体弱与慢性病老年人，表现为皮肤干热发红、直肠温度常在41℃以上，最高可达46.5℃，无汗，严重者可出现休克、脑水肿、肺水肿、心肝肾功能衰竭等。

此外，可与热射病同时存在的日射病，是由于暴晒作用于头部，引起脑组织充血水肿，出现头痛、头晕、眼花、耳鸣、呕吐、烦躁不安，严重者也可有昏迷和惊厥。

（四）主要救护措施

对于先兆中暑和轻度中暑者，立即实施现场救护。

1.脱离高温环境　迅速将老年人搬离高热环境，安置到通风良好的阴凉处或开空调、电风扇等，使室内温度降低至 20～25℃，解开或脱去外衣，取平卧位。

2.降温 可采用凉水浸泡或喷洒的方法，通过体表皮肤蒸发散热。饮用含盐水分或饮料，不可盲目大量补充白开水，以引起电解质失衡。

《2011 年复苏与急救指南》指出，中暑者必须通过任何手段立即降低体温，施救者可把中暑者浸在冷水中，使用流动的水比静止的水效果好。中暑者若不能或是要延迟用水浸泡，应给浸透大量冷水，喷洒水，吹风扇、覆盖冰毛巾或将冰袋放在身体上。

对于重症中暑，应立即送医院就诊，通过药物辅助降温与对症支持治疗，防止休克、多器官功能不全、DIC 等并发症。

七、一氧化碳中毒

一氧化碳（CO）即煤气，是无色无味的气体，由含碳化合物不完全燃烧所产生。急性一氧化碳中毒，又称急性煤气中毒，是指人体短时间内吸入过量一氧化碳所造成的脑及全身组织缺氧性疾病，严重者可引起死亡。在老年人群中，一氧化碳中毒以独居孤寡老年人最为多见。

（一）发病原因

有一氧化碳吸入史。家用煤气、在通风不良的浴室内使用燃气热水器、密闭的室内烧烤、在窗户紧闭的车内开空调睡觉等均可发生一氧化碳中毒。

（二）病理生理

一氧化碳进入体内后，与血液中的血红蛋白结合，形成稳定的碳氧血红蛋白。一氧化碳与血红蛋白的亲和力比氧气大 240 倍。碳氧血红蛋白不能携带氧，且不易解离，是氧合血红蛋白解离速度的 1/3600，阻碍血氧在组织中的释放，造成细胞缺氧。此外，一氧化碳影响细胞呼吸和氧化过程，阻碍组织对氧的利用。中枢神经系统对缺氧最为敏感，脑组织最先受累，严重者有脑水肿。

（三）临床表现

与空气中一氧化碳浓度、血液中碳氧血红蛋白浓度呈正比例关系，也与个体健康情况有关，如嗜酒、营养不良、贫血、有心血管疾病和呼吸系统疾病等均可加重中毒的程度。

1.轻度中毒 血液中碳氧血红蛋白浓度达 10%～20%。出现头痛、头晕、四肢无力、恶心、呕吐、心悸及视力模糊，如及时脱离中毒环境，吸入新鲜空气后症状迅速消失。

2.中度中毒 血液中碳氧血红蛋白浓度达 30～40%。除上述症状外，皮肤黏膜呈樱桃红色，呼吸及心率加快，四肢张力增高、瞳孔对光反射迟钝等浅昏迷表现，经治疗可恢复且无明显并发症。

3.重度中毒 血液中碳氧血红蛋白浓度可高达 50%。出现深昏迷，各种反射消失，可呈去大脑强直状态，严重者死于呼吸循环衰竭。常有脑水肿、呼吸衰竭、肺水肿、上消化道出血、休克和严重的心肌损害等，老年人死亡率高，抢救后多有不同程度后遗症。

4.迟发性脑病　约50%的重度中毒老年人，在意识恢复后两个月内，临床出现下列表现之一者：

（1）精神意识障碍：痴呆、木僵、谵妄、去大脑皮质状态。

（2）锥体外系神经障碍：由于基底神经节和苍白球损害，出现震颤麻痹综合征（即帕金森病，表现为面具脸、四肢肌张力增高、静止性震颤、慌张步态）。

（3）锥体系神经损害：偏瘫、病理反射阳性、大小便失禁等。

（4）大脑皮质局灶性功能障碍：失语、失明、继发性癫痫。

（5）脑神经及周围神经损害：视神经萎缩、听神经损害及周围神经病变等。

（四）主要救护措施

在院前救护中，迅速撤离现场是一氧化碳中毒的救治原则。《2011年复苏与急救指南》中对一氧化碳中毒首要推荐措施为打开所有的窗户和门。现场救治中，立即开窗通风，关闭煤气开关，离开密闭环境移至空气新鲜处，保暖，保持呼吸道通畅。尽快转入医院治疗，采用高压氧舱纠正缺氧是一氧化碳中毒最有效的治疗，并对症处理。

（林丹）

第三节　认知障碍的整合照护

认知障碍是一种脑部疾病，其发病率随年龄增高显著上升。根据欧美和日本等国家的大数据分析，在老龄化社会65岁以上老年人不同年龄段的认知障碍的患病率为：65～69岁为2.9%，70～74岁为4.1%，75～79岁为13.6%，80～84岁为22%，86～89岁为41%，90～94岁为61%，95岁以上达80%。日本厚生劳动省根据实证研究和大数据分析推算出在65岁以上老龄人口中，认知障碍患病率为15%，轻度认知障碍的老年人为13%。据国家统计局2017年1月20日公布的《2016年中国国民经济主要统计数据公报》，2016年年末，中国大陆65周岁及以上老年人口为1.5亿。根据日本的经验推算，我国1.5亿的65岁以上老年人口中，认知障碍老年人，或有轻度认知障碍的老年人至少有3000万人。如何为认知障碍老年人提供良好的长期照护和专业支持，是所有从事养老服务工作的专业人员都需要面临的课题。

一、定义

认知障碍是由脑功能障碍引起的获得性、持续性的智能障碍综合征。临床表现为不同程度的记忆、语言、视空间功能及认知能力的下降，常常伴有人格、行为和情感的异常。"老年痴呆综合征"（简称"老年痴呆"）是目前医学规范名词，单从字面上看容易有负面含义。对于不了解的人群，容易让患病者及其家人产生病耻感和被歧视。因此，我国台湾地区将其称为"失智症"，我国香港地区称为"认知障碍症"，在日本称为"认知障碍"，美国精神病学学会称其为"重度神经认知障碍"。本章用"认知障碍"这种较为准确和委婉的方式表达。

二、分类

根据发病原因不同，认知障碍可分为四大类。

（一）神经退行性病变引起的认知障碍

神经退行性病变引起的认知障碍主要包括阿尔茨海默病、路易体认知障碍、额颞叶认知障碍、帕金森病认知障碍等。其中，阿尔茨海默病是最常见的认知障碍类型，占所有认知障碍的 60% 以上。

1. 阿尔茨海默病（Alzheimer's disease，AD） 阿尔茨海默病是认知障碍中最常见的类型，是一种进行性的脑部神经退行性疾病，破坏老年人的记忆及其他重要的认知功能，最终导致老年人出现持续的智能减退和行为能力的异常，严重影响老年人的生活质量和社会功能。发病机理是随着年龄的增长，出现神经元变性，大脑中出现 β－淀粉样斑块和神经元纤维缠结，导致神经元之间的连接中断，大脑神经元的死亡和脑组织的损伤。患病期间，大脑皮质会出现广泛的弥漫性萎缩，大脑逐渐失去正常功能。

阿尔茨海默病常见的早期表现是短期记忆显著下降，随后可以出现定向障碍、思维混乱、判断力受损、语言表达困难、行为改变、吞咽和行走困难等症状。阿尔茨海默症患者被确诊后，平均生存期为 5 ～ 8 年，但也有生存期达到 20 年的个别病例。

2. 额颞叶认知障碍 额颞叶认知障碍以额颞叶萎缩为特征，也是比较常见的神经变性认知障碍之一。该患者的大脑皮层出现局部萎缩，主要集中在额叶的前方和部分的颞叶。额颞叶认知障碍患者在 50 ～ 60 岁就可能已经出现症状，表现为语言等功能障碍及人格的变化，如讲话重复刻板、自知力丧失、好冲动、不修边幅、情感淡漠、食欲亢进等。额颞叶认知障碍的病程在 5 ～ 12 年。

3. 帕金森病认知障碍 帕金森病是一种常见于老年人的神经系统变性疾病，多发生于 50 岁以上的中老年人。其临床表现主要包括静止性震颤、运动迟缓、肌强直和姿势步态障碍，同时患者可伴有抑郁、便秘和睡眠障碍等非运动症状。该病起病缓慢，病程长，平均病程为 13 年，最长可达 30 年。根据医学报道，有 15% ～ 20% 的帕金森病患者会发展为认知障碍。

帕金森病认知障碍的主要表现包括注意力不集中、记忆障碍、计算能力下降、视空间技能障碍、语言改变、抽象思维能力下降、判断力差等。此外，患者还可能出现抑郁、幻觉、错觉、谵妄、妄想等精神症状。

（二）血管性认知障碍

血管性认知障碍泛指由于血管因素造成的认知障碍，包括脑卒中、脑梗死所导致的智能衰退。血管性病变是导致认知障碍的第二大病因。

血管性认知障碍（vascular dementia，VD）是由脑血管病变引起，如脑梗死、脑卒中。常表现为急性起病，病程呈波动性和阶梯式的发展，发病时间与血管病变、中风的发生时间相关。根据统计，血管性认知障碍的发病时间总体上要早于阿尔茨海默病的发病时间，某些患者在50多岁就开始发病了。与阿尔茨海默病患者的认知功能全面减退不同的是，血管性认知障碍患者的认知能力是部分或斑片状减退的。患者对自己认知功能的变化有一定的自知力，而且判断力、理解力、抽象思维能力在较长时间内仍然能保持良好。血管性认知障碍患者在早期就有可能出现步态不稳、尿失禁、吞咽困难、跌倒、失语、情绪及人格变化（抑郁症）等。

（三）混合型认知障碍及其他原因造成的认知障碍

混合型认知障碍是指血管性认知障碍与阿尔茨海默病或者其他神经退行性病变引起的认知障碍。另外，脑外伤、脑肿瘤、中枢神经感染、药物中毒等也可能导致认知障碍的发生。

三、常见的危险因素

1. 年龄　65～85岁的人口中，年龄每增长5岁，认知障碍的患病率就会增加1倍。65～85岁以上人群中，认知障碍占5%～6%；85岁以上的人群中，认知障碍老年人占30%～40%。

2. 遗传　若一级亲属中有人发病，则其患认知障碍的概率约为一般人的3.5倍。

3. 性别　血管性认知障碍患者男性发病率高于女性。但在AD患者中，排除女性平均寿命比男性长的因素，女性发病率高于男性的说法则不准确。

4. 疾病因素　如高血压、高脂血症、心脏病、脑血管病、糖尿病等。许多研究显示，糖尿病会造成记忆或认知的衰退。中年人血压收缩压＞160mmHg，且未治疗者，发生AD的风险为血压正常者的5倍。如果控制高血压可以降低发生AD的风险。

5. 心理因素　主要包括抑郁、兴趣匮乏、生活中重大不良事件等。有研究报道，患抑郁症发生AD的风险增高。

6. 社会文化因素　包括缺少教育、工作地位低、经济条件差、社会活动范围小，吸烟、嗜酒等不良嗜好等。研究显示，抽烟患AD的相对风险上升近2倍。

四、临床表现

认知障碍的临床表现可以按照疾病的早中晚期进行描述，各分期之间存在着重叠与交叉。

1. 早期阶段　认知障碍的早期症状不明显，容易被忽视，导致发病时间较难界定。这一阶段常见的症状表现有：近期记忆减退，很难记住月份或星期，经常丢三落四，找不到东西，做饭和购物变得越来越困难，做决定时显得犹豫不决，失去财务管理能力，对社交活动表现冷漠，伴随出现情绪变化和焦虑等一些精神症状。早期阶段可能会延续1～3年，也有持续更长时间。

2. 中期阶段　上述症状进一步加重，而且常伴有行为和精神症状，表现为：出现比较严重的记忆混乱和记忆丧失，记不住年月日、家庭住址，不能分辨地点、容易迷路走失，语言表达和理解更加困难，有时会无法辨认家人和朋友，有时会不认识镜子里自己的影像，不能独立完成很简单的家务劳动，行为症状突出，情绪容易波动。此阶段老年人生活能力受到限制，可能延续 2～5 年的时间。

3. 晚期阶段　该阶段的老年人将丧失记忆和绝大部分的认知能力，也完全失去个人日常生活的能力。具体表现为：忘记自己的姓名和年龄，不能辨认人、地方和物体，逐渐丧失行走的能力，可能出现吞咽困难，体重下降，大小便失禁，大部分时间卧床，常合并慢性躯体疾病、营养不良或并发肺部感染和压疮等。认知障碍的晚期阶段可能延续1～3 年。

五、评估

（一）早期筛查

1. 早期迹象的识别

（1）记忆力下降，影响工作和生活。认知障碍早期的共同迹象就是非常容易忘记最近发生的事情，而且事后很难再回想起来。常见的表现包括近期记忆减退，如记不住新认识的人，忘记参加和其他人约好的活动；重复问问题可又记不清答案，甚至忘记自己已经问了很多遍；需要家人帮忙提醒，或是对提醒工具产生依赖。

（2）无法胜任原本熟悉的事务：做先前熟悉的事情出现困难，如以前擅长的家务，现在做得远不如从前；以前熟悉的工作，现在也做不好了。

（3）言语表达或书写出现困难：认知障碍老年人在与人交谈时，常出现找词困难，为想出某个词汇而苦苦思索，难以找到合适的用词，或者干脆说错，或者不断重复已经讲过的话。对交谈的话题不能理解，导致谈话无法继续下去。

（4）失去对时间和地点的认知力：认知障碍老年人常常记不清今天是几月几日，逐渐失去对日期、季节和时光流逝的记忆轨迹。他们不知道自己身在哪里或如何来到这里的，坐公交车经常下错站，容易迷路。

（5）判断力下降：如果老年人花好多钱去买一些明显与价值不符的东西，或者经常借钱给陌生人，那么一定要警惕了，因为认知障碍老年人会发生判断力、警觉性和决策能力的改变。这些改变还会表现在吃不新鲜的食物、不注意个人卫生、有时候会横冲直撞地过马路，因为他们已经意识不到这其实是很危险的事情。

（6）抽象思维能力下降。认知障碍老年人无法理解谈话中的抽象概念，对数字的计算能力下降。生活中常用的电器或设备，如遥控器、洗衣机、电视机、煤气灶等，他们会因没有办法理解这些物品的使用说明而不知道怎么样来操作。

（7）将东西放错地方。认知障碍老年人会把东西放在不恰当的地方，如把水果放在衣橱里，拖鞋放在被子里。他们丢了东西却没办法按正常的推理步骤找回来，有时甚至会说是别人窃取了。这些情况随着时间的推移会逐渐频繁地发生。

（8）出现异常行为：在疾病的早期，认知障碍老年人会出现和平常不一样的行为，如拿超市货架上的东西，却不知道这是要付钱的；拿了别人的东西，却不知道这在别人眼里是盗窃行为。还有一些认知障碍老年人会表现出过于主动地接近不熟悉的异性，甚至有过于亲昵的举动，却意识不到自己可能已经冒犯了他人。

（9）情绪和个性改变：认知障碍老年人的情绪和个性会发生非常显著的改变。他们会变得敏感多疑、抑郁，焦虑、易怒、口不择言、过度外向、特别畏惧或依赖某个家庭成员。

（10）退出社交活动：认知障碍老年人对社交活动表现冷漠，停止他以前喜欢做的事，如和老朋友聚会、打麻将、在家里招待小辈或者外出旅游。常在电视机前坐好几个小时，睡眠量比过去明显加大，需要多次催促诱导才会参与事务。

2. 早期筛查的实施要求

（1）认知障碍早期筛查评估的时机：在老年人入住养老机构之前，护理团队需要利用认知障碍早期筛查工具，对老年人进行认知能力的评估。在老年人入住养老机构期间，每隔半年评估老年人的认知能力。如果照护人员在日常工作中觉察到自己所照顾的老年人出现了某些早期迹象，需及时报告和评估。社区养老服务机构可以联合医疗机构，定期为在社区中生活的老年居民提供认知障碍早期筛查服务。

（2）评估地点和环境：对老年人的评估可以在养老机构、社区日间照料中心、社区卫生服务中心等地点进行，也可以征得老年人和家庭成员的同意，到老年人家里评估。评估的环境要相对独立、安静，注意保护老年人的隐私。环境要光线明亮，不要放置可能提示答案的物品。

（3）评估人员：评估工作应由经过相关培训的医生、治疗师或照护人员担当。在对每一位老年人进行评估时，1～2位评估人员参与比较合适，以免对老年人产生压力。

需要注意的是，评估不等于诊断，不可直接给出医疗结论。如果某位老年人的评估得分已经超过界限分，评估人员需要建议老年人去医院的记忆门诊进行检查。

3. 早期筛查工具　为了能在早期发现认知障碍患者，可使用筛查工具对一些老年人的认知能力进行检查。常用的有 AD8 早期筛查问卷、画钟测验和简易精神状态检查。

（1）AD8 早期筛查问卷：AD8 是一种简便易用，且准确率较高的筛查工具，一共8 个问题。这是他评量表，通过向家庭成员、保姆等熟悉老年人情况的人员了解老年人在过去一段时间在记忆力、判断力以及生活能力等方面是否有改变的情况，见表4-1。

表 4-1　AD8 早期筛查问卷

说明："有改变"表示在过去几年中有因认知（思考和记忆）问题导致的改变

	项 目	有改变	无改变	不清楚
1	判断力有困难：例如容易上当受骗，落入圈套或骗局，财务上做出不好的决定，买了不合适的礼物等			
2	对业余爱好、活动的兴趣下降			

续表

项 目	有改变	无改变	不清楚
3	重复相同的事情（如提同样问题，说或做同一件事，说相同话）			
4	学习如何使用工具、电器或小器具（如电视、洗衣机、空调、煤气灶、热水器、微波炉、遥控器等）方面存在困难			
5	忘记正确的月份和年份			
6	处理复杂财务问题存在困难（如平衡收支、存取钱、缴水电费）			
7	记住约定的时间有困难			
8	每天都有思考和/或记忆方面的问题			

评分标准：任何一个问题回答"有改变"均计 1 分，所有问题计分总和为 AD8 总分。如果 AD8 总分≥ 2 分，就高度怀疑可能有早期认知障碍的表现，应建议老年人尽早到记忆门诊进行专业诊断和评估。

（2）画钟测验（clock drawing test，CDT）：画钟是一项复杂的行为活动，完成它需要很多认知过程参与，涉及记忆、注意、抽象思维、设计、布局安排、运用、数字、计算、时间和空间定向概念、运作的顺序等多种认知功能。它既能全面地反映认知功能，又简单易行，不需要特殊材料，且准确性高、文化相关性小。研究表明，画钟测验诊断早期认知障碍的敏感性在 80%～ 90%之间。它不仅适合于临床对早期认知障碍的筛查，还可以帮助判断认知障碍的严重程度。

测验内容：受检老年人要在 10 分钟内完成指定时间的时钟表盘图案。

四分评分标准：①能画封闭的圆（表盘）得 1 分；②表盘上 12 个数字正确（包括位置及顺序正确）1 分；③将分针标在表盘的正确位置得 1 分；④将时针标在表盘的正确位置得 1 分。

测验时注意：①修正和涂擦不扣分；②不要求画秒针；③可以提示的句子有：要写上所有数字（不说具体数字）；要画上指针（但不说时针和分针）；④具体时间点（如 1 点 50 分）可以重复提示；⑤不能提示箭头。

（3）简易智能状态量表（MMSE）：这是最具影响的认知缺损筛选工具之一，具有快速、简便的优点，具体内容见第二章第四节。

（二）临床评估步骤

认知障碍的专业评估和诊断应该在医院的记忆门诊进行。通常，记忆门诊会设立在医院的神经内科、精神科或老年病科。完整的临床评估诊断过程需要包含下述步骤：

1. 了解详细病史 通过询问老年人和陪同的家庭成员或照护人员，确定老年人的患病情况、既往病史和用药史。了解家庭中其他人员是否患过阿尔茨海默病或其他类型的认知障碍。

2. 临床评估 对老年人的神经心理、生活能力、躯体功能、精神状况及幸福感进行全面的评估。

3. 身体检查　测量生命体征，听心音和呼吸音，取血样和尿样，询问老年人的饮食、营养和饮酒情况。身体检查有助于鉴别出引起记忆下降、思维混乱、无法集中精力等类似认知障碍症状的其他因素，如贫血、营养不良或缺乏某种特定维生素、过度饮酒、药物副作用、甲状腺疾病、糖尿病等。这些因素如果得到及时的诊断和治疗，可以改善患者出现的类似认知障碍的症状。

4. 影像学检查　采用磁共振成像（MRI）能够清楚地显示认知障碍患者脑部发生的结构性改变，而且还可以排查其他可能引起认知障碍的原因，比如脑肿瘤、脑梗死和脑积水等。

六、治疗与护理

（一）药物治疗与护理

到目前为止，药物治疗并不能治愈阿尔茨海默病及其他绝大多数类型的认知障碍，也不能逆转病程的发展。但是，持续的药物治疗可以让一部分认知障碍患者在某种程度上改善认知、行为及功能症状，延缓病情发展，提高生存质量，减轻照护负担。

现有的认知障碍药物可以分为三类。第一类是针对认知障碍症状的治疗药物，第二类是针对病因的治疗药物，第三类是专门针对精神行为症状的精神药物。

1. 针对症状的治疗药物

（1）胆碱酯酶抑制剂：多奈哌齐（安理申）、卡巴拉汀（艾思能）、加兰他敏（力益临）都是胆碱酯酶抑制剂，能够改善轻度和中度阿尔茨海默病患者的认知和行为症状。

（2）谷氨酸能受体抑制剂：美金刚（易倍申）是谷氨酸能受体拮抗剂，可改善中度和重度阿尔茨海默病患者的神经功能和精神行为症状。

2. 针对病因的治疗药物　比如导致血管性认知障碍的病因可能是心脑血管病或糖尿病，那么通过药物治疗这些原发病，就会在一定程度上改善认知状况。如果是因为脑外伤、营养不足而造成的认知障碍，要找出具体的病因，有针对性地进行药物治疗。AD的病因不明确，尚无有效的针对病因的治疗药物。

3. 治疗精神行为症状的精神药物　临床中 90% 的认知障碍患者会出现精神行为症状，除非有必要使用药物控制患者的症状，通常不做常规用药。针对突出的精神行为症状，并非采用某一种药物就能控制患者的精神行为异常表现，且易出现很强的副作用，如患者出现站立不稳，易跌倒等情况。如抗精神病药（如利培酮、奥氮平、喹硫平等）主要用于治疗幻觉、妄想、激越、攻击行为等；抗抑郁药（如西酞普兰、舍曲林、米氮平等）主要用于治疗抑郁、攻击行为、不安、焦虑；心境稳定剂（如丙戊酸钠等）主要用于严重的攻击行为等。

4. 药物照护注意事项　记录所服药物的剂量和方法，了解药物的作用和副作用。慎用抗精神类药物并仔细观察是否有不良反应。认知障碍老年人经常会出现抗拒服药、忘记服药、吃错药、重复服药的情况，因此照护者要说服并协助老年人将药物全部服下。平时把药物放到老年人拿不到或找不到的地方。

（二）非药物治疗与护理

在认知障碍照护上，除了进行必要的药物治疗外，非药物治疗同样扮演非常重要的角色。近年来已经有一些关于身体锻炼和认知训练的随机试验结果显示，治疗前后受试者在认知能力方面能得到一定程度的改善。

1. 回忆疗法 回忆疗法的目的是让认知障碍老年人通过回忆自己的人生经历，重新对自身进行评价并树立自信心和自尊心。实施回忆疗法时，照护者要和老年人建立良好的信任关系，并要对老年人的人生经历有充分的了解。鼓励老年人对往事进行回忆，尤其是一生中最感兴趣、最重要或荣耀的事，家属也可以提醒帮助回忆。

2. 音乐疗法 音乐能够舒缓情绪、唤起老年人情感的回忆。音乐治疗是在注册音乐治疗师的计划下，运用音乐特有的生理、心理效应，通过各种专门设计的音乐行为，经历音乐体验，达到消除心理障碍，恢复或增进心身健康的目的。研究表明音乐疗法能提高认知障碍老年人的能动性和认知能力，特别是注意力与记忆力；改善精神运动机能，尤其是反应能力、协调能力、移动能力及合群能力。音乐治疗时，可以让老年人演唱歌曲，或是演奏乐器；即便是没有音乐基础的老年人，也可以让其参与简单乐器的使用，通过声音、旋律、节拍的良性刺激，产生身心愉悦的感觉。

3. 现实定向疗法 现实定向疗法是通过使用生活中熟悉的物品进行训练，可帮助老年人改善定向障碍的情况。生活中的物品包括：使用家中的挂钟、手表来训练对时间的定向力；通过日历、挂历等认识年月日；在房间门口做一些简单醒目的标记，帮助老年人识别卧室、厕所、厨房等功能区，减轻老年人的迷失感。

4. 动物疗法 动物疗法的目的在于通过与动物进行接触与互动，调节老年人的心理机能或精神运动机能。在接触宠物或照顾宠物的过程中，刺激认知障碍老年人的认知功能，改善老年人沟通与情感表达的能力，能唤起老年人的回忆和美好的情感，从而得到自我满足感和增强自信心。

5. 运动疗法 适合认知障碍老年人的运动项目有散步、太极拳、健身跑、骑自行车、登山、低难度球类运动等。需根据老年人的运动能力进行循序渐进、持之以恒的训练。研究表明，太极拳可提高认知功能，特别是注意力、记忆力、执行力和反应能力，可改善认知障碍老年人的抑郁症状，提高生活质量。

6. 多感官疗法 多感官疗法一般在一间特殊设计的多感官疗法室内进行，该室内配备有与体温相同的水床垫、投影仪、香精油等设备。一般情况下，多感官疗法需在精神运动疗法师或受过多感官疗法资格培训的专业护理员的单独陪同下进行。在疗法过程中，老年人躺在水床垫上，享受着柔和的按摩。投影仪投影出各幅大自然的景象：森林，大海，星空……有效地激发了老年人的视觉。同时，配合使用像风吹树叶的声音、河流的声音等与景象相配的音乐和香薰散发器，有效地刺激了老年人的听觉与嗅觉。多感官疗法对认知障碍老年人具有积极的疗效。

7. 园艺疗法 老年人借由实际接触和运用园艺材料，维护美化植物或盆栽和庭园，接触自然环境而缓解压力与复健心灵。园艺疗法是一种辅助性的治疗方法，有助于维持甚至提高认知障碍老年人的认知功能、功能性自理能力和个人移动能力；减轻像游荡这样的行为；加强长者之间的社交联系。认知障碍老年人还可以通过园艺疗法重拾起已经遗忘掉的植物和花草的香气以及水果蔬菜的美味。

8. 烹饪疗法　烹饪作坊一般是在老年护理院专业人员的陪同下进行的厨艺作坊。一方面，烹饪疗法能锻炼老年人的记忆力，帮助记忆菜谱，甚至可在护理院人员的陪同下去选购自己喜欢的食材；另一方面，像切瓜果、完成一道菜色能提高老年人完成目标工序的能力，并能刺激到视觉、味觉及嗅觉。烹饪作坊的整个活动的过程气氛活跃欢快。另外，老年人还可以坐在一块一同品尝自己的厨艺，这样也会让他们倍感自豪。

七、常见照护问题及措施

（一）常见的生活障碍照护

1. 穿衣服　认知障碍老年人的自理能力降低，穿脱衣服需要他人帮助。

（1）常见问题：①不知道应该根据气温穿着合适的服装：有的老年人夏天穿上了棉毛衫，冬天只穿轻薄的衣物外出；②不知道如何选择合适的衣服：面对衣柜里的很多衣服，不知道自己到底该穿什么；③不知道应该按照怎样的顺序穿着服装：有的老年人还没有穿上棉毛衫或衬衫，就直接把毛背心套上了；④无法独立将衣服穿整齐：扣错扣子；⑤运动功能受损，穿衣服时动作僵硬缓慢：有的老年人难以把胳膊套入袖子中，有的老年人系扣子或者拉拉链时会遇到困难；⑥固执地选择穿着某件衣服。

（2）照护目标：①老年人穿上合适的衣服，保持清洁的外表，生活得有尊严；②老年人的独立性和自我照护参与度能得到提高。

（3）照护方法：①帮助老年人穿衣服前，先友好地交流，以便老年人做好接受照顾的准备。②观察老年人在穿衣方面的能力和需求，提供相应的协助。③提前准备好舒适、简单、穿脱方便的衣服：开衫、摁扣、纽扣；裤子的腰部改成松紧带。④简化老年人对衣物的选择：事先搭配好两套服装再挑选。⑤若老年人不知穿衣顺序，则需备好衣服，按顺序递给老年人，并给出口头指导。⑥若老年人有能力穿但动作慢，则留充裕的时间给老年人，由其独立完成穿衣服。⑦当扣错扣子时，照护者给予温和的提示。

（4）注意事项：尊重老年人一贯的穿衣风格。如果老年人不肯穿衣服，应找到原因，是还想继续休息，还是有身体疼痛等情况。

2. 口腔保健　口腔的健康直接关系到老年人的饮食、消化和摄入营养的能力。没有良好的咀嚼功能，会给老年人的身体带来不利影响。口腔护理在认知障碍老年人的日常照护中非常重要。

（1）常见问题：忘记刷牙，不知道如何刷牙或如何按照正确的步骤来刷牙，刷牙的时候无法集中注意力，不愿意甚至抗拒刷牙，假牙佩戴不合适，患有口腔疾病。

（2）照护目标：①老年人能保持口腔卫生，降低因口腔问题导致的进食能力下降、营养不良及感染的风险；②老年人的刷牙能力能得到最大限度地维持；③老年人因口腔不适而引起的抗拒护理及其他行为表现减少。

（3）照护措施

1）帮助老年人进行口腔护理前，先进行良好的交流，以便老年人做好接受护理的准备。

2）根据护理计划和对老年人的实时观察，了解老年人在口腔保健方面的能力和需求，以便提供相应的协助。

3）还保留部分刷牙能力的老年人，照护人员可采取以下方法来提供帮助。①监督口腔护理：早晚刷牙、饭后漱口、清洁假牙；②刷牙时间提醒，引导到刷牙地点，行动不便坐轮椅上刷牙；③根据老年人的需要和喜好，选择合适的牙具、牙膏，三个月换一次牙刷；④分解刷牙步骤：拿起牙刷，挤牙膏，牙刷放嘴里，开始刷牙（只能理解简单的语言，给予简短明确的口头指导）；⑤发现老年人刷牙分神，温和提醒老年人继续完成刷牙任务；⑥照护人员做示范，让老年人模仿刷牙/握住老年人的手引导刷牙；⑦协助老年人刷牙时，注意清洁老年人的牙龈、舌头和上颚；⑧用假牙的老年人：进食后和睡觉前清洗假牙，睡觉前摘下假牙放入清水中。

（4）注意事项：①若某些老年人在吃饭的时候不喜欢佩戴假牙，照护人员应采取灵活的变通方法，如为老年人准备软食。②老年人抗拒刷牙，或者是进食时出现痛苦的表情，甚至出现抗拒进食行为，可能是出现口腔问题，但无法用语言清楚表达。照护人员需认真观察，并向医生报告。③机构或居家的老年人，应定期看牙医，进行口腔检查。

3. 饮食障碍　随着病程的进展，认知障碍老年人会出现各种饮食障碍。一旦饮食出现问题，老年人就会出现营养不良、身体虚弱，增加跌倒、感染等风险，同时存在激越行为和精神症状的可能性，进而加重老年人的认知混乱。因此，在日常生活照护中，照护人员必须加强老年人的饮食和营养管理。

（1）常见问题：①早期：忘记吃饭的时间，忘记之前已经吃过饭，吃了还想吃，食欲不振，不想吃饭；②中期：不知吃多少食物合适，不知什么东西可吃，吃饭分心，无法辨别餐具和食物，无法正常使用餐具；③晚期：失去使用餐具和自我进食的能力，食物含在嘴里久久不下咽，吞咽困难；容易误吸，拒绝吃。

（2）照护目标：老年人能摄入恰当的食物和水分，用餐时感到愉悦和享受，生活质量得到提高。

（3）照护方法：①早期阶段：为老年人选购食物、准备饭菜，确保食物安全和充足的营养；②中期阶段：保持就餐环境应安静，光线充足，餐桌位置相对固定，准备可口温度合适的食物，准备容易握持的餐具，鼓励老年人最大限度发挥自己能力；③晚期阶段：根据情况给予喂食，必要时进行管饲。

（4）注意事项：①老年人不记得自己已用过餐，照护者可采用少吃多餐的方法，控制食物摄入总量，监督老年人饮食；还可以转移老年人注意力，避免过度饮食。②除非必须进流食的情况，照护者应尽可能提供咀嚼的食品，维持其口腔和牙齿的功能。③若老年人坚决拒绝进食，不得强迫老年人，稍等片刻再继续尝试，做老年人喜欢的事情，然后再回来吃饭。④独居老年人，送餐人员需要观察和监督老年人的饮食情况并及时提供帮助。

4. 排泄管理　排便和排尿都是受中枢神经系统控制的复杂的反射活动。而认知障碍老年人由于大脑受到损伤，影响到中枢神经控制能力，因此随着病程的发展会出现不同的排泄障碍。

（1）常见问题

1）直接在裤子里小便或排便，随地大小便。可能的原因是：忘记卫生间在哪里，或忘记应该去卫生间大小便；有尿意和便意时，忘记该如何做出反应；找不到卫生间，或起夜时分不清方向，来不及；记忆力和判断力下降，看到类似马桶的物品就地排便；不知道如何向照护者表达想大小便的需要，来不及；自尊不愿让人帮助，自己处理不好，弄到裤子上；行动缓慢，来不及到卫生间或来不及脱裤子；疾病或药物的影响。

2）尿失禁、排便失禁。可能的原因是：失去对尿意和便意的反应能力，无法控制大小便，疾病或药物的影响。

3）摆弄排泄物。可能的原因是：不知如何处理排泄物，排泄物弄到身上感觉不舒服，想赶紧弄到其他地方。

4）便秘、腹泻、尿潴留、肠胀气。可能的原因是：活动量过少、饮食不当，或疾病与药物等影响。

（2）照护目标：老年人的排泄需求能适时得到照护者的帮助，直接排出尿便的概率减少；已经大小便失禁的老年人能尚存的功能得以维持；老年人的隐私得到保护。

（3）照护方法：监测老年人的大小便，定时带老年人上卫生间。记录老年人的进食量和饮水量以及入厕的频率，掌握规律来帮助制定老年人如厕的时间表。注意观察老年人提示如厕的征象，如不安或者拉扯衣服，并快速应对。保持老年人穿着宽松舒适并容易脱去的衣物，可使用一次性内裤、床罩、防水垫。环境支持：通往卫生间的过道通畅，卫生间的标识醒目，照明充足，卫生间的门一直开着，马桶盖打开。引导、陪护与支持：留足够的时间排泄，照护者对老年人温和夸奖。

（4）注意事项：严密观察大便的硬度、尿液的颜色和气味等特性。睡前减少饮水，降低睡眠中出现尿失禁的概率。因疾病导致排泄障碍者，遵医嘱给药。如果老年人要求同性别的照护人员来提供照护，应尊重老年人的意愿。

5. 洗澡问题　定期洗澡能保持身体清洁。认知障碍老年人可能会不愿意、不配合洗澡，有时激烈的抗拒行为，把洗澡演变为一场战斗，成为难点。

（1）常见问题：认知障碍老年人不记得什么是洗澡，为什么洗澡，怎么洗澡；心情不好，不想洗澡；对浴室环境有恐惧感；丧失隐私，感觉不自在；认为照护者逼迫或试图攻击自己，抵抗洗澡。

主要原因：照护者没有事先与老年人交流；照护者急于完成，动作太快或手法太重，老年人感觉不舒服或疼痛；洗澡过程中不顾及老年人的隐私；洗澡过程中不与老年人交流，不给其恰当的选择机会；对浴室环境有恐惧感：曾在浴室摔倒，害怕淋浴喷头，不喜欢浴室里的雾气，镜子的人影让老年人感觉困惑或恐惧等等。

（2）照护目标：老年人洗澡时感到舒适、安全，老年人的沐浴习惯得到尊重，隐私得到保护。

（3）照护方法：①洗浴前：友好地与老年人交流，使其有心理准备；充分准备，如洗浴用品、洗澡椅、调节室温、水温、灯光等。洗浴中：尊重习惯，保护老年人隐私；充分调动老年人积极性，自行完成洗浴动作；动作轻柔。②洗浴后：轻轻擦拭皮肤，确认皮肤已经完全干爽，防止感染和皮疹并；如果有二便失禁，使用防护油膏涂在局部。

（4）注意事项：①老年人不愿意洗澡时，不能强迫；②最好由同性别的照护人员陪护和协助老年人洗澡；③洗澡前测试水温是否合适，并使用手持式沐浴头；④浴室增加安全设备，如安装安全把手、防滑地垫；⑤在浴缸中或者淋浴时使用沐浴椅，防止老年人因站立不稳而跌倒。

6. 睡眠障碍　很多认知障碍老年人都有睡眠障碍，这对于照护者来说是很大的挑战，因此照护者需要采取有效的方法，减少认知障碍老年人的睡眠障碍，缓解照护压力。

（1）常见问题：夜间起来活动或出现躁动，难以入睡；夜间觉醒时间变长，睡眠时间变短；夜间醒来的次数增加，睡眠质量差；睡眠周期颠倒，白天瞌睡，晚上不想睡觉或睡不着。

（2）照护目标：老年人能够舒适、安全的睡眠。

（3）照护方法：①一般照护：让老年人多晒太阳，或者在阳光下至少活动 30 分钟到一个小时；减少白天睡眠时间，安排一些日间活动（散步、做操、兴趣活动等）；监控饮食，减少摄入咖啡、茶等；培养睡前活动规律；营造舒适安全的睡眠环境。②夜间躁动时：平静地安慰老年人，提醒其睡觉；黑暗中迷糊害怕，开床头灯陪伴；需要小便，陪老年人 / 用便携马桶或尿壶；因失禁而睡不踏实，使用一次性内裤，或者床上铺治疗巾；夜间游荡，陪老年人坐坐；老年人饿了，给简单少量食物。

（二）常见精神行为症状照护

有调查显示，90% 左右的认知障碍老年人会出现不同程度的行为和精神症状。不仅给老年人自身带来痛苦，也会给其家庭成员及照护者造成困扰。照护者需要能够确切地了解这些症状，并以耐心、体贴、尊重的方式，为老年人提供有效的帮助。

1. 重复行为　认知障碍老年人由于短期记忆的丧失，经常会记不起来说过什么或做过什么，因此会出现重复问同样的问题，重复说一件事或做一件事。

针对认知障碍老年人的重复行为，照护者应保持冷静和耐心，即使老年人一直问同样的问题，也要耐心地再一次给出简单的答案。照护者也可以安排老年人喜欢的活动，转移注意力。针对早期的认知障碍老年人，照护者可以利用记忆辅助工具，如果老年人总是重复问同一个问题，那就利用便条、钟表、日历或照片之类的提醒工具来提醒老年人。

2. 错认行为　随着病情的发展，认知障碍老年人会变得无法认出熟悉的人、地方或物品。他们会记不起人际关系，无法正确叫出家人或者照护者的名字。他们搞不清楚自己的家或房间在哪里，还会忘记常用物品的功能，如不知道如何使用筷子。

针对认知障碍患者的错认行为，照护者应保持冷静，理解老年人。照护者要以温和的态度去提醒老年人，而不是采用反驳、责怪、争论的方式和老年人交流。如果老年人错拿了别人的物品，照护者不要责备老年人，可以向他人解释一下老年人的情况来争取理解。此外，照护者也可以请老年人的家庭成员为其多买几样老年人喜欢的类似物品。可以让老年人看看照片或者其他有提醒作用的物品，有时能帮助老年人想起一些重要的人物关系或事情。

3. 猜疑行为　猜疑行为是认知障碍老年人较为常见的一种精神症状。老年人会怀疑有人偷自己的东西，认为自己住的地方不是自己的家，以为配偶（或其他照护者）是冒充者，以为配偶不忠实，觉得自己被遗弃等。

针对认知障碍老年人的猜疑，照护者首先要做到耐心倾听老年人的表达，洞察老年人的感受，并给予安慰，让老年人感受自己被理解和关心。当老年人安静下来以后，照护者可以把老年人的注意力转移到其他活动上去，温和地引导老年人做些喜欢的事情。如果老年人因为一时找不到东西而指责他人偷窃，照护者可以到老年人平时喜欢藏东西的地方去看看东西在不在，也可以把容易丢失的东西多准备一份，如钥匙。

4. 幻觉和错觉　幻觉是指在没有客观刺激作用于相应感官的条件下，而感觉到的一种真实生动的知觉，以幻听、幻视、幻触较常见。错觉是由于大脑对外部刺激的错误分析而导致的感觉的扭曲。常见表现为看见家里有不存在的人；看见环境中有可怕的事物；看见自己在光线下的影子，却以为那里有其他人；听见有人在旁边说话，或者有人在议论自己，但实际上旁边并没有人。

针对认知障碍老年人的幻觉和错觉，照护者要先耐心聆听老年人的倾诉，体会他的真实感受。如果老年人经常"看见"自己心爱的亲人，照护者可以陪伴老年人一起回忆往事。可以利用音乐、手工制作、游戏、散步等方式转移注意力。检查环境中是否存在可能会引起幻觉或错觉的噪声，比如电视或空调发出的声音。检查环境中是否存在容易引起幻觉或错觉的影像，比如由于阳光在地板、墙壁上形成倒影或扭曲的影像让老年人感觉不舒服，那就把窗帘拉起来，遮挡过于强烈的阳光。

5. 跟脚行为　认知障碍老年人经常跟随照护者，一刻也不离开，如影随形。和老年人对安全的需要有关。

针对认知障碍老年人的跟脚行为，照护者应以平静友爱的态度来面对老年人。帮助老年人建立简单、熟悉的生活规律，尽可能地让老年人多一点安全感。引导老年人自己做一些力所能及的事情，或者让老年人玩自己喜欢的玩具或小游戏。

6. 情感淡漠　情感淡漠是认知障碍老年人最为常见的且最具有挑战性的精神症状之一。表现为对日常生活和个人照料缺乏兴趣，社交活动减少，面部表情缺乏，语调变化减少，情感反应减弱。

当认知障碍老年人出现情感淡漠时，照护者要更加关心老年人，主动与老年人沟通，多观察老年人的生活所需，提供恰当的照顾，弥补其功能缺损。另外，多为老年人安排喜欢和感兴趣的活动，并提供陪护。

7. 激越行为　在患病过程中，大约80%的认知障碍老年人会出现不同程度的激越。老年人会出现紧张、不安、烦躁、易怒。有的老年人会过度地坐立不安、到处走动；有的老年人会挑剔、争吵或哭喊。有的老年人则会撕扯东西或毁坏物品，还有可能表现出攻击性。

针对认知障碍老年人的激越行为，照护者要尊重老年人，耐心倾听，认真观察，寻找可能引起老年人激越行为的原因，比如疼痛、感染、皮肤瘙痒等身体不适；饥饿、口渴、便秘、憋尿等生理需求；在提供个人护理时，照护人员要放慢速度，动作轻柔，态度温和，一步一步告知和引导老年人，提供给老年人简单的选择机会。此外，要评估老年人的生活环境，是否存在噪声、强光、杂乱的背景、电视里激烈争吵打斗的画面和声响等刺激因素。

8. 攻击行为　攻击是认知障碍老年人可能发生的最具挑战性和破坏性的行为。攻击行为可以表现为呼喊、谩骂，也可以表现为拳打脚踢、推搡或击打他人

针对认知障碍老年人的攻击行为，照护者要首先了解老年人的习性，和老年人建立和谐的照护关系，对照护者有足够的信任感。当老年人发生攻击行为时，照护者要保持冷静，离老年人稍微远一点，降低危险性。平静友好地安抚老年人，利用音乐、小食品、按摩或者运动，都有助于平复老年人的情绪。寻找触发攻击行为的原因：身体不适、情绪问题以外，周围环境中的什么人、什么事刺激到了老年人，也要多审视自己的行为中是否有做得不到位的地方诱发了老年人的攻击行为。

9. 游荡行为　有统计显示，60% 左右的认知障碍老年人会发生游荡，因而迷路、走失的现象很常见。

针对认知障碍老年人的游荡行为，照护者应确保满足老年人的基本生活需求：吃饭、喝水、如厕和休息。选择老年人熟悉或适合的区域晒太阳、散步和锻炼。老年人随身携带身份标识和联系方式的手环/卡片、佩戴具备 GPS 定位的手表或其他装置。将外出穿着的鞋子、外套、帽子等物品放置在视线之外。条件许可时，可设置一个循环的、安全的游走通道。可在房门上粘贴"停""关闭""禁止进入"的标识警告；用窗帘或屏风将主要出入口遮挡住。可安装电子"警示"系统，当门打开时，能够及时警告。避免单独留下曾经有过无目的离家出走史的老年人。外出期间一定要有照护者陪同，务必握紧老年人的手，以免走散。使用公厕时，应有同性别的陪同人员一同进入，确保老年人不走失。

10. 其他行为

（1）乞求和哭喊：首先检查老年人是否有疼痛和不适的迹象。给予老年人安慰和信心，轻握老年人的手，轻拍老年人的后背，用温和的语气说一些简单的安慰的话。

（2）当众脱衣服触发这一行为的原因可能包括衣服穿得太多、老年人觉得热、老年人感觉不舒服，老年人想排二便了。寻找并去除触发原因，给予老年人安慰和信心；衣物简单舒适；协助老年人排泄。

（3）当众大小便：外出前，先协助老年人排空二便。外出时，一旦观察到老年人出现摸索衣服，轻度激越的行为时，照护者可以温和地引导老年人尽快到公共厕所排便。如果老年人已经出现偶尔会失禁的情况，在外出时可以先给老年人穿上一次性内裤。如果已经当众大小便了，不要责备老年人，尽快为老年人擦拭干净并穿上裤子，并予以简

单解释和致歉，尽快将老年人带离。

（何贵蓉）

第四节　临终关怀

生与死是人类生命历程的组成部分，死亡是每个人都无法抗拒的。在过去的几十年中，生命末期和临终关怀越来越被重视，如何协助临终老年人舒适地走完人生的最后时光，让去者能善终、留者能善留成为临终关怀的主要研究内容。临终关怀的内容是使临终老年人正确面对死亡，保持尊严、无痛苦、无遗憾、安宁地告别人世，同时对临终老年人的家属给予精神支持。

一、概述

（一）概念

濒死又称临终。一般由于疾病末期或意外事故造成人体的主要器官的生理功能趋于衰竭，生命活动走向完结，死亡将不可避免地要发生的时候，可称为临终，是生命活动的最后阶段。目前世界上不同的国家对临终的时期尚未有统一的标准。日本对预计只能存活 2～6 个月的患者称为临终患者；美国对估计只能存活 6 个月以内的患者，称为临终患者；而英国对预计能存活 1 年以内的患者，称为临终患者；我国不少学者认为：当患者处于疾病末期、死亡在短时间内（估计存活时间为 2～3 个月）不可避免地要发生时即属于临终阶段，并指出对晚期癌症患者，只要出现生命体征和代谢方面的紊乱即可开始实施临终护理。

临终关怀是由医生、护士、社会工作者、心理学工作者和志愿者等社会各层次人员组成的团队向临终患者及家属提供的包括生理、心理、社会等方面在内的一种全面性支持和照料。目的使临终患者的生活质量得以提高，使其安宁、平静、舒适地走完人生的最后旅程，并使家属的身心健康得到维护和增强。临终关怀又称安宁照顾、善终服务、终末护理等。

（二）起源与发展

西方临终关怀机构起源于中世纪的西欧修道院和济贫院，为去耶路撒冷的朝圣者、疲倦旅游者、生病流浪者提供临时歇息的场所，给以生活照料或为濒死无助者提供精心护理，使其得到最后的安宁。

现代的临终关怀创始于 20 世纪 60 年代，创始人桑得斯博士于 1967 年创建了世界上第一个现代临终关怀机构—英国圣克里斯多弗安宁院（Christopher's Hospice），旨在为临终患者提供生理、心理等全面照顾，被誉为"点燃了世界临终关怀运动的灯塔"。从此，英国、美国、日本、法国、加拿大等国家也相继开展了临终关怀服务。到目前为止，已有 70 多个国家和地区相继成立了临终关怀的医疗机构。

　　临终关怀在我国台湾和我国香港地区首先得到了发展，1988年7月天津医学院在美籍华人黄天中博士的资助下成立了中国内地第一个临终关怀研究中心。1987年10月，李伟成立北京松堂关怀医院；1988年10月，上海市南汇护理院成立，至今已经有200多家临终关怀医院。随着老龄化社会的形成，国内的一些临终关怀医院和临终关怀的医疗机构将进一步扩大实践范围，加强与世界各国的交流和合作。

　　2006年4月，中国生命关怀协会在首都人民大会堂宣告成立，旨在协助政府有关部门开展临终关怀的立法和政策研究，实施行业规范化管理。2017年5月，中国生命关怀协会召开第一届江苏临终关怀实践研讨会。

（三）理念

　　1. 以照料为中心　临终关怀从治愈为主的治疗转变为对症为主的照料。临终患者生命即将结束，采取治疗性措施不再有效，应通过对其全面的身心照料，并提供姑息治疗（又称舒缓治疗），以控制疼痛、缓解躯体上的其他不适症状，消除患者的恐惧、焦虑心理，获得心理和社会支持，使其得到最后安宁。

　　2. 尊重老年人的尊严和权利　维护和保持临终患者的价值和尊严，尽量满足患者的合理要求，让其在生命弥留之际带着尊严离去。患者有知情同意权利，即患者有权知道自己的病情程度、治疗方案，因此应为老年人提供医疗护理信息，包括治疗护理计划，允许老年人及其家属参与医疗方案的制定和医疗护理过程。当患者在意识清醒、能够行使自己权利时，医护人员要尊重患者的选择；当患者意识障碍时，可按照患者的预立医疗指示执行。

知 识 链 接

预立医疗指示

　　预立医疗指示（advance Directive，AD）是指个人意识清楚且具有决策能力时，为自己病情恶化无法做出判断的情况（呼吸、心跳停止）所预先设立的医疗照护选择。

　　美国是发展AD最早最完善的国家。早在1976加利福尼亚州就通过了《自然死亡》的法案。中国台湾是亚洲第1个立法赞成自然死亡的地区，2000年颁布的《安宁缓和医疗条例》中指出：20岁以上具有完全行为能力的终末期患者在2名及以上见证人的见证下，有权签署AD，并且可以随时更新或撤销。中国内地对AD的认识和研究处于初步发展阶段。2013年6月，北京生前预嘱推广协会成立，该协会倡导尊严死，推广生前预嘱和预设医疗指示。

　　3. 提高临终老年人的生命质量　临终关怀不以延长患者的生存时间为目的，而应提高患者的生存质量，控制病痛，给予家庭的温暖和社会的支持，为临终患者创立一个安适、有意义、有尊严、有希望的生活。

4. 加强死亡教育　死亡教育的对象包括临终患者及其家属。死亡教育的内容包括死亡的本质、对待濒死和死亡的态度与情绪、对死亡与濒死的调适处理。"不知死，焉知生之可贵？"生和死都是生命的一部分，尽管生命的终点不外乎是死亡，但是在生命的旅途中，不能因惧怕这个终点而消极。通过死亡教育，使临终老年人和家属直面死亡和接纳死亡，缩短哀伤过程，认识到活着的每一天都有生存的意义和价值。实施死亡教育时，照护人员要先评估老年人对死亡的顾虑和担忧，帮助其获得有关死亡、濒死相关知识，再给予针对性的解答和辅导，引导老年人回顾人生，肯定生命的意义。

5. 家属的心理支持　临终关怀也包括为患者家属提供心理、社会支持，使其接受亲人死亡的事实，坦然地面对亲人的离去。

（四）组织形式

临终关怀服务形式多样：①即机构式临终关怀，包括有独立的临终关怀院，如北京松堂关怀医院、上海浦东新区老年医院；在医院、养老院、护理院、社区卫生保健中心等机构中设置的临终关怀病房（或病区），如北京朝阳门医院临终关怀病区。2017 年 6 月，北京大学首钢医院安宁疗护中心成立，是国内首个三级医院安宁疗护中心。②居家式临终关怀，即临终者在家里度过最后时光，医护人员根据临终老年人的病情和个性化需求，每日或每周进行数次访视，并提供临终照料。

英国注重在机构实施临终关怀，美国则以家庭临终关怀为主，社区提供支持服务。目前，我国开展临终关怀服务的模式包括入住机构和居家服务两种，如晚期肿瘤患者在病情较严重、存在明显症状时，可选择就近住院治疗；在病情较稳定时，可选择安宁疗护上门服务。

二、常见照护问题及措施

（一）临终老年人的生理反应及照护

1. 生理反应

（1）肌张力丧失：表现为大小便失禁，吞咽困难，无法维持良好舒适的功能体位，肢体软弱无力，不能进行自主躯体活动，脸部外观改变呈希氏面容，即面肌消瘦、面部呈铅灰色、眼眶凹陷、双眼半睁呆滞、下颌下垂、嘴微张。

（2）胃肠道蠕动逐渐减弱：由于气体积聚在胃肠，常表现为呃逆、恶心、呕吐、食欲不振、腹胀、便秘、脱水，口干等。

（3）循环功能减退：由于循环系统功能减退，心肌收缩无力，常出现循环衰竭的表现，如皮肤苍白、湿冷、大量出汗、四肢发绀、出现向中央发展的淤血斑点，脉搏由快到弱而不规则或测不出，血压降低或测不出，心尖搏动常为最后消失。

（4）呼吸功能减退：由于呼吸中枢麻痹，呼吸肌收缩作用减弱，常出现鼻翼呼吸、潮式呼吸、张口呼吸等，呼吸频率由快变慢，呼吸深度由深变浅，可见潮式呼吸、点头样呼吸，而最终呼吸停止。由于分泌物在支气管内潴留，出现痰鸣音及鼾声呼吸。

（5）感知觉、意识改变：表现为视觉逐渐减退，由视觉模糊发展到只有光感，最后视力消失。眼睑干燥，分泌物增多。听觉常是人体最后消失的感觉。意识改变可表现为嗜睡、意识模糊、昏睡、昏迷等。

（6）疼痛：大部分的临终患者主诉全身不适或疼痛。

（7）临近死亡的体征：各种反射逐渐消失，肌张力减退或丧失，脉搏快而弱，血压降低，呼吸急促、困难、出现潮式呼吸，皮肤湿冷。通常呼吸先停止，随后心跳停止。

2.临终老年人的病情观察　严密观察体温、脉搏、呼吸、血压、皮肤色泽及温度变化，并做好记录；维持舒适的体位，重视口腔护理，定时翻身，防止压疮发生；加强皮肤护理，大小便失禁者使用保护垫，并及时处理污物，必要时留置导尿。临终老年人主要症状的评估与处理措施如下。

（1）呼吸困难

1）评估和观察：评估老年人病史、发生时间、起病缓急、诱因、伴随症状、活动情况、心理反应和用药情况等。观察老年人神志、面容与表情、口唇、指（趾）端皮肤颜色，呼吸的频率、节律、深浅度，体位、外周血氧饱和度、血压、心率、心律等。

2）治疗：寻找诱因的同时努力控制症状，治疗原发疾病，保持气道通畅，无明显低氧血症的终末期老年人给氧也会有助于减轻呼吸困难

3）照护措施：保持室内空气新鲜，定时通风换气，根据呼吸困难程度及时给予吸氧；保持呼吸道通畅，痰液不易咳出者采用辅助排痰法，必要时使用吸引器吸出痰液及口腔分泌物。呼吸困难通常会引发老年人及照护者的烦躁、焦虑、紧张，要注意安抚和鼓励。

（2）疼痛　临终老年人的疼痛照护不应只考虑延缓生存时间，而应以提高老年人的生存质量为主。

1）评估和观察：建立疼痛评估小组，评估老年人疼痛的部位、性质、程度、发生及持续的时间，疼痛的诱发因素、伴随症状，既往史及老年人的心理反应；根据老年人的认知能力和疼痛评估的目的，选择合适的疼痛评估工具，对老年人进行动态的连续评估并记录疼痛控制情况。

2）镇痛：帮助老年人选择减轻疼痛的最有效方法。若选择药物止痛，可采用世界卫生组织（WHO）推荐的三步阶梯疗法控制疼痛。根据病情严格把握用药的阶段，选择恰当的剂量和给药方式，确保临床安全及镇痛效果。阿片类药物是急性重度癌痛及需要长期治疗的中、重度癌痛治疗的首选药物。长期使用时，首选口服给药，有明确指征时可选用透皮吸收途径给药，也可临时皮下注射给药，必要时老年人自控镇痛泵给药。某些非药物控制方法也能取得一定的镇痛效果，如松弛术、催眠意象疗法、外周神经阻断术、针灸疗法、生物反馈法等。

3）照护措施：根据疼痛的部位协助老年人采取舒适的体位；遵医嘱给予止痛药，注意观察药物疗效和不良反应。有针对性地开展多种形式的疼痛教育，如鼓励老年人主动讲述疼痛，教会疼痛自评方法；告知老年人及家属疼痛的原因或诱因及减轻疼痛的其他方法，包括音乐疗法、注意力分散法、自我暗示法等放松技巧。

（3）厌食／恶病质

1）评估和观察：评估老年人进食、牙齿、口腔黏膜情况；评估有无影响老年人进食的药物及环境因素。观察有无贫血、低蛋白血症及消化系统疾病的表现。

2）治疗：根据具体病情及老年人、家属意见选择喂养或营养支持方式，如经口、鼻饲、胃空肠造瘘管饲或静脉营养；可给予改善食欲的药物治疗，有口腔疾病可考虑治疗口腔疾病。

3）照护措施：根据老年人的习惯及口味提供不同的食物，注意食物的搭配与口感，食物易消化、富含维生素，少量多餐。遵医嘱予以营养支持，必要时采用鼻饲法或完全胃肠外营养（TPN），以补充足够热量的均衡营养物质及水分。

（4）恶心和呕吐

1）评估和观察：评估恶心与呕吐发生的时间、频率、原因或诱因，呕吐的特点及呕吐物的颜色、性质、量、气味。观察神志、营养状况，有无水电解质紊乱、酸碱平衡失调等。

2）治疗：寻找引发症状的诱因及病因，如消化、代谢、中枢神经系统疾病、药物不良反应等，有针对性地进行治疗。

3）照护措施：出现前驱症状时协助取坐位或侧卧位，预防误吸；及时清理呕吐物，更换清洁床单；记录每日出入量、尿比重、体重及电解质平衡情况等；剧烈呕吐时暂禁饮食，遵医嘱补充水分和电解质。

（5）腹胀

1）评估和观察：评估老年人腹胀的程度、持续时间，伴随症状，腹胀的原因，排便、排气情况，治疗情况，心理反应，既往史及个人史。

2）治疗：寻找可能的诱因，某些干预措施（如肠内营养种类、止痛药）可导致腹胀，必要时调整营养支持方式，予以胃肠减压、通便及灌肠处理。非药物治疗如热敷、针灸、适度按摩。

3）照护措施：根据病情协助老年人采取舒适体位或行腹部按摩、肛管排气、补充电解质等方法减轻腹胀。遵医嘱给予相应治疗措施，如正确使用通便药物，必要时灌肠处理，观察疗效和副作用。指导老年人每天训练定时排便，鼓励适当运动，便秘老年人适当增加纤维食物摄入和饮水量。

（6）谵妄

1）评估和观察：评估意识水平、注意力、思维、认知、记忆、精神行为、情感和觉醒规律的改变。评估谵妄发生的药物及环境因素。

2）治疗：寻找病因并改变可能的危险因素，如感觉损害、药物等。必要时选用合适的约束方法，小剂量使用苯二氮䓬类或氟哌啶醇类镇静药物。

3）照护措施：安抚老年人，保持环境安静，尽可能提供单独的房间，降低说话的声音，降低照明，应用夜视灯。监测并处理尿潴留、便秘、跌倒外伤等并发症。

（二）临终老年人的心理反应及照护

1. 心理反应阶段 当一个个体接近死亡时，其心理反应是十分复杂的。99% 的人明白他们要死了，但 100% 的人都希望不要死，他们仍然希望战胜疾病。只有少数接受了自己的命运，大多数临终老年人觉得自己被医生放弃了。美国精神病学家伊丽莎白·库布勒·罗斯博士观察了 400 位临终患者后，在其 *On Death and Dying* 一书中提出临终患者通常经历五个心理反应阶段，即否认期、愤怒期、协议期、忧郁期、接受期。

（1）否认期：患者得知自己病重将面临死亡，其心理反应是"不，这不会是我，那不是真的！"以此极力否认、拒绝接受事实。患者常表现为焦虑、急躁，他们怀着侥幸的心情四处求医，希望是误诊。这些反应是患者对不幸突然降临的一种正常心理防御机制。

（2）愤怒期：当否认无法再持续下去时，患者常表现为生气与激怒，他们已知病情，但不能理解，气愤命运捉弄自己和将失去的健康与生命。患者常常痛苦、怨恨，或以谩骂或破坏性行为向家属及医护人员发泄内心之不满，或对医院的制度、治疗等方面表示不满，以弥补内心的不平。

（3）协议期：随着时间的推移，患者愤怒的心理逐渐消失，开始慢慢接受临终或患绝症的现实，不再怨天尤人。同时也会不断提出要求，期待好的治疗效果。为了尽量延长生命，有些患者会许愿或做善事，希望能扭转死亡的命运。

（4）忧郁期：当患者发现自己的病治疗无望，身体状况日益恶化，痛苦日渐增长，并产生很强烈的失落感，表现出悲伤、退缩、情绪低落、沉默、哭泣等反应。部分患者在此期存在强烈的孤独感，沉闷压抑，甚至对周围的一切采取冷漠的态度，不愿与人交流。

（5）接受期：这是临终的最后阶段。在经历强烈的心理痛苦和挣扎后，患者此时对病情不再抱有任何侥幸心理，他们对死亡不再恐惧和悲伤，情绪变得平静和安详，接受即将面临死亡的事实，患者喜欢独处，睡眠时间增加，情感减退，静等死亡的到来。

临终患者心理活动的这五个发展阶段，并非前后相随，而是时而重合、时而提前或推后，也有的可以始终停留在否认期。因此，照护人员应掌握各期的特点实施护理，帮助临终老年人从对死亡的恐惧与不安中解脱出来，建立相对良好的心态，比较平静地度过临终的各个时期。

2. 心理照护的基本要求

（1）建立良好互动的态度：人本治疗学创始者罗杰斯认为态度真诚最重要，首先照护者要有坦诚与真实的态度，内在经验与外在表现是一致的，不虚伪；其次有正确的同理心，能敏锐、正确地了解老年人的感受，无条件地正面关怀与接纳他们，对老年人的关怀应是无私且不求回报的，完全以温馨、接纳的态度对待他们，但并非全部赞同他们的所有行为（如自杀）。

（2）灵活运用沟通技巧：用通俗易懂的语言解释与疾病相关的专业名词。濒死者进入死亡阶段后视力模糊、语言困难，但听觉保留时间长，照护人员在患者床边不能窃窃私语以免增加患者猜疑和焦虑，也不能毫无顾忌地讨论病情。应做到语言恳切真挚，语速稳健和缓并配合非语言交流。

1）学会倾听。倾听时注意眼神关注，眼神凝注会使患者感受到被重视、被关怀，眼神镇定会使患者放松对死亡的关注，增加面对死亡的勇气。注意身体姿势，必要时采用上半身向前倾，避免双手交叉与胸前。

2）多采用开放式提问，鼓励主动叙述，交谈后简单小结，核对或再确认交谈的主要信息。使用澄清，如"真对不起，你刚刚说的那一段我不是很清楚，可不可以再多说一些。"

3）使用非语言交流技巧，多利用身体触摸去表达关怀，如轻抚面部、拉着患者手、拍拍肩膀等。

3. 不同心理反应的照护措施

（1）否认期：照护人员应具有真诚、忠实的态度，不要将病情全部揭穿，以保持患者心中的一点"希望"，以逐步适应事实，也不要欺骗老年人，坦诚温和地回答老年人对病情的询问，且注意医护人员对老年人病情的言语--致性。在与老年人沟通中，照护人员要注意自己的言行，不要直截了当的开始，而是先探寻老年人对病情的了解程度和接受程度，耐心倾听老年人的诉说，例如当老年人主动询问时，直接或含蓄表达要安排后事时，应先了解他问这些问题的原因，引导他表达出更多心中所想或感受，寻找恰当的时机做出回应，在交谈中使用委婉的用词如"不太好，有点问题，肿块、瘤等"，可有助于测出老年人能接受坏消息的程度，因势利导，同时给老年人留有空白时间，让其从震惊中慢慢苏醒。

（2）愤怒期：倾听临终老年人的心理感受，理解临终老年人的痛苦，允许老年人以发怒、抱怨、不合作行为来宣泄内心的不快，但应注意预防意外事件的发生。对临终老年人及家属做好安抚疏导，给予临终老年人宽容、关爱和理解。必要时适当应用镇静剂，制止和防卫临终老年人的破坏性行为。

（3）协议期：照护人员应当主动关心老年人并给予正确的指导，尽量满足其要求，使老年人更好地配合治疗，以控制症状，减轻痛苦。鼓励老年人说出内心的感受，尊重老年人的信仰，积极引导，减轻压力。

（4）忧郁期：照护人员应多给予鼓励和支持，允许其用不同方式宣泄情感，如忧伤、哭泣等；指导老年人使用放松技术减轻焦虑，如深呼吸、放松训练、听音乐等；经常陪伴临终老年人，安排亲朋好友见面、相聚，并尽量让家属陪伴身旁；给予老年人心理疏导，如有明显抑郁状态，请心理咨询师或治疗师进行专业干预；如出现自杀倾向，应及早发现，做好防范，预防意外发生。

（5）接受期：尊重老年人，提供安静、整洁、舒适的环境和气氛，尽量减少外界干扰，帮助老年人了却未竟的心愿和事情，如给临终老年人组织"个人演唱会"、给一直嚷着涨工资的脑萎缩老年人发工资，使其心灵得到慰藉。

（三）临终老年人的灵性照护

人在临终前大多渴望体会到此生的价值与充实感，若能找到其生命的意义，则多能死而无憾地获得"灵性平安"。灵性有精神、心灵之意，属于高层的思想活动，处于人类精神生活世界最高层次的水平。临终老年人面临不可逆转的死亡，身体上恢复健康没有希望，但是在灵性层面，却可以有峰回路转的生机，有获得进一步升华的可能。灵性照护是指协助人类在不佳的状态中，寻找人生的意义与目标、联系人际关系，以超越目前困境，重获安宁与舒适。

1. 照护问题　晚期癌症老年人常见的灵性困扰：觉得生命无意义无价值，找不到受苦的意义，感到无助、绝望而怨天尤人，心怀愧疚或罪恶感，对亲爱的人舍不得放下，过去的恩怨情仇未能化解或有未了心愿。

2. 照护方法

（1）意义疗法：鼓励讲述从癌症诊断到现在的心路历程，认识到现在生命的意义；可以通过做纪念册、旅行手册进行生命回顾，协助老年人去回顾其生命中以往的种种伤痛或快乐的过程，寻找过往经历的意义，使老年人能体会到并未白活一次；让老年人表达对现在或未来的愿望和担忧，满足其愿望和需求。

（2）转换生命价值观：如一位老年人知道自己罹患癌症后怨天尤人，认为自己的人生就此意味着失败；生命价值观转变进入末期后改变了之前的态度，把全身心投入到家庭生活中，把握每一分钟陪伴家人，只求在亲情的围绕下活得开心和满足。

（3）音乐疗法：音乐和艺术有助于灵性康复，尤其是对临终老年人它可以带领老年人进入灵魂更深处，帮助老年人与那些在过去曾赋予其生存意义的生活各方面重建联系。实施灵性照护时，首先应由医护人员对老年人的灵性需要进行初筛，确定灵性需要和问题，处理简单问题，复杂的或未能解决的灵性问题，指导老年人向经专业认证的灵性专家和牧师寻求帮助。

三、家属及丧亲者的护理

1. 临终老年人家属的照护　老年人的临终过程也是其家属心理应激的过程，也会经历否认期、愤怒期、协议期忧郁期、接受期的心理反应阶段。当看到亲人死亡不可避免时，他们的心情十分沉重、苦恼、烦躁不安。1986 年，费尔斯特和霍克提出临终老年人家属的七大需要：了解老年人病情、照顾等相关问题的发展；了解临终关怀医疗小组中，哪些人会照顾老年人；参与老年人的日常照顾；知道老年人受到临终关怀医疗小组良好照顾；被关怀与支持；了解老年人死亡后相关事宜（处理后事）；了解有关资源：经济补助、社会资源、义工团体等。从临终老年人进入濒死期开始，鼓励家属表达感情，参与老年人护理计划的实施，发挥其对老年人的积极支持作用，协助家属做好后事准备。

2. 丧亲者的哀伤辅导　做好家属的居丧期忧伤辅导工作，使家属尽早从失去亲人的痛苦中解脱出来，重视对特殊人群如丧亲父母和儿童居丧者的支持。在尸体料理过程中，尊重逝者和家属的习俗，允许家属参与，采用适合的悼念仪式让家属接受现实，与逝者真正告别。丧亲者的节哀慰问指南：

（1）认真倾听，鼓励宣泄：对死者家属而言，听挚爱之人的一段往事及其给别人带来的感受，是一种安慰。

（2）提供切实的帮助：承诺自己在未来数周或数月随时都愿意提供帮助，并遵守自己的承诺。

（3）对丧亲者进行随访：带很多食物上门。不要让电子邮件或短信取代登门看望或打电话慰问的方式。

（4）分享一本纪念册，或做慈善捐款来悼念逝去的人。

（5）协助新的兴趣爱好，鼓励参加社会活动。

（刘月仙）

第五章　老年照护中常用技术 ▷▷▷

第一节　日常生活的照护技术

一、口腔卫生

常言道"病从口入"，很多疾病就是因为饮食和口腔不清洁引起的。口腔不清洁可引起口臭，并影响食欲和消化功能，甚至导致因微生物繁殖引起口腔感染等并发症。对于老年人来说，口腔清洁能预防误吸、预防口腔感染。因此，为老年人实施口腔清洁技术是维持整体健康的重要环节。

1. 评估　老年人自主活动能力、自理能力、口腔清洁情况等。

2. 用物准备　口腔护理包或一次性口腔护理包、适宜的口腔护理溶液、漱口水、吸水管、垫巾、压舌板、吸引器具、唇油膏类、手电筒等，必要时备牙垫或开口器。

3. 操作步骤

（1）向老年人和家属解释执行这项操作的过程及配合事项，说明操作要点。

（2）打开口腔护理包，协助老年人侧卧或仰卧位，头偏向护理人员一侧，将垫巾铺于颌下，弯盘放于口角旁。

（3）用压舌板轻轻撑开颊部，持手电筒观察口腔情况，有活动性义齿应取下。

（4）清醒者可漱口。

（5）口腔护理液浸湿棉球，用弯血管钳夹取并拧干棉球，或用海绵棒，按由内向外的顺序纵向擦洗牙齿的内侧、外侧、咬合面，两侧颊部，再由内向外擦洗硬腭、舌面及口底。

（6）擦洗完毕，协助漱口，擦净口唇。必要时协助清洁及佩戴义齿。

（7）再次检查口腔，有口腔疾患者按医嘱涂药润唇。

（8）撤去弯盘及垫巾，协助老年人取舒适卧位，整理床单位。

（9）处理垃圾，洗手。

4. 注意事项

（1）指导老年人正确配合完成口腔护理。

（2）指导家属学会口腔护理操作及注意事项。

二、喂食

老年人喂食照护与老年人的营养状况密切相关。照护不当会造成老年人食物摄入不足，营养不良，进食过程中发生呛咳、误吸等。根据老年人不同的身体状况及配合程度，进行科学照护，最终达到提高老年人生活质量的目的。

1. 评估　老年人自理能力、上肢功能、配合程度、有无活动性义齿、口腔有无破溃等。

2. 用物准备　餐盘、勺子、筷子、温热食物、餐巾纸、水杯、餐巾、小餐桌。

3. 操作步骤

（1）向老年人和家属解释执行这项操作的过程及配合事项，说明操作要点。

（2）摇高床头 30°，放下床挡，将枕头垫于背部，协助老年人取坐位或半坐卧位，拉起床档。

（3）调节餐桌高度与老年人肘关节平齐，固定餐桌。

（4）将餐具及食物放在餐桌上，将餐巾围于老年人颌下。

（5）测试饭菜温度，确保温度适宜。

（6）喂水：先喂一口水湿润口腔、食管。

（7）喂饭：喂 1/3 汤匙固体食物，完全咽下后再喂一口汤，固体和液体饭菜轮流喂食，掌握喂食速度，与老年人互相配合。进餐时，观察有无恶心、呕吐、呛咳、吞咽障碍等情况。

（8）进食后撤去餐盘，协助漱口，用餐巾纸擦净口角。

（9）保持进餐体位 30 分钟后恢复平卧。

（10）整理用物。

4. 注意事项

（1）老年人进食过程中要细嚼慢咽，对吞咽障碍的老年人不可催促，应指导其缓慢进食，或将食物打碎呈糊状，易于吞咽。如发生呛咳，应立即停止进食，给予叩背。

（2）进食过程中出现恶心，应立即停止进食，可鼓励老年人深呼吸，询问有无其他不适，及时就医。

（3）进食过程中发生呕吐，应立即停止进食，将头偏向一侧，尽快清除呕吐物，防止呕吐物进入气管；协助漱口，更换衣服；观察呕吐物的性质、颜色、量和气味；测量生命体征，及时就医。

三、床上擦浴和协助沐浴

身体清洁是保持个人卫生的基本条件。老年人皮下组织萎缩，皮肤松弛而出现皱褶，营养基础差。定时清洁身体，能清除皮肤表面污垢，促进新陈代谢，提高皮肤抗感染能力，同时还可以缓解疲劳，改善睡眠，增强自信和身体舒适。

（一）床上擦浴

1. 评估　老年人自理能力、配合程度、感觉功能、皮肤情况、生活习惯等。

2. 用物准备　面盆（1个）、脚盆（1个）、水桶、温水（40～45℃）、浴巾、毛巾（3条）、浴皂（或浴液）、清洁衣裤、被服等。

3. 操作步骤

（1）向老年人和家属解释执行这项操作的过程及配合事项，说明操作要点。

（2）环境准备：关好门窗，调节室内温度24～26℃。

（3）操作者洗手，取温水倒入脸盆，放入小毛巾，脸盆放在床旁桌上，移开床旁椅。

（4）擦洗面部，步骤如下。

1）眼部：用湿毛巾的一角由内眦向外眦擦洗，换毛巾另一角擦洗另一只眼。

2）将湿毛巾包裹在手上成手套状，按照前额→脸颊→鼻部→颌下→耳部→颈部的顺序，擦洗两遍。

3）更换热水。

（5）擦洗上肢及胸腹部，步骤如下。

1）擦洗上肢：为老年人脱去上衣，在擦洗部位下方垫浴巾，每次只暴露正在擦洗的部位，擦洗完后及时遮盖，避免受凉。先用湿毛巾擦拭上肢，再将毛巾涂抹肥皂擦拭，后用较湿的毛巾擦净肥皂液，最后用拧干的毛巾擦拭上肢。由远心端向近心端擦洗上肢，直至腋下。同法擦拭对侧上肢。

2）洗手：脸盆放在护理垫上，手放在脸盆内清洗，必要时用香皂清洁，特别要将指缝洗干净，然后擦干。

3）依次擦拭胸部、腹部。

（6）擦洗背部、臀部及下肢，步骤如下。

1）协助老年人侧卧，背向操作者依次擦洗后颈、背部及臀部。为老年人更换清洁上衣。

2）协助老年人平卧，协助其脱下裤子，注意为老年人遮挡会阴部，换脚盆、毛巾。

3）擦洗部位下铺浴巾，同法依次擦洗双下肢。从踝部洗至膝关节处，再洗至大腿根部。

（7）清洗双足：协助老年人屈膝，将脚盆放于护理垫上。将老年人双脚放于盆中浸泡、洗净，擦干。

（8）擦洗会阴，步骤如下。

1）男性老年人：放置护理垫和盆，用小毛巾擦洗外阴部，包括阴囊、会阴及肛门。

2）女性老年人：放置护理垫，取便盆置于臀下，冲洗会阴部（大、小阴唇及肛门。）

3）擦洗完毕，擦干会阴部。协助穿好清洁衣裤。

（9）整理用物，开窗通风。

4. 注意事项

（1）擦洗过程中注意老年人保暖，控制室温，随时调节水温。

（2）擦浴动作需轻柔，减少翻动次数，在 15 ～ 30 分钟内完成。擦洗时保护老年人隐私，减少不必要的暴露。

（3）擦洗重点为腋下、女性乳房下皱褶处、脐部、腹股沟、外阴部，根据需要涂抹爽身粉。

（4）擦洗时注意观察老年人反应，如有异常，立即停止擦浴。

（二）协助沐浴

1. 评估　同床上擦浴。

2. 用物准备　毛巾（2 条）、浴巾、沐浴露（或浴皂）、洗发液、清洁衣裤、防滑拖鞋等。

3. 操作步骤

（1）向老年人和家属解释执行这项操作的过程及配合事项，说明操作要点。

（2）物品准备齐全，关闭门窗，调节室内温度 24 ～ 26℃

（3）协助老年人进入浴室，协助脱衣。

（4）两种沐浴方式如下所述。

1）淋浴：将淋浴椅放在水龙头下方，防滑垫置于椅前，毛巾放在易于拿取的地方，调节花洒位置，调节水温 43 ～ 45℃，协助老年人坐在淋浴椅上，双脚放在防滑垫上。

2）盆浴：在浴盆内放置沐浴凳和防滑垫，浴盆内注水 2/3，水温 43 ～ 45℃。扶持老年人腋下，协助其入浴盆坐好，抓住扶手。

（5）协助老年人洗头。

（6）协助老年人清洗身体，从上向下用沐浴液或香皂清洁全身，然后用清水反复冲洗干净，将浴盆内的水排放完毕。

（7）大毛巾擦干头发，浴巾擦干全身并包裹身体，协助老年人坐在扶手椅上。

（8）涂抹护肤乳，必要时涂爽身粉，协助老年人穿好衣服，搀扶或使用轮椅将老年人送回居室休息。

（9）整理用物，保持卫生间地面干燥。

4. 注意事项

（1）沐浴前评估老年人的身体状况、活动能力、生活习惯和意愿，选择沐浴方式。如果出现感冒、咳嗽、头晕、血压不稳定、倦怠等身体不适时不能沐浴。

（2）沐浴应在进食 1 小时后进行，以免影响消化。

（3）沐浴前要排空大、小便。

（4）沐浴过程中防止污水溅入眼、耳内，严密观察老年人的反应，如感到虚弱无力、眩晕，应立即停止沐浴。

（5）每次沐浴时间以 15 ～ 20 分钟为宜。

四、穿脱衣物

衣食住行是老年人日常生活中的一系列基本活动，由于机体的老化和疾病的影响，老年人的自理能力降低，需要他人的帮助。因此穿脱衣服成为照护老年人日常生活的内容之一。

1. 评估　老年人穿脱衣裤、系扣、拉拉链等动作的完成情况。

2. 用物准备　衬衫、裤子等各种衣服。

3. 操作步骤

（1）穿衣裤

1）穿套头上衣：①向老年人和家属解释执行这项操作的过程及配合事项，说明操作要点；②护理人员手臂从衣服袖口处穿入，握住老年人手腕，将衣袖轻轻向老年人手臂上拉套（如老年人一侧肢体不灵活时，先穿患侧，后穿健侧）；③同法穿上另一衣袖；④将衣领开口套入老年人头部；⑤将衣服拉下并整理好。

2）穿开襟上衣：①向老年人和家属解释执行这项操作的过程及配合事项，说明操作要点；②穿近侧或患侧的衣袖；③分别扶着老年人的肩部、髋部，协助老年人翻身侧卧，面对护理人员；④从老年人身下拉出衣服，穿好另一侧（健侧）衣袖；⑤整理、拉平衣服，扣好纽扣。

3）穿裤：①向老年人和家属解释执行这项操作的过程及配合事项，说明操作要点；②护理人员左手臂从裤管口向上套入；③轻握老年人脚踝，右手将裤管向大腿方向提拉；④同法穿好另一裤管；⑤向上提拉裤腰至臀部；⑥协助老年人侧卧，将裤腰拉至腰部；⑦平卧，系好裤扣，裤带。

（2）脱衣裤

1）脱套头上衣：①向老年人和家属解释执行这项操作的过程及配合事项，说明操作要点；②将衣服向上拉至胸部；③协助老年人手臂上举；④脱出一侧（健侧）衣袖；⑤脱头部；⑥再脱另一侧（患侧）衣袖；⑦整理用物。

2）脱开襟上衣：①向老年人和家属解释执行这项操作的过程及配合事项，说明操作要点；②解开上衣纽扣或系带；③协助老年人将健侧手臂衣袖脱下；④其余部分平整地掖于老年人身下；⑤协助老年人侧身，从身体另一侧拉出衣服；⑥脱下另一侧（患侧）衣袖，整理用物。

3）脱长裤：①向老年人和家属解释执行这项操作的过程及配合事项，说明操作要点；②松开裤带、裤扣；③一手托起腰骶部，另一手将裤腰退至臀部以下；④双手分别拉住两裤管，将裤子完全脱下。

五、排泄

便秘是指正常的排便形态改变，排便次数减少，排出过干过硬的粪便，且排便不畅、困难。便秘是老年人常见的问题之一，不仅给老年人增加痛苦，而且影响他们的正常生活，严重影响老年人的健康。帮助老年人解决便秘问题，形成良好的排便习惯，是老年人照护的重要内容之一。

（一）协助如厕

1. 评估　完成排便活动的能力、床上的活动能力、便秘情况等。

2. 用物准备　坐便器或便携式便器、卫生纸，必要时备开塞露或甘油栓、温水（37～40℃）、水盆、毛巾。

3. 操作步骤

（1）向老年人和家属解释执行这项操作的过程及配合事项，说明操作要点。

（2）协助老年人移动到便携式便器旁边或卫生间坐便器上，将裤子脱至膝部，协助其坐于坐便器上。

（3）嘱老年人上半身稍向前倾，坐稳后排便。

（4）必要时为老年人自右向左环形按摩腹部，并使用开塞露或甘油栓协助排便。

（5）排便结束后，用卫生纸擦净肛门。必要时协助清洗肛门及会阴部。

（6）协助老年人穿好裤子，转移至床上并取舒适体位。开窗通风。

4. 注意事项

（1）多进食高纤维素食物，如芹菜等，少食辛辣刺激食物。

（2）日间多饮水，尤其晨起饮适量温开水，可促进肠蠕动。

（3）可适当活动，如散步、做操、打太极拳等，或每日进行腹部环形按摩，以增强胃肠蠕动能力。

（4）若大便干燥，应适当使用简易通便剂，如开塞露、甘油栓等。

（5）老年人多因痔疮而引起排便带血，严重时应去医院就诊。

（二）更换尿布

1. 评估　完成排尿活动的能力、床上的活动能力等。

2. 用物准备　尿布、水盆、温水、毛巾、尿盆或尿壶等。

3. 操作步骤

（1）向老年人和家属解释执行这项操作的过程及配合事项，说明操作要点。

（2）将水盆、毛巾放在床旁座椅上。

（3）掀开老年人下身盖被，双手分别扶住老年人的肩部、髋部，协助取侧卧位。

（4）将身体下污染的一次性尿布向侧卧位方向折叠，取温热毛巾擦拭会阴部，观察老年人会阴部及臀部皮肤情况。

（5）将清洁的一次性尿布一半平铺，一半卷折，协助老年人呈平卧位，撤下污染的一次性尿布，放入专用污物桶。整理并拉平清洁的一次性尿布，盖好被子。

4. 注意事项

（1）定时查看尿布浸湿情况，防止发生尿布疹及压疮。

（2）更换一次性尿布时，温水擦拭或清洗会阴部，保持局部清洁干燥。

（三）尿壶或便盆的使用

1. 评估　完成排尿活动的能力、床上的活动能力等。

2. 用物准备　便盆、尿布、便盆巾或报纸、水盆、温水、毛巾、卫生纸等。

3. 操作步骤

（1）尿壶的使用：将尿壶放置于床旁，协助男性老年人半卧位、床边坐位或站位，脱裤至大腿，充分露出外生殖器，将阴茎放入尿壶接住小便，小便后协助老年人穿好裤子并安置舒适体位，最后清理尿壶。

（2）便盆的使用：携便盆至床旁，协助女性老年人脱裤至膝部，取屈膝仰卧位，一手扶住其腰和骶尾部，另一只手放置便盆在老年人臀下（开口向足部）；排便后一手托起老年人的腰和骶尾部，另一只手取出便盆，协助取舒适体位，最后清理便盆。

4. 注意事项

1）尿壶适用于有意识且能控制大小便的老年人，昏迷无意识或大小便失禁的老年人不宜使用。

2）将老年人臀部抬起后方可放入便盆，以防损伤皮肤。

3）便盆要坐稳，手扶支撑物，起身要慢速。

六、床上移位及翻身

部分老年人由于长期卧床，会出现身体向下滑动，需要护理人员协助将其移向床头；为防止压力性损伤的发生，需要定时协助其翻身。

（一）协助老年人移向床头

1. 评估　老年人的年龄、体重、病情、治疗情况、心理状态及合作程度。

2. 用物准备　根据病情准备好枕头等物品。

3. 操作步骤

（1）向老年人及家属解释执行这项操作的过程及配合事项，说明操作要点。

（2）固定床脚轮。

（3）将各种导管及输液装置安置妥当，视病情放平床头支架，枕横立于床头。

（4）协助老年人仰卧屈膝，护理人员一手稳住老年人双脚，另一手在臀部提供助力，使其移向床头。

（5）放回枕头，协助老年人取舒适卧位。

（二）协助老年人翻身侧卧

1. 评估　老年人的年龄、体重、病情、治疗情况、心理状态、合作程度，确定翻身方法和所需用物。

2. 用物准备　视病情准备好枕头、床档。

3. 操作步骤

（1）向老年人及家属解释执行这项操作的过程及配合事项，说明操作要点。

（2）固定床脚轮。

（3）将各种导管及输液装置安置妥当。

（4）协助老年人仰卧，两手放于腹部，两腿屈曲。

（5）先将老年人双下肢移向近侧的床沿，再将其肩、腰、臀部向近侧移动。护理人员一手托肩，另一手托膝部，将老年人推向对侧，使其背向护理人员。

（6）在老年人背部、胸前及两膝间放置软枕，拉上床档。

（7）检查各种管道保持通畅。

（8）记录翻身时间及皮肤状况，做好交接班。

4. 注意事项

（1）护理人员应注意节力原则。

（2）移动老年人时动作应轻稳，不可拖拉以免擦伤皮肤，防止坠床。

（3）轴线翻身时，保持整个脊椎平直，翻身角度不可超过60°，有颈椎损伤时，勿扭曲或旋转老年人的头部、保护颈部。

（4）根据老年人病情及皮肤受压情况，确定翻身间隔的时间。

知 识 链 接

移位滑步的使用

可借助移位滑步将患者移向床头或床的一侧，轻松移动卧床老年人，节省护理人员的体力。使用时，先将老年人翻身向一侧，把移位滑步布放于老年人身下，让老年人平卧于滑布上，护理人员用手推动移位滑步使老年人移向床头或床的一侧，取下移位滑布，使老年人处于舒适的卧位。

七、运送

在老年人外出活动或接受治疗时，凡不能自行移动的老年人均需护理人员根据老年人病情选用不同的运送工具，如轮椅、平车等运送老年人。

（一）轮椅运送

1. 评估　老年人的体重、意识状态、病情、躯体活动能力、损伤部位、合作程度。

2. 用物准备　轮椅、毛毯（根据季节酌情准备）、别针、软枕。

3. 操作步骤

（1）向老年人及家属解释执行这项操作的过程及配合事项，说明操作要点。

（2）检查轮椅性能，推至床尾，扳制动闸使轮椅止动，翻起脚踏板。

（3）扶老年人坐起，嘱老年人以手掌撑在床面上，双足垂床缘，协助穿好鞋子。

（4）协助老年人下床、转身，嘱老年人用手扶助轮椅把手，坐于轮椅中。

（5）翻下脚踏板，协助老年人将双足置于脚踏板上。

（6）协助下轮椅时，将轮椅推至床尾，扳制动闸将轮椅制动，翻起脚踏板，护理人员协助老年人站起、转身、坐于床缘，协助脱去鞋子及外衣，躺卧舒适，盖好盖被。

4. 注意事项

（1）保证老年人安全，防止意外。老年人坐不稳或轮椅下斜坡时，用束腰带保护老年人；下坡时，倒转轮椅，使轮椅缓慢下行，老年人头及背部应向后靠。告知老年人如感不适需立刻向护理人员说明。

（2）根据室外温度适当地增加衣服、盖被（或毛毯），以免老年人受凉。

（3）如有下肢水肿、溃疡或关节疼痛，可将足踏板抬起，并垫软枕。

知 识 链 接

旋转式移位板

旋转式移位板适用于腿脚无力、偏瘫卧床、身体转向有困难的老年人在上下轮椅、椅子和床移位等，减轻护理人员的体力，避免护理人员腰部损伤。

使用时在老年人或护理人员的腰部绑上固定绑带，先将老年人的双脚放置于旋转式移位板上，护理人员的右脚放在老年人的两脚之间，护理人员双手拉住老年人腰间的固定绑带，护理人员转动移位板，老年人从椅子转向床的位置，或者从床转向椅子，取下老年人腰间的绑带，使老年人取舒适的体位。

（二）平车运送

1. 评估 老年人的体重、意识状态、病情、躯体活动能力、损伤部位、合作程度。

2. 用物准备 平车，车上放垫子、枕头和棉被。

3. 操作步骤

（1）向老年人及家属解释执行这项操作的过程及配合事项，说明操作要点。

（2）检查平车性能，将平车推至老年人床旁。

（3）安置好老年人身上的导管。

（4）能在床上配合移动者采用挪动法。挪动时，将平车推至与床平行，并紧靠床边，固定平车，将盖被平铺于平车上，协助老年人移动到平车上。

（5）搬运时，应先将平车推至床尾，使平车头端与床尾成钝角，固定平车，1人或以上人员将老年人搬运至平车上，使老年人头部置于平车的大轮端，拉起护栏。（需要注意的是，体重较轻者可采用1人搬运法；不能自行活动或体重较重者采用2～3人搬运法；病情危重或颈、胸、腰椎骨折老年人采用4人以上搬运法。）

（6）运送过程中推车小轮在前，车速适宜，拉起护栏，护理人员站于老年人头侧，上下坡时应使老年人头部在高处一端。

4. 注意事项

（1）使用前应先检查平车，确认完好后方可使用。

（2）平车使用中注意观察病情变化，确保安全。

知 识 链 接

医用转移板和滑移垫

　　医用转移板是一种协助人体平移或转移的护理工具。一次性滑移垫，又称一次性静态搬运床单，是在医用转移板的基础上研发生产的新型一次性护理耗材。二者均利用两种不同特殊材料之间的滑动性，由一名护理人员拉引滑动，形成类似传动带的效果，实现老年人"不动式"平稳过床，适用于将老年人移至推车之间的过床，也用于移位、侧身及康复或重症老年人的护理中。

　　使用时将推车和床平齐，固定推车的滑轮，将医用转移板放置于推车和床的中间，将一次性滑移垫放置于老年人身下，护理人员拉动一次性滑移垫，老年人从床上移向推车。

（何贵蓉　刘月仙）

第二节　老年照护中的沟通技巧

　　由于老年人的年龄、社会结构变化等不同因素影响，老年人生理、心理都会发生一系列的变化，因此他们表达沟通的方式也会有所不同。护理人员只有掌握了其沟通特点及沟通技巧才能深入地了解其真正的需求，才能为老年人提供高质量的护理。

一、人际沟通概述

　　沟通是人们与他人建立联系、交流信息的一种能力，是一种需要后天培养、努力学习的交际方式。

（一）人际沟通的含义与基本要素

　　人际沟通是指人们借助于语言、表情、书信、通讯等沟通方式在事实、思想、意见、情感等信息方面进行的交流，以达到人与人之间对信息的共同理解和认识，取得相互之间的了解和信任，形成良好的人际关系，从而实现对行为的调节。

　　人际沟通的基本结构包括信息背景、信息发出者、信息本身、信息传递途径、信息接受者及反馈六个基本要素，以下案例包含了沟通的基本要素。

📚 案例 1

　　一天傍晚，某小区住宅楼门前有很多人在自娱自乐，有跳广场舞的，有打羽毛球的……很是热闹。三楼的李老太太在自家阳台上张望，看见老伴回来了，就大声喊："老头子啊，帮我在楼下便利店买袋味精回来。"老先生听完回答："好！"转身直奔便利店。一会儿回家了，生气地对楼上老太太大喊："老太婆啊，那家店里没有背心卖啊！"老太太也没好气地回应："我正做饭呢，才发现味精用完了，谁让你买背心了？"楼下众人听后不禁大笑。

分析：在这个沟通事例中，①信息背景是家里没有味精了；②信息的发出者是李老太太；③信息的接受者是老先生；④信息是去便利店买味精；⑤传递途径是通过空气传导；⑥反馈结果是店里没有背心卖。

根据沟通的六个要素，要实现沟通的有效性，必须正确认识以下几个方面。

1. 要充分认识到信息发出者在整个沟通环节中承担着最重要的角色，起到关键的引领、策划与组织作用，信息发出者必须掌握一定的沟通技能，并能对信息进行恰当的有效处理，包括信息的收集、评估、整理与分析，以及确定信息传递范围，以确保信息传递的易传性与易接受性。

2. 信息发出者必须根据信息接收者的具体情况，考虑采取何种形式与场景进行传递，以保证传递信息的针对性、全面性、及时性与有效性，使传递的信息能够被信息接受者所接受与理解。

3. 信息接收者对传递过来的信息的理解程度，以及给予的反馈程度，对沟通效果有很大的影响。这就意味着信息接收者必须认真接收信息，并适时反馈自己的意见与态度。同时，要求信息发出者和接收者都要用心观察与理解对方所反馈的信息（包括非语言信息），并调整或改变相应的沟通策略。

4. 在整个信息传递过程中，存在因个体差异（包括个性、教育程度、社会地位、文化背景等）与外部因素的干扰（包括沟通的座位、沟通双方的距离及沟通的环境等）等因素的影响，这就要求沟通双方要选择适合双方的沟通方式、时间、地点与环境等，尽量保持传递过程的有效与顺畅。

（二）人际沟通的层次

随着双方相互信任程度的增加，人际沟通的层次逐渐升高，沟通的信息量逐渐增加。美国心理学家鲍威尔认为沟通分为以下五个层次。

1. 一般性沟通　是指一般性社交应酬开始语，也是最低层次的沟通。多以寒暄、应酬、相互介绍为主要内容，话题表浅，无实质内涵。一般在人际关系刚刚建立，需要彼此加深了解时使用。以护理人员为例，可以先使用一些开场语有助于打开局面并建立起良好的人际关系。一般沟通常用的话包括"您好，忙呢？""您今天精神非常好""张大爷，您好！我也姓张，说不定我们还是本家呢，很高兴与您老认识""大爷，您的儿女真孝顺"等。

2. 事务性沟通　是指报告客观的事实，不参与个人意见，或牵涉人与人之间关系的沟通。对老年人收集资料、指导老年人执行医嘱、进行健康教育等都会用到事务性沟通。如"我已经吃了3天药了，但是肚子还是很疼，我腿脚不好自己又无法去医院。""张爷爷，明天早上 8 点钟我去您家拜访您，了解一您的日常生活需求。"在此层次沟通中，要注意语言表达清晰，非语言信息通俗自然，力求信息发出和接收的准确性。

3. 分享性沟通　是指双方已建立了一定的信任，可以交流彼此的看法。此时，双方就一些问题或治疗方案提出意见，希望与对方分享能引起共鸣或得到对方的认可。作为帮助者的护理人员应注意不能流露反对或嘲笑的意思，以免影响患者的信任和继续谈出其想法，而又退回第二层次做一些表面性的沟通。

📚 案例 2

以下案例是护理人员与李奶奶就其饮食问题进行的分享性沟通。

护理人员："李奶奶，您好。听说您最近食欲很差，进食很少，您能跟我说说，平时是怎么安排饮食的吗？"

李奶奶："您让要我们管住嘴。我现在杜绝胆固醇高、油腻的食物，每餐五分饱，主要以一份青菜为主。"

护理人员："李奶奶，您这样吃不会饿吗？"

李奶奶："有点饿，但是没办法。"

护理人员："李奶奶，控制饮食是对的，但不是您这样的做法。您还记得上次讲座提到的饮食均衡吗？老年人同样需要营养均衡。我今天特意给您带来一张医生推荐的高血压老年人的食谱，鱼肉、豆类、蔬菜、水果均衡搭配，才有足够的营养物质来维持身体的免疫力，也可以避免出现上次王奶奶因低血糖晕倒的事情。"

4. 情感性沟通　是指双方在互相信任度较大的基础上，彼此无戒心，有了安全感时进行的沟通。人们会愿意说出自己的想法和对各种事件的反应，彼此交流感情和分享感觉。

📚 案例 3

王大爷："上个月我在外面走的时候不小心摔了一跤，现在还感觉很不舒服。"

小李："王大爷，摔跤后即使完全好了也要多加小心啊。"

小张："您那次摔倒，我们很担心您的身体状况。"

在上述案例中，小李给王大爷提了建议，属于分享性沟通；小张表达的担心是在听了王大爷的话之后情感上的反馈。

5. 共鸣性沟通　共鸣性沟通是一种短暂的、互动双方达到完全一致、高度和谐的感觉。达到这种沟通层次，有时沟通双方不需要任何语言就能够完全理解对方的体验和感觉，也能理解对方希望表达的含义。这是沟通双方分享感觉程度最高的层次，也是沟通交流所达到的最理想的境界。

在人际交往中，沟通的各种层次都可能出现，在不同情况下达到不同层次的沟通。在与老年人沟通的过程中，应让对方自由地选择他（她）所希望采取的交流方式，不要强求进入更高层次的沟通。护理人员要经常评估自己与老年人或周围人的沟通层次，是否与所有人都只能进行一般性交流，有无因为自己的语言行为不妥而使他人不愿意与自己进行高层次交流的情况。

二、与老年人沟通的障碍

随着人们年龄的增长，到了老年，机体的每个器官都会逐渐老化，功能也随之衰退，听力减退很明显。老年人不仅对声音的感知能力下降，而且由于内耳的变化，也严重损害了语言的可懂度或称为"语言识别率"与"语言理解能力"。案例 1 的对话虽然颇具幽默效果，但是事实上，老年性耳聋妨碍了老年人与他人的沟通，常导致老年人孤独、抑郁，甚至加速认知功能的减退。在与老年人沟通中，需要以老年人为中心充分理解老年人，顺应老年人的沟通能力，努力达到沟通目的。除了需要了解老年人的身心状态和生活习惯外，还需要了解老年人常见的沟通障碍。

（一）正常老化对沟通的影响

1. 对高音频的声音敏感度或接收力降低　老年性耳聋是以双耳听力对称性下降、高频听力减退显著和语言分辨能力差为特征的感应性耳聋。老年人还常会有听觉重振的感觉，即听到别人大声说话，或是听见比较高调的声音，都觉得很吵，觉得不舒服。

2. 用字困难及缺乏变通性　老年人想说话却要停留一会才能说出来，或刚说话时还清楚，说久了就听不清楚在说什么了，这是由于大脑功能减退导致的。

3. 说话的速度变慢，缺乏流利性　老年人的大脑反应速度变慢，出现说话速度变慢、口齿不清、言语含糊等表现。

4. 发声改变，发音不正确　进入 60 岁后，几乎每个老年人都会出现声音的变化，声音会开始变粗、变嘶哑，导致整体的沟通效率降低。

5. 视力变差　视力变差使得老年人在非语言传达的接收上受到影响。

（二）引起与老年人沟通障碍的因素

1. 老年人自身因素

（1）生理因素：视力、听力衰退，反应速度减慢，说话气力不足，影响沟通效果；记忆力差且反复唠叨，容易导致对方厌烦。若对方表现出负面情绪，会使老年人有所顾虑而不敢畅所欲言。

（2）心理因素：缺乏自信或对别人缺乏信任感，不敢与人沟通。自视清高、轻视别人、不屑与人沟通。

（3）疾病因素：脑血管病、认知障碍等会影响理解力及表达力；忧郁症会影响沟通意愿。

2. 护理人员因素

（1）衣冠不整、举止不当、表情冷淡、态度生硬、指导语不熟悉或死板生硬，过多使用粗俗语言、口头语或专业术语，以及业务不熟练、工具准备不全等，任何一点均能使老年人产生逆反心理。易使患者对护理人员产生不信任感；护理人员面对文化水平低、见识少的老年人时，使用过多的专业术语，易使患者不知如何回答而阻碍有效的沟通。

（2）提问太直接、突然，老年人没有心理准备，使其不知所措，慌忙乱答。

（3）倾听技巧不佳，轻率、过早判断或过早打断老年人的回答。如"您回答错误""不对"等语言都会增加老年人的戒备心，使交流提前中断，影响信息提供。

（4）直接向老年人提供肯定性、命令性的建议。老年人最需要的是尊重。因此，我们在服务中应该以商量、询问的方式与老年人进行沟通。如对老年人说："今天晚饭后您要活动一下，因为您有严重的关节炎，需要行走锻炼，不然很可能会丧失运动功能。"较好的建议是"因为您有严重的关节炎，我担心您可能会丧失活动能力，今天晚饭后活动一下，有助于您的腿部康复。"

（5）给予老年人过多的批评责备，也是影响正常沟通的因素之一。批评责备老年人会妨碍交流。如对老年人说："您把垃圾丢在门口，邻居们怎么想啊？"较好的沟通方式："刘大妈，您把垃圾丢在门口，容易滋生细菌导致生病，不如我们一起收拾干净吧？"

（6）相互间的抵触、抱怨。很多老年人爱指责治疗不当或周围的环境，这种抱怨的对象经常是护理人员。如老年人说："昨晚没有人理会我的呼叫灯，去浴室的时候我几乎摔倒。"若护理人员的回答是："昨晚大家真的很忙，我们有两个新来的老年人。"这样就会与老年人发生抵触。更好的办法是明确老年人这些话的含义。较好的回答："昨晚您怎么了？"可能会有更好的效果。

（7）采取家长式的做法和行为。当护理人员像对待孩子一样对待他们，使用"宝贝""甜心"等称呼，而不是他们的名字，老年人会觉得尴尬和地位低下。

3. 媒介因素　双方因方言或与年代相关的特色词汇而让对方难以理解。

4. 环境因素干扰　不合时机、场所嘈杂狭窄、光线过强或过暗、周围气味难闻、空气污浊、温湿度不适，通风不良等。

三、与老年人沟通常用的技巧

📚 案例 4

刘先生，退休干部，73 岁，在某养老院已经住了 10 年，由于脑卒中后遗症需要借助助行器移动，近期检查发现患有白内障，养老院与社区医院取得联系，医生向刘先生及其家属介绍了手术治疗的情况，他的儿子主张尽早做手术，医生也同意择期手术，但刘先生尚在犹豫之中。由此造成胃口不好，自诉心神不宁，入睡困难，易惊醒，并多次询问手术的危险性。护理人员小李发现他看上去很痛苦，面部表情紧张、疲倦，皱眉叹气，说话急促。这天两人进行了如下对话：

小李："早上好刘先生，这几天感觉好些了吗？"

刘老："我整天都在考虑手术的危险性，这种手术成功的可能性有多大呢？手术之后的情况会比现在好吗？我还是不做手术的好！"

沟通方案A："我们这几天为了您的病情多次到社区医院，已经做了最大努力，您不应该不相信这家医院，负面情绪对您的康复不利，您应该振作起来。"

沟通方案B："您应该庆幸至少还有手术治疗的机会。上次王奶奶想手术还不行呢，这种手术在这家医院也不是第一次，您没必要担心。"

沟通方案C："您应该决定手术才对。这家医院的医生技术好，一定能治好您的病，您可以放心。"

沟通方案D："这个病是您意料之外中的事情，对您来说真是非同小可，您能坚强地应对很不容易。现在已经为您提供了手术治疗的条件和机会。所以您儿子主张尽快做手术不是没有道理的。当然，我能理解您的担忧和紧张。但这种手术那家医院已经做过好多次，都很成功。我曾经护理过两位与您情况十分相似的老年人，我可以详细地向您介绍他们在手术前后的情况……"

评析：

A方案，过早地做出了主观判断，断定刘先生"不应该不相信这个医院"，其实老年人对手术的担忧并不能等同于不相信医院。这种过早的判断，表现出一种不平等的、教训人的态度，更缺乏同情和理解。这种沟通，不仅不能解决老年人的问题，而且会给老年人造成新的压力。老年人会有一种被人误解的委屈感受。

B方案，实际上回避了老年人获得信息的要求以及得到同情、安慰和理解的愿望，是一种没有针对性的回答。老年人甚至还可能产生受到讥讽（应该庆幸）的感觉，因而产生不信认感。

C方案，没有满足老年人对于信息、情感的需要，也没有满足老年人潜在的愿望，只是匆忙地做了一个保证（一定能治好您的病）。因为这个保证缺乏必要的说明和依据，因此显得虚假和不恰当，并不能解决患者问题。

D方案，是一个具有共情性的回答，是针对刘先生的要求、情感需要和潜在愿望进行的回答，充满了护理人员对老年人的关注、同情和理解。因而可以有效地缓解老年人的焦虑。

一般说来，老年人非常愿意与护理人员沟通信息，只要护理人员有这种愿望，双方的沟通就有了基础。但是，只有愿望还不够，还需善于沟通，即要讲究沟通的技巧和艺术。作为一名老年护理人员，如果乐于又善于与老年人沟通，对提高护理水平大有帮助。

（一）沟通的基本技巧

1. 倾听　是有效沟通的必要部分，是接收口头及非语言信息、确定其含义并对此做出反应的过程。用心倾听会使老年人感到备受关注和尊重，能鼓励患者倾吐他们的状况与问题，并能协助他们找出解决问题的方法。

倾听包括倾听的神态、核对倾听内容和对倾听的反应。倾听的神态包括四方面内容：①距离：一般为 1 ～ 2m，太近会影响对方讲话情绪，太远会使对方感到未受到注意；②姿势：一般使用一种放松的、舒适的姿势坐着，并稍向对方倾斜，目光注视对方；③举止应大方、沉着、稳重；④语言行为：一般他人在讲述时，不要随便打断他的说话，即使他的话题需要中断，也应注意方式，讲究技巧。

倾听的反应是把从他人那里听到的信息经过转换再反馈给他人。若对方说了很多话，而你却没有反应，对方会比较失望甚至终止说话。在沟通过程中，不恰当的反应有以下几种：①过于抽象或一般。如"我仔细听了您说的话，我们再研究研究。"或者"您放心，您的疾病很快就会好转的。"②过于直率和不适当的坦诚。如"您的疾病看来很严重，不一定能治好，您要有思想准备。""您的病我们这里无法治疗，你再到别处看看吧。"③内容过于具体，未留余地。如"您的病不超过半个月就能治好……"以上这些都是老年人难以接受的反应，不利于人际关系的进一步建立。比较理想的反应是使老年人感到安慰，有希望，不丧失信心，被尊重和重视。护理人员既不要乱许愿，也不要打击老年人。例如，"今天听了您的情况，使我对您的病情有了初步的了解，如有需要还会和您进一步沟通。您不要着急，我们一定会尽最大的努力，帮助您恢复健康。"还可以说："根据您现在的情况，您要注意调节饮食，晚上要睡好觉，既然来到医院，您就尽可能放宽心。"一般来说，这些反应能够使老年人的情绪稳定。

2. 提问　是使交谈能够围绕主题持续进行的基本方法，是收集信息和核对信息的重要手段。提问包括开放式提问和封闭式提问两种。开放式提问是一种不限定应答者回答的提问方式。它有利于开阔应答者的思路。例如，"爷爷您觉得这个电视节目怎么样？"开放式提问可获得较多真实的资料，但是需要的时间较长，而且需要在提问前做好准备，引导老年人的话题，保证提问的话题围绕主题展开。开放式提问常以"能否""什么""怎样"等词语引导。例如，"您看起来心情不太好，请告诉我您有什么想法吗？我会尽力帮助您。"封闭式提问将话题限定在特定范围，应答者只能回答"是""否""能""不能"。例如，"您家中有人患糖尿病吗？"。封闭式提问限制了应答范围，但是护理人员却可以在很短的时间内得到重要的信息，特别适用于初次见面时打开拘束局面与收集针对性较强的信息

老年人在叙述某一问题时有时容易过于投入，以致大大偏离了交谈的主题，而直接打断会使老年人感到尚未尽兴或有些尴尬，这时护理人员可以通过提问的方式来转移老年人的注意力。例如，在与某老年人进行交谈时，护理人员希望了解老年人家属对其理解和支持的情况。老年人谈及家人后显得比较兴奋，说她的孩子们都十分孝顺，不论是物质上和精神上都十分关心她，并且每个人的家庭和事业都发展得很好，接着又对每个

孩子性格、家庭和工作情况的详细描述。这些信息对于老年人此次住院的诊疗而言，有些过于冗余，所以护理人员可以适时地提问："有这么好的儿女，您真的是位幸福的母亲啊。既然孩子们那么关心、爱护您，您一定要健健康康，您对自己疾病的治疗和康复有信心吗？"

3. 沉默　是指交谈时倾听者对说话者的沟通在一定时间内不作语言回应的一种交谈技巧。在交谈过程中，恰当的沉默有助于老年人平复情绪，鼓励对方倾诉，促进进一步交谈。

📚 **案例 5**

一位护理人员在办公室写护理文书时，看见外面休息室坐着一位老太太似乎很悲伤的样子。她走过去坐在老太太的身边问她有什么需要帮助的，老太太说她老伴的癌症已扩散到全身……说着便流下了眼泪。这位护理人员静静地注视着老太太，并轻轻地抚摸着她的手。两人默默地坐了几分钟后有人叫这位护理人员。老太太感激地说："您去忙吧，我已经好多了，谢谢您。"

4. 确认　当一个人被他人承认和理解时，就产生了确认。确认是指沟通中一人对他人所做的特殊反应。护理人员的确认能使老年人感到他们对所发生事情的反应和担忧是正常的，他们不会因为有这些感觉而被否认；使老年人体验到自身的价值与尊严。

确认反应的特征如下。

（1）直接承认：对他人传递的信息给予直接反应。如"您说得非常正确。"或者老年人说："现在的医生医德都很差，又拿红包又开回扣药。"这时，不必情绪激动地反驳，"胡说，您看到啦？"可以说："您说得不错，确实有这样的医生，不过据我所知大多数医生并不是这样的。医院和其他行业一样，难免有几个特例。"这样即保全了老年人的面子，又说明了情况，老年人也会意识到自己言语不妥。

（2）同意有关内容，加强或支持他人所谈的内容：如"我也认为是这样。""您说得很对，我们科室的医生护理人员对您的病都很重视。"

（3）支持性反应：表达理解、肯定或努力使他人感到更好。如"您的难处我可以理解。""张老师，您能努力站起来，重拾对生命的希望，这是我照顾您的最大骄傲。"

（4）澄清问题：努力理解他人传递的信息内容或过去的情感。如"您刚才说的是……吗？"

（5）表达积极的情感：对他人做肯定、非批评的情感交流。如"在康复过程中，您能不断地学习肢体运动，努力追求未来的独立生活真让人佩服。"或者"张先生加油，面对化疗的艰苦过程，您的勇气与毅力让人敬佩。"

需要注意的是，护理人员必须站在对方的角度并体会出对方讲话的真实意图后再进行确认。例如，下面的对话护理人员的应答不符合老年人想表达的意思，老年人想表达的并不是他没时间钓鱼，而是强调小孙子玩得很开心。

> **案例 6**
>
> 老年人："昨天我们一家人去郊外'农家乐'玩了。"
>
> 护理人员："您家小孙子还那么小，带上他一定很辛苦吧？"
>
> 老年人："不会，这是他第一次郊游，他很开心．我一直陪着他摘草莓，都没有时间钓鱼了。"
>
> 护理人员："是啊，带着小孩出去玩，一点都不愉快。"

5. 共情　就是用别人的眼光来观察世界，又称感同身受、换位思考。尽管共情与同情这两个词经常被互用，但它们的含义却完全不同。同情是对他人的关心、担忧和怜悯，是个人对他人困境的自我感情的表现；而共情是从他人的角度去感受、理解他人的感情，是分享他人感情而不是表达自我情感。如手术前，老年人对护理人员说："我很害怕，从来没有做过手术。"如果护理人员说："我能理解您现在的心情，如果是我也会害怕。可是总是要面对这件事，而且有这么多医护人员密切配合，我们会很谨慎的，您尽量放松就可以了。"这种感情上的共鸣，会使老年人觉得其平易近人，更容易说出自己心中的担忧，请护理人员为其分忧。

共情过程包括：①感受对方的情感；②运用语言和非语言方式表达出对对方的情感和状况的理解；③让对方感受到被理解。例如，"我看到您没有吃晚餐，我留了一些饭菜，临睡前我帮您再热下，您吃一点好吗？"或者"您躺了一整天，全身会有酸痛的感觉，我帮您做个背部按摩好吗？可以让您更舒适些，有助于睡眠。"当护理人员共情于老年人时，老年人感到自己被理解了，同时感到自身存在的价值，使之产生较强的自我接受感，有助于在困境中自我调整。

6. 自我表露　是将自己的思想、情感以及个人经历展现给他人。自我表露的目的是产生共情来表达你真的理解老年人。

以下的对话中护理人员采用了自我表露的技巧，表明大家对挚爱的人都有过相似的经历，李奶奶会体会到护理人员能够真正理解她与患病的丈夫单独相处时的感受。

> **案例 7**
>
> 李奶奶："这个周末我感到非常害怕，医生同意老张周末回家，他开始咳嗽并且满脸通红，然后胸痛得弯下身子，幸运的是，硝酸甘油正好在窗台上，我把药拿给他服用后，他的疼痛在数分钟内缓解了。"
>
> 护理人员："我爸爸也有严重的心绞痛，当他发病、面色苍白、看上去十分痛苦的时候，我也会非常焦虑。我所能做的仅仅是站在他的身旁，盼着硝酸甘油赶快起作用，确实感到很绝望、无助。"

7. 阐释　在交谈中，阐明观点是必要的。阐释是一种将互动焦点转移到护理人员身上的技巧，是护理人员对老年人所表达的思虑进行解释的过程。目的是为老年人提供一个新的观点或新的看待自己经历的方法，以帮助患者更好地认识和理解这一经历。

📖 **案例8**

护理人员："您好，张先生。您今天吃过降压药了吗？"

张爷爷没有回应。

护理人员："张先生，您怎么不高兴了？"

张爷爷："唉，人老了没意思，我在退休前真的特别忙，每天要处理好多公务，还要接待和接见许多人，甚至晚上和周末都不能休息，曾经我觉得自己是个不可缺少的人，可现在没什么事可做了，又生病住在医院里"（护理人员首先使用了开放式提问，有意询问老年人"您怎么不高兴了？"促使张爷爷说出自己目前不习惯这种悠闲生活的感受，以及退休后的孤独和寂寞的情感。）

护理人员："我能理解您一辈子把大部分的时间和精力都放在工作上了。您很乐意帮助别人，生活过得也非常充实。现在退休了，突然很不适应这种悠闲的生活对吗吗？（阐释，护理人员提出了老年人对退休前后生活对比的看法）

患者："您说得没错，我确实无法适应这种无所事事的生活。以前，我时常抱怨自己工作太忙，但现在我真的很留恋那些日子。"

8. 核实 是指倾听过程中，为验证自己听到或理解的内容是否正确而采用的沟通策略。核实应保持客观的态度，主要包括重述、改述、澄清及归纳总结等四种方式。

📖 **案例9**

患者："这几天我觉得很难受，难受得睡不着觉，而且胸闷、疼痛……"

护理人员："您感到胸闷、疼痛对吗？"（重述使人产生自己的诉说正在生效的感觉，从而受到了鼓励）。

患者："是的，简直喘不过气来。"

护理人员："您仔细回忆一下，这种症状是怎么开始的，到今天的经过过程。"（开放性提问）

患者："胸闷是最近几周才开始变强烈的。总是感到消化不良，但都没有像这次这么严重。我感到这里很尖锐的痛（指向剑突下端部位），还总是打嗝，嘴里有异常的酸味。如果喝上一点酒的话就更糟糕了，连觉都睡不好。"

护理人员："是吗？还有其他表现吗？"（鼓励）

患者："我怀疑是不是因为我吃了治关节病的药物而引起的，近段时间关节病加重了，我从药店买了些布洛芬。我必须能够走路，需要照顾我丈夫和所有的事。"

护理人员沉默，伴随目光交流，微微点头。

患者："我丈夫的身体状况越来越糟。如果他的问题再严重的话，我不知道我怎么来应付。

护理人员："您不知道该怎么来应付这些事？"（重述）

患者："是啊，我答应他不再住院了，但现在我不知道还能不能这样做。"

护理人员："您想想如果您丈夫病情更严重时，您的体力不足以亲自在家照顾他

呢？"（改述内容）

　　患者："我觉得从体力上来说是没有问题的，可是如果他一整天都需要我照顾该怎么办呢？只有我一个人，我又不能去找我女儿，因为她有工作。"

　　护理人员："这也就是说，您担心无法照顾您丈夫。"（改述，护理人员在理解患者的基础上，将患者表述的不同的说法说出来，意思不变。在患者难过且说不下去时，可以运用改述技巧，不但缓解了患者焦虑的情绪，还可以使交谈继续下去。）

　　护理人员："好的，您可以判断一下我的理解是否正确吗？您以前有点消化不良，但最近几周出现了一些新的问题，觉得前胸刺痛、胸闷，您怀疑是由止痛药引起的，对吗？（归纳总结）

（二）语言性沟通与非语言性沟通

　　使用语言、文字或符号进行的沟通称为语言沟通。语言沟通是所有沟通形式中最常见最直接的方式，具有直观、传递快，可即时反馈和反复洽谈等优点。护理人员在对老年人及家属进行健康教育、实施治疗、护理措施等过程中，必须使用语言与老年人进行沟通与交流。

　　非语言沟通是伴随着语言沟通而发生的一些非词语性的表达方式和行为的沟通形式，包括面部表情、目光的接触、声音的暗示、手势、身体的姿势、气味、身体的外观、着装、沉默，以及时间、空间和物体的使用等。非语言沟通对于因逐渐认知障碍而越来越无法表达和理解谈话内容的老年人来说极其重要。

　　1. 触摸　是人际沟通时最亲密的动作，是一种无声的安慰，它是一种很有效的沟通方式。触摸可表达触摸者对老年人的关爱，而触摸他人或事物则可帮助老年人了解周围环境，肯定其存在价值。对于老年患者来说，护理人员的某些做法如果得当，也可收到良好的效果。例如，为呕吐老年人轻轻拍背，为动作不便者轻轻翻身变换体位，搀扶老年人下床活动，对手术前夜因惧怕而难以入睡以及术后疼痛患者进行背部按摩，以示安慰并分散注意力，以及双手久握出院的手，以示祝贺，这些都是有意的触摸沟通。

　　触摸受年龄、性别、社会文化背景、宗教信仰等影响，它的表达非常个体化，对不同的人具有不同的含义，是一种易于被误解的非语言表达方式。因此，在应用触摸时，应注意以下事项。

　　（1）尊重老年人的尊严与其社会文化背景：检查涉及老年人的隐私时，应事先征得老年人的同意，以尊重其尊严；而不同的社会文化对触摸礼仪的使用则差异较大。

　　（2）渐进地进行治疗性的触摸，并不断地观察老年人的反应：如从单手握老年人的手到双手合握；进行社交会谈时，由 90～120cm 逐渐拉近彼此距离；在此过程中观察老年人脸部表情和触摸的部位是松弛（表示接受且舒适）、还是紧绷（表示不舒适），身体姿势是退缩的向后靠、还是接受的前倾，都可以为下一步措施的选择提供依据。

　　（3）严格限制触摸部位：最易被接受的部位是手，其他适宜触摸的部位包括手臂、背部与肩膀。对于头部的触摸则要慎用。

（4）确定老年人知道触摸者的存在方可触摸：老年人因视、听力的渐进减退，常容易被惊吓，所以在触摸老年人时，应首先让其知道触摸者的存在，然后选择功能良好的一侧接触老年人，避免突然从暗侧或背后给予触摸。

（5）注意保护老年人易脆破的皮肤：可适当涂抹护肤液，避免使用拉扯或产生摩擦力。

（6）对老年人的触摸予以正确的反应：护理人员不要一味地以老年人为触摸对象，也应适当地接受老年人用抚摸我们的头发、手臂或脸颊来表达谢意。

2. 身体姿势　是一种表达自我的形式。每当言语无法清楚表达时，身体姿势都能适时有效地辅助表达。与认知障碍的老年人沟通前，应让老年人知道我们的存在；口头表达时，要面向老年人，以便于他读唇，并加上柔和、明显的肢体动作来有效地辅助表达；对于坐在轮椅上的老年人，注意不要俯身或利用轮椅支撑身体来进行沟通，而应适时坐或蹲在旁边，并维持交流双方眼睛于同一水平线，以便于平等地交流与沟通。对于无法用口头表达清楚的老年人，应鼓励其使用身体语言来表达再给予反馈，以利于双向的交流与沟通。

日常生活中能有效强化沟通内容的身体姿势有：挥手问好或再见；招手做动作；伸手指认自己或他人；伸手指出物品所在地；模仿和加大动作以指出日常功能活动，如刷牙、梳头、洗手、吃饭、喝水；手臂放在老年人肘下，或让老年人的手轻搭护理人员的手肘，协助其察觉我们要与他同行的方位等。

3. 面部表情　是一种共同语言，人类表达快乐和悲伤的面部表情基本上是一致的。通过面部表情，可以传递惊奇、害怕、生气、厌恶、快乐以及悲伤的情感。护理人员应尽可能去控制一些非语言的表情，如不喜欢、厌恶等，用真诚的微笑面对老年人。保持脸部表情平和，说话声音要略低沉平缓且带有欢迎的热情，说话时身体稍前倾以表示对对方的话题感兴趣，但不能让老年人有身体领域被侵犯的感觉。适时夸大面部表情以传达惊喜、欢乐、关怀、担心、兴趣等情绪。

4. 目光的接触　通常发出的是希望沟通的信号。在沟通中保持目光的接触可以表示尊重对方以及希望听对方的讲述，尤其是认知障碍的老年人，往往由于知觉缺损而对所处情境难以了解，因此需要提供简要的线索和保持目光的接触，必要时正面触摸老年人以吸引其注意力。缺乏目光的接触可能显示焦虑、防御、不适或缺乏在沟通中的信心。

四、与特殊疾病老年人的沟通技巧

（一）与认知障碍老年人的沟通技巧

认知障碍老年人思考能力及表达能力降低、记忆力受损，逐渐失去掌握日常生活的能力，并且很容易在日常生活中因沟通障碍而感到沮丧或出现其他情绪反应。导致沟通困难的因素及对应的沟通技巧包括以下几种。

1. 老年人的因素及对应的沟通技巧

（1）记忆力衰退，不能同时记住多项资料做出相应回答。对此，护理人员提问要简单，每次只提一个问题，答案不宜多于两个，避免让老年人有多项选择。例如，"您今天吃苹果或橙子了吗？"要比"您喜欢吃什么水果？"要好。在询问老年人时，宜多用鼓励性语言或动作，如"好""回答得很好""不错""请您再想一想"等，尽可能地启发老年人的思维。

（2）判断能力和理解能力减低，以致不能执行较复杂的指示。护理人员应留心观察老年人的表情、音调及动作，如开心、痛楚等，以便做出适当反应及提示。适当时，用微笑和点头给予老年人鼓励和认同。护理人员在与老年人沟通的过程中还应该与老年人面对面，保持眼神接触，确定取得了老年人的注意，在进行护理的过程中可以展示将要进行活动的物品，并配合动作解释。如拿毛巾、肥皂及衣服，以示老年人将要沐浴等。

（3）集中注意力的能力降低。当老年人不能集中注意力时，可轻拍其手臂，呼叫其名字，或者让其休息一会儿或喝杯水，使其精神缓和恢复注意力。此外，与老年人谈话时间不宜太长。

（4）认知能力降低。老年人无法认清周围的人、事物、地点。认不清自己在什么地方，记不清今天是几号，不知道现在几点了。对待这类老年人要多帮助其回忆往事，尽量按老年人过去的生活习惯安排生活，多训练和指导老年人做些日常小事，尤其要注意老年人的安全。

（5）行为异常，情绪较易波动以及易发怒。对行为异常者，如有收藏废物、脏物行为的老年人应耐心劝阻，经常检查。严防吞服脏物，必要时设专人监护。如年老体弱、步态不稳的老年人，走动时应予以照顾，预防其他老年人惹事碰撞、谨防跌倒等意外。由于孤独、行为退缩的老年人，应针对不同对象，积极组织老年人参加简单的工疗或刻板的劳动，开展适宜的文体活动，以促进老年人的智能、行为等精神状态得到不同程度的改善或延缓进一步衰退。

对兴奋躁动、情绪较易波动或易发怒的老年人，护理人员应密且观察老年人的情绪，以温和的态度和美好的语言对待老年人的言行，以防老年人的突然冲动，避免发生意外。

2. 护理人员或家人的因素及对应的沟通技巧

（1）语速不宜过快，语调不宜过高：护人员应该注意把握说话的速度和声调，避免由于说话速度过快或声调太高，使老年人产生心理压力，从而影响护患间的沟通。

（2）说话内容不宜过多：护理人员在与老年人沟通时说话要精简，每句话只带有一个信息。避免使用代名词，如"他""他们""这里""那个"等，应以人名、地名或对象名称做直接沟通。减少用抽象的概念，如"饥饿""口渴"是抽象的，"吃饭""喝水"是具体的。当老年人忘记整个句子时，可以重复句子最后的部分，以做提示。

（3缓和老年人的情绪：由于身心疲惫，易产生沮丧、失望或不耐烦的情绪。护理人员或家人应适时地协助老年人休息或播放舒缓的、音量放低的音乐，以缓和老年人的情绪。

（4）语调适当：不适当的语调，如大声呼喝会使老年人误以为受到责备和遭受不礼貌待遇。因此，护理人员在说话时语调要平稳及缓慢，如老年人有听觉问题，可使用助听器及面对老年人说话，不宜高声或急促说话。

3. 环境的因素及对应的沟通技巧

（1）噪音干扰：针对这种情况护理人员应尽可能地保持环境宁静，减低噪音干扰，必要时可先关掉电视机或收音机。

（2）光线不足：80岁及以上的老年人需要的光线强度是20岁年轻人的3倍，护理人员应尽可能地保持环境的光线适宜，使老年人感到舒适。在家庭中，应为老年人提供足够的光线和照射。

4. 积极的康复活动及对应的沟通技巧 积极的康复活动可使相当一部分老年人在很长的时间内处于病情稳定状态。如经常播放他们熟悉的声音（动物的叫声、戏曲片段）等，让老年人进行辨别；把鲜果放入他们的口中，鼓励其说出滋味、名称、形状及相关知识；把棉花、碎布等放入布袋，让老年人拿出指定物品；用编织、书法、布艺粘贴等方式展现老年人的能力等方法都是记忆训练、感官刺激的活动。如果家人抽出时间与老年人一起搭积木、托气球，不仅可改善其空间定向障碍，还可增进家庭成员间的感情沟通。

（二）与帕金森病老年人的沟通技巧

帕金森病的老年人由于手脚震颤、关节僵硬、动作缓慢及步履不稳，起居生活往往受到影响。护理人员和家人应该尽量鼓励老年人继续维持自我照顾能力，必要时施以适度的协助。同时，护理人员应采取适当的沟通技巧与老年人建立良好的护患关系，帮助老年人树立战胜疾病的信心，从而主动配合医疗护理活动，促进身心早日康复。

在与帕金森病老年人沟通时，应注意尽量减少附近噪音，与老年人面对面坐，保持视线接触及细心聆听，用简单问题引导老年人。鼓励老年人缓慢地说话，用单字、简单词语及身体语言去表达，如用点头去表示"好"。如老年人说话时感到非常困难，可将文字或图画写在纸上，帮助表达要求。此外，老年人较容易出现抑郁的情况，所以护理人员和家人的支持及安慰很重要。多留意老年人的情绪及行为的转变，以便及早诊断出有抑郁倾向的老年人。

（三）与感知障碍老年人的沟通技巧

1. 听力障碍的老年人

（1）选择安静的环境。

（2）在进入房间后，先呼唤老年人的名字，集中其注意力。随后轻轻触摸老年人让他知道你的到来。

（3）判断两侧耳朵的听力情况，选择听力较好一侧与之讲话。交谈时应与老年人距离靠近，必要时贴近老年人外耳，使其能听清楚你表达的内容。交谈时音量可适当提高，但避免大声吼叫，以防造成误解或被惊吓。

（4）与仅具残余听力的老年人沟通时，应面对老年人，让其看到姿势、面部表情或口型，通过非语言沟通方式来弥补听力障碍导致的语言沟通困难。适当地运用文字书写板、卡片、健康指导小册子、宣传图片等弥补口语交流的不足。

2. 视力障碍的老年人

（1）避免突然出现或离开：及时告诉老年人你来了或离开了病房，这一点对老年人非常重要。由于老年人视力较弱或者完全丧失，不能看见你的到来或离去。若护理人员突然出现在老年人面前或突然开口说话，有时会使老年人受到惊吓，甚至出现惊恐感；而有时护理人员已经离开病室，但老年人却一点不知，仍然不停地说话，这样对老年人极不礼貌。所以当护理人员进入或离开病房时，应告诉老年人，并通报自己的姓名。

（2）给予足够的时间：由于老年人视力差，对护理人员所传递的信息可能会反应较慢，所以应尽可能放慢谈话语速，并保持语调平稳，同时给予足够的时间，让老年人理解交谈内容，考虑如何回答，切忌表现出不耐烦的情绪，催促老年人回答。

（3）鼓励表达自己的感受：视力减退的老年人容易产生被嫌弃的感受而表现出焦虑、烦躁或郁闷的心理，护理人员应鼓励他们表达自己的内心感受，以帮助其缓解郁闷和焦虑情绪。

（4）多用语言交流，少用非语言交流方式：由于视力受损，老年人对身体语言的感知能力下降，故应避免或尽量少用非语言交流方式。

3. 与发音障碍老年老年人的沟通技巧　由于脑血栓、全喉切除等，老年人常表现口头语言沟通障碍。与这类老年人进行沟通时可事先与其约定一定的非语言沟通信息，如竖拇指表示"好""舒适"，伸食指表示喝水，伸小指表示解小便等。如视力尚好，可采用写字板、文字卡片、图画、描绘的符号或标识等方式传递信息，并辅以适当的手势、面部表情等身体语言进行交流；若老年人的视力损害严重，不能看见身体语言，则需采取触摸、握手、在手心写字等方式与老年人进行交流。

总之，随着人口老龄化的进程，我国老年人口的数量正在呈现日益增长的态势。老年人是社会中特殊的群体，由于正常衰老过程所致的生理、心理改变，使老年人具有和其他群体不同的特点。因此，护理人员只有认识和理解这些特点，并且在与老年人的交往过程中运用恰当的沟通技巧，才能与其建立友好、和谐的人际关系，促进老年人的心理健康，从而提高其生活及生命质量。

（金胜姬）

第三节　老年人健康教育

老年人既是社会发展的参与者，同时又是受益者，健康的老年人是社会发展中不可缺少的力量之一。从社会文明的发展角度来看，老年人的健康和社会地位是衡量一个国家文明程度和社会保障程度的重要标志。特别是我国面临老龄化社会到来的今天，保持和促进老年人有利于健康的行为显得尤为重要，对老年人进行健康教育，适应当前社会的发展。

一、定义

老年人健康教育是老年教育的重要组成部分，它运用教育学、社会学和健康教育学的观点，从个体和社会两个方面对改善老年健康状态展开的教育活动，促进老年人的健康行为，减轻或消除不健康行为，从而提高老年人的生活质量。

老年人教育也是当代社会提出来解决人口老龄化相关问题的有效手段之一。很多老年问题通过有效的老年教育，都能得到不同程度的化解。从健康教育学的角度出发，要解决好老年保健问题，一定要全面提高老年人的综合素质，而要做到这点，在很多方面都依赖于老年教育，尤其是老年人健康教育。

老年人健康教育是通过信息传播和行为干预，帮助老年群体和个体掌握卫生保健知识，提高其健康水平和知识水平，更新健康观念、树立健康意识，自觉采纳有利于健康的行为，尽可能满足老年人健康需求，实现 WHO 倡导的积极老龄化。

二、目的和意义

随着我国老龄化进程的加快，老年人健康问题日益严重。老年人健康教育已成为21 世纪降低医疗费用、提高老年人家庭生活质量的有效途径。

（一）目的

老龄是一种动态的过程，不是一种疾病。虽然老龄是不可避免和难以逆转的，但伴随着老龄所致的慢性功能下降是可以预防和减缓的，可以通过对老年人健康教育，对老年健康问题开展有目的、有计划、有组织、有系统的社会活动和教育活动，使老年人接受和养成有益于健康的行为和习惯，以达到预防老年性疾病和降低老年期疾病的发病率和患病率，减轻致残因素造成的后果，改善生活自理能力，尽可能提高老年人活动功能，使其积极参与社会活动。

（二）意义

老龄人口数量的增加，健康状况成为一个突出的问题。随着人类平均寿命渐渐延长，老年人群体总体健康状况会日趋衰退，慢性病患病率逐年上升，且多病并存。这种衰退不仅表现在生理层面，老年人因为长期脱离社会，加之家庭变化，与社会环境不适应等，心理方面的衰退也日趋明显，这些都影响着老年人的身心健康，从而给家庭和社会带来问题。

积极开展老年人健康教育，让老年人充分认识到衰老是一个自然的过程，疾病和伤残并不是老年期的必然产物，通过自我保健等促进健康的措施完全可以把它们压缩到生命最后较短时期内，即实现健康的老龄化，同时也减轻其家属、子女的负担及医院、社会的压力，维护了老年人的家庭和社会的安定，这是老年人及其家庭乃至社会的期望。老年人健康教育包括增进健康、预防疾病、治疗病痛、康复保健等工作内容，其对加强老年人的自我保健、增强体质、延年益寿、提高老年生命质量具有战略性意义。

三、方法和内容

由于与老龄化相关的生理、心理、社会环境的改变均会影响老年人学习新知识、新技能的能力，影响老年人的信念和行为选择。因此对老年人的健康教育方法也应适应其特点，教育内容具有针对性，才能达到预期的目标。

（一）方法

在老年人健康教育过程中，应根据工作任务和要求，因人、因时、因地制宜，正确选择信息的传播方法，利用合适的传播媒介及组合，以不断提高老年人健康教育的质量和效果。

1. 语言教育方法　又称口头教育方法，是最基本和最主要的教育方法，即通过语言与老年人沟通，讲解及宣传健康知识的方法，如个别交谈法、电话访谈法、健康咨询法、科普讲座法和专题座谈会等。语言教育方法能够与老年人直接交流，其特点是简便易行、针对性强、灵活性大、反馈及时。如对老年糖尿病患者群可以采用讲授法，集中讲授糖尿病基础知识和自我护理方法。但如果老年人的听力已经有所下降，则接受信息的效果会打折扣。

2. 文字教育方法　针对具有一定文化水平、阅读理解能力、有主动寻求健康知识意愿的老年人，可以通过一定的文字传播媒介来达到健康教育的目标、如把老年人常见病的预防、治疗、护理等知识制作成精美的卡片、手册，搭配专家通俗化的建议，制成健康教育处方；护理人员也可推荐相关书籍，指导老年人阅读。文字教育法的特点是不受时间、空间条件的限制，且文字宣传内容还有助于学习者进行反复学习，花费较少。针对有一定阅读理解能力的老年糖尿病患者群可以推荐《糖尿病知识问答》等相关书籍和资料，并进行读书方法指导，及时了解读书效果，还可以就老年人阅读过程中遇到的疑问进行答疑解惑。

3. 形象教育方法　是指利用形象艺术创作健康教育宣传材料，并通过人视觉的直观作用进行健康教育的方法，如美术摄影法、标准模型、实物、标本等。形象教育方法其特点是生动、形象、直观，常可与健康教育的文字资料配合使用，可调动老年人多个感官，如通过视觉、触觉、嗅觉等来接收知识，从而增强老年人对健康知识的理解和印象。对糖尿病患者进行饮食控制健康教育，采用糖尿病饮食交换份挂图和食物模型方法，便于患者的理解和实践，有利于饮食控制，是较好的饮食教育形式。但此法要求用于健康教育的道具要制作准确、精巧；反之，可能影响健康教育的效果，且这些教具多属于易耗品，无形中增加了健康教育的成本。

4. 实践教育方法　又称示范培训，是指通过指导老年人及其照护者的实践操作，掌握一定的健康护理技能，并用于老年人自我护理或家庭护理的一种教育方法。指导老年糖尿病患者自测血糖、体重及自我注射胰岛素；手术前指导老年患者训练术后的卧位、排痰、咳嗽；指导脑卒中偏瘫急性期患者体位的摆放、定期改变关节活动训练和日常生活活动能力改善；指导失语症患者的语言训练及教授运用手语的方法等。

5. 电化教育方法　是指运用现代化的声、光设备，向老年人及其照护者传送健康教育信息的方法，如电影电视法、广播录音法、幻灯投影法、微信、QQ 等。电化教育的特点是将文字、语言、艺术、音乐等有机地结合在一起，形式新颖，形象逼真，促进了老年人多感官的并用，教育形式吸引人，内容更新快，可反复收看、收听，在一定程度上提高了健康教育的效果。

6. 综合教育方法　将口头、文字、形象、电话、实践等多种健康教育方法适当配合、综合应用的一种教育方法。综合教育方法具有广泛的宣传型，适合大型的宣传活动。例如，对糖尿病患者进行健康教育，可以邀请权威专家进行专题讲座，推荐阅读书籍，参观糖尿病科普知识宣传展览，现场"跟我学"自测血糖实操示教，进行"做足功课，预防糖尿病足"等专题讨论，"跟我做"血糖自测实践，糖尿病知识有奖问答等多媒介组合造势，激发学习者的学习兴趣和热情，参与程度越高，学习效果就越好。

健康教育过程中，信息传播方法多种多样，正确选择教育方法，是达到健康教育的目标，提高教育效果的重要保证。尤其对于老年学习人群来说，更应该结合老年人的身心特点有针对性地选择教育方法和教育内容。组织者不能期待某一种方法就能对老年人的不良健康行为改变产生明显的效果，有些方法对特定人群的效果可能很好，而在另一种情况下可能不好。因此，要根据特定场合，选用合适的方法。

（二）内容

老年人健康教育的核心是通过卫生知识的传播和行为干预，改变老年人的不健康行为。老年人健康教育应着重从行为生活方式指导、心理卫生干预、营养与饮食卫生、常见慢性病预防知识、体能活动指导、死亡教育及家庭临终关怀等方面开展。

1. 行为生活方式指导　人类的行为与健康有着密切的联系，生活习惯的科学与否直接影响人的健康状况。老年人健康教育就是要指导老年人选择科学、合理的生活方式，规律的生活起居，良好的生活习惯，纠正危害健康的行为和生活方式，如戒烟、限制饮酒等；提醒老年人生活中要有安全意识，要教会老年人识别危险、避免伤害、预防跌倒等具体方法，以提高老年人安全意识和生活自理能力。让他们认识到养成良好的行为生活方式对增进健康非常有益，让其明白和坚信健康是一切价值的基础，长寿必须建立在健康之上，只长寿不健康是痛苦的。

2. 心理卫生干预　心理健康是整体健康不可分割的组成部分，其重要性日益凸显。老年人健康心理涉及人格、社会适应、人际关系、生物环境和生活环境等多方面的因素。心理素质好、情绪健康是老年人保持身心健康的重要因素。指导和帮助老年人做好心理调适，树立正确的思想理念，防止思想偏差，正确对待外来刺激，消除心理压力，陶冶情操、淡泊名利、宽容待人、学会制怒、克服不良习惯；鼓励老年人组建新的交际圈，积极参加社交活动，多参加能发挥自己才智的公益服务，保持与社会接触，从社会生活中寻找人生的价值，以积极的方式延缓自身的衰老进程；构建和睦家庭，老年人与子女相互适应、相互支持，指导老年人家庭既给老年人以物质保障，又要辅以精神帮助和支持；鼓励老年人参加力所能及的活动，维护身心平衡，积极防治疾病，保持精神愉快；帮助老年人合理安排自己的生活作息时间；加强健脑锻炼，预防老年痴呆，保持和增强社会适应能力；培养幽默感，排除焦虑情绪，唤起老年人第二青春活力，使老年人在老有所乐、老有所为中享受生活，安度晚年。

3. 营养与饮食卫生　饮食中的营养成分是保证人体生命与健康的基础，指导老年人科学、合理地调配饮食。老年人尤其要注意饮食忌过饱过饥，少食油腻，少吃油盐精米，三餐不能将就，也不能只注重色、香、味而不讲究质量。平衡膳食包括食物的种类、数量及合理的烹调、用膳方式。不良的饮食习惯对健康有害，应向老年人及其照护者指出日常生活中的饮食禁忌，尤其对于患有糖尿病、冠心病、脑血管病的老年人应重点指导。膳食安排和饮食指导的四个原则：①易咀嚼；②易消化吸收；③防治便秘；④补充最易缺乏的钙、铁、维生素 C、维生素 D 等必需营养素。

4. 常见慢性病预防的健康教育　随着年龄的增长，老年人各方面生理机能逐步退化，脏器功能也逐渐衰退，容易受心理社会因素的干扰，情绪易受到刺激，致使精神处于紧张状态。同时，过快的生活节奏容易打破已有的平衡而加重老年精神疾病、高血压、糖尿病、冠心病等疾病。根据老年人的特点，定期开展针对老年人健康相关问题的健康知识讲座，教给他们常见疾病的防治措施和方法，使他们掌握常见疾病的防治知识，拥有一定的自我护理和保健能力，学会无病预防、有病早治、合理用药、自救或他救等。常见慢性病预防的健康教育内容主要包括：①养成良好的作息制度，特别是睡眠习惯，每日保证 6 ～ 7 小时的连续睡眠；②不吸烟或早戒烟；③学会自测血压、脉搏、体温，并了解血压、脉搏、体温的正常值，一旦发现异常，及早就医；④认识到接种疫苗是预防一些传染病最有效、最经济的措施，鼓励老年人在每年冬季流感流行期前接种流感疫苗，以减少患流感的机会或减轻其症状；⑤提醒老年人咳嗽、咳痰 2 周以上时，应做进一步检查，以排除肺结核的可能性，一旦确诊应支持规范治疗，通过口服药大多可治愈；⑥异常肿块、肠腔出血和体重减轻是癌症重要的早期报警信号，老年人如自我检查、观察身体存在上述异常情况时，需及时去医院就诊。

5. 体能活动　根据老年人自身特点和兴趣爱好，选择适宜的体育活动项目，进行适度的运动是健康之必须，如广播操、健身舞、太极拳、武术等，也可进行老年人容易坚持的步行、慢跑、游泳等有氧运动，适度的户外体育活动可延缓体力和智力的衰老，特别是对改善心血管功能、预防和推迟骨质疏松症的发生具有积极意义。老年人锻炼应遵循安全、全面、自然和适度四大原则，锻炼前应先做全面健康检查，做好准备活动，运动量要循序渐进，不要操之过急，学会通过测量运动前后的脉搏或自我监测血压来适时调整运动强度。避免在空气污染严重时段和交通要道附近锻炼。

6. 死亡教育　生命终止是人类不可抗拒的自然规律。当人们步入老年期以后，面临的是走向人生的终点——死亡。我们不能被动地接受死亡而一筹莫展，而是鼓励老年人应该尽各种可能来抗衰老，延缓衰老，调整好自己的心态，积极地与死亡做斗争。健康教育工作者的一个任务就是对老年人乃至全社会进行有关死亡的教育，让人们正确地对待死亡，理解生与死是人类自然生命历程的必然组成部分，可以消除人们对死亡的恐惧、焦虑等心理现象，教育人们坦然面对死亡；使人们思索各种死亡问题，学习和探讨死亡的心理过程以及死亡对人们的心理影响，为帮助人们正确地面对自我、亲人和他人死亡，做好心理上的准备。树立科学、合理、健康的死亡观，使其认识到死亡是人生的终点，是一个人的自然过程终结，是一个可以意识的过程，认识到死亡并不神秘，也不可怕，它只不过是生命现象、活动的停止而已。

（1）克服怯懦思想：目前，在老年人中自杀是一个值得引起重视的问题，自杀的本身就是怯懦的表现，从一定意义上讲，生比死更有意义。

（2）正确地对待疾病：疾病是人类的敌人，它危及人的生存。和疾病做斗争，某种意义上就是和死亡做斗争。老年人积极的心理活动有利于强化其机体的免疫功能；良好的情绪、乐观的态度、充足的信心是战胜疾病的良药。

（3）树立正确的生命观：任何人都不是为了等待死亡而来到这个世界上的。正确的人生观、价值观、生命观是每个人心理活动的关键。生命注重过程，生命过程中的生活、学习、工作、娱乐才构成和谱写了人生的意义。

（4）心理上对死亡做好充分准备：这对于临终前的老年人是非常重要的，老年人要尽量使自己剩余的时间过得有意义。

迄今为止，对"生"的问题研究得较多，而对"死"则知之甚少。人们对死亡充满了恐惧，要做到很安定地对待死亡，从心理上战胜死亡，并不是件容易的事。这需要健康教育者很好地在老年人中间开展死亡教育，培养老年人成熟、健康的心理品质。

7.家庭临终关怀　完整的生命终结过程包括临终和死亡，临终和死亡是人生的自然归宿。临终关怀让临终老年人克服本能的恐惧，尽量以安定的情绪面对死亡、接受死亡，从而维护生命最后的尊严。家庭临终关怀是指家庭成员特别是亲属对临终者的关怀。临终者最需要的是家属的关怀，家庭成员关怀的作用可能远胜于护理人员照料的作用。家属始终陪伴在身旁，给予临终者最大的支持，使临终者精神上得到宽慰，容易平静地接受死亡的来临。在一个家庭中出现了临终患者是十分不幸的，但必须正视现实，从临终关怀的角度发挥家庭及其成员的作用。同时，临终者的家属也需要他人的关怀与帮助，也是关怀的对象。临终者家属既痛苦又辛苦，有的为临终者的疾病四处奔波，有的还为经济而担心，尤其是相依为命的亲人即将离开人世，家庭处于极度悲痛之中，此时的关怀和帮利有助于他们从失去亲人的痛苦和遗憾困境中解脱出来，回到正常的生活轨道。

四、策略和技巧

老化是一种正常的生理变化，但与老化相关的生理、心理、社会的改变都会影响老年人学习新知识及新技术的能力。因此，对老年人的健康教育应针对老年人的特点，采取正确的健康教育策略，才能达到预期的目标。

（一）策略

1.增强老年人的认识功能　找到与认识功能相关的影响因素，对预防脑功能衰退、脑萎缩和记忆力减退的发生有极大意义。指导老年人注意自我保健，要知识教育和行为训练相结合，知识教育由浅入深，行为训练循序渐进，尤其脑力锻炼和记忆训练，贵在坚持。只要保持情绪稳定，心情愉快，有足够的信心，就可提高记忆力，延缓记忆衰退。

2. 激发老年人参与的积极性　由于学习受兴趣、动机、求知欲影响，学习态度和学习效果不尽相同。健康教育必须采取相应的策略，对健康教育无兴趣，不愿参与学习的老年人群，激发他们的学习热情是重点，调动他们参与的积极性。首先健康教育者应具备较高的职业素质及敬业精神，树立权威、专业的良好形象，收集和选择老年人关心的和应该关心的信息，并且确保健康信息的科学、准确、简单、生动、实用、易懂；教育内容必须科普化，用老年人能理解的语言，尽量不用术语，多用比喻，尽可能形象化；同时要用真诚赢得老年人的信任和理解，动之以情，晓之以理，必要时利用激励手段，使其意识到学习是强健身心的需要，学习是延年益寿的需要，启发和调动老年人学习的积极性，正确引导和激发老年人的参与性是取得好的教育效果的前提和策略。

3. 因人而异的灵活教育　健康教育质量受诸多因素的影响，老年人因年龄、心理状态、生活方式、文化背景不同，对健康教育的需求不同，即使是同种疾病因病程长短、接受能力、经济承受能力不同，所关心的问题也不相同。

（1）对年龄较高、文化水平较低、求知欲不强、自控力较差的老年人，施行一对一教育，可采用面对面交谈、示范或观看电视录像的方法，必要时要求家属一同参加，以更好地帮助其理解宣教内容，语言要通俗易懂，内容少而精，可采用示范性操作，重点内容反复讲解并争取能让其能复述，以便加深记忆。

（2）对年龄相对低、文化程度较高、有求知欲望者，因其求知欲强、接受新知识快，可采用讲座法，适当根据其需求增加健康教育内容，让其阅读与疾病教育相关的小册子，发放健康教育处方等文字材料做补充，并从生理、心理、社会等身心健康问题的发生原因、影响因素、预防并发症及自我保健等方面进行双向互动宣教；对身患严重疾病的老年人，只指出患者应知道的内容，不提供真正需要以外的信息，以免增加老年人的心理负担。

4. 选择健康信息，把握教育时机　根据老年人的需要选择教育内容，要切中要害，确为老年人的迫切需要或关注焦点，结合老年人群常见疾病或症状的热点话题，如高血压、高血脂、糖尿病等；结合疾病季节特点的热点话题，如冬春季节的呼吸道传染病的预防，夏季防中暑，秋季防腹泻，冬季谈养生等；结合疾病宣传日进行专题教育，如每年的 11 月 14 日世界糖尿病日进行糖尿病专题教育，每年的 3 月 24 日世界结核病日进行结核病防治专题教育。把握对老年患者的教育时机，使他们掌握如何预防及应对疾病的办法，并在问题未出现前就有心理准备，使他们能够了解治疗前后可能出现的不适，有利于消除恐惧感，减轻焦虑，从而达到健康教育的目的。

（二）技巧

1. 了解老年人需求，尊重老年人意愿，从已知到未知　老年人是独立的学习者，有一定的理解力，能主动参与学习，并能根据自己的意向安排学习的内容和时间，学习目的性明确。由于多数老年人习惯处于主导和控制的地位，因此健康教育时应了解老年人对健康知识的需求，尊重老年人的意愿，首先从老年人想知道的内容开始，激发其学习兴趣和参与热情，再扩大到教育者认为老年人应该知道的其他未知知识领域。

2. 因人而异、循序渐进、循循善诱、以理服人　教育内容及方式应根据老年人的知识基础选择，每个老年人因年龄、性别、职业、文化程度、宗教信仰、风俗习惯、生活特点不同，对医学知识的了解和掌握程度各不相同，而这些是学习新知识的基础，教育内容应按照教学内容的逻辑顺序和老年人认识能力的发展顺序，由浅入深，由易到难，由简到繁，有计划地安排，循序渐进地展开。学习是个人内在的过程，学习必须在个人有学习需求的情况下才能进行，对于老年人来说更是如此。制定老年人健康教育计划时，要充分评估老年人从过去经历中所获得的知识和技巧，要注意根据老年人的知识基础来激发其学习兴趣，并协助创造一个适宜学习的环境，循循善诱才能达到预期目的。可以采用讲故事的形式，讲一些有启发作用的寓言故事、发生在老年人身边的现实故事、社会上广泛流传的故事、新闻媒体宣传的故事等；多教易激发老年人学习兴趣的口诀，总结精华，朗朗上口，记得住，用得上，使其越想越觉得有道理且易认同；多用数据、证据和依据，多用形象直观的图片和图形，以理服人，以事实打动人，用效果和效益吸引人；多收集各方面的资料，从各个不同的角度去说明问题；教育内容既有科学性，又有艺术性、知识性和趣味性，使其在过程中既是学习又是享受。

3. 因病而异，以任务或问题为导向　成年人学习目的性明确，希望能学以致用。老年人健康教育以任务或问题为导向，以便老年人能立即运用所学的知识来解决问题。所以当面临健康问题时，老年人会有学习的需要，此时提供健康教育会比较容易接受，效果较好。对老年人进行健康教育时，需要根据存在的健康问题，因病而异，以问题为导向，协助其共同确定学习内容，建立学习目标，选择适合老年人的学习方式及方法，并根据老年人的意愿来评价学习结果，以最终达到预期的学习目标。

4. 针对老年人的身心特点开展健康教育

（1）感官的改变：由于老龄化或疾病使老年人出现视、听等感觉器官功能下降，语言交流能力受损等问题。针对老年人听力减退、视力改变的特点，健康教育时讲授者说话语速放缓、声音大、态度温和、吐字清晰、语意准确，同时运用面部表情、手势、身体语言及视听教材来辅助讲解。尽量应用安慰性、鼓励性、积极暗示性语言。使用文字材料时，阅读文字要醒目，字体要大，并采用对比度较大的颜色，如黑、白色，避免使用蓝、绿、紫色，因为老年人由于晶体的改变，不易区分这些波长较短的颜色。此外，教学环境应安静，并有足够的光线和良好的照明。

（2）记忆力改变：随着年龄的增长，老年人感觉器官逐渐不能正常有效地接受信息，同时对各种记忆信息的储存能力降低。老年人对过去与生活有关的事物或有逻辑联系的内容记忆较好，而对生疏的或需要机械记忆的内容则记忆较差，在讲解过程中，重点内容需要重复强调。老年人记忆减退与记忆材料的性质和难度有关。指导老年人对所要识记的材料进行组织加工，运用策略予以识记，如果老年人能正确运用已有经验，扬长避短，节奏适宜，同时在接受健康教育知识时，主动学习和训练记忆方法，如联想法、归类复述法和位置法等，就能提高记忆效果，掌握所学的知识。此外，指导老年人注意自我保健，坚持适当的脑力锻炼和记忆训练，并主动利用记忆方法，保持情绪稳定，心情愉快，足够信心，可延缓记忆衰退，预防老年痴呆。由于老年人记忆减退的特点，在结束讲授后配以朗朗上口的口诀、重点突出的视频等辅助资料巩固记忆，效果会更好。

（3）反应速度改变：随着老龄化的进程，老年人出现反应速度变慢、思维过程改变、语言沟通障碍等一系列问题，将影响到老年人的学习。进行健康教育时，教育者说话的速度要慢，让老年人有充分的时间理解所学习的内容。一次不要给予太多的信息，将要授课的内容分成多次介绍，每次进行健康教育的时间要短，以免影响学习效果。

（4）体力改变：不少老年人都患有不同程度的慢性病，同时随着年龄增长，睡眠的总时间减少，入睡时间延长，熟睡时间减少，睡眠较浅，容易被唤醒，醒后不易再次入睡等特点，所以老年人一般比较容易疲倦，体力也较成年期下降。针对老年人的这些特点，选择健康教育的时间要慎重，最好安排在老年人有足够的休息之后，而且在教育活动进行的过程中，可适当提供休息的时间以保持适当的体力。

（5）性格改变：老年人一般会逐渐变得较小心谨慎和保守，不愿尝试冒险的活动。因此在无绝对的把握前，老年人一般不喜欢对新的学习刺激做任何反应，也很少会尝试新的解决问题的技巧。为老年人选择并提供一个安全的学习环境将有助于老年人学习，而且在帮助老年人学习时应结合老年人过去的生活、学习经验和习惯，选择老年人适应的学习方法和语言，才能使老年人容易接受健康教育的内容。在健康教育过程中，健康教育者需要目光关注、态度亲切、主动接近、微笑示好老年人，还应注意鼓励老年人表达自己的感受和想法，耐心倾听、尊重理解。

五、效果和评价

（一）效果

老年人在接受健康教育之后，其在知识、情感、思想、信念、态度、行为及价值观等方面发生的变化和反应，其效果按可达到的难度层次由低向高依次分为四个层次。

1.知晓健康信息　这是传播效果中的最低层次，主要取决于健康信息传播的强度、对比度、重复率、新鲜度、定位点和创意性等信息的结构性因素。健康教育过程中，通过多渠道向老年人传递医疗卫生保健信息，就是要使老年人在维护自身及他人健康、控制危险因素、疾病与伤残防治和康复等方面与信息传播者共享信息。知晓健康信息是促使有效思考和行动必备的基础。

2.健康信念认同　受传者接受传播的信息，并对信息中倡导的健康信念理解认同一致。只有以受传者个人为中心所形成的价值观念才能真正地影响其态度和行为，受传者就会自觉地按照这样的信念，在健康方面的态度、行为表现和客观环境进行分析判断，有利于受传者态度、行为及价值观等的转变，以及对健康环境的追求和选择。老年人健康教育就是要唤起老年人对健康价值的认同，重视健康的价值，实现由拥有知识到信念确立、态度转变，以及健康观念和自我观念的更新。健康观念和自我观念是老年人开展自我保健行为的思想基础。

3. 态度向有利于健康转变 态度是指人们对特定对象的认知、情感和意向的比较持久的内在结构。受者的态度是其行为改变的先导，先有态度的转变，才会有行为的改变。老年人接受教育过程中，健康教育者通过健康信息的传播，使老年人获得健康知识，促进态度的转变。健康的态度一旦形成，就具有固定性，成为一种心理定势，一般说来不会轻易改变。

4. 采纳健康的行为及生活方式 这是健康教育中健康信息传播效果的最高层次。受者接受健康信息后，在知识增加、健康信念认同、态度转变的基础上，改变其原有的、不利于健康的行为及生活方式，提高生活质量，这是健康传播的最终目的。老年人健康教育，只有取得了这一效果，才能真正改变人的健康状况，实现老年人积极老龄化、提高晚年生命质量的宏伟目标。

（二）评价

评价工作是总结经验、吸取教训、改进工作的系统化措施。实施健康教育监督、评价和强化工作是健康教育的重要工作。评价工作不只是在健康教育计划完成之后，而应在开始时就进行评价。贯穿整个健康教育过程的评价活动应该对健康教育工作起到正面的激励作用，使老年人健康教育工作始终面对健康的挑战。

1. 常用的评价指标

（1）健康知识的评价：即围绕所干预的内容及有关的知识进行书面测验，最常用的方法是问卷法。对老年人个体来说，可以采用个别谈话的方式进行测验；对老年群体来说，评价指标以得分的及格率或测验平均得分做比较。

（2）卫生保健信念的评价：老年人的卫生保健信念是指他们对卫生知识、卫生保健设施、卫生行为等所持的认识、观念和态度的概括。卫生保健信念有各种表现形式，评价指标涉及面较广，如健康教育活动的自愿参与率、卫生报纸杂志的阅读率、对某些正确及不正确卫生行为的肯定或否定率、老年人死亡态度、死亡观及人生观调查等。

（3）健康行为的评价：健康教育的核心是对行为的干预，因此健康行为变化的评价是老年人健康教育评价的重要方面。一般可在开展与健康保健有关的活动中观察老年人的精神面貌。此外，可在日常生活中及家庭的联系中了解老年人健康行为的变化。评价健康行为的指标包括健康行为的形成率、不良行为的改正率等。

（4）老年生命质量提升及健康状况评价：老年人健康教育的效果还可以通过慢性病患病率的降低、生活自理能力的提升、疾病并发症减少、住院时间的缩短、治疗效果和经济效益等方面进行评价。

2. 评价方法 老年人健康教育评价方法包括老年人座谈会、家访、电话访谈、问卷调查、行为观察、个别交谈等。

（陈丽霞）

中 篇　老年康复

第六章　康复医学在养老护理中的应用 ▷▷▷▷

　　社会的发展、医学模式的转变使得人类的健康观发生了变化，人们更加注重生存质量的提高，对康复医学的需求日益迫切。同时，随着康复医学的不断发展，康复已经渗透到临床医疗的全部过程及养生保健领域，康复护理学已成为护理人才培养的主要课程之一。本章主要介绍康复医学的基本概念、对象和内容，并从养老护理的角度探讨康复医学对老年人的影响、在养老护理中的应用价值和前景，重点介绍老年人常见疾病的康复问题、失能老年人的康复技能等实用技术。

第一节　康复医学简介

一、概念

　　1. 康复　康复译自英语 rehabilitation，是由词头 re、词干 habilis 和词尾 ation 合成而成的，其中 re- 是重新的意思，habilis 是使得到能力或适应的意思，ation 是行为状态的结果。因此 rahabilitation 是重新得到能力或适应正常社会生活的意思。康复用于现代医学领域，主要是指身心功能、职业能力、社会生活能力的恢复。1981 年，世界卫生组织（world health organization，WHO）医疗康复专家委员会把康复定义为：康复是指应用各种有用的措施以减轻残疾的影响和使残疾人重返社会。1993 年，WHO 的一份正式文件中提出：康复是一个帮助病员或残疾人在其生理或解剖缺陷的限度内和环境条件许可的范围内，根据其愿望和生活计划，促进其在身体、心理、社会生活、职业、业余消遣和教育的潜能得到最充分发展的过程。

　　2. 康复医学　是一门新兴的学科，是 20 世纪中期出现的一个新的概念。康复医学和预防医学、保健医学、临床医学并称为"四大医学"，是对因各种先天或后天的疾病或创伤所引起的各种功能障碍者，采取多种措施，进行有针对性的治疗，用以恢复或改善功能，提高生活质量，达到以回归社会为目的的医学学科。

二、服务对象

1. 残疾者据世界贸易组织（world trade organization，WTO）统计，目前全世界约有占总人口数量 10% 的各种残疾者，每年以新增 1500 万人的速度递增。1987 年，我国进行的抽样调查表明，言语、智力、视力、肢体和精神残疾者占总人口数量的 4.9%，分布在 18% 的家庭中。

2. 老年人有不同程度退变和功能障碍，这些功能障碍需要通过康复治疗得到改善。我国正在进入老龄化社会，老年人是康复学的重要工作对象。

3. 慢性病患者包括各系统脏器的慢性疾病、患病状态、活动能力受限、心理和精神创伤。现代社会的各种文明病也与康复治疗有密切关系。

4. 急性期及恢复期的患者许多疾病进行早期康复介入有利于预防残疾、减轻残疾。这是综合医院康复医学科的主要工作之一，也是康复医学科与临床学科最重要的结合点。

三、主要内容

康复医学的内容包括康复基础学、康复功能评定学、康复治疗学、临床康复和社区康复学。

1. 康复基础学　是康复医学的理论基础，重点是与康复功能训练，特别是主动功能训练有关的解剖学、生理学、人体发育及运动学。

2. 康复功能评定　是在临床检查的基础上，对病、伤、残者的功能状况及其水平进行客观地定性和定量的描述，并对结果做出合理的解释，又称为功能评定。常用评定技术包括肌力评定、肌张力评定、关节活动度评定、步行能力评定和步态分析、心肺功能评定、感觉检查、日常生活自理能力评定。

3. 康复治疗　常用的康复治疗技术包括：①物理因子治疗：如各种电疗法、光疗法、磁场疗法等；②运动治疗：如有氧运动、抗阻运动、神经肌肉促进技术、步行步态训练、医疗体操等；③作业治疗：以治疗性作业活动和日常生活能力训练为主；④言语治疗：认知治疗，吞咽治疗等；⑤康复工程：如假肢矫形器的应用；⑥心理治疗；⑦中国传统康复治疗：如针灸、推拿、传统功法等；⑧康复护理。

4. 临床康复　是指包括神经系统疾病、骨关节疾病和内外科疾病的临床处理、功能评定和康复治疗。

5. 社区康复　康复医学可以在综合医院康复医学科、康复专科医院、社区及运动队开展。社区康复是指在社区层面上采取的康复措施，这些措施是利用和依靠社区的人力资源而进行的，包括依靠有残损、残疾、残障的人员本身，以及他们的家庭和社会。社区康复的基本原则有：坚持社会化的原则；立足于以社区为本；低成本，广覆盖；因地制宜，分类指导；采取适宜的康复技术；康复对象主动参与。

（王尊）

第二节　老年人常见康复问题及康复医学的应用

一、常见的服务对象

1. 长期制动或卧床者，多见于各种全身疾病慢性期。
2. 慢性内科疾病包括糖尿病、心血管疾病、慢性支气管炎，在老年人中多见。
3. 认知障碍和神经系统疾病包括脑卒中、帕金森等。
4. 骨关节疾病包括骨性关节炎、骨质疏松、慢性腰痛等。

二、常见的康复问题

1. 肌肉萎缩包括肌纤维数量减少、比例改变、肌肉内毛细血管密度下降等改变，伴随肌力下降和肌耐力下降。
2. 心肺功能减退致使全身耐力不足，这与心血管疾病风险增加及生活质量下降有密切关系。
3. 骨质疏松在女性老年人中多见，易造成疼痛、躯干负重能力减退、骨折风险增加等问题。
4. 平衡功能减退会进一步增加骨折风险。
5. 疼痛与骨质疏松、慢行骨关节疾病如腰痛、骨性关节炎等有关。
6. 认知功能减退可能与阿尔茨海默或血管性痴呆等基础疾病有关。
7. 其他心理问题、睡眠问题等自主神经相关问题等。

三、长期制动对机体的影响

制动是指人体局部（或全身）保持固定或者限制活动，是最常用的临床医学和康复医学的保护性治疗措施，以减少体力消耗或脏器功能损害，稳定病情，帮助疾病恢复。制动有三种类型：卧床休息、局部固定（如骨折或脱位后的石膏固定）、肢体和躯体神经麻痹或瘫痪。但制动本身同时具有负面效应，不仅影响疾病的康复过程，而且会增加合并症。长期制动对机体的不利影响主要体现为：

1. 心血管系统　制动对心血管系统的影响十分迅速。短期制动可以导致血液循环功能迅速减弱；长期制动可导致心血管失健，即心血管系统功能衰退。长期制动者容易出现体位性低血压、血栓形成、有氧运动能力减退等问题。

2. 内分泌系统　易出现负氮平衡、肾上腺皮质激素分泌增高、糖耐量异常、血清甲状腺素和甲状旁腺素增高、去甲肾上腺素分泌增加等不良变化。

3. 水电解质改变　可引起血钠、血钾、血镁、血磷酸盐、血硫酸盐、血钙、尿钙、血胆固醇增高，高密度脂蛋白降低。此外，长期制动者易发生制动性高钙血症。

4. 骨骼肌　长期制动对骨骼肌影响显著，主要包括肌肉废用性萎缩、肌力下降、肌肉血管密度降低、肌肉代谢障碍。

5. 骨关节系统　长期制动对骨关节系统的影响包括骨质疏松、关节退变、异位骨化。

6. 废用综合征　废用综合征是指长期卧床不活动，或活动量不足及各种刺激减少的患者，由于局部或全身的生理功能衰退，而出现关节挛缩、泌尿系统与肺部感染、压疮、深静脉血栓、便秘、肌肉萎缩、肺功能下降、体位性低血压、智力减退等一系列并发症。

四、运动对机体的作用

1. 调节代谢　运动能促进体内组织细胞对糖的摄取和利用能力，有助于预防和治疗糖尿病、高血脂等代谢性疾病。

2. 调节运动系统　运动对骨骼、肌肉、关节和韧带都会产生良好的影响，经常运动可使肌肉保持正常的张力，并通过肌肉活动给骨组织以刺激，促进骨骼中钙的储存，预防骨质疏松，同时使关节保持较好的灵活性。

3. 调节心血管系统　运动改善心脏功能，促进冠状动脉血流畅通，预防心血管疾病。经常参加体育锻炼可使心肌细胞内的蛋白质合成增加，心肌纤维增粗，使得心肌收缩力量增加。运动还可以增加血管壁的弹性，可以预防或缓解退行性高血压症状。

4. 增强肺功能　经常参加体育锻炼，特别是做一些伸展扩胸运动，可以使呼吸肌力量加强、胸廓扩大，有利于肺组织的生长发育和肺的扩张，增加肺活量。经常深呼吸运动，也可以促使肺活量的增长，大量实验表明，经常参加体育锻炼的人，肺活量高于一般人。

5. 调节神经功能　运动能改善神经系统的调节功能，提高神经系统对人体活动时错综复杂变化的判断能力，并及时做出协调、准确、迅速地反应。

五、长期活动量不足的疾病因素及合适的运动形式

1. 导致活动量不足的疾病因素　①神经系统损伤导致的瘫痪：如脑卒中，脊髓损伤；②内科疾病晚期：尤其是心肺系统疾病如心力衰竭失代偿；③骨关节疼痛：如膝骨关节炎、腰痛，或者关节术后如膝关节置换等。

2. 适合的运动形式　老年人全身耐力减退，且常常合并骨关节系统慢性疾病，因此主要适合低强度有氧运动，如快走、功率自行车等运动方式。低负荷抗阻运动对老年人也有重要治疗价值。此外，传统功法如五禽戏、六字诀等具有运动舒缓的特点，尤其对全身调节脏腑机能、改善耐力、改善平衡功能有重要作用，非常适合老年人。

六、康复医学在养老护理中的应用前景

（一）康复医学在养老护理中的作用

1. 改善功能障碍，促进疾病恢复　对于脑卒中、骨关节疾病、冠心病等各种老年人常见慢性疾病造成的肢体瘫痪、疼痛、步行不能、耐力减退等问题，通过各种针对性康

复治疗可以有效减轻功能障碍的程度，促进恢复。

2. 提高自理能力和生活质量　通过运动疗法、作业疗法等综合康复治疗，可以有效提高老年人生活自理能力，提高其独立水平，减轻依赖程度，并有效提高其生活质量。

3. 预防疾病，抗衰老　通过运动疗法等综合治疗手段，可改善老年人心脑血管疾病危险因素；调节血脂血糖代谢和身体成分；调节认知和心理，从而预防各种慢性病发生。同时，运动训练等康复治疗手段具有一定抗衰老效应。

（二）应用前景和方向

康复医学在我国是一个较新的专业，近年来发展迅速，随着人口老龄化、经济生活水平的提高、临床医学的发展、医疗整体水平的提高、群众疾病康复主动性的提升及需求的增加，康复医学未来在养老护理中的应用前景将越来越广阔。

1. 康复医学预防老年人常见病

（1）通过综合康复治疗手段，尤其以有氧运动为主的运动疗法和中医康复治疗技术，可以预防老年人常见疾病（如心脑血管疾病和糖尿病）的发生。

（2）对于脑卒中等慢性患者群，加强康复治疗技术促进疾病功能恢复，改善脑卒中等疾病残疾程度。

2. 康复医学改善老年人生活质量

（1）通过综合治疗，包括有氧运动、中医康复中的艾灸治疗等提高耐力水平，尤其可改善慢性病患者的生活质量和活动水平。

（2）逐步普及认知功能训练包括认知疗法和运动疗法，提高老年人认知水平，预防痴呆的发生，提高生活质量。

（3）通过运动疗法和综合康复治疗，调节老年人心理，减少抑郁和焦虑等问题的发生。

（王尊）

第三节　脑卒中老年人的康复评定与康复指导

脑卒中是急性起病的脑循环障碍性疾病，严重影响身体健康和生活质量，病死率和致残率较高，在老年人中尤其多见，发病率为 5% ～ 8%。目前，在我国脑卒中是第一死亡原因，在城市人口死亡中所占比例约为 20%。此外，存活的脑卒中患者 70% 以上有一定程度的后遗症，如偏瘫、感觉障碍、认知和言语障碍等。约有 3/4 不同程度的丧失劳动能力，其中重度致残者约占 40%。后期往往需要以运动疗法为主的综合手段进行康复治疗。

一、定义

脑卒中是急性起病的脑循环障碍性疾病，以起病急骤，突发头痛、头晕、意识障碍等全脑症状和偏瘫、失语及感觉减退等局灶性神经功能缺损为特征。脑卒中分为出血性卒中和缺血性卒中，出血性卒中包括脑出血和蛛网膜下腔出血，缺血性卒中包括脑血栓形成、脑栓塞和短暂性脑缺血发作（TIA）。

二、常见危险因素

除年龄老化外，脑卒中常见危险因素包括遗传倾向、高血压、高血脂、糖尿病、体力活动不足、吸烟、酗酒、房颤等。

三、功能障碍

脑卒中患者由于病变的性质、部位、大小等不同，患者可能单独发生某一种或同时发生几种功能障碍。其中，以偏瘫和失语最为常见。

1. 运动功能障碍　由锥体系统受损引起，是最常见的障碍之一，多表现为一侧肢体不同程度的瘫痪或无力，即偏瘫。由大脑皮质锥体细胞和／或其传出纤维（锥体束）受损引起的瘫痪，称为上运动神经元性瘫痪或中枢性瘫痪，它与脑干运动核或脊髓前角细胞及其周围神经受损所引起的下运动神经元性瘫痪不同。中枢性瘫痪后，由大脑控制的一些在出生后建立的、为正确保持空间体位和躯体各部位空间关系的平衡和翻正反射，以及后天学习所获得的一些精巧动作等脑功能将受到抑制；而由脑干和脊髓所控制的一些低级运动因大脑受损而释放，如联合反应、共同运动和姿势反射等。

2. 感觉障碍　多表现为深浅感觉（痛觉、温度觉、触觉、本体觉）减退或丧失，也可出现感觉过敏或异常感觉，有时可出现剧烈疼痛。

3. 言语障碍　言语障碍包括失语症和构音障碍。失语症是指正常获得语言能力后，由于大脑半球（多见于优势半球）言语区损伤所致，表现为听、说、读、写的能力障碍。

4. 认知障碍　包括意识障碍、智力障碍、记忆障碍、失认症等。

5. 常见并发症导致的其他功能障碍

（1）面神经功能障碍：主要表现为额纹消失，口角歪斜及鼻唇沟变浅等表情肌运动障碍；

（2）球麻痹：分为真性和假性球麻痹，后者多见；

（3）肩关节半脱位：多见于脑卒中患者早期，发病率为 60%～70%，尤其在整个上肢处于迟缓性状态下。

（4）废用综合征：长期卧床，活动量明显不足，可引起压疮、肺部感染、肌肉萎缩、挛缩、体位性低血压、骨质疏松、肩手综合征、异位骨化、心肺功能下降、抑郁状态等废用综合征；

（5）误用综合征：病后治疗方法不当可引起关节肌肉损伤、骨折、肩部疼痛、痉挛加重、异常的运动模式和异常步态、足尖内翻等误用综合征表现。如单纯的上肢拉力训练和下肢直腿抬高训练可强化异常的上肢屈肌优势和下肢的伸肌优势，并固定下来，成为典型的"偏瘫步态"，不利于患者的恢复。

（6）其他：大小便障碍和自主神经功能障碍。

四、脑卒中运动功能评定

1. Brunnstrom 分级　将脑卒中偏瘫恢复过程总结为六个阶段或等级。从该过程可看出偏瘫的发展过程，即异常运动模式恢复到正常运动模式的过程。但恢复过程可因病情而不同，有些患者可能会停留在某个阶段而不再进展。但一般会遵循这样的规律：先下肢后上肢、先近端后远端、先屈曲模式后伸展模式，反射先于随意运动，粗大运动先于分离的、有选择的运动。

　　Brunnstrom 分级在脑卒中者常用，用于偏瘫侧肢体运动功能的评定，该评定方法以损伤后肌张力恢复规律为依据，评定标准详见表 6-1。

表 6-1　脑卒中 Brunnstrom 分级

级别	上肢	下肢	手
Ⅰ级	无任何动作和肌张力增高	无任何动作和肌张力增高	无任何动作和肌张力增高
Ⅱ级	有联合反应，不随意运动或痉挛出现	有联合反应，不随意运动或痉挛出现	有极细微屈指动作
Ⅲ级	有主动运动，为共同运动，无分离运动	有主动运动，为共同运动，无分离运动	能完成屈指，但不能伸指
Ⅳ级	出现以下分离运动：肘屈曲，前臂旋前旋后；肘伸直，肩前屈 90°；能将手向后触到脊柱	出现以下分离运动：坐位，足跟不离地，膝关节屈曲 90°；坐位，足跟着地，足能背屈	出现以下分离运动：可以小范围伸指；拇指可以完成侧捏和松开动作
Ⅴ级	分离动作进一步细化，具体如下：肘伸直，前臂旋前旋后；肘伸直，肩前屈 180°；肘伸直，肩外展 90°	分离动作进一步细化，具体如下：立位，髋关节伸展，膝关节屈曲；立位，膝关节伸展，足背屈	分离动作进一步细化，具体如下：手指可以完全伸直，但只能所有手指一起伸展不能伸直单个手指；患者可以完成球状，圆柱状抓握。
Ⅵ级	正常动作，但速度和协调不足	正常动作，但速度和协调不足	正常动作，但速度和协调不足

　　2. 肌张力评定　使用改良 Ashworth 分级。

　　3. 肌力评定　一般采用 MMT 手法肌力评定，评定结果分为 0 ～ 5 级。

　　4. 平衡评定　三级平衡评定和 Berg 平衡量表。

　　5. 协调评定　采用指鼻试验等协调试验评定。

　　6. 步态分析和步行功能评定　两者具体含义不同，步态分析往往需要借助复杂设备和仪器，而步行功能评定常用量表进行，如 Holden 步行功能分级，见表 6-2。

表 6-2　Holden 步行功能分级

级别	特征	表现
0 级	无功能	不能行走，需要轮椅或 2 人协助才能行走
Ⅰ级	需大量持续性的帮助	需使用双拐或 1 人连续不断地搀扶才能行走或保持平衡
Ⅱ级	需少量帮助	能行走但平衡不佳，不安全，需 1 人在一旁给予持续或间断地接触身体的帮助或需使用膝 – 踝 – 足矫形器（KAFO）、踝 – 足矫形器（AFO）、单拐、手杖等以保持平衡或保持安全
Ⅲ级	需监护或语言指导	能行走，但不正常或不够安全，需 1 人监护或用语言指导，但不接触身体
Ⅳ级	平地上独立	在平地上能独立行走，但在上下斜坡、不平的地面上行走或上下楼梯时仍有困难，需要他人帮助或监护
Ⅴ级	完全独立	在任何地方能独立行走

五、脑卒中康复适应证和禁忌证

脑卒中康复的适应证和禁忌证多是相对的。对于可以完全自然恢复的轻症患者一般无需康复治疗，但高龄体弱者在卧床输液期间，有必要进行一些简单的预防性康复治疗（如关节被动活动），以防止失用性并发症。对于重度痴呆、植物状态等预后不良的重症患者，即使强化康复治疗也难以取得效果，重点是加强护理，防治并发症。介于两者之间的患者才是康复治疗的适应证。一般认为病情过于严重或不稳定者，如意识障碍、病情进展期、生命体征尚未稳定等患者；或伴有严重并发症者，如严重感染、急性心肌梗死、急性肾功能不全等患者；这些患者由于不能耐受和配合康复治疗或有可能加重病情，不宜进行主动性康复训练。但抗痉挛体位、体位变换和关节被动运动等预防性康复手段，只要不影响抢救，所有患者均可进行。一旦这些禁忌证稳定、得到控制或好转，则多又成为主动康复的适应证。进行危险因素和伴发病的医学管理对确保生存、预防卒中复发、改善预后至关重要。

六、脑卒中康复治疗方法

脑卒中患者运动功能障碍以运动训练方法和作业疗法为主，理疗针灸等治疗方法也很常用。同时，矫形器在脑卒中患者运动功能恢复中也有重要的作用。

（一）脑卒中常用运动疗法

1. 运动再学习方案　现代的运动控制和学习模型关注高级和低级控制中枢的相互作用，把神经系统看作一个统一的系统，共同影响运动行为。现代的任务导向方法强调多系统的相互作用，假设运动控制和行为是围绕着有用意的和功能性的活动组织而成的，而不仅仅是肌肉或运动的模式。

2. 强制性运动疗法 又称强制性治疗，是 20 世纪 80 年代开始兴起的一种新的康复治疗方法。该方法通过限制健侧上肢，达到强制使用和强化训练患肢的目的，自应用于治疗慢性脑卒中患者上肢运动功能障碍以来，强制性运动疗法得到了较大的发展，其原则在神经康复多个领域得到应用并获得成功，受到越来越广泛的关注。

3. 步行训练 一般在患者达到自动态站位平衡、患腿持重达体重的一半以上，并可向前迈步时才开始步行训练。但由于老年人易出现失用综合征，有的患者靠静态站立持重缓慢改善病情，故某些患者步行训练可适当提早进行，必要时使用下肢支具。不过步行训练量早期要小，以不致使患者过度费力而出现足内翻和尖足畸形并加重全身痉挛为度。

在步行训练前，先练习双腿交替前后迈步和重心的转移。多数患者不必经过平行杠内步行训练期，可直接进行监视下或少许扶持下步行训练。步行训练早期常有膝过伸和膝打软（膝突然屈曲）现象，应进行针对性的膝控制训练。如出现患侧骨盆上提的划圈步态，说明膝屈曲和踝背屈差。在可独立步行后，进一步练习上下楼梯（健腿先上、患腿先下）、走直线、绕圈、跨越障碍、上下斜坡及实际生活环境下的实用步行训练。

4. 肌力训练 肌肉无力是卒中后常见的损害，肌无力和肌肉痉挛是影响脑卒中患者运动功能的主要因素。然而，长期以来神经促通技术经常强调对于痉挛的控制而忽视了潜在的肌肉无力，另一个常见的干预重点是功能训练，有时却忽视了起主导作用的肌力缺陷。脑卒中患者的下肢肌力强化与步行速度是相关的，下肢肌力强化也与老年人摔倒的危险性呈负相关。近期的一些研究证实了肌力强化训练对脑卒中患者运动功能恢复的积极作用。Weiss 等人通过给以脑卒中患者高强度渐进式抗阻训练，证明能够明显提高患者患侧和健侧的下肢髋膝力量、静态和动态平衡能力，提高运动功能。此外，其他研究结果也证明，肌电生物反馈治疗、神经肌肉电刺激和特定的任务训练也能提高肌肉力量和运动。

5. 有氧训练 可以改善神经系统功能，促进认知和情绪水平。在脑损伤的患者中，有氧训练可以促进神经功能恢复。因此，有氧运动可以广泛应用于脑卒中、痴呆、抑郁等神经疾病。有氧运动对神经功能的促进效应可能来源于以下几个方面：①有氧运动具有扩张脑动脉循环，改善神经组织缺氧状态。研究表明有氧运动后，大脑中动脉血流量明显增加。②有氧运动改善脑血管反应性的作用。脑血管反应性是指在脑部血液循环中二氧化碳含量增高时，大脑动脉血管的扩张能力。脑血管反应性的降低与抑郁、认知障碍、大脑白质病变和脑卒中的发生都有关。而有氧运动在改善脑血管反应性的同时，在上述疾病的康复也产生了积极效应。

脑卒中患者常用的有氧训练方法是功率自行车训练和平板步行训练，其中平板步行训练应用较多，这是因为它可以同时产生步行训练和有氧训练的效应。而功率自行车训练可能对下肢运动功能恢复产生更多的促进作用。此外，对于肢体运动功能较好的患者来说，也可以考虑上肢手摇车训练。

（二）其他常用治疗方法

1. 作业疗法　脑卒中患者的作业疗法主要是通过作业活动，促进功能恢复和提高日常生活自理能力。

2. 矫形器　在脑卒中运动功能康复中的应用体现为：①患病初期，由于肩周肌肉弛缓性瘫痪，可使用肩吊带保护、预防肩关节脱位或半脱位。②使用各种固定性手矫形器或腕手矫形器可以预防由于肌力不平衡引起的屈指、拇指内收、屈腕等畸形。③手指屈肌痉挛严重时可使用分指板。为配合早期功能康复训练可使用通用型 AFO 矫形器。④轻度小腿三头肌痉挛者可应用定制的软性塑料踝足矫形器，维持足于功能位；中、重度小腿三头肌痉挛，可使用踝铰链双向可调式 AFO。也可使用膝踝足矫形器或仅使用膝矫形器。

3. 物理疗法　在脑卒中患者运动功能恢复中的作用主要体现为电刺激提高肌力。早期应用功能性电刺激疗法，后期适合生物反馈电刺激治疗。

4. 中医传统治疗技术　中医技术在脑卒中患者运动功能恢复中也有重要价值，主要体现为：①艾灸等治疗方法可能提高脑卒中者耐力水平；②针灸可以促进脑卒中患者功能恢复，尤其适用于软瘫期脑卒中者，电针等提高瘫痪侧肌力和运动功能；③对于慢性期可以步行的脑卒中者，传统功法可能进一步提高平衡功能、下肢肌力和全身耐力，尤其适用于老年脑卒中者。

（三）翻身训练方法

床上翻身训练是最基本的躯干功能训练之一。注意及时将被动变换转为助动性变换体位。具体练习方法详见本章第八节。每日进行多次，必要时给予帮助或可利用床栏练习。注意翻身时头一定要先转向同侧。

（四）平衡功能训练方法

1. 坐位平衡　首先进行坐位训练时，要求患者双足踏地或踏在支持台上，这对预防尖足内翻非常必要。此外，一定要在无支撑或无扶助下练习，否则难以取得好的效果。静态平衡训练要求患者无支撑下床边或椅子上静坐位，髋关节、膝关节和踝关节均屈曲 90°。足踏地或支持台，双足分开约一脚宽，双手置于膝上。训练者协助患者调整躯干和头至中间位，当感到双手已不再用力时松开双手，此时患者可保持该位置数秒，然后慢慢地倒向一侧。随后训练者要求患者自己调整身体至原位，必要时给予帮助。静态坐位平衡在大多数患者很快就可完成，然后让患者双手手指交叉在一起，伸向前、左、右、上和下方并伴有重心相应的移动，此称为自动态坐位平衡训练。当患者在受到突然的推拉外力仍能保持平衡时（即被动态平衡），就可认为已完成坐位平衡训练。

此后坐位训练主要是耐力训练。在坐位训练的同时，要练习坐位和卧位的转换训练。从健侧坐起时，先向健侧翻身，健侧上肢屈曲置于身体下，双腿远端垂于床边后，头向患侧（上方）侧屈，健侧上肢支撑慢慢坐起。从患侧坐起时稍困难些，也要用健侧上肢支撑坐起，不过要求躯有较大的旋转至半俯卧位。由坐位到卧位的动作相反。

2. 站位平衡　一般在进行自动态坐位平衡训练的同时开始站位训练。对一般情况较差、早期进行此训练有困难者，可先站起立平台；躯干功能较好、下肢功能较差者可用长下肢支具，也可利用部分减重支持装置进行站位平衡训练。

坐站起立训练要求患者双足分开约一脚宽，双手手指交叉，上肢前伸，双腿均匀持重，慢慢站起。此时训练者坐在患者前面，用双膝支撑患者的患侧膝部，双手置于患者臀部两侧帮助患者重心前移，伸展髋关节并挺直躯干。坐下时动作相反，要注意防止仅用健腿支撑站起的现象。

静态站位平衡训练是在患者站起后，让患者松开双手，上肢垂于体侧，训练者逐渐除去支撑，让患者保持站位。注意站位时不能有膝过伸。患者能独自保持静态站位后，让患者重心逐渐移向患侧，训练患腿的持重能力。同时，让患者双手交叉的上肢（或仅用健侧上肢）伸向各个方向，并伴随躯干（重心）相应的摆动，训练自动态站位平衡。如在受到突发外力的推拉时仍能保持平衡，说明已达到被动态站位平衡。患者可独立站立片刻后就可练习床 - 椅转移。

（五）感觉障碍的康复治疗

很多偏瘫患者在运动障碍的同时伴有感觉障碍，出现感觉丧失、迟钝、过敏等，会严重影响运动功能。因此若将感觉训练、运动训练截然分开收效甚微，必须建立感觉 - 运动训练一体化的概念，对运动障碍和感觉障碍给予同等重视并加以训练。

1. 上肢运动感觉功能训练　使用木钉盘，将木钉盘上的木钉稍加改造，在木钉外侧用各种材料缠绕，如砂纸、棉布、毛织物、橡胶皮、铁皮等。在患者抓握木钉时，通过各种材料对患者肢体末梢的感觉刺激，提高其中枢神经的知觉能力，就可以使运动功能和感觉功能同时得到训练。

2. 患侧负重训练　患侧负重训练是改善上肢运动功能的训练方法之一。这种运动不仅对运动功能有益，对感觉功能，尤其是深感觉功能的恢复也有明显的改善作用。

（六）吞咽功能障碍的康复治疗

脑卒中继发的吞咽障碍已越来越被重视，因为吞咽障碍对患者营养的维持、疾病的康复以及生活质量都有很大影响。吞咽功能障碍是脑卒中常见的合并症之一，可造成水和其他营养成分摄入不足，易出现吸入性肺炎，甚至窒息。吞咽功能障碍主要见于延髓性麻痹（球麻痹）和假性延髓麻痹（假性球麻痹）。尽管急性脑血管病的吞咽障碍者，85% 以上经过治疗可恢复或减轻，但治疗如不及时，丧失了恢复的最佳时机，可导致终身鼻饲进食。因此，对急性脑血管病有吞咽障碍的患者应尽早撤离鼻饲，进行吞咽功能的训练。

1. 间接吞咽训练　患者意识清楚，可取坐位，即可开始本训练。包括口腔颜面肌及颈部屈肌等与吞咽有关的肌力强化，颈部及下颈关节活动度训练，改善运动及降低有关诸肌和全身肌肉痉挛的训练，用冷冻的湿棉签等反复刺激软腭及咽后壁改善咽反射的训练等，用以达到促进吞咽动作的产生与完成。

2. 进食训练　一般在患者神志清楚、病情稳定、有咽反射，并可随意充分地咳嗽后就可练习进食。①进食的体位：躯干后倾位误咽少，程度轻，故刚开始练习进食时，以躯干后倾轻度颈前屈位进食为好。在偏瘫者，健侧在下的侧卧位，颈部稍前屈易引起咽反射，可减少误咽。另外，颈部向患侧旋转可减少梨状隐窝残留食物。②阶段性进食训练：选择训练用食物要考虑到食物形态、黏度、表面光滑度、湿度、流动性、需咀嚼程度、营养成分含量及患者的喜好等。液状食物易于在口腔移动，但对咽刺激弱，易出现误咽；固态食物需充分咀嚼、搅拌，不易移至咽部，易加重口腔期障碍，但易于刺激咽反射，误咽少。既容易在口腔内移动又不易出现误咽的是均质胶冻状或糊状食物，如蛋羹、面糊、果冻等。一般选用上述种类的食物进行训练，逐渐过渡到普食和水。一口进食量以 1 小汤匙为宜，进食速度不宜过快。应定时进行口腔护理，防止吸入性肺炎。无论间接还是直接的吞咽障碍训练，患者体位都尤为重要。

（七）上肢常见并发症康复

1. 肩关节半脱位　在老年偏瘫患者中很常见，其预防和治疗包括：①用小桌、吊带等支撑患侧上肢，避免牵拉肩关节，预防肩关节囊及韧带的松弛延长；②用手法和电刺激等方法增加肩关节周围起稳定作用肌肉的肌张力；③进行关节被动运动和自助被动运动，防止出现肩痛和关节挛缩。

2. 肩痛　多在脑卒中后 1～2 个月时出现，严重影响患者的休息和训练。预防和治疗方法：①取抗痉挛体位；②抗痉挛、恢复正常肩肱节律；③增加关节活动范围；④类固醇、抗痉挛药物口服和局部注射，局部理疗。

3. 肩手综合征　与反射性交感神经营养不良有关，临床表现为手肿、手痛和肩关节疼痛。治疗方法包括：星状交感神经节阻滞，口服或肩关节腔及手部腱鞘注射类固醇制剂，对肩手痛有较好的效果。

4. 手部肿胀　尤其对于老年脑卒中者来说，因循环不良，加上肢体偏瘫后肌肉收缩对静脉循环的促进作用减退，容易出现手部肿胀，引起疼痛的症状，可能严重影响上肢和手部的功能恢复。应避免患侧输液，注意抬高患侧手，加强向心性按摩、热敷等，必要时可以采用药物治疗。

（王尊）

第四节　心血管疾病老年人的康复评定与康复指导

随着我国人口快速老龄化和心血管疾病预防不力，带病生存的人口急剧增长。溶栓、介入、药物等治疗手段的发展降低了患者的死亡率，但心脏康复／二级预防体系基本是空白。如何有效遏制这一趋势呢？心脏康复、二级预防与心血管疾病的持续性医疗连为一体是最佳答案。心脏康复和二级预防帮助人们改变生活习惯，减少心血管疾病进展的危险因素，降低心血管疾病对生活质量、发病率和死亡率等方面的影响。

一、定义

1. 冠心病　是冠状动脉粥样硬化性心脏病的简称。是一种由冠状动脉器质性（动脉粥样硬化或动力性血管痉挛）狭窄或阻塞引起的心肌缺血缺氧（心绞痛）或心肌坏死（心肌梗死）的心脏病，亦称缺血性心脏病。

2. 心脏康复　是通过综合的康复医疗，包括采用主动积极的身体、心理、行为和社会活动的训练与再训练，改善心血管功能，在生理、心理、社会、职业和娱乐等方面达到较佳的功能状态，使患者在身体、精神、职业和社会活动等方面恢复正常和接近正常。同时，强调积极干预心脏病危险因素，阻止或延缓疾病的发展过程，减轻残疾和减少再次发作的危险。

通过综合的心脏康复治疗可以减轻患者的症状，提高参与体力活动和社会活动的能力，改善整体的生活质量。因此，冠心病的治疗不能仅仅局限于急性期的药物、手术或者介入治疗，而应该在冠心病的稳定期开展一系列综合的心脏康复治疗。

二、常见危险因素

本病发生的危险因素包括年龄、性别（45 岁以上的男性、55 岁以上或绝经后的女性）、家族史（父兄在 55 岁以前、母亲 / 姐妹在 65 岁前死于心脏病）、血脂异常［低密度脂蛋白胆固醇（LDL–C）过高、高密度脂蛋白胆固醇（HDL–C）过低）］、高血压、糖尿病、吸烟、超重、肥胖、痛风、不运动等。

三、心脏康复适用的心血管病患者

1. 稳定型心绞痛。
2. 无症状性心肌缺血。
3. 急性心肌梗死后行冠状动脉支架植入术。
4. 陈旧性心肌梗死。
5. 冠状动脉搭桥术后。
6. 心脏瓣膜置换手术后。
7. 慢性稳定性心衰。
8. 外周血管病出现间歇性跛行。
9. 有冠心病危险因素患者，如高血压、糖尿病、肥胖、吸烟等。

四、心脏康复患者的检测与评估

（一）一般检测与评估

1. 病史　首先应该获得一份详细的病史记录，包括心血管病史、相关合并症及治疗史，仔细审阅后作为决定患者是否适合参加心脏康复计划的依据。需要特别关注并有可能影响患者运动表现的疾病，如特殊的心血管、呼吸系统、骨骼肌肉及神经系统等疾病。一份详尽的心脏康复患者的病史应该包括：

（1）患者的基本信息。

（2）确定的诊断疾病、心血管病合并症和并发症、其他系统疾病。

（3）现病史及典型症状，包括心绞痛、气短、心悸，与运动相关的症状，心功能NYHA 分级，心绞痛 CCS 分级。

（4）目前服用的药物及剂量。

（5）呼吸系统、骨骼肌肉、神经系统疾病史。

（6）营养状态。

（7）心血管危险因素评估。

（8）运动史及工作史。

（9）依从性。

（10）社交及心理问题。

（11）其他特别需要关注的问题。

2. 功能评估

（1）静态心脏功能评估（心电图、心超）。

（2）静态的肺功能评估。

（3）一般检查，包括测量身高、体重、腰围、臀围、血压、心率以及血生化全项。

（4）生活质量评估。

（5）精神心理评估。

（6）药物及饮食的评估。

（7）个体化的其他相关评估。

（二）心电运动试验

心电运动试验是最常用的心脏康复评定方法。通过运动增加心脏负荷，从而诱发心肌缺血并用心电图记录缺血改变。运动试验可以协助临床诊断，如冠心病的诊断、心律失常的鉴别、呼吸困难或胸闷性质的鉴别；确定心血管功能状态，评定冠状动脉病变严重程度及预后，评定心功能、体力活动能力和残疾程度；指导康复治疗，评定患者运动的安全性，为制定运动方案提供定量依据，协助患者选择必要的临床治疗，使患者感受实际活动能力，去除顾虑，增强参加日常活动的信心；判定疗效。在急性心肌梗死患者住院期间和出院前一般采用低水平的运动试验。

1. 适应证

（1）左心室功能不全、可控制的心力衰竭、先天性心脏病、后天性心瓣膜病。

（2）急性心肌梗死后、冠状动脉旁路移植术后、冠状动脉成形术后。

（3）慢性阻塞性肺疾病等。

2. 禁忌证

（1）血流动力学不稳的严重心律失常（室性或室上性心动过速、多源性室性期前收缩、快速型房颤、Ⅲ度房室传导阻滞等）。

（2）急性心力衰竭或未控制的心力衰竭、严重的左心功能不全。

（3）不稳定型心绞痛或增重型心绞痛、心肌梗死后非稳定期。

（4）急性心包炎、心肌炎、心内膜炎、严重未控制的高血压、急性肺动脉栓塞或梗死、全身急性炎症或传染病。

（5）严重主动脉瓣狭窄、血栓性脉管炎。

（6）下肢功能障碍、确诊或怀疑主动脉瘤。

（7）精神疾病发作期间或严重神经症。

3. 停止试验的指征

（1）运动时产生头痛、晕厥、呼吸困难。

（2）心电监护异常、运动中 ST 段压低或升高超过 0.1mV。

（3）血压过度升高：收缩压＞ 240mmHg，舒张压＞ 120mmHg。

（4）运动产生的心律失常和各类传导阻滞。

4. 方案

（1）运动平板试验：可做极量和次极量分级运动试验。

1）极量运动试验指受试者竭尽全力运动，此时达到最大摄氧量，即继续加大运动量，氧摄取量不再增加，心排血量不能再增加。运动试验达极量或症状限制时的心率称为最大心率（HR_{max}），国内分别将以年龄预算可达到的最大心率（$HR_{max}=220 - 年龄$）和最大心率的 85%～ 90% 作为极量和次极量运动的负荷目标。

2）次极量运动试验的运动量相当于极量运动的 85%～ 98%，较为安全舒适。老年人极量目标，即最大心率为 [（170 ～ 180）- 年龄] 次 / 分，次极量运动为最大心率的 60% ～ 85%，但高龄老年人的心率差异较大，应根据实际情况酌情考虑。运动中连续心电图监护，间断记录心电图及测量血压，保证其安全性。

（2）功率自行车试验：对于无法使用跑台完成实验的患者，可采用功率自行车进行试验，可做极量或次极量分级运动试验，运动中心电图和血压监测同运动平板试验。功率自行车试验时为了准确地完成负荷的递增，需要试验过程中患者的踩踏始终保持在相同的转速。

（3）手摇车试验：对于无法利用跑台和功率自行车完成试验的下肢功能障碍者，可用手摇车进行负荷试验。

（三）骨骼肌力量评估

骨骼肌力量训练是心脏病康复运动处方中必不可缺的组成部分，是耐力训练的有益补充。保持良好的肌力和肌耐力对促进健康、预防伤害与心血管病康复有很大的帮助。

训练强度用占最大力量（1RM）的百分比来表示。最大力量需在制定训练计划之前的测试中完成。1RM 表示人体仅能完成一次的负荷重量，受试者只能抵抗该阻力一次就会感到疲累。对于青少年、小孩、老年人、高血压或心脏病患者来说，1RM 测试有较高的危险性，因此临床常使用低限阻力测试的值 10RM 预测最大负荷量。

最大负荷量的测试方法常见有 1RM 肩部前屈测试（可测得上肢主要肌群的最大肌

力）和 1RM 腿部推举测试（可测得下肢主要肌群的最大肌力）。对于心血管病患者来说，我们可以通过 10RM 测试来换算出 1RM 的值。如在进行 10RM 上肢前屈测试时，我们可以采用哑铃来实施，我们可以让受试者采用自然站立位，选择合适重量的哑铃，伸直手臂缓慢平顺向前上举至 180°，再缓慢放下，重复动作。如果受测者可以轻松完成 10 次，则休息 2 分钟后，换负荷大一级别的哑铃，直至找出受测者可以完成 10 次动作的哑铃，换算出 1RM 的值，以此为基准。

10RM 腿部推举测试的测试我们可以采用弹力带来实施：让受试者采用坐姿，选择合适长度的弹力带，先选择负荷较小颜色的，一端固定在凳子上，另一端固定在踝关节附近，平顺的将脚踢直，应避免受试者使用将膝盖卡死在过度伸直位置（lock knee）的方式抵抗阻力，再请受试者缓慢且平顺的把脚弯曲，重复动作。如果受测者可以轻松完成 10 次，则休息 2 分钟后，换负荷大一级别的颜色的弹力带，直至找出受测者可以完成 10 次动作的颜色的弹力带，换算出 1RM 值，以此为基准。

五、心脏康复运动训练

（一）个体化原则

心脏康复个体化的运动治疗是指根据心血管病患者的病程、严重程度、合并症等心血管病本身的特征，并综合考虑患者的年龄、个人条件、社会家庭情况、运动环境等多种因素制定的运动方案。每人的生活方式和运动习惯各有差异，经济文化背景、居住环境以及病情特点也不相同，运动处方必须体现个性化原则。

心血管病患者存在下列情况时，绝对或相对禁忌进行运动锻炼。

1. 并发各种急性感染　特别是发热的时候，切忌强行运动，应待感染控制后再运动。

2. 合并未控制的高血压　血压超过 180/120mmHg，应待药物治疗血压稳定后再运动。

3. 合并严重心功能不全　稍微活动一下就感觉胸闷、气喘的患者，有可能活动后加重，应待药物治疗心功能稳定后再运动。

4. 合并严重糖尿病肾病　应咨询医生后选择合适的运动。

5. 合并严重的眼病　眼底病变、眼科检查提示有眼底出血者应咨询医生后选择合适运动；

6. 合并新近发生的血栓　应先进行卒中康复训练，待病情稳定后再进行运动。

此外，要询问和调查患者的日常生活活动方式和运动习惯，掌握患者的运动能力和日常活动的类型，决定运动量和运动种类，制定出相应的运动处方。可供选择的运动形式包括步行、慢跑、游泳、划船、阻力自行车、有氧体操等。适当的球类活动、太极拳、木兰拳、原地跑或上下楼梯等也是有效的运动方法，可根据患者的兴趣爱好及环境条件加以选择。

（二）运动方式

老年心血管病患者执行运动处方时所选择的运动方式应基于每个人的健康程度和平时运动习惯。其中最有效的有氧运动是运用大群肌肉完成持续或间歇的运动。主要包括走路、慢跑、快跑、自行车、游泳、跳绳、划船和爬楼梯。运动方式的选择还取决于是否有相关的运动设施可供使用，如体育场馆、游泳池、健身中心等。

（三）运动频率

合理的运动频率为每周 3～4 次。如果每周训练次数＞3 次，最大摄氧量的提高会达到平台期，同时出现运动损伤的概率会显著增加。尽管对体力不佳的患者来说，每周训练 1～2 次可能改善心肺功能，但是会引发体重的轻微降低以及对精力和耐力的影响。对于条件允许的患者来说，如果每周运动次数＜2 次，对心肺健康的改善作用可能会非常微弱。

（四）运动持续时间

对于提高心肺功能和最大摄氧量的耐力训练的要求与强度要求正好相反。强度越大，就越会缩短实现提高心肺功能的耐力训练。低强度、长时间的运动计划可以收到与高强度、短时间一样的效果。对于老年心脏康复患者来说，目前推荐 20～30 分钟的有氧运动，但不包括热身和结束后的整理运动。因为频率的关系，如果耐力运动＞45 分钟，会增加关节损伤的概率。为了避免急性损伤，应该在数周到一个月的周期运动后逐渐增加频率，时间和运动强度。

（五）运动强度

运动强度是一个运动处方中最重要的因素，运动强度应该根据患者的目标而量身定制。对于有氧运动来说合理的强度应该是最大摄氧量的 50%～85%。身体状况欠佳的患者应从最大摄氧量的 40%～50% 开始。

（六）运动处方的实施及注意事项

在运动处方的实施过程中，应在个体化基础上注意每一次训练课的安排、运动量的监控及医务监督。在运动处方的实施过程中，每一次训练课都应包括三个部分，即准备活动部分、基本部分和整理活动部分。

1. 准备活动部分　准备活动部分的主要作用是使身体逐渐从安静状态进入到工作（运动）状态，逐渐适应运动强度较大的训练部分的运动，避免出现心血管、呼吸等内脏器官系统突然承受较大运动负荷而引起的意外，避免肌肉、韧带、关节等运动器官的损伤。在运动处方的实施中，准备活动部分常采用运动强度小的有氧运动和伸展性体操，如步行、慢跑、徒手操、太极拳等。准备活动部分的时间，可根据不同的锻炼阶段有所变化。在开始锻炼的早期阶段，准备活动的时间可为 10～15 分钟；在锻炼的中后期，准备活动的时间可减少为 5 ～ 10 分钟。

2. 基本部分 运动处方的基本部分是运动处方的主要内容，是达到康复或健身目的的主要途径。运动处方基本部分的运动内容、运动强度、运动时间等，应按照具体运动处方的规定实施。

3. 整理活动部分 每一次按运动处方进行锻炼时，都应安排一定内容和时间的整理活动。整理活动的主要作用是避免出现因突然停止运动而引起的心血管系统、呼吸系统、自主神经系统的症状，如头晕、恶心、重力性休克等。常用的整理活动有散步、放松体操、自我按摩等。整理活动的时间一般为 5 分钟左右。

（七）心脏康复院外训练措施

1. 早期康复措施

（1）康复目标：患有心脏病的老年人逐步恢复一般日常生活的活动能力，包括轻度家务劳动、娱乐活动等；运动能力达到 4 ～ 6METs，提高生活质量；对体力活动没有更高要求的患者可停留在此期。

（2）康复指导措施

1）评估和危险分层：运动前根据患者的健康、体力和心血管功能状态，结合学习、工作、生活环境和运动喜好等个体化特点，以运动处方的形式来确定运动的种类、方法、强度、频率和运动量等，并提出在运动中应该注意的事项。

2）运动形式：主要包括有氧运动和无氧运动。有氧运动包括走路、慢跑、游泳、骑自行车等；无氧运动包括静力训练、负重等运动。心脏康复中的运动形式以有氧运动为主，无氧运动作为补充。

3）运动时间：心脏病患者的运动时间通常为 10 ～ 60 分钟，最佳运动时间为 30 ～ 60 分钟。对于刚发生心血管事件的患者，建议开始为从 10 分钟 / 日，逐渐增加运动时间，最终为 30 ～ 60 分钟 / 日。

4）运动强度：运动强度的评估有两种方法：最大氧耗量、最大心率以及症状分级法。建议患者开始运动从 50% 的最大氧耗量或最大心率运动强度开始，运动强度逐渐达到 80% 的最大摄氧量或最大心率。BORG 劳累程度分级法达到 10 ～ 14 级。每 3 ～ 6 个月评价一次患者的运动强度是否需要改变。

5）运动频率：每周至少 3 天，最好每周 7 天。

（3）注意事项：运动过程中，要对患者进行监测，并给予必要的指导。运动时或运动后出现以下情况，暂时停止运动。

1）运动时感觉胸痛、呼吸困难、头晕。

2）运动时心率波动范围超过 30 次 / 分。

3）运动时血压升高 > 200/100mmHg，收缩压升高 > 30mmHg 或下降 10mmHg 以上。

4）运动时心电图监测 ST 段下移 ≥ 0.1mV 或上升 ≥ 0.2mV。

5）运动时或运动后出现严重心律失常。

2. 康复期康复措施

（1）康复目标：能进一步增加老年人心血管功能，巩固康复效果，保持健康的生活方式，恢复病前的工作。

（2）康复指导措施

1）运动方式以有氧训练为基本方法，可以在康复中心或社区内完成，有氧耐力训练的目的是提高机体心肺功能，调节代谢，改善运动时有氧供能能力。其特点是身体的大肌群参与、训练强度较低、持续时间较长、运动的形式有规律性。这类运动通常包括散步、慢跑、踏车、上下楼梯、登山、游泳、滑雪、划船、球类运动等。运动训练要按照运动处方进行。

2）运动类型应该根据患者的病情、体力、康复目标、运动习惯、监护条件及训练场地的环境和条件等因素来选择运动类型。根据自身需要、兴趣和功能状态，选择适宜的运动种类，如打拳、练气功、慢跑等。

3）运动强度、频率及时间应该遵循有序、有度、有恒的原则，运动时间应避开心肌梗死高峰期，最好在下午或傍晚，运动频率通常每周 3 ～ 5 次，每次 20 ～ 30 分钟或行间歇运动，运动强度一般为 50% ～ 70% 最大心率或 40% ～ 60% 最大吸氧量或以不感到疲劳为度。不进行暴发性或过于剧烈的运动；饭前饭后不要立即运动，阴天、闷热或寒冷天气应减少活动或暂停运动。若运动中出现胸闷、胸痛、极度疲乏应立即停止并求助于医生。改善肌力和耐力，可以进行散步、骑自行车、游泳、登山、医疗体操等。运动前做 5 ～ 10 分钟的热身运动，运动结束做放松运动。

（3）注意事项：进行运动时要考虑患者的年龄、体力状况、个人爱好和社会环境，运动量以运动后不引起持续的疲劳感和不适感为宜。要循序渐进，既要注重康复效果，又要注意安全。

（八）心理康复及康复教育

患者发病后，往往有显著的焦虑和恐惧感。医护人员必须给予患者医学常识教育，使其理解心脏病的发病特点、注意事项和预防再次发作的方法。特别强调戒烟、低脂低盐饮食、规律的生活、个性修养等。

心脏康复教育的对象不仅仅包括患者及其家属和照顾者，更应该包括相关医疗护理人员。宣传教育是二级预防的重要内容和康复程序的重要组成部分。通过向患者及其家属进行宣传教育，使患者保持健康的生活行为，达到心脏康复的预定目标。根据不同种类的心脏疾患进行针对性的宣教，主要内容应包括：①心脏正常解剖与心功能、疾病的性质和过程、冠心病急性发作的预防措施；②药物的作用、剂量及副作用；③认识什么是健康的生活方式，如何纠正饮食习惯、戒烟；④如何参加适当的文娱和体育活动等。老年心脏康复患者应当从心脏康复教育中获取日常生活的自我管理能力，有关心血管系统疾病的危险因素、症状识别能力，了解运动的作用和有关合适的运动模式的知识，合理使用心血管常用药物的知识，自我情绪和睡眠的管理技巧，了解营养的重要性，并保持良好营养状况。

（王磊　曹震宇）

第五节　糖尿病老年人的康复评定与康复指导

糖尿病，尤其是 2 型糖尿病已经成为危害和威胁人类健康的重大疾病。我国的 2 型糖尿病患病率高达 9.7%，且仍呈现上升趋势，已成为世界糖尿病第一大国，糖尿病的预防与治疗在中国已成为最重要的公共健康问题之一。目前，全世界已经确诊的糖尿病患者约 1.94 亿，到 2025 年将突破 3.33 亿，是世界上患病率最高、增长速度最快的常见病和多发病。根据我国 2011 年的流行病学调查结果显示，目前成人糖尿病患病率为 11.6%。糖尿病并发症可引起心脑血管、眼、周围神经、皮肤等组织器官的损害，是致残甚至导致死亡的重要原因之一，严重威胁人类健康。因此，糖尿病的治疗和康复意义重大。

一、定义

糖尿病是由各种原因造成的胰岛素分泌绝对或相对不足，以及机体靶组织或靶器官对胰岛素敏感性降低引起的以血糖水平升高为基本生化特征的，可伴有蛋白质、脂肪和继发的水、电解质代谢紊乱的内分泌及代谢疾病。糖尿病的发生发展与遗传、环境及行为三大因素密切相关。改善其中可干预的环境因素和行为因素，能有效预防、治疗和延缓糖尿病及其并发症的发生和发展。

糖尿病的病因和发病机制非常复杂，不同类型与不同人群可有显著的差异。根据目前对糖尿病病因的认识，将糖尿病分为四大类，即 1 型糖尿病，2 型糖尿病，其他特殊类型糖尿病和妊娠期糖尿病。

二、自我管理

糖尿病管理新理念更新自最初提出的传统糖尿病自我管理模式，传统糖尿病自我管理主要是指"五驾马车"，即饮食控制、药物治疗、运动疗法、自我监测及科学宣教。随着自我管理模式的改变，目前新增加了心理健康管理和预防并发症的管理，为防治糖尿病的健康新 7 点理念。只要坚持长期健康饮食，积极接受治疗，坚持运动，远离并发症，糖尿病患者完全可以和正常人一样工作和生活。

三、康复适应证与禁忌证

（一）适应证

从原则上来讲，糖尿病康复的适用范围非常的广泛，几乎涵盖了所有糖尿病及相关危险因素，凡是生命体征相对稳定的糖尿病患者都可以积极参与。但糖尿病患者的适应证并非是绝对的，每个患者的情况会非常个体化，同时也会有进展和好转。因此，临床工作者要根据具体情况具体分析。以下患者可以明显从糖尿病康复中受益：

1.病情控制稳定的 2 型糖尿病患者，血糖平稳，无低血糖，无严重并发症。

2.体重超重的 2 型糖尿病通过运动可以降低体重。

3.有动脉硬化、高血压、冠心病等糖尿病合并症，但病情较轻。

4.1 型糖尿病患者在血糖平稳、无低血糖、无严重并发症，病情平稳的情况下可以进行运动。

（二）禁忌证

由于糖尿病康复也存在着一定的风险，因此列出以下禁忌证供参考：

1.血糖＞ 14 ～ 16mmol/L 或血糖波动较大。

2.明显的低血糖症。

3.糖尿病酮症酸中毒。

4.合并糖尿病急性并发症。

5.严重糖尿病肾病（血肌酐＞ 1.768mmol/L ）。

6.严重糖尿病足。

7.严重眼底病变。

8.伴有心功能不全、心律失常，且活动后加重。

9.新近发生的血栓。

10.高血压未被控制。

11.经常出现脑供血不足症状。

（三）高危人群

糖尿病康复的高危人群包括胰岛素缺乏或血糖控制不佳，糖尿病足，增殖性视网膜病变或玻璃体出血，缺血性心脏病（IHD），脑卒中，明显精神紧张，冠心病，外周血管疾病，没有控制的代谢性疾病如甲亢、黏液水肿等，神经肌肉及骨关节病，糖尿病肾脏病变，自主神经病变，安装固定型心脏起搏器者，严重电解质紊乱，急性或慢性感染性疾病。对高危人群制定运动处方需要特别慎重。

四、康复评定

1.健康状况评定　包括询问病史、体格检查、实验室检查等。

2.运动功能评定　可采用分级心电运动试验、12 分钟步行测试。试验有利于发现潜在的心血管疾病、确定心肺功能、协助制定靶心率运动强度、确定运动的危险性等。运动中血糖监测有利于确定患者运动方案，并提高锻炼的安全性。

3.肌力评定　采用机械肌力评定的方式，如握力评定、背拉力评定、等速肌力评定等。糖尿病合并外周血管病变、截肢和糖尿病足时出现步行障碍，行步行能力评定等。

4.日常生活活动能力评定　糖尿病老年患者由于长期患病，其运动能力、视力、感觉功能等障碍，日常生活自理能力和工作能力普遍下降。造成糖尿病患者日常生活活动低下的主要原因是严重的并发症，糖尿病患者日常生活活动能力（ADL）低下一般发生于在糖尿病发病十年以上、年龄偏高者，并发有脑血管病视力障碍、缺血性心脏病、骨折、低血糖，根据患者的具体功能障碍、运动能力、活动能力、心理认知抑郁和焦虑障碍等情况，选用不同的量表进行检查。

5. 并发症相关评定　如微血管并发症、糖尿病视网膜病变的视力评定、眼底荧光造影。合并神经病变时出现感觉异常的自主神经、感觉神经评定（痛温觉、触觉、振动觉）。

五、康复目标

患有糖尿病老年人的血糖尽量接近正常水平，减少并发症的发生，最大限度地降低致残率和病死率；日常生活能力和生活质量得到提高。对于空腹血糖、糖耐量受损者，能进行有氧运动、合理控制饮食、熟悉和掌握常规性糖尿病知识，减少发生心血管疾病的危险。对于糖尿病患者来说，主动减轻体重、降低血脂和血压、控制血糖，减少糖尿病各种急、慢性并发症的发生和发展非常重要。

六、1型糖尿病患者康复运动疗法

1型糖尿病患者运动疗法的治疗原则与2型糖尿病不同，一旦确诊首先实施胰岛素治疗和饮食控制，待血糖得到较好控制后再实施运动疗法。

运动锻炼可加强心血管系统的功能和整体感觉，提高胰岛素的敏感性，改善血糖和脂代谢紊乱，减轻体重，增强体质，减少感染。经常性的运动可改善血糖的控制并减少降糖药物的用量，适当的运动还可减轻精神紧张及焦虑，消除抑郁状态增强自信心，从而提高生活质量。每个人的生活方式和习惯各有差异，运动量也不相同，运动量由运动的强度、时间和频率三个因素决定。运动处方必须体现适量、经常性和个体化的原则。

1型糖尿病运动治疗需要患者了解糖尿病的病理知识，能对代谢做自我监护，能对各种强度和时间的体力运动做出适当的反应。运动治疗并非为了改善代谢，而是维持运动能力，促进健康，改善生活质量，大多数从事运动者有身心愉快感，这种良好的感觉对1型糖尿病患者的作用不可低估。运动种类和强度可根据1型糖尿病患者的年龄、病情、兴趣爱好和运动能力而制定，选择步行、慢跑、踢球、跳绳、游泳、舞蹈等，开始时运动强度以最高心率的50%～60%为宜，运动时间从20分钟开始，逐渐延长，每周运动3～4次。随着运动能力的提高，可逐渐增加运动的时间和次数，每次运动应适度，不要过度劳累，以免加重病情。

七、2型糖尿病患者康复运动疗法

在运动开始之前，糖尿病患者必须事先经过详细的诊断，根据过去的临床检测结果，仔细确认该患者的状况是否会因运动而使大小血管病变加剧。对心血管功能的了解，将有助于为患者设计运动处方时将运动过程造成的潜在危险性降到最低。对于患者过去的详细病史以及身体检查结果，应特别着重于心血管系统、眼、肾脏以及神经系统的病理症状。

（一）运动形式

2 型糖尿病患者的最佳运动方案为有氧运动与抗阻训练相结合。尤其对于血糖控制不良者，每周最好进行 2 次肌肉运动，如抗阻训练，训练时阻力为轻或中度，有助于控制血糖。联合进行抗阻训练和有氧运动可获得更大程度的代谢改善。虽然有氧运动在代谢其他方面有改善作用，但在糖耐量和血糖长期控制方面作用并不显著。相对于常规有氧运动，完善的抗阻训练方案可动员更多的肌群参与运动。

糖尿病患者的有氧运动项目以中低强度的、有节奏的节律性运动为宜，可选择散步、慢跑、骑自行车、游泳，以及全身肌肉都参与活动的中等强度的有氧体操，如医疗体操、健身操、木兰拳、太极拳等。还可适当选择娱乐性球类活动，如乒乓球、保龄球、羽毛球等。有研究证明，餐后 90 分钟进行运动与餐后 60 分钟或 30 分钟进行运动相比，对 2 型糖尿病患者的即时降糖作用最强。不同的运动方式对患者运动前后的血糖及血糖差值未见显著性差异，提示运动方式并不是糖尿病患者血糖控制的决定因素，不同的运动方式只要能量消耗相等，运动降低血糖的效果相同。肥胖型糖尿病患者的运动疗法可以选择上述各类活动，但运动强度宜偏低，运动时间宜适当延长，可根据患者的特点和爱好进行选择。

（二）运动频率

由于一次性运动后的短期血糖效应只能维持 72 小时，2 型糖尿病患者应参与每周 3 ～ 5 次体育活动以改善心肺功能和实现适宜的热量消耗，降低过高血糖。需要注射胰岛素的 2 型糖尿病患者应选择每天都参与体育活动，以期能减少平衡每天热量需要与胰岛素剂量之间的困难。

（三）运动强度

为了达到心肺功能和身体新陈代谢的改善，建议大多数 2 型糖尿病患者进行低至中等强度的体育活动（$40\% \sim 70\% V_{O_2max}$）。同时，在 2 型糖尿病患者中推行低至中等强度训练可将活动的风险减至最低，而且可将与训练相关的健康得益增加至最大。一方面，低强度的运动比较舒适并可增加坚持参与运动的可能性；另一方面，它可降低骨骼肌肉受伤和足部创伤的可能性，尤其是推荐的训练还包括了负重运动。

（四）运动时间

2 型糖尿病患者进行体育活动所需的时间直接与热量消耗的需求有关，且与运动的强度成反比关系。2 型糖尿病患者可进行每节 10 ～ 15 分钟的体育活动。理想中，活动时间应增加至 30 分钟一节以达到建议中的能量消耗。同样，体育活动也可以被分为三个 10 分钟的小节，以其能每天累积到所需的能量消耗总数。当减轻体重被视为主要目标时，训练强度需要设定在低至中等水平（$50\% V_{O_2max}$），而每节训练时间则需要逐步递增至约 60 分钟。

八、注意事项

1. 运动中或运动后应该监测血糖的动态变化。

2. 血糖＞ 250mg/dL 时延迟运动。

3. 血糖＜ 100mg/dL 时进食碳水化合物。

4. 避免在夜晚运动。

5. 重点注意胰岛素使用糖。运动要避免在胰岛素作用的高峰时间，患者在运动前要咨询医生胰岛素使用糖。

九、不良反应

通常情况下运动对糖尿病患者来说是安全的，但是由于糖尿病患者特殊的病理生理特点，决定了糖尿病患者的运动需要专业人员指导和监督，否则可能发生不良反应。运动导致糖尿病患者的损伤包括由于不恰当的运动方式、运动强度和运动时间带来的诸如骨骼肌损伤、骨折、关节损伤、皮肤损伤、低血糖、蛋白尿、眼底出血、心肌缺血等损害。

十、制定运动处方的基本原则

1. 安全性　是指合理的运动治疗改善糖尿病症状的同时，避免发生因不恰当的运动形式或强度造成的心血管事件、代谢紊乱以及骨关节韧带损伤。因此，糖尿病的运动治疗要严格掌握适应证和禁忌证。首先，医生或者专业运动治疗师应该根据患者的心率、血压、血糖、体能、用药和并发症情况，制定糖尿病康复运动处方。实施运动时要考虑患者的运动能力和水平，运动前后要有准备运动，以避免心脑血管意外或肌肉骨骼系统损伤，以保证运动过程的安全性。安排适合的运动时间以避免一些特殊情况，并防止运动过度造成的肝肾损伤。

2. 科学性及有效性　提倡患者进行中等强度以下的运动。高强度运动一方面促使心率血压进一步升高，另一方面还促使血浆过氧化脂质增多，使机体处于氧化应激状态，加重原有脏器功能损伤。以有氧训练为主，可适当辅以力量训练，对于肥胖的糖尿病患者建议以消耗能量为目的，取长时间、低中强度的有氧耐力运动；而骨骼肌萎缩的以重建骨骼肌为主，取抗阻训练，且运动间隔时间不宜超过三天。糖尿病患者应该每周至少进行中等强度有氧体力活动（50%～ 70% 最大心率）150 分钟。对无禁忌证的糖尿病患者鼓励每周进行 3 次耐力运动。

3. 终身性及多样性　运动方式应根据患者自身实际情况和喜好选择，强调多样性和趣味性，运动项目要和患者的年龄、病情、社会、经济、文化背景及体质相适应，并将有益体力活动融入日常生活中，有利于糖尿病患者开始和维持运动治疗。糖尿病患者进行运动训练应持之以恒并维持终身。

4. 个体化　根据患者的病程、严重程度、合并症等糖尿病本身的特征，并综合考虑患者的年龄、个人条件、社会家庭情况、运动环境等多种因素，制定运动方案。每个人的生活方式和运动习惯各有差异，经济文化背景、居住环境、病情特点以及并发症情况不同，运动处方必须体现个性化原则。

5. 专业人员指导　专业人员包括内分泌科医生、康复医生、运动治疗师，依并发症不同可有选择性，如神经科、肾科、眼科、心理科等。糖尿病患者进行运动治疗首先应由运动医学或康复医学专业人员进行效益 / 风险评估，了解现病史、家族史以及现有主要并发症情况，调查患者的个人生活习惯、饮食营养状态、日常生活热卡消耗分析，据此判断是否适合进行运动治疗。

十一、运动过程医务监督

在运动处方的实施过程中，应该对治疗性运动处方的实施进行医务监督。具体注意事项如下：

1. 在一个运动处方刚刚开始时，应检测患者运动前、运动中，以及运动后的血压、心率和血糖水平。

2. 在运动开始前的 30 ～ 60 分钟调节水分和糖的摄入，如血糖 < 100mg/dL 应适当补充糖水或甜饮料。

3. 当血糖 > 240mg/dL 时，应待血糖控制后再开始运动。

4. 避免在空腹时或使用降糖药物 60 ～ 90 分钟后进行运动，以防低血糖的发生。

5. 避免在参与运动的骨骼肌部位注射胰岛素。

6. 尽量避免晚上运动，以免引发夜间低血糖发生。

7. 应注意前一天的运动和休息状态。

十二、低血糖的处理方法

低血糖在临床上主要表现为颤抖、多汗、软弱、心慌和饥饿感，进一步会出现幻觉、虚脱、思维缓慢、头晕等症状。运动前需对患者进行运动等相关知识和低血糖预防知识的健康教育，告知低血糖的临床表现和预防、处理方法。

1. 预防　在按照运动处方所建议的运动进行训练时应特别注意时机的选择，不要在注射胰岛素和 / 或口服降糖药物发挥最大效应时做运动训练；胰岛素依赖型糖尿病患者不要在空腹时进行运动；糖尿病患者多为餐后血糖增高，为了预防糖尿病患者发生运动性低血糖现象，建议患者运动应在餐后 1 ～ 3 小时内为宜，运动过程中要注意避免低血糖的发生；运动前胰岛素或口服降糖药减量者，运动中需注意补充糖分（如糖水或甜饮料等）；胰岛素注射部位原则上以腹壁脐旁为佳，尽量避开运动肌群，以免加快该部位的胰岛素吸收从而诱发低血糖；明显的低血糖症或者血糖波动大，发作时血糖 < 4mmol/L，暂时不宜运动，应待血糖稳定后再运动。

2. 紧急处理　一旦在运动中发生低血糖事件或运动后发生迟发性低血糖，均应立即进食 10 ～ 15g 糖类食物，15 分钟后血糖如果仍 < 3.9mmol/L，再予以同等量的糖类食物。进食后未能纠正的严重低血糖应送医疗中心急救。具体急救措施参见第四章第二节

相关内容。

（王磊　曹震宇）

第六节　老年人骨质疏松症的康复评定与康复指导

骨质疏松症包括原发性骨质疏松症、继发性骨质疏松症及特发性骨质疏松症。根据2010～2016年间发表的有关中国人骨质疏松症流行病学的研究数据表明，60岁及以上中国老年人骨质疏松症患病率为36%，其中老年男性骨质疏松症患病率为23%，女性患病率为49%。骨质疏松症的主要并发症是骨质疏松性骨折，包括椎体骨折、四肢骨折。我国女性50岁及以上者椎体骨折患病率约为15%，此后随着的年龄增长椎体骨折的患病率渐增，80岁以后患病率可高达36.6%。髋部骨折后致残率约为50%，一年内死亡率约为20%。骨质疏松症起病潜隐，症状缺乏典型性，其一系列并发症常会致残致死，给家庭和社会带来了沉重的负担。骨质疏松症已经成为严重威胁人类健康的一个重要公共卫生问题，也是老龄化社会卫生保健的一个尚待解决的问题，因此提高对骨质疏松及其危害的公众认知度，及早发现、及早干预非常重要。

一、定义

1994年，WHO对骨质疏松症做了如下定义：骨质疏松症是以全身骨量减少、骨微结构破坏导致的骨脆性增加、骨折风险增加为特征的全身性代谢性骨病。美国国立卫生研究院在对骨质疏松症的定义中强调了骨强度（包括骨密度、骨质量）的重要性，其定义为：骨质疏松症是以骨强度下降、骨折风险增加为特征的骨骼系统疾病。

二、分类

根据病因可将骨质疏松症分为原发性骨质疏松症、继发性骨质疏松症及特发性骨质疏松症。

（一）原发性骨质疏松症

原发性骨质疏松症是指原发于骨骼的骨质疏松症，包括绝经后骨质疏松症（PMOP，Ⅰ型骨质疏松症）和老年性骨质疏松症（SOP，Ⅱ型骨质疏松症），多由基因因素及某些生理病理因素导致骨骼生长发育或代谢失衡所致。绝经后骨质疏松症一般发生在女性绝经后5～10年内；老年性骨质疏松症一般是指70岁以后发生的骨质疏松。原发性骨质疏松症约占骨质疏松症的90%。因原发性骨质疏松症的发病率与增龄密切相关，故也被称为退行性骨质疏松症。

（二）继发性骨质疏松症

继发性骨质疏松症是指有明确原因，包括各种影响骨代谢的疾病与药物、其他明确病因所致的骨质疏松症。导致继发性骨质疏松症的病因包括内分泌疾病、代谢性疾病、遗传性疾病、血液系统疾病、影响钙和维生素 D 吸收和代谢的消化系统疾病、泌尿系统疾病、风湿性疾病等，以及影响骨代谢的药物与制动等因素。甲状旁腺功能亢进症、性腺功能减退症、甲状腺功能亢进症、糖尿病、吸收不良综合征、炎症性肠病、慢性肝胆疾病、慢性肾功能不全、类风湿性关节炎、血清阴性脊柱病、成骨不全、马方综合征、淋巴瘤，以及长期使用糖皮质激素、抗癫痫药、质子泵抑制剂等影响骨代谢的药物、制动、恶性疾病等都可导致继发性骨质疏松症。

（三）特发性骨质疏松症

特发性骨质疏松症是指发生在特定人群、没有明确原因的骨质疏松症，包括特发性青少年骨质疏松症和特发性成年骨质疏松症。妊娠哺乳相关骨质疏松症尽管有发生原因，但作为一种成年女性的特殊骨质疏松症类型，也归类为特发性成年骨质疏松症。

三、原发性骨质疏松症发病机制

绝经后骨质疏松症的发病机制主要在于绝经后卵巢功能低下、雌激素分泌不足。雌激素水平降低对破骨细胞的抑制能力减弱，导致破骨过程活跃，骨吸收大于骨形成，反映为骨吸收和骨形成的生化标志物多升高，绝经后骨质疏松症骨量的丢失以骨小梁最为主，首先发生于松质骨居多的中轴骨，最常发生骨折的部位也为中轴骨，如胸腰椎。

老年性骨质疏松症病因不明，一般认为其骨量减少主要为增龄所致的成骨细胞活性降低导致骨形成速率下降，此外还可能与钙和维生素 D 缺乏、消化道对矿物质吸收能力下降、肾脏矿物质代谢紊乱及继发性甲状旁腺功能亢进有关。结果为骨吸收和骨形成的生化标志物多正常或降低。老年性骨质疏松症骨量丢失发生在骨皮质和骨小梁，常见骨折部位为髋部及胸、腰椎。近年研究结果表明，增龄、雌激素缺乏会使免疫系统持续低度活化，处于促炎性反应状态，炎性反应介质通过特定途径最终刺激破骨细胞、抑制成骨细胞造成骨量减少。

四、临床表现

"痛、矮、驼、折"是老年人骨质疏松症最典型的临床表现。

1. 疼痛　疼痛是骨质疏松症是最常见的症状。其原因主要是在骨质吸收过程中，骨小梁破坏与骨膜下皮质骨的破坏均会引起全身性骨痛，以腰背痛最为多见，傍晚疼痛明显。

骨质疏松导致的局限性腰背痛约占骨质疏松症患者中的近 70%；此外，还可出现腰背痛伴四肢放射痛、腰背部带状痛、腰背部麻木感、四肢麻木感、腰背屈伸活动时肋间神经痛与无力感，负重增加时疼痛加重或活动受限，重者可有翻身、起坐时疼痛加重及行走困难。

2. 身长缩短与驼背　身长缩短与驼背是骨质疏松后继腰背痛后出现的重要临床体征。负重较大的椎体前部主要为松质骨构成，骨质疏松时受累较重易致椎体缩短发生楔形变，使脊椎前倾前屈加大，形成驼背；椎体受压单个椎体平均缩短 2mm 左右，身长平均缩短 3 ～ 6cm，人变矮。

3. 骨折 特点是无外力或轻微的外力作用下，如变换体位、提举物品、开窗等室内日常活动中发生脆性骨折。多发生于 45 岁以后，以绝经后妇女多见。老年人如果出现腰背疼痛、身高降低、驼背等症状和体征，应考虑可能发生了骨质疏松，甚至发生了脊椎压缩骨折。

4. 呼吸系统障碍 胸、腰椎压缩性骨折会导致脊柱后凸、胸廓畸形，故可影响多个脏器的功能，尤以呼吸系统受累最明显，可致肺活量和最大换气量显著减少，多数老年人肺功能随着年龄增加已有所下降，两者叠加可出现胸闷、气短、呼吸困难等症状。

五、并发症及危害

骨质疏松症的主要并发症和最大危害均为骨质疏松性骨折，特点是轻微外力即可发生骨折，又称脆性骨折。脆性骨折主要发生在脊椎与四肢骨中，如椎体、髋部、前臂远端、肱骨近端和骨盆、踝等部位，尤以椎体骨折多见，椎体骨折中又多见胸腰椎骨折，且往往在体重量的作用下即可发生椎体变形、椎体压缩性骨折。椎体骨折可导致严重胸廓畸形，增加限制性肺病的发生可能性，还会增加死亡风险。

四肢骨折多与外伤有关，特别是髋部骨折常常为跌倒所致。对于老年人而言，髋部骨折可能使其终生卧床、生活不能自理。卧床后可能出现一系列并发症，如压疮、坠积性肺炎、深静脉血栓形成与肺栓塞、泌尿系感染与肾衰等，甚至认知障碍、衰竭、死亡，因此髋部骨折对老年人有较高的致残率和病死率，后果最为严重，髋部骨折后 1 年之内约有 20% 患者死于各种并发症，年龄越大，死亡的风险越高，骨质疏松症所带来的危害不仅是个人健康受损，还有因并发症特别是严重的骨折影响个人与家庭的生活质量，增加家庭及社会的照护与经济负担。因此，预防与积极治疗骨质疏松、预防脆性骨折十分重要。

六、骨质疏松症及相关问题的风险评估

（一）骨质疏松症风险评估

骨质疏松症的诊断一旦确立，往往预示骨量丢失已经达到 30%，若能在特定人群中及早进行骨质疏松症风险评估，则能为骨质疏松症的早期防治起到至关重要的作用。骨质疏松症的风险评估工具临床上常用有以下两种：

1. 国际骨质疏松症基金会（IOF）骨质疏松风险一分钟测试题 见表 6-3。

2. 亚洲人骨质疏松自我筛查工具（OSTA） OSTA 主要根据与骨密度（bone mineral density，BMD）相关性较高的年龄与体质量筛查评估骨质疏松风险，评估结果较为粗略，需结合其他风险因素评估，且只适用于绝经后女性。OSTA 指数 =［体重（公斤）– 年龄（岁）］×0.2，体质量单位为公斤，年龄单位为岁。体重轻者患骨质疏松风险增高。OSTA 指数风险级别： > –1 为低风险， –1 ～ –4 为中风险， < – 4 为高风险。OSTA 筛查用简图可更为直观地根据年龄体重的对应关系判断骨质疏松风险，可参见

《原发性骨质疏松诊疗指南》（2017）。

表 6-3　国际骨质疏松症基金会（IOF）骨质疏松症风险（一分钟测试题）

	编号	问题	回答
不可控因素	1	父母曾被诊断有骨质疏松或曾在轻摔后骨折吗	是□否□
	2	父母中一人有驼背吗	是□否□
	3	实际年龄超过 60 岁吗	是□否□
	4	是否成年后因为轻摔后发生骨折	是□否□
	5	是否经常摔倒（去年超过一次），或因为身体较虚弱而担心摔倒	是□否□
	6	40 岁后的身高是否减少超过 3cm 以上	是□否□
	7	是否体质量过轻（BMI 值＜ 19kg/m² ）	是□否□
	8	是否曾服用类固醇激素（如可的松、泼尼松）连续超过 3 个月（可的松通常用于治疗哮喘、类风湿关节炎和某些炎性疾病）	是□否□
	9	是否患有类风湿关节炎	是□否□
	10	是否被诊断出有甲状腺功能亢进或甲状旁腺功能亢进、1 型糖尿病、克罗恩病或乳糜泻等胃肠疾病或营养不良	是□否□
生活方式（可控因素）	11	女士回答：是否在 45 岁或以前就停经	是□否□
	12	女士回答：除了怀孕、绝经或子宫切除外，是否曾停经超过 12 个月	是□否□
	13	女士回答：是否在 50 岁前切除卵巢又没有服用雌 / 孕激素补充剂	是□否□
	14	男性回答：是否出现过阳痿、性欲减退或其他雄激素过低的相关症状	是□否□
	15	是否经常大量饮酒（每天饮用超过两单位的乙醇，相当于啤酒 1 斤、葡萄酒 3 两或烈性酒 1 两）	是□否□
	16	目前习惯吸烟，或曾经吸烟?	是□否□
	17	每天运动量少于 30 分钟（包括做家务、走路和跑步等）	是□否□
	18	是否不能食用乳制品，又没有服用钙片	是□否□
	19	每天从事户外活动时间是否少于 10 分钟，又没有服用维生素 D	是□否□

结果判断：上述问题，只要其中有一题回答结果为"是"，即为阳性，提示存在骨质疏松症的风险，并建议进行骨密度检查或 FRAX® 风险评估

注：本表引自《原发性骨质疏松诊疗指南》（2017）。

（二）骨质疏松性骨折的风险评估

骨密度可以反映骨质疏松性骨折的发生风险，很多骨折发生在骨量减低区域。WHO 推荐的骨质疏松性骨折风险预测简易工具（FRAX®）可以更好地用来计算未来 10 年骨质疏松性骨折，包括髋部骨折和主要部位骨质疏松性骨折如椎体、前臂、肩部或髋部的发生概率。FRAX® 的计算参数包括股骨颈骨密度和临床危险因素。无股骨颈骨密度值时可由全髋骨密度替代。若不能进行骨密度测量，可应用体重指数（BMI）和临床危险因素进行计算评估。具体操作内容可在相关网站获得。FRAX® 所提出的骨折常见危险因素详见表 6-4。

表 6-4　FRAX® 骨折风险评估工具

危险因素	解释
年龄	模型计算的年龄是 40～90 岁（低于或超过此年龄段，按照 40 或 90 岁计算），乙醇摄入量 ≥ 3 单位 / 天为过量饮酒；一个单位的相当于 8～10g 乙醇，相当于 285mL 啤酒，120mL 葡萄酒，30mL 烈性酒
性别	选择男性或女性
体质量	填写单位是 kg
身高	填写单位是 cm
既往骨折史	指成年期自然发生或轻微外力下发生的骨折，选择是与否
父母髋部骨折史	选择是与否
吸烟	根据患者现在是否吸烟，选择是与否
糖皮质激素	如果患者正在接受糖皮质激素治疗或接受过相当于泼尼松 > 5mg/d 超过 3 个月，选择是
类风湿关节炎	选择是与否
继发性骨质疏松	如果患者具有与骨质疏松症密切关联的疾病，选择是；这些疾病包括 1 型糖尿病、成骨不全症的成人患者、长期未治疗的甲状腺功能亢进症、性腺功能减退症或早绝经（<45 岁）、慢性营养不良或吸收不良、慢性肝病
过量饮酒	乙醇摄入量 ≥ 3 单位 / d 为过量饮酒，一个单位的相当于 8～10 g 乙醇，相当于 285mL 啤酒，120mL 葡萄酒，30mL 烈性酒
骨密度	先选择测量骨密度的仪器，然后填写股骨颈骨密度的实际测量值（g/cm²，如果患者没有测量骨密度，可以不填此项。系统将根据临床危险因素进行计算）
结果判断	FRAX 预测的髋部骨折概率 ≥ 3% 或任何主要骨质疏松性骨折概率 ≥ 20% 时，为骨质疏松性骨折高危患者，建议给予治疗；FRAX 预测的任何主要骨质疏松性骨折概率为 10%～20% 时，为骨质疏松性骨折中风险；FRAX 预测的任何主要骨质疏松性骨折概率 <10%，为骨质疏松性骨折低风险

FRAX® 用于有一种或多种骨质疏松性骨折临床危险因素，虽未发生骨折且骨量减少者（骨密度为 T 值 –1～–2.5）。已诊断为骨质疏松症或已发生骨质疏松性骨折者不必进行此项评估。对于 FRAX® 评估阈值为骨折高风险者建议进行骨密度测量并考虑给予

治疗。《原发性骨质疏松诊疗指南》（2017）建议 FRAX® 预测的髋部骨折概率 ≥ 3%，或任何主要骨质疏松性骨折概率 ≥ 20% 时为骨质疏松性骨折高危患者，建议给予治疗。

（三）跌倒的风险评估

跌倒是骨质疏松性骨折的重要的、独立的危险因素，包括环境因素和自身因素等。环境因素包括：①光线暗；②路面湿滑；③地面有障碍物；④地毯松动；⑤卫生间未安装扶手等。自身因素包括：①老龄；②女性；③视力差；④肌少症；⑤感觉迟钝；⑥神经肌肉疾患；⑦缺乏运动；⑧平衡能力差；⑨步态异常；⑩既往跌倒史；⑪维生素 D 不足；⑫营养不良；⑬心律失常；⑭体位性低血压；⑮抑郁症；⑯精神疾患和认知障碍；⑰药物：如安眠药、抗癫痫药及治疗精神疾病药物等。针对老年人跌倒风险评估，可使用国家卫生健康委员会推荐的评估表，详见表 6-5。

表 6-5　老年人跌倒风险评估表

情况	分值	得分	情况	分值	得分
运动			**睡眠情况**		
步态异常 / 假肢	3		多醒	1	
行走需要辅助设备	3		失眠	1	
行走需要旁人帮助	3		夜游症	1	
跌倒史			**用药史**		
有跌倒史	2		新药	1	
因跌倒住院	3		心血管药物	1	
精神不稳定状态			降压药	1	
谵妄	3		镇静、催眠药	1	
痴呆	3		戒断治疗	1	
兴奋 / 行为异常	2		糖尿病用药	1	
意识恍惚	3		抗癫痫药	1	
自控能力			麻醉药	1	
大便 / 小便失禁	1		其他	1	
频率增加	1		**相关病史**		
保留导尿	1		神经科疾病	1	
感觉障碍			骨质疏松症	1	
视觉受损	1		骨折史	1	
听觉受损	1		低血压	1	
感觉性失语	1		药物 / 酒精戒断	1	
其他情况	1		缺氧症	1	
			年龄 80 岁及以上	3	

* 本表引自《原发性骨质疏松症诊疗指南》（2017）

评分结果：1 ~ 2 分为低度危险，3 ~ 9 分为中度危险，10 分及以上为高度危险。

七、骨质疏松症的康复治疗

骨骼强健是维持人体健康的基础。骨质疏松症发病率高，罹患骨质疏松症后会增加脆性骨折风险，因此对于这一类与增龄关系密切可防控的疾病需要提高全民认知水平，强调贯穿一生的预防观念，强化康复指导。骨质疏松症的主要防治目标包括生长发育期积极促进骨骼生长发育；青年期着力促进达到理想的峰值骨量；中年期着力维持骨量预防增龄性骨丢失；老年期采取积极的措施预防和治疗骨质疏松症，避免跌倒和骨折。老年人一旦确诊为骨质疏松症后就需要积极行综合治疗，综合治疗目标为改善骨质疏松，预防骨折及再骨折，延缓和减少骨质疏松性骨折导致的残疾和死亡，促进功能恢复，提高生活质量。综合治疗包括：①基础措施，即调整生活方式和骨健康基本补充剂；②药物治疗，即使用骨吸收抑制剂、骨形成促进剂、其他机制类药物和传统中药；③改善骨质疏松与预防跌倒的康复治疗。康复治疗不仅仅能有效刺激成骨过程改善骨质疏松，还能通过柔韧性、平衡性、协调性训练防治跌倒，尽最大可能防止脆性骨折的发生。

根据 Wolf 定律，骨应力变化决定了骨形态和构建。局部重力和肌肉收缩、牵伸产生的骨应力变化通过骨细胞介导影响破骨细胞与成骨细胞的活性，最终使成骨过程增强，减少骨量丢失。适用的运动主要包括有氧运动、抗阻运动、牵伸运动（柔韧性训练）、物理因子治疗。在充分评估运动风险之后（评估方法参见心血管疾病康复一节相关内容），可指导老年人酌情进行下列运动，每次运动前需要有 10 分钟的热身运动，运动后再进行 10 分钟的放松或拉伸运动。

（一）有氧运动

可依据个人身体条件选用太极拳、游泳、步行、蹬车、上下台阶、健身操等中等强度的运动，每次 30 ～ 40 分钟，每周 3 次。具体训练方法参见心血管疾病康复一节相关内容。

（二）腰背肌训练

1. 臀桥训练　仰卧位，可枕薄枕。双上臂置于身体两侧，屈髋屈膝，双足分开同肩宽，踏于床面。缓慢抬高臀部，至肩 - 臀 - 膝连为一条直线。

2. 上飞燕训练　俯卧位腹部垫薄枕，抬头并肩部抬离床面，同时双臂后伸。

3. 下飞燕训练　体位同 2。头肩保持不动，双腿向后抬起，尽量抬离床面。

4. 五点支撑　仰卧位，用头、双肩、双足跟部支撑床面使臀部尽量抬离床面。

5. 站立上飞燕训练　身体条件较好的老年人可以尝试站立位上飞燕运动。选择适当高度的桌子或靠背椅，双手撑住桌面或稳定椅背，双足距桌或椅保持 20cm 左右距离，尽量后伸头与以向后扩展双肩。

6. 站立下飞燕训练　体位同 5，头肩保持不动，左右下肢交替后伸。

7. 坐位后划船　床上端坐位，屈肘 90°夹于身体两侧，自然握拳，模拟划船动作，动作重点放在身体后倾时的肩肘后伸动作上。

进阶程序：以上运动可依据老年人自身条件酌情选择 2～3 种，从每天每组 3 个做起，以后每周每组增加 1 个，四周后逐渐增加到每组 6 个。每个动作从达到动作幅度最大状态时保持 3 秒、放松 3 秒，逐渐增加至保持 6 秒、放松 6 秒。自第五周开始进行如下整套训练：第一组连续做 6 个动作，休息 20s；第二组连续做 4 个动作，休息 40 秒；第三组连续做 2 个动作。每周练习 3 天，可早晚各做 1 套动作。身体条件较好的老年人可以较快进阶到整套训练过程。

注意事项：运动中注意保持呼吸顺畅，在呼气时做动作；动作缓慢流畅，动作中保持自然呼吸不屏气。运动中或运动后有任何不适立即停止，并及时就医。

（三）四肢抗阻运动

1. 上臂训练　床边端坐位或站立位，双臂垂于体侧，双手各握 500mL 瓶身直径稍大的矿泉水 1 瓶，拳眼朝向前方，分别做肩关节前屈 90°、外展 90°、后伸、内外旋、水平内收及水平外展活动。

2. 肘部运动　基本体位同上臂训练，做屈肘及伸肘活动。

3. 腕部活动　基本体位同上臂训练，视老年人身体状况，可于上臂训练体位下做屈伸腕活动；上臂垂于体侧，屈肘 90°，两拳眼朝上的屈伸腕活动或两拳眼朝内的伸腕活动、两拳眼朝外的屈腕活动。身体条件允许的老年人可利用稍重的哑铃训练，或使用弹力带进行渐进抗阻运动训练。

4. 蚌式开合运动　侧卧位，略屈髋屈膝，双脚内侧缘相对，上位腿做河蚌开壳动作，保持上半身不动，至最大位置停留 2 秒，缓慢回到原位，达到规定数量后，转身侧卧，做另一侧。蚌式开合运动也可使用弹力带提供适度阻力。

5. 踝关节各向运动　可使用弹力带做抗阻踝"勾脚"、抗阻"绷脚"、抗阻足内翻、抗阻足外翻活动。身体条件允许的老年人也可在运动场所有合适高度扶手的情况下，利用阶梯边缘进行提落踵训练。

进阶程序：以上运动可依据老年人自身条件酌情选择 2～3 种，从每天每组 3 个做起，以后每周增加 1 个，四周后逐渐增加到每组 6 个。每个动作达到动作幅度最大状态时保持 2 秒、休息 2 秒。自第五周开始进行整套训练，训练方法及训练注意事项同腰背肌训练。身体条件允许的老年人也可采取每组 10 个动作，每天 1 次，在四周左右逐渐增加到每组 10 个，每次 3 组。

6. 靠墙静蹲　选择结实墙面，最好附近有拉手以便帮助蹲踞后站起，双足分开同肩宽，足尖朝前，足跟离墙面 20～40cm 左右，慢慢下蹲的同时将臀部先靠向墙面随后躯干靠向墙面，蹲踞时双膝朝向前方，膝关节不得超出足尖，髋膝关节在蹲踞中的角度依足跟与墙面的距离调解，多数老年人难以达到屈髋屈膝 90°的角度，且因为多伴有膝关节退行性变只能维持不引起膝关节疼痛的"高蹲位"。每次静蹲时间视自身情况逐渐增加，一般开始时只能短暂维持静蹲状态，十数次训练后可达静蹲 30 秒、60 秒、90 秒。以后可每日维持此时间靠墙静蹲，每日 1～3 次。患有高血压、冠心病等心血管系统疾病的老年人一般不建议做此动作。

（四）物理因子疗法

1. 脉冲磁场疗法 脉冲磁场有促进成骨细胞增殖、分化的作用，能促进钙质吸收，可提高骨密度和逆转骨质疏松。

2. 全身振动训练 全身振动属于一种间接振动方式，在人体抗阻负荷条件下通过低频率的微幅振动可诱发神经肌肉反射促进肌肉收缩、使骨骼产生重复性的应力反应从而增加骨密度；还可增强肌肉耐力、改善平衡功能及姿势控制能力、增加本体觉。

3. 中波紫外线全身照射 中波紫外线照射可以促进人体皮肤内的 7- 脱氢麦角胆固醇转化为维生素 D_3、维生素 D_2，通过肝肾转换为活性维生素 D 促进肠对钙、磷的吸收。

4. 其他理疗 调制中频电、干扰电、超声波等都可以酌情用于缓解骨质疏松症疼痛的治疗中。

八、预防跌倒的康复训练

跌倒是骨质疏松型骨折的独立危险因素。若老年人具有较好的肌力、正常的关节活动度、较好的柔韧性及平衡能力对预防跌倒具有重要意义。

（一）关节活动训练及柔韧性训练

可选择以八段锦、易筋经、广播体操为基础，作为一般关节活动训练及柔韧性训练。拳操具有节律性、趣味性，又是群体活动，容易长期坚持。如果能针对不同老年人自身情况指导他们选择其中一部分动作进行强化牵伸则会取得更好的效果。对有运动基础的老年人可选择适宜的一些瑜伽动作进行柔韧性训练。如老年人关节活动度较差，需进行专门的关节活动训练。

（二）足趾抓地训练

足趾抓地能力在行走中的作用非常重要，良好的足趾抓地能力，可以在行走中失去平衡的瞬间起到重要的保护作用。老年人足趾抓地训练选择坐位或站立位，双足分开同肩宽，做足趾抓地动作，每组 10 个，可从每天 1 组做起，逐渐增加到每天 5 组。穿鞋底稍厚的软底鞋进行练习有助于找到抓地的感觉。

（三）平衡板练习与足本体觉练习

此练习可借助充气平衡板或平衡软踏进行，可酌情做垂臂双足站立、单足站立、上肢各种组合活动中的双足站立及单足站立、闭目双足站立与单足站立训练、双腿半蹲训练及单腿半蹲训练。每次 2～3 分钟，休息 30 秒，3 次为 1 组。每日 1～2 组。

良好的足本体觉可以敏锐地感受到足底下地面情况变化，可在行走跑步过程中调整足及下肢运动策略保持人体平衡。老年人足本体觉减退，需要进行有效训练进行强化。此训练不仅能改善足本体感觉，对提升机体核心控制能力及动态稳定性均有良好影响。

但训练过程中要注意跌倒风险，特别是在最初阶段提供充分保护。对于平衡能力较差的老年人，可从坐位自动态平衡、他动态平衡入手进行训练。情况改善后可进行站立位自动态平衡、他动态平衡训练。进一步可进行复杂行走训练，如穿越多个障碍物的训练、狭窄路面弯曲通道行走训练。有条件者可利用平衡训练仪进行专项训练。通过这些训练帮助老年人提升平衡能力及应对复杂情况的反应能力。具体训练方法参见脑卒中康复一节相关内容。

（四）防骨折防跌倒安全教育

针对老年人的防跌倒、防骨折安全教育十分重要，让老年人充分认识到跌倒与骨折的危害，及增龄带来的潜在跌倒和骨折风险。防跌倒防骨折教育包括培养、建立防跌倒、防骨折意识，结合跌倒骨折风险因素的生活环境改造，生活习惯调整，日常生活动作调整等；并进行防跌倒的运动训练以及建议治疗相关疾病、重新评估并调整所服药物。

（王凭）

第七节　卧床老年人的心肺功能及肌力维持

保持适量的身体运动和锻炼已被大众接受。然而公众对于不活动和卧床休息所产生的不良后果尚未很好地了解。制动和身体不活动可能影响身体多方面功能。本章主要介绍长期制动对心血管和呼吸系统的影响以及相应的训练方法。

一、长期卧床及制动对患者的心肺功能的影响

一般认为，休息可以促进身体的病患部位恢复健康，而没有充分意识到制动对于身体的未患病部位可能是有害的。例如，长骨骨折后应用坚固的石膏塑模使长骨制动对骨骼修复具有有益的效果。但是这也会造成负面效应，如关节挛缩和健康肌肉的萎缩。对强制长期卧床的正常人和微重力条件下宇航员的临床研究已经表明：其产生的明显负面效果可能会超过亚急性和慢性疾病时卧床休息的治疗效果，影响医疗的复杂性、费用及功能结局。

关于长期卧床休息和制动效果随机对照试验的综述表明：卧床休息时间延长的患者，其主要的医疗状态结局并没有得到改善或提高。在许多案例中，长期卧床、缺少运动锻炼的患者将使病情恶化。慢性疾病者、老年人、残疾人特别易受制动不良效果的影响。一个伴随肢体无力或痉挛状态的运动神经元疾病患者将会发生同样的肌肉骨骼并发症，而且其发展速度将快得多。对于长期卧床患者的心肺功能而言，其影响主要表现在以下几个方面：

（一）心血管功能

1.血容量减少　20天强制卧床可使血浆容量减少15%～20%，总血容量减少

5% ～ 10%，心脏容量减少 11%，左心舒张末期容量减少 6% ～ 11%。血容量减少是由于卧位时中心血容量和右心负荷增加，心房压力感受器兴奋，通过心血管中枢调节、抑制抗利尿激素释放，肾小管对原尿的重吸收率降低、滤过率增加，使血浆容量迅速降低。由于血容量减少，每搏量和心输出量相应降低 6% ～ 13%，基础心率不变或增加。由于循环功能减退导致运动能力显著减退。

2. 血流速度降低　腹主动脉血流速度减慢 24.4%，股动脉减慢 50%，大脑中动脉也有所减退，但冠状动脉流速保持不变。下肢静脉血流阻力增加 91%，静脉顺应性增加。

3. 血液粘滞度增高　由于血容量减少，而血液中有形成分并不减少，导致血液粘滞度明显增加，加上血流速度缓慢，使血栓形成的机率明显增加，最常见的是深部静脉血栓、血栓性脉管炎和肺栓塞。冠状动脉粥样硬化部位血栓形成和阻塞的机率也会增加，容易诱发心绞痛或心肌梗死。

4. 有氧运动能力降低　长期卧床后最大吸氧量（V_{O_2max}）以每天 0.9% 的速度下降，与老年生理性衰退的年下降率相似。

5. 血管调节功能减退　主要表现为体位性低血压。

（二）呼吸功能

1. 呼吸生理死腔增加　由于肺循环是低压系统，所以在卧位时上肺部的血流显著增加，而下肺部减少，致便通气 / 灌流比例失调，生理死腔增加。

2. 肺通气效率降低　卧位时膈肌上抬，导致肺通气效率降低，从而影响气体交换。

3. 坠积性肺炎罹患率增加　长期卧位时支气管分泌液容易积聚在背部肺叶，咳嗽动作困难，导致痰液积聚，诱发肺炎或支气管感染。

二、长期卧床对老年人肌肉系统的影响

制动或不活动的负面效果常常累及身体的多个系统。制动减少了肌肉骨骼系统的功能储备，导致虚弱、萎缩和耐力下降。在肌肉中，新陈代谢活动减少，氧气利用率降低，同时也会使心血管系统的功能下降。另外，体位性低血压和深静脉血栓在卧床患者中也很常见。制动性骨质疏松症在许多关于宇航员和长期卧床患者的研究中亦有记载。长期卧床老年人肌肉系统的影响主要表现为：

1. 肌肉废用性萎缩和肌力减退　各种制动均可造成肌肉萎缩和肌力减退。石膏固定后肌肉萎缩比卧床休息要明显得多。等长收缩运动可以减轻这种肌肉萎缩，但不能消除。肌肉萎缩不仅表现为肌肉横断面积减少，肌纤维纵向挛缩也很明显。健康人卧床休息 1 个月肌纤维横断面积减少 10% ～ 20%，2 个月减少至 50%。快肌纤维减少超过慢肌纤维。萎缩的肌肉中脂肪和结缔组织相对增多。承担体重和步行的主要肌肉制动后萎缩最明显。完全卧床休息肌力降低速率为每周 10% ～ 15%，3 ～ 5 周内肌力下降可达50%。膝关节手术后 27 ～ 43 天股四头肌肌力降低可达 40% ～ 80%。下肢肌力减退比上肢显著。肌力下降不仅与肌肉横断面积减少有关，也与肌肉的神经支配有密切关系，包括运动神经元募集明显减少，机电活动减弱。肌力和神经功能减退造成步态不稳和运

动协调性降低。恢复活动 1 周后肌力恢复 50%，肌电恢复正常。

2.肌肉能量代谢障碍　卧床 42 天使肌肉线粒体密度减少 16.6%，氧化酶活性降低 1%，总毛细血管长度缩短 22%。

3.肌肉改变的可逆性　制动后的肌肉功能减退可以通过渐进康复训练而迅速恢复，但恢复肌力的肌肉质量所需的时间以及超微结构的改变是否能完全恢复，目前尚无研究证实。骨关节固定期进行等长收缩运动可减轻肌肉萎缩，促进骨折愈合。

4.训练适应性的逆转　24 个月中等强度的耐力训练使肌肉线粒体的酶活性增加 20% ～ 40%，但停止训练后 28 ～ 56 天迅速逆转至训练前水平。而血管改变则比较持久。中等强度的耐力训练使毛细血管密度增加 20% ～ 30%，停训 8 周后仍然高于训练前水平。高强度训练可使毛细血管密度增加 40% ～ 50%，停训 3 个月后未发生逆转。

三、心肺功能训练作用

长期卧床老年人的心肺功能训练必要且非常重要。长期卧床休息后全身有效循环血量必然减少，这是短时间卧床休息所造成最明显的心血管改变。经心功能康复治疗后可促进心脏侧支循环的建立，增加冠状动脉血流，缓解由于冠脉阻塞造成的缺血，改善心肌缺血而产生的临床症状，如心绞痛、呼吸困难和乏力等。

心肺功能康复可延缓和阻止冠状动脉粥样硬化的发生和发展，有抗血栓形成作用，减少和防止动脉斑块阻塞冠状动脉的危险。通过康复能达到冠状动脉再通的疗效，防止冠状动脉成形术后再发狭窄，并能维持冠状动脉搭桥术后血管桥的通畅。心功能康复可降低 19% ～ 29% 的心肌梗死死亡率。

此外，心肺功能康复训练还可降低冠心病的危险因素，如高血压、糖尿病、高脂血症和肥胖等。

四、心肺功能训练方法

（一）心功能训练

心功能康复训练主要采取运动治疗，包含有氧训练和抗阻训练，具体方法和时期详见心血管疾病康复一节相关内容。

（二）呼吸训练

呼吸的目标是改善通气，提高咳嗽机制的效率，改善呼吸肌的肌力、耐力及协调性；保持或改善胸廓的活动度，建立有效呼吸方式；促进放松，教育老年人处理呼吸急促，提高老年人的整体功能。

指导老年人采用正确的呼吸方法，并融入日常生活活动中去。可以通过改善肺部通气技术来进行训练，通常选择合适的体位可以放松辅助呼吸肌群，减少呼吸肌耗氧量，缓解呼吸困难症状，稳定情绪，固定和放松肩带肌群，减少上胸部活动、有利于膈肌移动等。可选择的体位有前倾依靠坐位、椅后依靠位、前倾站位、半卧位等。需加强患侧的胸式呼吸时可以采取患侧在上的侧卧位，对体力较好者可采用前倾站立。

1. 膈肌呼吸训练　膈肌呼吸也叫作腹式呼吸，膈肌在通气中起到重要作用。横膈上下活动 1cm，可增加 250mL 的通气量。肺气肿后，肿大的肺泡使胸廓扩张、膈肌下压，并使膈肌的活动范围受限，转用胸式呼吸。为改善呼吸困难症状，需重建腹式呼吸。

2. 放松训练　用以放松紧张的辅助呼吸肌群，减少呼吸肌耗氧量，缓解呼吸困难症状。

（1）前倾依靠位：患者坐于桌前或床前，桌上或床上置两床叠好的棉被或四个枕头，患者两前臂置于棉被或枕头下以固定肩带并放松肩带肌群，头靠于被上或枕上放松颈肌，前倾位还可以降低腹肌张力，使腹肌在吸气时容易隆起，增加胃压，使膈肌更好收缩，从而有助于腹式呼吸模式的建立。

（2）椅后依靠位：患者坐于非常柔软舒适的有扶手的椅或沙发上，头稍后靠于椅背或沙发背上，完全放松坐 5～10 分钟。

3. 吞咽呼吸法　对呼吸肌显著无力者可采用吞咽呼吸法，张口将气吸在口腔内，紧闭口唇，用舌将气推送到咽喉部，然后进行轻轻吸气，该气通过打开的会厌进入肺部（注意不是咽入胃内），可增加潮气量，增加肺活量。

4. 呼吸肌练习　缓解呼吸困难症状，改善呼吸肌的肌力和耐力过程称为呼吸肌训练，强调吸气肌的训练。用于治疗各种急性或慢性肺疾病，主要针对吸气肌无力、萎缩，特别是横膈及肋间外肌。

5. 缩唇式呼吸　是指吸气时用鼻子，呼气时嘴呈缩唇状施加一些抵抗，慢慢呼气的方法。此方法气道的内压高，能防止气道的陷闭，使每次通气量上升，呼吸频率、每分通气量降低，可调解呼吸频率。吸气和呼气的比例在 1:2 进行，慢慢地以吸气呼气比达到 1:4 作为目标。

6. 胸腔松动练习　胸腔松动练习是躯干或肢体结合深呼吸所完成的主动运动。其作用是维持或改善胸壁、躯体及肩关节的活动度，增强吸气深度或呼气控制，达到提高肺功能，增强体力的目的。

7. 咳嗽训练　有效的咳嗽可以帮助排出呼吸道的阻塞物并保持肺部清洁，是呼吸功能训练的重要组成部分。无效的咳嗽会增加患者的痛苦和消耗体力，并且不能维持呼吸道通畅。正常的咳嗽包括一系列动作，如深呼吸、声门关闭、腹肌收缩等，其中任何一个步骤出现问题都有可能降低咳嗽效率，因此应当教会患者正确的咳嗽方法，以促进分泌物排出，减少反复感染的机会。

8. 体位引流　体位引流是指通过采取各种体位，病变部位位于高处，利用重力使痰量较多的患者，呼吸道内黏液排出体外。呼吸道疾病的患者痰液明显增多，由于重力的影响，使分泌物多积聚于下肺部位，因此，改变患者的体位既有利于分泌物的排出，也有利于改善肺通气 / 血流比例。

五、肌力训练作用

1. 防治废用性肌萎缩。

2.防治肢体创伤炎症时，因疼痛抑制、制动等原因引起的肌萎缩。

3.促进神经系统损害后的肌力恢复，维持肌病时的肌肉功能。

4.有选择地增强肌力、调整肌力平衡，矫治原发性脊柱畸形或平足。

5.增强躯干肌力，调整腹肌、背肌平衡，增加脊柱稳定性，改善脊柱序列及应力分布，防治颈椎病及各种慢性下腰痛。

6.增强核心肌群以防止内脏下垂，改善呼吸功能。

7.增强肌力和改善拮抗肌平衡，加强关节的动态稳定性，防止负重关节的退行性变。

六、肌力训练方法

长期卧床老年人由于体质较弱，肌力训练主要采用低强度、多重复的训练原则，包括上肢训练、下肢训练和医疗体操等，以改善肌肉代谢、提高肌力、全身运动耐力和气体代谢，提高身体免疫力。

1.训练手段　包括电刺激、徒手抗阻训练、器械抗阻训练、等张训练、等长训练、短暂最大收缩训练、等速训练和闭链运动训练。

2.训练方法的选择原则

（1）肌力0级时，采用电刺激并可结合按摩与被动运动。

（2）肌力1～2级时，除可采用电刺激外，还可进行助力运动练习，但应强调主观用力。

（3）肌力达2级时，可在减除肢体重力负荷的情况下练习主动运动。

（4）肌力为3～4级，由主动运动进展到抗阻运动。

3.上肢训练　由于上肢肩带部位很多肌群既是上肢活动肌群又是辅助呼吸肌群，如胸大肌、胸小肌、背阔肌、斜方肌等均起自肩带，止于胸背部。当躯干固定时，起辅助肩带和肩关节活动的作用；而上肢固定时，这些肌群又可作为辅助呼吸肌群参与呼吸活动。患者在上肢活动时，由于这些肌群减少了对胸廓的辅助活动而易于产生气短气促，从而对上肢活动不能耐受。而日常生活中的很多活动如做饭、洗衣、清扫等都离不开上肢活动，为了加强患者对上肢活动的耐受性，康复应包括上肢训练，即手摇车训练及提重物训练，运动时以出现轻度气急、气促为适宜的指征。提重物训练：患者手持重物（如哑铃），开始0.5kg，以后渐增至2～3kg，做高于肩部的各个方向活动，活动1～2分钟，休息2～3分钟，每天2次，监测以出现轻微的呼吸急促及上臂疲劳为度。

4.下肢训练　下肢训练可明显增加患者的活动耐量，减轻呼吸困难症状，改善患者的精神状态。对于有条件的患者可以先进行活动平板或功率车的运动试验，得到实际最大心率及最大METs值，据此确定运动强度。运动后不应出现明显气短、气促（以仅有轻度至中度气短、气急为宜）或剧烈咳嗽。运动训练频率2～5次/周，到靶强度运动时间为10～45分钟，疗程为4～10周。为保持训练效果，应坚持终身训练。运动诱发哮喘的老年人可以在医务监督的条件下，进行小强度的运动训练，让其逐步适应运动刺激。最终多数老年人可以进行一定强度的运动而不导致哮喘发作。这也是一种"脱敏"治疗。老年人常有下肢肌力减退，使其活动受限，因此下肢训练也应包括肌力训练，以抗阻训练为主。

七、肌力训练注意事项

长期卧床老年人不同于普通老年人，通常体力较差，心肺功能也有影响，应先做好科学的评估，确定运动量和运动方式。具体的注意事项如下：

1. 选择适当的方法　根据目的、疾患、时期以及肌力的级别不同，选择被动运动、辅助主动运动、主动运动、抗阻力运动等不同的训练方法。

2. 正确调节外力　治疗师对患者给予的辅助量和抵抗量的正确与否，直接影响到训练效果。及时、正确地增减抵抗量与辅助量，是提高肌力、避免损伤的关键。

3. 科学地设计运动量　根据超量负荷原则，结合老年人的具体情况，设计足够的运动量，一般不得少于 1RM 的 60%，且应坚持 6 周以上的训练（以第 2 天不感到疼痛和疲劳为宜）。

4. 充分固定运动肢体的近端　依靠体位、治疗师、沙袋、固定带充分固定主动肌的近端部位的肢体。

5. 正确地设计姿势与肢位　采取有利于目的运动的姿势与肢位，使患者能充分调动潜能，全力完成设计动作。

6. 对患者说明训练的目的和方法　得到患者的合作，训练中要随时鼓励患者，提高其对训练的信心。

（曹震宇）

第八节　日常生活活动能力概述

日常生活活动（activities of daily living，ADL）是维持一个人的日常生活所必须反复进行的、最基本的，具有共性的身体动作群，即衣食住行、个人卫生等基本动作和技巧。它可以分为基本的日常生活活动（basic activities of daily living，BADL）和工具性日常生活活动（instrumental activities of daily living，IADL）两个方面。

一、日常生活活动能力评定

日常生活活动能力评定是康复护理的重要内容。通过对日常生活活动能力的评定，可以了解患者日常生活活动能力，为制定康复护理目标、护理计划提供依据。

（一）评定内容

1. 自理　①更衣：如自己穿脱不同式样的上衣、裤子、袜子和鞋；②个人卫生：如洗脸、刷牙、梳头、洗澡、大小便及便后卫生；③进食：如准备食物和使用餐具等。

2. 运动（移动）　①体位转移能力：床上的体位变换及活动能力；②坐、站、走的平衡与运动能力：步行、上下楼梯、使用轮椅等；③与劳动有关的运动：如弯腰、跪、蹲、推拉、够高物等。

3. 家务　①家庭卫生：如清扫、洗涤；②做饭；③理财、购物；④药品使用；⑤时间安排等。

4. 交流　①阅读书报；②用笔书写；③使用辅助交流工具：如交流板、图片、电脑等；④与他人交流：如打电话等；⑤理解能力。

5. 社会认知能力　①社会交往；②解决问题；③记忆能力。

（二）评定步骤

1. 收集资料　通过阅读病历、观察等获取患者的基本信息，如年龄、性别、诊断等、功能状况、目前病情（如急性期或慢性期，有无感觉障碍、认知障碍等）。

2. 访谈　通过与患者交谈，确认所获得的资料是否准确，并了解患者及家属的需求。

3. 评定　在患者身体无疲劳、无焦虑、能够积极配合的条件下开始 ADL 的评定。在评定时给一个总的指令观察患者实际操作能力，如"请您穿上衣"等，但不告诉穿衣的具体步骤。观察其如何完成穿衣。发现他的哪些动作不合适，可以给予帮助，也可以通过辅助设施或自助具完成，但需记录下来。

（三）常用评定工具

1. 基本的日常生活活动评定　常用的量表包括功能独立性评定（functional independence measure，FIM）、Barthel 指数（Barthel index）（具体见第二章第三节）等。

（1）功能独立性评定（FIM）量表：该量表全面、客观地反映了患者 ADL 能力的评定，共包含了 6 个方面 18 项功能，每项评定内容均分为 7 级，最低得 1 分，最高得 7 分。FIM 量表的优点是效度与信度较高，在评估患者需要帮助的程度和反映目前的残疾水平方面比 Barthel 指数更敏感，是判定康复疗效的重要指标。缺点是相对用时较长，且测评者应事先经过专业培训并取得合格证书，见表 6-6。

评定说明：具体评分标准见表 6-7。

评定结果：FIM 的最高分为 126 分，最低分 18 分。126 分表示完全独立；108～125 分表示基本独立；90～107 分表示有条件的独立或极轻度依赖；72～89 分表示轻度依赖；54～71 分表示中度依赖；36～53 分表示重度依赖；19～35 分表示极重度依赖；18 分表示完全依赖。

表 6-6　FIM 量表

项目			得分
运动功能	自理能力	1. 进食	
		2. 梳洗修饰	
		3. 洗澡	
		4. 穿裤子	
		5. 穿上衣	
		6. 上厕所	
	括约肌控制	7. 膀胱管理	
		8. 直肠管理	
	转移	9. 床、椅、轮椅间	
		10. 如厕	
		11. 盆浴或淋浴	
	行走	12. 步行 / 轮椅	
		13. 上下楼梯	
认知功能	交流	14. 理解	
		15. 表达	
	社会认知	16. 社会交往	
		17. 解决问题	
		18. 记忆	
FIM 总分			

表 6-7　FIM 量表的功能水平及评分标准

功能水平			评分标准
功能独立	7 分	完全独立	能独立完成所有活动，活动完成规范，无需矫正，不需要辅助设备和帮助，并在合理的时间内完成
	6 分	有条件的独立	能独立完成所有活动，但活动中需要辅助设备（假肢、支具、辅助具），或超过合理的时间，或活动中不够安全
有条件的依赖	5 分	监护、准备或示范	在身体没有接触性帮助的前提下，能完成活动，但由于认知缺陷、平衡差等，需要他人监护、口头提示或引导；或需要他人准备必要的用品如支具、衣服等
	4 分	最小帮助	完成活动时需最小的身体接触性帮助，其主动用力程度 ≥ 75%
	3 分	中等帮助	在活动中要求中等的接触性帮助，其主动用力程度达到 50% ~ 74%
完全依赖	2 分	大量帮助	在活动中要求最大的体力帮助，其主动用力程度为 25% ~ 49%
	1 分	完全依赖	活动的主动用力程度 < 25%，不能做任何活动

（2）Barthel 指数量表：该表广泛应用于临床，评定内容包括 10 个项目，根据需要帮助的程度分为 0、5、10、15 四个等级，总分为 100 分。得分越高，独立性越强，依赖性越小。Barthel 指数是判断患者 ADL 独立程度的标准，60 分以上表示有轻度残疾，但生活基本自理；40 ～ 60 分表示中度残疾，生活需要帮助；20 ～ 40 分表示重度残疾，生活需要较多的帮助；20 分以下表示完全残疾，生活完全依赖。该量表优点是信度与效度较好，使用简单方便，用时仅 2 ～ 3 分钟。缺点是灵敏度相对较低，对重度或轻度 ADL 受损的识别能力较差。

2. 工具性的日常生活活动评定　康复训练时常用的量表是快速残疾评定量表（rapid disability rating scale，RDRS），评定内容包括日常生活需要帮助的程度、残疾的程度、特殊问题的严重程度三个方面，共 18 个评定项目。每个项目按其程度分 0 ～ 3 分，总分 0 ～ 54 分。完全正常为 0 分，分数越高表示残疾越重。

（四）评定的注意事项

1. 评定前应向患者说明评定的目的，以取得理解与合作。

2. 评定前应了解患者的基本情况，如肌力、肌张力、关节活动范围、平衡性、协调性、感觉等，以确定其残存的功能和缺陷，并判断其是否需要专门的设备。

3. 尽可能直接观察评定，可在实际生活环境中或在 ADL 专项评定室进行评定。给予的指令应详细、具体，可示范完成或给予一定的帮助，避免患者失败。除非评定表中有说明，否则使用支具或采取替代的方法，均认为是独立完成活动，但应注明。

4. 先评定简单和安全的项目，逐步过渡到较困难和复杂项目。如果某项活动是挣扎着完成，则可暂停，或换下一项活动。

5. 可根据病情分析，选择适宜的评定时间。如住院患者可在用餐时间到病房观察进食、饮水能力。注意评定的时间不要过长，重复次数不宜过多。

6. 康复医生和护理人员运用的评定标准应一致，使用统一的量表，避免患者在接受不同的康复治疗项目时重复评定。

二、日常生活活动能力训练

日常生活活动能力训练是康复中一项重要的工作内容，是决定患者康复程度及回归社会的重要因素之一。日常生活活动能力训练包括基本的日常生活活动和工具性的日常生活活动。日常生活活动包括各种移动、进食、更衣、修饰、洗澡及如厕等自理活动。恢复以发育顺序而排列，例如首先恢复进食；工具性的日常生活活动是指在各种环境中利用各种可以利用的工具进行活动，包括做家务劳动、交通工具的使用、娱乐设施的使用、购物、矫形器或行走辅助器具使用、阅读、打电话等各种活动。

进行日常生活活动能力训练的患者一般应为：肌力 4 级以上，具备良好的肌张力及静态和动态坐位平衡能力。患者手指、上肢、下肢的关节活动度及认知能力等能满足训练的条件。

（一）进食能力训练

1. 吞咽动作训练　是患者自主进食前的预备训练。患者意识清楚、有吞咽困难但无误咽时，应对患者仅进行吞咽动作的训练，包括：对口轮匝肌、颊肌、咬肌等口面部肌群进行训练，增强口腔对食物的控制能力；做舌的主动水平前伸、后缩、侧方运动（舌尖顶两侧颊腮部）及卷舌运动；以冰冷棉棒刺激吞咽反射；进行呼吸咳嗽、构音等训练；注意调配食物的软硬度和黏度，从糊状、羹状食物逐渐过渡到正常饮食；使患者在进食时处于半卧位或坐位，颈部前屈放松，头可转向咽无力侧；必要时采用吸管或可挤压的容器摄食；进食时每口量不宜过多，速度不宜过快，提倡一口量，先从 3～5mL 开始，逐步增加进食量至正常成人的吞咽量约 20mL。

2. 摄食动作训练　对于因上肢关节活动受限、肌力、肌张力异常而不能抓握或动作不协调的患者，除对其进行上肢功能训练和练习摄食动作外，还应对其进行自助具或辅助器具使用的训练。患者坐稳，尽量靠近桌边，注意食物和器具的位置。用健手拿勺进食，主要训练摄食的准确性。器具可以加以改造或适当使用辅助设备。例如可以使用特制的碟挡，以防止食物推出碟外；在碗、杯、碟子的下面加一橡皮垫或带负压的固定器，可使之在进食时不易移动倾倒。为了便于抓握餐具，可使用助力餐具或用毛巾缠绕餐具手柄起到加粗作用；所用餐具也应具备良好的隔热性。

（二）更衣能力训练

训练前患者的坐位动、静态平衡和认知能力应达到更衣训练要求，训练时应遵守先穿患侧后穿健侧、先脱健侧后脱患侧的基本原则。

1. 穿开襟上衣　患者取坐位，将上衣里面朝外，衣领向上置于其膝上。用健手帮助患手穿进相应的袖口。将上衣沿患侧上肢拉上并跨到健侧肩和颈部。用健手把衣领从患侧拉到健侧时患者也可用牙齿咬住衣领的另一端。将健侧手和上肢穿进衣袖。然后患者用健手抓住上衣的后襟将其拉开展平。整理上衣使其对称，使纽扣对准相应的扣眼，稳定纽扣边缘，用健侧拇指撑开扣眼套上纽扣。

2. 脱开襟上衣　脱上衣动作与上述步骤基本相反，过程如下：解开纽扣，先将患侧上衣脱到患肩下，然后将健侧脱到健肩下，将健侧上肢和手脱出衣袖。当健侧手脱出后，利用健手将患侧的衣袖脱下，完成脱衣。

3. 穿套头衫　先解开套头衫的纽扣，将套头衫的背面向上、衣领向下放于膝上。用健手帮助患侧上肢穿入相应的袖口，拉上衣袖，尽量穿至肩部。将套头衫从衣领到衣襟拉在一起，然后低头套入。将套头衫的后襟拉平，整理使其左右对称。

4. 脱套头衫　动作与上述步骤基本相反，过程如下：利用健手将套头衫充分上拉，抓住套头衫的后襟，低头从领口脱出。用健手将患肢脱出衣袖，然后再摆动健侧上肢，将健侧衣袖也脱出。

5. 穿裤子　穿裤子可在三种体位下完成。①卧位：适合腰背控制差的患者，是一种较安全的方法，②坐位：适合绝大多数患者；③站位：一般不推荐，因为需要患者具备良好的站立动态平衡。有时也可组合体位穿裤子，例如坐－卧位方法适合站立平衡差的患者；坐－站位方法适合于用"空手"扶持下能短时站立的患者。

现以最常采取的坐－卧位为例，介绍穿裤子的具体步骤：取坐位，把裤子放在患者身旁，使其健手容易够到。教患者抓住其患侧小腿，交叉放置于健侧大腿上。为了防止患腿从健腿上滑落可在健侧大腿上放一小块防滑垫或将患腿放到凳子上。将患侧裤腿穿到患腿脚踝，向上拉至膝以上，防止滑下。将交叉的患腿放回地面，将健腿裤子穿好并尽可能拉至臀部附近。让患者通过坐－卧转移，躺于床上，运用桥式运动或转身将臀部离开床面，把裤拉过臀部直到腰部。

6. 脱裤子　动作与上述步骤面正好相反，过程如下：取坐位，解开裤带。通过倾斜身体或将身体转向一侧，使臀部离开座位，快速将裤子脱到臀部以下。将裤子从腿上脱下，可以先脱健侧，然后用健足踢下患侧裤；也可用健足踩住患侧裤脚，用健手拉起患腿先脱掉患侧裤腿，然后再脱掉健侧。

7. 穿鞋子　把患脚的鞋子拿起，鞋面向下放在床上或身体旁边的椅子上。将患腿提起交叉放于健腿上（同穿裤子），打开鞋面部分，将患脚穿进鞋里，脚趾先穿进鞋里，特别要当心小趾，然后穿脚掌，再用健侧手指钩上鞋跟。用健手拉好松紧带或贴上魔术贴。最后放下交叉的患腿。

8. 脱鞋子　脱患脚的鞋子跟上面的连续步骤基本相反，过程如下：用健手帮助将患腿交叉于健腿上，解开鞋带或拉开魔术贴，用健手脱掉患脚上的鞋。如果条件允许，可直接用健足蹬掉患足鞋。

（三）洗漱及修饰能力训练

洗漱及修饰活动一般包括洗脸、刷牙、梳头、洗澡等。对上肢功能障碍的患者，一方面要进行上肢功能训练；另一方面可使用自助具或辅助器具，方便患者完成洗漱及修饰活动。

1. 刷牙　患者坐于洗脸池前，用两膝夹住牙膏体，用健手将牙膏盖旋开，放下盖子后，再将牙膏挤于牙刷上，然后用健手刷牙。刷完后，放下牙刷拿起杯子漱口，随后清洗用具放回原位。可使用辅助器具如改良的牙刷等。

2. 洗脸　患者坐于洗脸池前，健手打开水龙头，健手清洗脸部及患肢手部。清洗健手时，将毛巾放于水池边缘，用健手在湿毛巾上擦洗。拧毛巾时，可将毛巾绕在水龙头上或患侧前臂上，用健手将其拧干。再擦去脸上、手上的水。

3. 梳头　患者应尽量保持平衡，可靠于小台上，或采取坐位。为患者准备方便抓取的梳子，调整好镜子角度，鼓励患者用健手、患手交替梳头。顺序为先前面再后面，先患侧再健侧。可反复进行直到满意。

4. 剃须　练习时尽量靠近镜子，采用坐位。调整好镜子角度。固定剃须刀，用健手去掉盖子，拿起剃须刀打开电源，进行剃须，一般先患侧后健侧。

5. 洗浴　训练前准备好洗浴用物和衣物，调节室温在24℃左右，水温在40～45℃。洗澡训练前，应先完成穿脱衣训练、浴椅坐位和浴缸移入训练。患者出入浴室应穿防滑拖鞋，洗浴时应有人陪护，且时间不宜过长，以防发生意外。①盆浴：用浸泡法潮湿身体，用健手持毛巾或用毛巾布套套于健侧手臂上协助擦洗身体。也可使用长柄弯头的海绵球帮助清洗身体远端和背部。肥皂或沐浴液擦洗完毕后，用浸泡法冲洗干净。拧干毛巾时，将其压在腿下或绕在患侧前臂上，用健手拧干，擦干身体；也可另准备一条干毛巾擦干身体，或用浴巾、浴袍裹住身体从浴室出来，再穿上衣物。②淋浴：患者坐在浴椅上，先开冷水管，后开热水管调节水温。淋湿身体，借助洗浴辅助用具尽可能擦洗身体的每一部位。肥皂或沐浴液擦洗完毕后冲洗。后续方法同盆浴。有条件者，盆浴、淋浴可结合使用。

（四）床上活动训练

床上活动是 ADL 中一个极其重要的训练。患者要获得最大的功能独立，通常由治疗师指导从床上活动开始训练，床上活动训练包括桥式运动、床上翻身和卧 – 坐转移。患者的病情稳定即可开始床上功能训练并允许床边坐起。开始训练的基本要求为：患者处于稳定期，适合从床上坐起；能进行患侧躯干的主动活动；满意的静态和动态坐位平衡；至少具备遵从简单指令的认知能力。选择符合要求的设备也很重要，治疗床应足够宽大，以确保患者安全翻身；床的高度应以患者从床边坐起时足平放地上为宜（髋、膝、踝各关节屈曲稍大于 90°）。

1. 桥式运动 桥式运动对于不能稳定站立的患者，帮助其穿脱裤子、使用便器非常有用。桥式运动的主要活动包括：仰卧于床上、屈曲双膝或单膝、把臀部抬高离开床面。具体步骤如下：患者仰卧于床上，双上肢放于体侧，双腿伸直。用健侧的脚钩起患腿于屈曲位并保持患脚平放于床面上。再屈曲健腿并将脚稳定地平放于床面上。双腿屈曲时，保持双膝靠拢并处于中立位。在双手和双腿的帮助下，腰部肌肉收缩将臀部抬高离开床面，保持至少 10 秒。

2. 床上翻身 床上翻身是穿衣、站立、转移等日常生活活动的前提。患者应该学会向健侧和患侧翻身，通常先学习向患侧翻身，相对较易。

（1）向患侧翻身：仰卧于床上，双上肢放于身体两侧，双下肢伸直。用健手把患侧上肢外展，避免转身时被压在身体下面。屈曲健侧下肢使足底平放于床面上。先把头和颈转向患侧，然后将健侧下肢用力蹬床，将躯干和腰转向患侧，同时患侧肩部及上肢转向患侧。最后把骨盆和健腿也转向患侧完成全部过程。或指导患者将双手 Bobath 握手，即双手交叉相握，患手拇指置于健手拇指上方。健侧下肢屈曲置于床上，插入患腿下方，双上肢伸直上举，做水平惯性摆动，当双上肢摆至患侧时，健侧腿用力蹬床，顺势翻向患侧。从患侧卧位翻回到仰卧位时，与上面的步骤正好相反。

（2）向健侧翻身：患者仰卧，曲肘，用健手前臂托住患肘，健足勾起患侧腿使其屈曲并保持患足足底平放于床上。先将头和颈部转向健侧，然后用健肘带动患肘翻向健侧，旋转身体躯干、骨盆，同时以健侧腿带动患侧腿转向健侧。或指导患者将双手 Bobath 握手，健侧腿插入患侧腿下方，双上肢伸直上举，做水平惯性摆动，当双上肢摆至健侧时，健侧腿蹬床，并勾住患侧腿顺势翻向健侧。

3. 从卧位坐起

（1）从健侧卧位坐起：这种活动方法对患者来说比较容易，并且也比较安全。然而它可能引起患侧肢体的协同运动，甚至有可能造成患侧忽略。具体步骤为：先用以前学过的方法以仰卧位翻向健侧卧位。再用健腿足背钩住患腿足跟带动患腿尽可能地远离床外，然后分开双腿。患者卧位移动身体，可用健手握住床边把身体拉起，也可头颈侧屈轻微地抬起健侧肩膀，移动健侧上肢于身体下，然后通过外展和伸直健侧上肢把身体从卧位撑起。患侧躯干肌肉收缩同时双下肢像钟摆一样下压，协同躯干坐起到直立位。

（2）从患侧卧位坐起：此方法可鼓励患者更清楚地意识到其患侧的存在，促进患者使用患侧上肢和下肢，但患者需要有较好的身体调节能力、坐位平衡和患侧肢体的控制能力。具体步骤为：用健侧足背钩患腿的足跟带动患侧腿尽可能地远离于床外，然后分开两腿。用健手撑住患侧肩膀下的床面，通过伸直健侧上肢把肩和身体从患侧撑起。健侧躯干肌肉收缩，同时双下肢像钟摆一样下压，协同躯干坐起到直立位。健侧上肢和手应一步步地向患侧身体靠近，有助于保持平衡直至其能稳定地坐于直立位。

（五）转移活动训练

转移活动指整个身体从一个地方到另一个地方的位置变化，是获得或保持日常生活活动独立性的一个基本活动。转移活动在病房、患者家里都应该练习。如果需要可在床、椅、轮椅、厕所、浴室等之间转移。患者进行转移前应具备满意的体能、认知能力和静态、动态坐位平衡能力，以便独立完成转移。坐位下，应能够保持抬头，挺直躯干，髋屈曲 70° 左右，双膝屈曲稍大于 90°，双足与肩齐宽并放于地上；且没有视野、空间结构等感觉缺损，否则可能会影响其完成转移。如果必要，可利用一些辅助设备，如转移板、转移带、转移圆盘、吊机等。环境方面，如地面、光线、床的高度和椅子等均应适合患者进行练习。

1. 滑动转移　简单易行，移动幅度小，适合于双下肢能够负重、静态和动态坐位平衡好但站位平衡差的患者。床和椅子的高度应相当，选取没有扶手的椅子，将椅子紧放在患者的健侧。患者用健侧腿的足背钩住患侧腿的足跟，健侧上肢支撑床边，臀部稍抬离床面沿着床滑向椅子。当紧邻椅子时，健侧腿放下患侧腿，然后用健侧手扶住椅子的另一边，稍抬高臀部从床滑到椅子。调整坐位平衡以正确的坐姿坐正。从椅子到床的滑动转移与上面的步骤正好相反。

2. 床 – 扶手椅间转移　床与扶手椅成 45° 角之间的转移是患者最常用的方法。虽然患者身体转动的角度将比较大，但患者容易够到椅子的外侧扶手，方便转移。床和扶手椅高度应相差不大。扶手椅放在患者的健侧且与床成 45° 放置。用健侧腿的足背钩住患侧腿的足跟，健侧上肢支撑床边，臀部稍抬离床面移向床边，放下患侧腿，健足稍前、患足稍后。健手抓住轮椅内侧的扶手支撑，身体前倾站起，如果可能保持双下肢均匀对称负重。再用健手抓住轮椅的外侧扶手做支撑。以健侧腿为主要旋转轴，身体转动 135°，从床移进扶手椅。调整平衡和坐姿坐正。从扶手椅转移回床与上述步骤正好相反，但注意此方法患腿先转动且要均匀负重，否则有跌倒的危险。

3. 如厕转移　如厕是一项必不可少的日常生活活动，故如厕训练十分重要，但应提供安全的环境进行练习，例如，在可能的情况下改造厕所，不设门槛，厕位旁或墙上安置扶手，并保持地面干燥等。患者从床上或椅子上坐起，如果需要可提供合适的助行器。独立或用助行器走进厕所，小心门槛。接近坐便器，从健侧转身、移动，直到坐便器正好位于身后。如果厕位墙边有扶手，抓住扶手提供支持，然后小心地坐到坐便器上。慢慢将身体从一侧转向另一侧，将裤子从臀部脱至大腿中部。便完后用厕纸从臀部后面，由前向后完成清洁。再次从一侧向另一侧转身，将裤子拉到臀部上。再转到坐便器一边，冲水完成后转回前面。然后抓住扶手从坐便器站起，小心地走出厕所，当心湿滑地板和门槛。

4. 洗澡转移　洗澡是一项复杂的活动，患者应具有良好的坐位平衡，因为浴室的湿滑环境将大大减少稳定性。使用放在浴缸上的浴板或浴椅帮助进出浴缸，这是比较安全的方法，不但方便进出还可为患者在浴缸内提供稳定支持。以浴板为例，具体步骤如下：将浴板稳固放于浴缸合适位置，患者靠近并站在浴缸外，背对着浴板，小心地坐在浴板上。如果患者不需要支撑即可稳定地站立，建议其在坐下前用健手向后扶住浴板。用健侧腿的足背插入患侧腿下，带动患侧腿移进浴缸。当双腿都在浴缸内后，借助浴缸旁拉杆调整坐位，面对水龙头坐好，开始洗浴。移出步骤与此相反。肢体力量和平衡能力好的患者可抓住浴缸上拉杆移进和移出浴缸。用这种方法完成转移时，健侧的身体应先进或先出浴缸。

（殷海燕）

下篇 中医护理在老年护理中的应用

中医护理以中医药理论为基础，具有简便易行、安全有效等特点，在老年护理中发挥着重要的优势和作用，本篇将从中医一般护理（包括生活起居护理、饮食护理、情志护理、用药护理、体质护理等）、中医护理技术、老年人常见病症护理等方面进行介绍。

第七章　中医一般护理 ▷▷▷▷

中医一般护理包括生活起居护理、情志护理、饮食护理、用药护理、体质护理和病情观察。在养老护理中，一般护理既全面考虑老年人的实际需求，又充分发挥中医特色和优势，在健康维持、健康促进、疾病预防与康复中具有十分重要的意义。

第一节　生活起居护理

生活起居护理是指护理人员根据个体情况，在生活起居方面给予合理照护及专业的指导。合理的生活起居可以使老年人调节机体阴阳平衡，提高正气，抵御外邪，维持健康或促进康复。

《素问·上古天真论》曰："上古之人，其知道者，法于阴阳，和于术数，饮食有节，起居有常，不妄作劳，故能形与神俱，而尽终其天年，度百岁乃去。"可见顺应自然发展规律、合理作息、劳逸适度、科学饮食才能健康长寿，颐养天年。

一、顺应四时，调节阴阳

《素问·四气调神大论》曰："夫四时阴阳者，万物之根本也。所以圣人春夏养阳，秋冬养阴，以从其根……逆之则灾害生，从之则苛疾不起，是谓得道。"说明四时阴阳的变化是万物生长变化的根本，故四时起居应以"春夏保养阳气、秋冬保养阴气"为原则，顺应阴阳消长变化，才能调节人体阴阳平衡，维持健康。

（一）春季生活起居

1. 春季起居的原则　《素问·四气调神大论》曰："春三月，此谓发陈，天地俱生，万物以荣……"春季，即农历 1～3 月，万物复苏，阳气开始生发；又风气当令，风邪常兼夹他邪侵袭人体，老年人气血阴阳亏虚，更易受邪；春季与五脏之肝相应，肝主疏泄，喜舒畅条达而恶抑郁，由于气候逐渐变暖，而老年人若阳气不足，或湿气较重，肝失疏泄，脾失健运，则易出现疲乏、困倦、头昏欲睡等"春困"的表现。故春季起居应遵循"养阳气以助阳生发，扶正气以防御风邪，调脏腑以疏肝为先"的原则。

2. 春季起居的方法　"春三月……夜卧早起，广步于庭，披发缓形，以使志生，生而勿杀，予而勿夺，赏而勿罚，此春气之应，养生之道也。逆之则伤肝，夏为实寒变，奉长者少。"

（1）作息："夜卧早起"，可适当晚睡，但不宜超过凌晨 2、3 点，应尽早起床，但不宜早于 5 点，尤应帮助 5 点之前起床的老年人调整作息。

（2）活动：根据老年人的不同体质及喜好，以舒缓、畅达为要，选择低至中等强度的运动方式，如太极、八段锦、易经筋、气功、散步、慢跑、放风筝、踏青等，以不疲劳为度；鼓励老年人多接触大自然，到户外舒活筋骨，尽量避免宅居守舍，调畅肝胆之气。

（3）居住：定时开关门窗，保持空气新鲜；加强绿化，鼓励老年人侍养花草，青色入肝，可滋阴明目，又可怡情养性，排解孤独、抑郁等不良情绪；春季晴时阳光普照、温暖宜人，阴时细雨绵绵、寒气袭人，容易滋生流行性感冒、腮腺炎等呼吸道传染病，以及荨麻疹、哮喘等过敏性疾病，或眩晕、肝病、抑郁等旧病复发，故可在居室放置菖蒲、艾叶、藿香、佩兰、蒲公英、苍术等中药，或制成香囊随身佩戴，以防病邪入侵。

（4）衣着：重视"春捂"，缓慢卸减冬装，"捂"住体内热气，促进阳气生发，尤其是初春季节，乍暖还寒，气候变化较大，若过早脱衣减被，加之老年人体弱，寒气则趁虚而入，人体初生的阳气尚不足以祛寒防病，故春季着装宜宽松、柔软温和，"春捂防寒"，并随气候变化而适当增减。此外，由于寒多自下而上，故衣着宜下厚上薄，下厚以助阳气生发，上薄以防生发太过，体弱者尤应注意背部保暖。

（5）自我调护技巧：调和脏腑，可每日按摩膏肓穴 5 分钟，益气补虚；可按揉大敦穴 5 分钟，清肝泻火；可由太冲穴向行间穴推揉 5 分钟，疏肝理气。应对春困，可洗冷水脸（水温约 20℃），或仰望蓝天、远眺绿植，或嗅清凉味道、听欢快乐曲，或十指从前至后梳发，或按摩头部百会、风池、风府、太阳等穴位，手指轻叩全头部。

（二）夏季生活起居

1. 夏季起居的原则　《素问·四气调神大论》曰："夏三月，此谓蕃秀，天地气交，万物华实……"夏季，即农历 4～6 月，广义上而言，包括夏至到处暑的长夏季节。盛夏阳气最盛，昼长夜短，万物欣欣向荣，氤氲丰满；又暑热当令，长夏多雨潮湿，闷热蒸腾，暑湿交蒸。夏季与五脏之心相应，心主血，藏神，喜静，长夏应脾，脾主运化，喜燥恶湿，暑热易扰心神，湿邪易困脾，易使人出现头昏、胸闷、恶心、腹泻等不适。故夏季起居应与自然界蓬勃生长、酝酿果实的趋势一致，遵循"护阳气以养'长'，养心气以辅阳，清心火避暑热，益脾气以化湿"的原则。

2. 夏季起居的方法　"夏三月……夜卧早起，无厌于日，使志无怒，使华英成秀，使气得泄，若所爱在外，此夏气之应，养长之道也。逆之则伤心，秋为疟，奉收者少"。

（1）作息：夏季人体阳气外发，伏阴在内，气血运行旺盛，相对比较兴奋，不会觉得太困倦，故宜"夜卧早起"，即睡觉时间比春季适当晚些，但仍不宜超过凌晨2、3点，尽早起床，亦不宜早于5点。除晚睡早起外，更强调午休，中午11～13点与五脏之心相应，由心神主宰，由于早起工作活动，机体至午时已达生理功能兴奋的极限，且"日中阳气隆"，自然界阳气发展亦到极限，中医养生素来主张中正平和，不走极端，故此时若能安静休息片刻，有利于气血回流，养心安神，避免神劳伤心。老年人午睡需注意：①时间不宜过长，一般30～60分钟；②尽量平卧休息；③宜饭后30分钟午睡，防止影响脾胃的纳运。

（2）活动：宜在庭院、公园、草坪等空气清新处，宜在上午或傍晚较凉爽时进行，选择低至中等强度的运动方式，如散步、慢跑、太极、广场舞、钓鱼等，体质平和者亦可游泳，以不疲劳为度，适当出汗，排泄废物，出汗后及时擦干更衣，禁忌立即冲凉。夏季阳光充足有利于万物生长和发育，故应鼓励老年人晒太阳。人体背部为督脉循行之处，督脉主一身之阳，故常晒后背可鼓舞、振奋阳气，祛除体内阴寒之气。

（3）居住：夏季阳气外越，皮肤开泄，故不可过于避热趋凉。纳凉时远离门窗缝隙，勿在房檐下、过道里，防"虚邪贼风"乘虚而入。相对于年轻人，老年人血虚津少，血行减慢，易生瘀血，加之年迈迟钝，夏季出汗多，冷热刺激易致气血运行紊乱，发生落枕、面瘫，甚至中风，故不宜夜晚露宿，空调房间温度不宜过低，室内外温差不宜过大，或尽量少用空调。正午暑热极盛，宜鼓励老年人室内活动或休息，伤暑、中暑者可服十滴水、人丹。长夏季节潮湿闷热，暑湿伤人，易出现泄泻、痢疾，故应注意室内通风，居室可放置祛湿物品，如水菖蒲、木炭、草木灰、生石灰等，外出时可携带藿香正气水，禁忌久卧湿地。

（4）衣着：夏季人体阳气最盛，阴气相对不足，尤其是素体阴虚者，应以养阳护阴为主，服饰宜选宽松、易散热、透气、凉爽、舒适的面料，如麻纱、丝绸等。外出时着浅色单衣，勤洗勤换，勿在烈日或当风处更衣、脱衣。长夏应注意防暑避湿，衣着宜吸汗透气，不宜光脚，鞋底不宜过薄。《老老恒言·衣》曰："夏虽极热时，必着葛布短半臂，以护其胸背。"即使天气很热，也要穿背心、短袖衫等衣物，护卫胸胁，老年人和体弱者尤应注意。

（5）自我调护技巧：注意个人卫生，暑热难当时，提倡温水沐浴（水温约35℃），或用温湿毛巾擦抹，以防腠理骤闭而邪不得出。针对异常出汗，如面对陌生环境而局促不安、手心出汗者，可按揉膻中穴，促进心包气血运行；因受寒而手冷出汗者，可每日按揉或艾灸手腕部的阳溪、阳池、阳谷穴及前臂的外关穴；心气不足而手心出汗者，可按揉内关、太渊、大陵、神门穴；脾气焦躁而出汗者，学会自我调节情绪，可静坐沉思，或细品绿茶，"心静自然凉"，充分发挥体内肾阴降火除烦的作用；脚臭多汗者，鞋袜宜透气、宽松，可用苍术、土茯苓、萆薢、藿香、佩兰煎水沐足。长夏脚癣、湿疹发作者，可用蛇床子、苍术、黄柏、生薏仁，打碎包煎，待药液放温后，清洗、浸泡患处。

（三）秋季生活起居

1. 秋季起居的原则　《素问·四气调神大论》曰："秋三月，此谓容平，天地以急，地气以明……"秋季，即农历7～9月，阳气内收，阴气渐长，气候干燥，即谓"秋燥"，初秋为温燥，深秋为凉燥。秋季与五脏之肺相应，肺主气司呼吸，为娇脏，喜润恶燥，而秋燥，其气清肃，其性干燥，易耗气伤津，犯肺伤阴，使人干咳。故秋季起居应以"养阴、养肺、养收、防秋燥、慎寒凉"为原则。

2. 秋季起居的方法　"秋三月……早卧早起，与鸡俱兴，使志安宁，以缓秋刑，收敛神气，使秋气平，无外其志，使肺气清，此秋气之应，养收之道也。逆之则伤肺，冬为飧泄，奉藏者少"。

（1）作息：顺应自然界阴气渐生而旺的规律，"早卧早起"，即晚上睡觉时间由春夏季节的23点提前至22点，深秋尤应在21点开始准备入睡，以助阴精收藏，早晨5～6点起床，以助阳气舒张，提高睡眠质量。

（2）活动：秋季养生锻炼分为三个层次：①以静养为主的气功锻炼法，强调呼吸内守、形神内敛；②轻度运动养生法，以舒展肌肉筋骨为目的，不要求消耗体力，可选择散步、太极拳等；③对于形体肥胖者，以减肥为目的，可选择健身舞、慢跑等运动量稍大的方式。对于老年人而言，日常活动禁忌过度劳累，或大量出汗。多鼓励老年人去山下、水边，接地气旅游，养阴、养收。需注意的是，爬山是一项耗氧量大、又不利于保护膝关节的运动，健康老年人爬山，需提前做好热身运动，循序渐进，量力而行，上山时建议步行，走缓坡，下山时建议坐缆车，不宜步行；有膝关节问题的老年人，则不建议爬山，也避免剧烈运动和下蹲动作。

（3）居住：秋季早晚温差大，故应及时调整室内温度，适当增加湿度。初秋，燥气滋蔓，湿气未退，易伤肺气，可建议老年人每日清晨或傍晚用冷水浴鼻5～10遍，以预防感冒，有鼻炎者可用生理盐水清洗鼻腔，以缓解不适。深秋，寒气渐长，寒主收引凝滞，脑血管意外多发，故应嘱咐老年人在冷空气过境时，出门戴口罩，晚餐以七八分饱为宜，忌饱餐后入睡；气候转凉时亦是支气管哮喘和泄泻发病的高峰期，故应指导有哮喘病史的老年人适当加强耐寒锻炼，加强心肺功能，可用捣烂的新鲜石榴皮敷神阙穴24小时，治疗泄泻。

（4）衣着：初秋流火未净，气候冷热多变，衣着应遵循"秋冻"的原则，减慢加衣添被的速度，有意识地进行耐寒锻炼，服饰宜素色、防燥、防静电，不可过厚，使体表稍凉，腠理闭合，有助于阳气内收，早晚稍凉及时加衣。深秋尤应注意前胸、后背部的保暖，老年人外出时，可建议加穿坎肩、斗篷、围脖等。

（5）自我调护技巧：①防秋燥，可指导老年人每日按揉列缺穴3～5分钟；可用乌梅汁（乌梅 120g，代代花 30g，桂花 10g，水 2000mL），或服食，或熏蒸面部；秋燥伤津，故沐浴时不宜使用碱性大的肥皂或沐浴露。②慎寒凉，可每日逆时针按揉迎香穴 2～3 分钟，增强鼻的耐寒能力，或缓解鼻塞不通。③头发养护，秋季是养发的最佳时机，宜多梳少洗，宜用篦梳或木梳，在早晨或白天勤梳；发为血之余，属阴，故洗头宜选择食醋水、发酵的糯米淘米水等酸性物质。

（四）冬季生活起居

1. 冬季起居的原则　《素问·四气调神大论》曰："冬三月，此谓闭藏，水冰地坼，无扰乎阳……"冬季，即农历 10～12 月，万物闭藏，阴气当令，阳气沉潜，昼短夜长。冬季与五脏之肾相应，肾藏精、纳气、主水，冬寒易伤人体阳气，导致形寒肢冷、疼痛、瘀血等。故冬季起居应以"防寒保暖，补益肾精，休息养藏"为原则。

2. 冬季起居的方法　"冬三月……早卧晚起，必待日光，使志若伏若匿，若有私意，若已有得，祛寒就温，无泄皮肤，使气亟夺，此冬气之应，养藏之道也。逆之则伤肾，春为痿厥，奉生者少"。

（1）作息：早睡晚起，即夜幕降临，避免外出，21 点开始准备睡觉，日出之后再起床。肾阴亏虚者，尤应注意避开阴寒之气。

（2）活动：①冬季阳光柔和，条件允许时，鼓励老年人午饭后多到户外晒太阳，晒后背，疏通温煦督脉和膀胱经，以补益阳气。②日常锻炼需待日出后进行，禁忌清晨在风口锻炼。根据老年人不同体质，选择低或中等强度的运动。冷水澡、冬泳等耐寒训练一般适合体质强壮、阳气充足者，故不建议老年人进行。③俗语说"冬练三九，夏练三伏"，隆冬时节，自然界和人体的阳气均向内收引，冬至以后，"太极动而生阳"，此时练功可使阳气内聚，体质虚寒者尤宜，可指导老年人练习"叫花子功"，即脚跟抵住墙角，缓慢下蹲，同时调整呼吸，若蹲不下去，可将脚后跟稍微前挪，直至最后能蹲下去，周身慢慢发热，练习过程中，注意避免汗出当风，或剧动骤停，或湿衣久著。

（3）居住：①远离风寒之地，靠近温暖之所，防止过度出汗而伤阳气，是顺应冬气、养护人体闭藏机能的法则。②我国南方气候湿冷，寒湿伤阳气，致脾肾功能失调，清浊不分，清气不升，浊气不降，出现头困重、黏液便、冻疮，甚至关节炎，故应注意保暖、防寒、祛湿，可用中药煎汤外洗（炮附子 30g，细辛 10g，羌活 30g，独活 30g，苍术 50g，当归 30g，红花 20g，煎煮 20 分钟，药液 35～40℃时使用）。③北方干冷，燥邪伤津，寒邪收引凝滞，使人先出现鼻子、眼睛、喉咙干涩发痒，再出现红肿热痛、咳喘等不适，此时需温热散寒，兼固护阴液，故北方人冬季睡火炕，吃猪肉炖粉条和铜火锅。④老年人气血亏虚，反应迟钝，故不建议使用电热毯，若需使用，应保证安全。

（4）衣着：防寒保暖，服饰宜厚、轻、暖、深色，并随气候变化及时增减。年老阳虚者，建议穿着高领衣服，或戴围巾、风帽，上衣需长过臀部，且腰部和臀部设计厚实，挡风防寒。

（5）自我调护技巧：①寒性凝滞，易使人体裸露部位的皮肤粗糙、老化或皲裂，故需加强手腕、脚踝、颈项部位的保暖，又"寒从脚起"，故冬季提倡酉时（17～19 点）

沐足，可在水中加入红花或花椒或白酒，或用桂皮50g，当归50g，细辛30g煎汤，浸泡至周身微汗为宜。②冬至这一日寒气最重，阳气最弱，人体亦是心气、心阳最弱，故有心血管病史的老年人，冬至前后尤应注意胸口、后背保暖。③便秘作为冬季老年人的常见问题，多以虚秘、冷秘为主，可艾灸肾俞、腰阳关、大肠俞、天枢穴等。

（五）十二时辰调护

1.依病情变化择时观察　顺应四时阴阳还应顺应一日中阳阳变化。"子时一阳生""日中阳气隆"，黄昏时分则阳气渐虚而阴气渐长，深夜之时则阴气最为隆盛。《灵枢·顺气一日分为四时》曰："夫百病者，多以旦慧，昼安，夕加，夜甚。"一天中病情常呈现早晨病情渐轻，中午病情稳定，深夜病情最重的周期性变化，故照护患病老年人时，应加强夜间观察。

2.分十二时辰调养脏腑　古人将一日分为十二个时辰，人体十二经脉相应于十二时辰，十二经分属于十二脏腑。

（1）子时利胆：子时胆经当令，阴气最盛，阳气最弱，阴主静，故23点至凌晨1点必须保持熟睡。胆经常用保健穴位包括风池、肩井、阳陵泉、光明、丘墟穴等。

（2）丑时养肝：丑时肝经当令，"卧则血归于肝"，故凌晨1~3点仍需保持熟睡，禁忌熬夜。肝经常用保健穴位包括太冲、行间、期门、章门穴等。

（3）寅时护肺：寅时肺经当令，肺为相傅之官，辅心行血，故凌晨3~5点需保持睡眠或休息，忌通宵达旦，忌起早锻炼。肺经常用保健穴位包括列缺、中府、鱼际、少商穴等。

（4）卯时清肠：卯时大肠经当令，大肠主津，传化糟粕，故早晨5~7点宜起床，空腹喝少量温开水，顺时针方向摩腹，如厕排便，提肛数次，叩齿数十下，梳头至头皮微热。大肠经常用保健穴位包括合谷、迎香、曲池、肩髃穴等。

（5）辰时益胃：辰时胃经当令，胃主受纳，腐熟水谷，故上午7~9点宜吃早餐，年老、体弱者宜在7~7:30分进食，且早餐需种类丰富，必备蔬果。胃经常用保健穴位包括足三里、丰隆、天枢、四白、颊车穴等。

（6）巳时健脾：巳时脾经当令，脾主运化，主肌肉，脾胃为气血生化之源，故9~11点是学习的最佳时间，宜适量饮水，忌久坐不动或思虑过度。脾经常用保健穴位包括三阴交、血海、太白穴等。

（7）午时怡心：午时心经当令，心主血，藏神，为君主之官，故中午11~13点宜进午餐，午餐需营养丰富，餐后小憩片刻，再午睡30~60分钟，以养心安神。心经常用保健穴位包括神门、极泉、少海穴等。

（8）未时顺肠：未时小肠经当令，小肠主受盛化物、泌别清浊，故下午13~15点适量饮水，适当运动，以助消化。小肠经常用保健穴位包括后溪、养老、天宗、听宫穴等。

（9）申时排泄：申时膀胱经当令，膀胱贮藏和排泄尿液，故下午15~17点宜多喝水，促进排泄，禁忌憋尿，可进行伸腰、撞背等养生运动，"朝而受业，夕而习复"，申时亦是学习的好时光。膀胱经常用保健穴位包括委中、睛明、天柱、背俞穴等。

（10）酉时养肾：酉时肾经当令，肾藏精化髓，为人体生殖之精和五脏六腑之精的来源，为先天之本，司前后二阴，故17～19点宜足部沐浴和按摩，晚餐宜清淡、量少而精，禁忌过劳。肾经常用保健穴位包括涌泉、太溪、照海、复溜穴等。

（11）戌时入静：戌时经心包当令，心包代心受邪，故19～21点宜放松心情，休闲怡情，敲打心包经，禁忌生气。心包经常用保健穴位包括内关、劳宫、郄门、曲泽穴等。

（12）亥时入睡：亥时三焦经当令，三焦是六腑中最大的腑，具有主持诸气、疏通水道的作用。如果21点入睡，心平气和，节欲保精；23点前睡着，可休养身心。睡前禁忌熬夜、进食夜宵、饮浓茶或生气。三焦经常用保健穴位包括外关、支沟、翳风、耳门穴等。

二、环境适宜，慎避外邪

环境是指空气、水源、阳光、土壤、植被、住宅、社会人文等因素综合起来所形成的人类生活工作的外部条件。中医学认为人与自然是一个有机统一的整体，气候变化的异常、地理环境的优劣、昼夜晨昏的更迭直接影响人的健康。

1. 居室安静整洁　安静的环境有助于老年人休息和调养。噪声刺激常使人心烦意乱，尤其是心气虚者常因突然的声响而心悸不已，故应创造安静的居住环境，噪声以不超过40分贝为宜。《老老恒言·书室》曰："每日清晨，室中洞开窗户，扫除一遍，虽室本洁净，勿暂辍，否则渐生故气……"故居室应保持整齐，物品放置有序，经常通风换气，保持室内空气新鲜，忌吹对流风，地面、桌椅、床铺、餐具保持清洁、干燥、定时消毒，卫生间应无臭味、无污垢、无霉变斑点，定期消毒。

2. 居室温湿度适宜　室内温度一般以18～22℃为宜，过高使人燥热难受，易感暑邪，过低则使人感到寒冷，又易感寒邪。湿度一般以50%～60%为宜，过高抑制机体散热，使人闷热，过低则使人感觉口舌干燥。根据老年人不同体质、不同病证做出相应的调整，如阴虚、实热者，温度以16～20℃为宜；阳虚、实寒者，以22～28℃为宜；痰湿、湿热、痰热内阻或阳虚寒凝者，湿度宜略低；阴虚、燥渴者，湿度宜略高。此外，应根据不同季节，慎避外邪，做好预防，如春季防风邪，夏季防暑热，长夏防湿，秋季防燥，冬季防寒。

3. 居室光线合适　一般要求室内光线充足而柔和，使人感到舒适愉快。老年人休息时，光线宜暗。不同体质、不同病证对光线要求不同，如热证、阳盛、有眼疾、神经衰弱者，光线宜偏暗；肝阳上亢、肝风内动、癫狂者，应用深色窗帘遮挡，避免强光刺激；阳虚、实寒、风寒湿痹、久病卧床者，光线宜充足。

4. 居室安排因人制宜　《素问·五常政大论》曰："一州之气，生化寿夭不同……高者其气寿，下者其气夭……"即居住在空气清新、气候寒冷的高山地区的人多长寿；居住在空气污浊、气候炎热的低洼地区的人则反之。可见，不同的地理环境对健康的影响各异。居室或病床安排方面，实寒、阳虚者，宜向阳温暖；实热、阴虚者，宜背阴、凉爽、舒适。

三、睡眠有节，劳逸适度

（一）合理睡眠

睡眠有节是指根据自然界与人体阴阳变化的规律，采用合理的睡眠方式和调护措施，保证睡眠质量。中医学向来重视睡眠科学，认为"眠食二者为养生之要务"，良好的睡眠可消除疲劳，恢复体力和精力，从而防病强身、延年益寿。劳逸适度是指在条件允许的情况下，适度活动，防止过劳或过逸。正如《备急千金要方·养性》所说："养性之道，常欲小劳，但莫大疲及强所不能堪耳。"经常适度劳作和运动，不宜勉强进行力所不及的活动。

1. 睡眠环境　卧室宜安静，光线宜暗，空气新鲜，床铺整洁，温湿度适宜，可放置绿植，床头避开对流风或避免直对空调。

2. 睡眠宜忌　睡前宜放松心情，保持安静，静则生阴，阴盛则寐；宜热水沐足，按摩涌泉穴；宜少食、少饮；忌七情过极、读书思虑或剧烈运动。睡时忌言语哼唱，忌当风、对炉火。

3. 睡眠用具　卧具以舒适为原则。①床铺以略高于就寝者膝盖水平为宜；床垫软硬适度，保证脊柱正常生理弧度；被褥宜轻、松、软、宽大、干燥；内胎宜选新棉花、优质丝绵或羽绒，厚薄随气候变化而调节；被子里、床单应柔软，布料宜选纯棉布、细棉纱、细麻布等。②枕头高度以稍低于肩到同侧颈部距离或平卧时头与躯干保持水平为宜，过高影响气血运行，诱发脑缺氧、打鼾和落枕，过低则影响肺气宣降，使头部充血，导致眼睑和颜面浮肿；枕头不宜过宽，以 0.15～0.2m 为宜；枕头可稍长，以睡眠时能翻一个身的位置为宜；枕芯宜选质地松软之物，软硬适度，稍有弹性，以能帮助散发头部热量为最佳，保持头冷脚热，促进快速入眠。实验表明，用荞麦壳装六七分满的枕芯，冬暖夏凉，具有清热泻火的功效，其松软及弹性程度最利于睡眠。③常根据不同年龄、体质、病证和季节，选择不同的药枕来养生保健。如耳鸣耳聋者，可用磁石枕；目暗目花者，可用菊花、茶叶、决明子、荞麦、黑豆等制作的"明目枕"；神经衰弱者，可选琥珀枕、柏子仁枕；慢性咳嗽、咽炎和轻度脱发者，可用侧柏叶枕、薄荷枕。使用药枕时应注意，枕内容物宜选辛香平和、微凉、清轻之品，忌用大辛大热、大寒、动血、迫血及剧毒之物，如乌头、麝香等，此外应注意药物过敏者禁忌使用。

4. 睡眠服饰　睡衣宜宽大无领、无扣，秋冬宜棉绒、毛巾布，春夏宜丝绸、薄纱。老年人冬日睡卧应戴棉布睡帽，以能遮盖住整个头顶为宜；不论冬夏，睡卧时宜注意肚脐保暖，70 岁以上老年人更应如此。

5. 睡眠方式　睡眠方位，应避免北首而卧。年老、体弱者，睡眠时长以 8 小时为宜。睡眠姿势宜采取右侧卧位，四肢略屈曲，身体呈弓形，使全身肌肉放松，熟睡后可自由翻身。心衰及咳喘发作者宜取半侧位或半坐位，同时将枕与后背垫高。肺病所致胸腹积液者，宜取患侧卧位。心脉痹阻者，避免左侧卧或俯卧。

（二）劳逸适度

劳与逸对立统一，一张一弛，《彭祖摄生养性论》曰："不欲甚劳，不欲甚逸。"经常适度的活动可调畅气血，强健体魄，锻炼意志；适当的休息可消除疲劳，恢复体力与精力，保持生命的活力，故日常生活应劳逸结合，量力而行，轻重相宜。中医学认为，过度劳累常常是疾病发生的重要原因之一，日常坐、卧、立、行，若是持续过久，也会损害机体。《素问·宣明五气篇》曰："久视伤血，久卧伤气，久坐伤肉，久立伤骨，久行伤筋，是谓五劳所伤。"故生活起居应注意避免过劳。

1. 劳逸结合　①脑力劳动与体力活动相结合，脑力劳动偏于静，体力活动偏于动，动以养形，静以养神。脑力劳动者，可在工作间歇适当活动或锻炼；体力劳动者，可静坐思考或读书看报。②静式休息和动式休息相结合，静式休息主要是指睡眠，动式休息主要是指人体活动，可根据不同爱好自行选择不同形式，如聊天、下棋、散步、钓鱼、赋诗作画等。

2. 避免久视　"目受血而能视"，若看电脑、看书、看电视、看戏剧、看电影太久，会耗伤气血，导致头晕目眩，两目干涩。故日常生活中应避免用眼过度，若需长时间注视，则宜每隔 30 ～ 60 分钟适当休息，眺望远景或闭目养神。

3. 避免久立　久站不动，下肢骨骼、肌肉的负担增加，血液回流受阻，气滞血瘀，致下肢静脉曲张、痔疮、两足浮肿等。若长期久站，可在站立时行甩腿动作、扭膝运动或在睡前按摩双腿及温水沐足。

4. 避免久行　长时间行走奔跑，既耗伤气血，又使肌肉、筋脉处于疲劳状态。故应避免长时间疾步行走。

5. 避免久卧　久卧可使气血阻滞，故躺卧或睡眠时长应适度。

6. 避免久坐　久坐易使臀部皮肤毛囊易受堵塞而生疖、毛囊炎等，可引起脾胃积滞，消化不良，气短乏力，亦可致颈椎病、肩周炎和冠心病等。故平时应避免久坐，或静坐时做数次转胯运动、旋腰转脊及腰部按摩等。

7. 避免神劳　神劳又称心劳，即用脑过度。中医学认为，心主血而藏神，脾在志为思，故思虑劳神过度，最易耗伤心血，损伤脾运。故平时应保持心境平和，避免过度思虑、紧张、计较得失。

四、个人卫生，洁净舒适

（一）口腔护理

口腔是消化食物的通道，保持口腔清洁，有利于增进食欲。脾开窍于口，脾气健旺，则食欲旺盛，口味正常。脾失健运，痰浊内生，则食欲不振，口淡、口黏、口甜等，故针对口腔疾患，内治宜益气健脾，外治宜中药含漱或涂抹。口腔溃疡者，常用金蒲散含漱剂、丁香漱口液、苦丁茶液等含漱，也可用金银花、甘草煎水代茶饮，或在口疮部位涂抹珠黄散、冰硼散、锡类散等。口腔异味者，常用甘草银花液、口疮灵漱口液、生理盐水、益口含漱液等。咽喉肿痛者，常含漱消炎散、口洁净等。

（二）皮肤护理

皮肤是人体抵御外邪的屏障，肺在体合皮，肺主宣发肃降，能宣发卫气，输精于皮毛，使之红润有光泽，司腠理开阖，御邪防病。肺气、肺阴亏虚，则皮毛枯槁不泽，卫表不固而见自汗或易感冒，故针对皮肤疾患，内治宜益肺固表，日常护理，需保持皮肤干燥、完整、清洁。

久病长期卧床者，易生压疮。内治宜调补气血，外治则重在预防。故宜定时翻身，保持衣裤与床单平整、清洁、干燥，保持皮肤清洁，定时检查受压部位，尤其是骨突处，观察皮肤颜色及血运情况，可用气垫床或在骶尾部、足跟部垫气圈或气垫。压疮发生后，根据不同证型进行护理。气滞血瘀者，应行气活血，如局部艾灸、理疗；瘀腐热郁者，可先以蒲公英水洗，再涂白芨黄连液；气虚津亏者，可先以生理盐水清洁创面，再以蛋黄油外敷；气虚夹湿者，可用生理盐水清洁创面，再以祛腐生肌膏外敷。

（三）二便护理

1. 大便护理 ①汉代王充在《论衡》中指出："欲得长生，肠中常清，欲得不死，肠中无滓。"故平时应养成定时排便的习惯，注意有便不强忍，排便不强挣。②便秘者，炽热内结可用大黄敷脐，或地骨皮煎水灌肠，或指压大肠俞、天枢、支沟、合谷、曲池等穴以泄热通便；阴寒凝滞可艾灸大肠俞、肾俞、神阙、气海穴；年老气虚应适度活动，避免过度劳累。③腹泻者，注意肛周皮肤护理，便后以温水清洁，保持干燥，局部涂以凡士林或黄连油膏，及时倾倒排泄物，保持室内清洁、通风，定期消毒。暴泻者宜卧床休息；寒湿泄泻者，腹部宜保暖，可热敷或热熨，或按揉足三里、中脘穴以散寒祛湿，健脾止泻；湿热泄泻者，病室宜凉爽干燥；脾虚泄泻者，病室宜温暖干燥。

2. 小便护理 小便通利则人体健康，反之则易生疾患。①尿潴留护理：若术后发生者多为气虚，宜益气温阳利水，可用中药热敷下腹部，并指压中极、气海穴，或艾条灸足三里、气海、关元、中极等穴，施灸后注意保暖；膀胱湿热者，病室宜凉爽、干燥，伴发热者可采用物理降温；脾肾虚弱者，病室宜温暖向阳，可热敷熨脐部、少腹部，并按摩膀胱区，亦可用滴水声，促进排尿。②尿失禁护理：应注意保持皮肤清洁、干燥加强会阴部护理；定时排尿训练膀胱功能，建立规则排尿习惯；常做提肛运动，以锻炼盆腔肌肉力量；避免咳嗽、弯腰等尿失禁的诱发动作；长期尿失禁者可采用留置导尿。

（王秋琴）

第二节 情志护理

情志护理是指在护理工作中，注意观察和了解个体的情志变化，运用中医护理的方法预防、改善和消除不良情绪，以达预防疾病和促进康复目的的一种方法。心理健康是保证老年人生活质量的重要条件。由于年龄、生活、环境等因素，老年人常出现孤独、失落、抑郁、焦虑、悲伤等情绪，《素问·汤液醪醴论》曰："精神不进，意志不治，故病不可愈。"历代医家亦强调"善医者，必先医其心，而后医其身"，因此在养老工作中，必须重视情志护理。

一、情志与健康的关系

七情是指喜、怒、忧、思、悲、恐、惊七种正常的情志。情志活动是对外界刺激和体内刺激的保护性反应，有益于身心健康。持续的、过度的或突然的情志刺激，易引起人体阴阳失调，气血紊乱，脏腑功能失调，正如《养性延命录》所说："喜怒无常，过之为害。"故护理人员应指导或帮助个体调节情绪，保持良好的心境，促进健康。

（一）情志正常，脏气调和

正常的情志活动是体内脏腑、气血、阴阳调和的反映，同时又能反作用于人体，调达脏气，增强抗病能力，对维护人体的健康起着积极的促进作用。正如《医醇賸义·劳伤》所言："夫喜、怒、忧、思、悲、恐、惊，人人共有之境。若当喜而喜、当怒而怒、当忧而忧，是即喜怒乐发而皆中节也。"《素问·举痛论》曰："喜则气和志达，荣卫通利。"喜的心境有益于人的身心健康；而怒一般被认为是一种消极、否定的情绪，但怒作为人的基本情感之一，对人体的健康也有着其积极的一面，怒为肝之志，正常情况下有助于肝气的疏泄条达。综上可见，情志正常则脏气舒畅调达，从而使脏腑功能活动得以加强。

（二）情志异常，内伤脏腑

1. 直接伤及脏腑　《灵枢·百病始生篇》曰："喜怒不节则伤脏。"不同的情志刺激可直接伤及相应的脏腑，产生不同的病理变化。《素问·阴阳应象大论》曰："怒伤肝、喜伤心、思伤脾、忧伤肺、恐伤肾。"七情致病以心、肝、脾三脏为多见，其中以心为主导。由于心为五脏六腑之大主，精神之所舍，因此七情太过，首先伤及心神，然后影响其他脏腑，正如《灵枢·口问》曰："悲哀愁忧则心动，心动则五脏六腑皆摇。"

2. 影响脏腑气机　《素问·举痛论》曰："怒则气上，喜则气缓，悲则气消，恐则气下，惊则气乱，思则气结。"即过度愤怒可使肝气上冲，血随气逆，并走于上；过度喜乐使心气涣散，神气不能收持；过度悲伤可耗伤肺气；过度恐惧可使肾气不固，气泄于下；突然受惊导致心气紊乱，气血失和，心神失常；思虑过度导致脾气郁结，运化失常。异常情志变化可以使脏腑气机紊乱，产生疾病。

3. 影响疾病转归　疾病的全过程即是人体脏腑阴阳气血失调的过程。情志过度或不及，能够损伤脏腑的神和气，神伤则脏腑阴阳气血无所主，气伤则脏腑阴阳气血随之失调。故在疾病过程中，若产生异常的情志变化，则会加重脏腑气血阴阳紊乱，使病情加重。

二、七情致病的预防

预防七情致病必须保持精神乐观，心境平和，随时调整，避免七情过激。

（一）清静养神

清静养神是指采取各种措施使精神保持淡泊宁静的状态，不为七情六欲所干扰。正如《素问·上古天真论》曰："恬惔虚无，真气从之，精神内守，病安从来。"精神内守，心平气和，精气才能日渐充实。神是生命活动的主宰，统御精气，聚精才能会神，而老年人或患者对情志刺激尤为敏感。因此在日常生活中，应树立清静为本的思想，乐观随和，做到静神不用，劳神有度，用神不躁。

（二）保持乐观

情志乐观，心胸宽广，性格开朗，精神愉快，可使营卫流通，气血条畅，生机旺盛，身心健康，正如叶天士所言："心胸常开阔，年岁活一百。"在生活中通过锻炼、陶冶情操，逐渐培养乐观性格，增进身心健康。面对困境时，怀有平常心，退步思量，则能减轻烦恼，亦可与人倾诉交谈，听人劝慰，疏导烦闷。

（三）平和七情

平和七情是指调节情绪，合理控制，防止七情过激，从而达到心理平衡的方法。①喜、怒为七情之首，喜贵于调和，怒宜于戒除，而过喜又伤心神。戒怒与制怒，一是以理制情，即以理性克服情志上的冲动，使怒气不生；二是以"耐"养性，修炼豁达的胸怀，高尚的情操，良好的涵养，遇事能够忍耐而不急躁化怒，若已怒，应当及时发泄和吐露，以免郁遏而生疾。②忧郁、悲伤过度，则肺气郁结，甚则耗气伤津，故平时应注意培养和保持开朗的性格，以乐观战胜消极的情绪。③适度思虑可强心健脑，过度则伤神，脾气郁结，出现头昏、心慌、失眠、多梦、纳呆、腹胀等不适。故思虑必须有节，以理制思，切实减少不必要的谋虑。④惊恐过度则肾气不固，二便失禁，甚则心神受损，惊悸猝死。防治惊恐，一是有意识地锻炼，培养勇敢、坚强的性格；二是避免接触易导致惊恐的因素和环境。⑤护理人员应以真诚、友善的态度，引导老年人自我发现，并鼓励自我克服和自我改善，避免七情过激，防止七情内伤。

三、情志护理的原则

（一）诚挚体贴

老年人或患者常会产生各种心理反应，如主观感觉异常，猜疑心重，依赖性增强，产生孤独、焦虑、抑郁、悲哀等不良情绪，甚至日常生活及环境也会影响情志。此时，迫切需要医护人员给予关怀和温暖，设身处地为其着想。对待老年人，应该热情、亲善、温和、有礼貌，当其忧愁或痛苦时，护理人员应主动与之分忧，当其悲观时，应热情予以鼓励。诚挚体贴应体现在护理的各个环节，处处体谅老年人的心情，以仁慈之心爱护。

（二）一视同仁

孙思邈《备急千金要方·大医精诚》曰："凡大医治病……如有疾厄求救者，不得问其贵贱贫富，长幼妍媸，怨亲善友，华夷智愚、普同一等，皆如至亲之想。"即要求护理人员对待老年人应一视同仁，不论其地位高低，家境贫富，也不论貌之美丑，不念恩怨亲疏，不分中外民族，不管聪明愚昧，将其看作自己的亲人。只有具备这种高尚的护理美德，才能赢得信赖，而老年人的信任是情志护理成功的关键。

（三）因人施护

体质、性格、年龄、性别不同，对情志刺激的耐受力迥异，心理状态也各不相同，正如《灵枢·寿夭刚柔》曰："人之生也，有刚有柔，有弱有强，有短有长，有阴有阳。"故护理中应根据个体差异，选择正确的情志护理方法。①体质较强者，耐受性较强，不易为情志所伤；体质较弱者，轻微的精神心理变化，则可能诱发疾病。②一般而言，性格开朗乐观者，遇事心平气和而自安，故不易为病；性格内向悲观者，精神脆弱，遇事或消极或焦躁，易生疾病。③年龄方面，儿童脏腑娇弱，气血未充，多为惊、恐致病；成年人，气血方刚，奋勇向上，社会关系错综复杂，易为怒、思所伤；老年人，生活阅历丰富，心境相对平和，刚刚离休、退休者，则常感到失落、孤独，易为忧郁、悲伤、思虑所伤。④性别与情绪也有关系，男多属阳，以气为主，性格多刚悍，对外界刺激的反应，一是亢奋，多为狂或大怒，二是不出现强烈变化；女多属阴，以血为先，以肝为先天，其性多柔弱，相对于男性，更易为情志所伤，常见悲忧、抑郁、思虑。

（四）避免刺激

《素问·痹论》曰："静则神藏，噪则消亡。"安静舒适的环境使人情绪稳定，有利于身心健康。因此护理人员应努力营造良好的休养环境，避免不良刺激，工作中做到走路轻、关门轻、说话轻、操作轻。齐德之《外科精义》曰："勿令于患人左右，弹指嗟咨，掩泪窃言，感激病患，甚不利便。"即指出对患者要实行保护性医疗。老年人患病后精神负担较重，对医护人员的一言一行极为敏感，故应避免因处理不当或出言不慎而影响其情绪。若病情突然变化，护士应沉着冷静，积极配合抢救，避免惊慌失措，同时做好老年人及家属的安慰工作，稳定老年人的情绪。

四、情志护理的方法

情志护理包括心理干预、音乐治疗、药物干预等多种方法，可根据老年人的不同体质和不同病证选择合适的方法，以便取得最佳效果。本节仅介绍常用心理干预方法。

（一）说理开导法

1.概念 说理开导法是指通过正面的说理、劝说开导，使人端正对事物的看法，认识情志与健康的关系，认识自身行为与疾病的关系，解除不必要的忧愁顾虑，以积极的态度和行为配合治疗和护理的方法。

2.方法 《灵枢·师传》曰："人之情，莫不恶死而乐生，告之以其败，语之以其善，导之以其所便，开之以其所苦，虽有无道之人，恶有不听者乎？"此为说理开导法的起源。根据个体的心理特点、健康问题进行说理开导。具体包括：①指出病证或不适发生的原因、性质、程度及危害，使人正确认识、对待疾病；②对悲观忧虑者，应耐心讲解积极的情绪可促进康复，鼓励其积极配合护治；③科学指导治疗和调养的具体措施；④实事求是地分析问题，引导其自我调节，释放压力，排解不良情绪。

3.注意事项 进行说理开导，护理人员必须要取得老年人的信任，态度真诚、温和，有同情心和责任感，对老年人的隐私应保密，尊重他人人格；此外，应鼓励其表达自身想法、观点和感受，表示理解、同情和乐于倾听，使其感到自己是安全的、被人信任的，从而增强其继续交流的信心和兴趣。这样才能通过动之以情，晓之以理，喻之以例，明之以法，达到改善老年人身心状况、促进康复的目的。

（二）释疑解惑法

1.概念 释疑解惑法是指根据个体存在的心理疑虑，通过一定的方法解除其对事物的误解、疑惑，从而增加战胜疾病的信心。

2.方法 心存疑惑是老年人或患者较普遍的心理现象，尤其是性格抑郁、沉默寡言者更为突出。"杯弓蛇影"便是典型的案例。《晋书·乐广传》曰："尝有亲客，久阔不复来，广问其故，答曰：'前在坐，蒙赐酒，方欲饮，见杯中有蛇，意甚恶之，既饮而疾。'于时河南听事壁上有角，漆画作蛇，广意杯中蛇即角影也。复置酒於前处，谓客曰：'酒中复有所见不？'答曰：'所见如初。'广乃告其所以，客豁然意解，沉疴顿愈。"由案例可见，对于疑病、疑重、疑死等猜疑心较重的人，护理人员应耐心讲解病症的相关知识，阐明真相和本质，从根本上解除其心理负担，使之摆脱担忧和猜疑。对严重的疑心病，甚至可以用假解释的方法，巧妙地让其信以为真。《古今医案按》曰："一人在姻家过饮，醉甚，送宿花轩，夜半酒渴，欲水不得。遂口吸石槽水碗许。天明视之，槽中俱是小红虫，心陡然而惊，郁郁不散，心中如有蛆物，胃脘便觉闭塞。日想月疑，渐成痿膈，遍医不愈，吴球往视之，知其病生于疑也，用结线红色者，分开剪断如蛆状，用巴豆二粒，同饭捣烂，入红线丸十数丸，令病患暗室内服之，又于宿盆内放水。须臾欲泻。令病患坐盆，泻出前物，汤漾如蛆。然后开窗令亲视之，其病从此解，调理半月而愈。"正如《王氏医存》所言："治一切心病，药所不及者，亦宜设法以心治心，弓影蛇杯，解铃系铃，此固在慧心人与物，推移无法之法，可意会而不可言传也。"

（三）移情易性法

1.概念　移情易性法是指通过一定的方法、措施转移或改变人的情绪和注意力，以摆脱不良情绪的方法，又称移精变气法。

2.方法　出现不适症状或患病后，人往往将注意力集中在疾病和症状上，胡思乱想，陷入苦闷烦恼和忧虑，这不仅会加重病情，还会影响护治。此时，可以采取一定的措施，分散注意力，使思想焦点转移到其他方面。常用的移情方法包括言语启发、运动锻炼、音乐欣赏、书法绘画、读书赋诗、种花养鸟、下棋垂钓、外出旅游、学习研究等。在诸多方法中，音乐欣赏、书法绘画、读书赋诗对陶冶情志最为有益。

（四）宣泄解郁法

1.概念　宣泄解郁法是指通过发泄、哭诉等方法，将抑郁于胸中的不良情绪宣泄出去，恢复正常情志，维持平和心境。此方法常用于情志病。

2.方法　"郁则发之"，只有将内心的苦楚、郁闷倾诉出来，才能调畅气机，故护理人员要善于因势利导，用恰当的语言加以抚慰、开导，使人从精神创伤中解脱出来。《素问·移精变气论》曰："闭户塞牖，系之病者，数问其情，以从其意。"即选择一个安静的环境，详细询问情况，使之倾诉隐讳之情，耐心地说服开导，过程中应注意情感交流，做一个有效的倾听者，体贴、理解老年人。此外，哭诉宣泄也是化解悲郁的方法之一，但需注意避免哭泣过久而伤神。

（五）以情胜情法

1.概念　以情胜情法又称情志制约法，是指有意识地采用一种情志抑制另一种情志，达到淡化或消除不良情绪，保持良好的精神状态的一种情志护理方法。

2.方法　《素问·阴阳应象大论》曰："怒伤肝，悲胜怒；喜伤心，恐胜喜；思伤脾，怒胜思；忧伤肺，喜胜忧；恐伤肾，思胜恐。"朱丹溪进一步提出："怒伤，以忧胜之，以恐解之；喜伤，以恐胜之，以怒解之；忧伤，以喜胜之，以思解之；思伤，以怒胜之，以喜解之；恐伤，以思胜之，以忧解之；惊伤，以忧胜之，以恐解之；悲伤，以恐胜之，以怒解之。"上述基于五行理论的以情胜情法，正是中医学独特的情志护理方法，历代医家广为运用。如文挚疗王侯之疾，华佗治郡守之病，均为激怒疗法的验案。实际工作中，应根据具体情况具体分析，掌握老年人对情志刺激的敏感程度，选择适当的情志制约的方法，实施情志护理。

（1）恐胜喜法：是指采用一定的方法使人产生恐惧，利用恐惧因素来收敛耗散的心神，克制其原有的因喜乐过极所致的情志病。此法常用于喜笑不休、狂躁等病症。范进中举后喜乐至极而疯，被扇巴掌后惊恐而解，此为典型案例。

（2）怒胜思法：是指采用一定的方法使人发怒，以克制原有的因思虑过度所致的情绪障碍或躯体疾病。此法常用于长期思虑不解，伤脾耗神所致的郁证、失眠等病证。

（3）喜胜悲法：是指利用喜乐因素来克制原有的因悲忧过度所致的情绪障碍或躯体

疾病。此法常利用幽默诙谐的语言、滑稽可笑的表演、夸张有趣的故事、逗人的相声、欢快的音乐、喜剧等，使人兴奋、快乐、欣喜。适用于性格内向、抑郁证、脏躁证等。

（4）悲胜怒法：是指采用一定的方法使人产生悲哀情绪，以克制愤怒过度所致的情绪障碍或躯体疾病。此法常用于其他病证兼有的情绪亢奋者，如眩晕、狂证等。护理人员可用悲伤凄苦的戏剧、音乐或言语感化，使人产生悲痛的情绪，也可用威吓的言语震慑，使人恐惧，继而转悲，悲则气消，胸中郁怒之气随之而解。

（5）思胜恐法：是指采用让人思考问题的方法，以克制原有的因惊恐过度所致的情绪障碍或躯体疾病。此法常用于惊恐证。

（六）暗示法

1. 概念　暗示法是指医护人员利用语言、动作或其他方式，使人在不知不觉中受到积极的暗示，从而不加主观意志地接受护理人员的某种观点、信念、态度或指令，解除心理上的压力和负担，消除不适症状或增强某种治疗和护理方法效果的一种情志护理方法。

2. 方法　《素问·调经论》言："刺微奈何？岐伯曰：按摩勿释，出针视之，曰我将深之，适人必革，精气自伏，邪气散乱，无所休息，气泄腠理，真气乃相得。"医生在实施针刺的过程中，对针刺部位多加按摩，同时示针，祥告深刺，从而使人注意力集中，达到提高针刺效果的目的。暗示作用在日常生活中较为常见，如"望梅止渴""草木皆兵"，护理人员的鼓励、安慰、解释、保证等也都有暗示的成分。暗示的方法较多，如言语暗示、药物暗示、手术暗示、情境暗示等。暗示可来自别人（他暗示），也可来自自己（自我暗示）。暗示内容来有积极与消极之分，护理人员应尽量避免由于言行不慎所带来的消极暗示。此外，可鼓励老年人进行积极的自我暗示，如反复强化"一定能战胜疾病""吃药能治好病""医生能治好我的病""我能睡好觉"等意识，从而引导机体功能向有益的方向发展。

（七）顺情从欲法

1. 概念　顺情从欲法是指顺从个体的意志、意愿、情绪，满足其身心需要，以解除因情志意愿不遂所致病证的一种情志护理方法。

2. 方法　在患病过程中，情绪多有反常，对此应先顺其情，从其意，有助于心身健康。故在护理中注意分析，若是合理的要求，在条件允许的情况下，应尽力满足，或对其想法表示理解和支持。如提供清洁的环境、合理的饮食、有效的诊疗、耐心的解释、恰当的信息等，以及建立支持系统，积极争取家属、亲朋好友、同事、单位和社会相关组织对老年人的爱护、关怀和帮助。引导家属在老年人面前保持良好的情绪，多理解体贴，在生活上给予无微不至的关怀和照顾，共同创造家庭温馨气氛，使人心境达到最佳状态，促进早日康复。

（王秋琴）

第三节　饮食护理

饮食是维持人体生命活动必不可少的物质基础。合理的饮食是人体五脏六腑、四肢百骸得以濡养的源泉，饮食不当则可使人体正气虚弱，抵抗力下降，导致多种疾病的发生。《黄帝内经》曰："谷盛气盛，谷虚气虚，此其常也。反此者，病。"饮食护理是在中医药理论的指导下，根据患者病情需要，给予适宜的饮食，预防或治疗疾病的一种方法。

中医认为合理的饮食和良好的饮食习惯是维持正常机体功能的关键之一。如《黄帝内经》强调"饮食有节""五味调和"的养生方法，以补精益气，防止早衰。对于患病之人，历代医家在治疗疾病时，除了药物调治外，更重视饮食的调养作用。《千金要方·食治篇》明确指出："食能排邪而安脏腑，悦神爽志，以资血气。若能用食平疴，释情遣疾者，可谓良工。"老年人生机减退，气血不足，阴阳渐衰，各种慢性病多发。因此，我们必须重视老年人群的饮食护理。

一、食物的性能

（一）四性

1. 四性的含义　性是指食物具有的不同属性，包括寒、凉、温、热四性，习惯称为"四气"，加上不寒不热的平性，又可称为"五性"。其中寒与凉、热与温有其共性，只是程度上有所不同。温次于热，凉次于寒。常用的 300 多种食物中，平性食物最多，温热性食物次之，寒凉性食物最少。

2. 四性的确定　确定食物"性"的依据和药物是相似的，是从食物进入人体作用于脏腑经络以后所发生的反应按中医药理论概括出来的。一般能够减轻或消除热证的食物，属于寒性或凉性；反之，能够减轻或消除寒证的食物，属于温性或热性；两者均不明显者属于平性。此外寒热温凉尚有阴阳属性之分，寒凉的属阴性，温热的属阳性。

3. 四性的作用与适应证　具体区分内容，见表 7-1。

表 7-1　四性的作用与适应证

四性	作用	适应证	举例
寒凉性食物	清热、泻火、解毒、润燥、生津	热证	绿豆、西瓜、冬瓜、苦瓜、紫菜、白萝卜、香蕉等
温热性食物	温中、祛寒	寒证	羊肉、辣椒、姜、葱、蒜、酒等

注：平性的食物是指不寒不热、性质比较平和的食物，应用范围广泛。例如，胡萝卜、黑豆、玉米、花生、猪肉、牛肉、牛奶、鸡蛋、无花果、白砂糖等。

（二）五味

1. 五味的含义　所谓五味，是指辛、甘、酸、苦、咸五种不同的味道。另外还包括淡味和涩味，因而实际上不止五种。但是，五味是最基本的五种滋味，所以仍然称为五味。以常见的 300 多种食物统计数字来看，甘味食物最多，咸味与酸味次之，辛味更次之，苦味较少。

2. 五味的确定　五味主要通过两种方法来确定：一是通过口尝，即用人的感觉器官辨别出来的，它是食物真实味道的反映；二是通过长期的实践观察，不同味道的食物作用于人体，产生不同的反应和疗效来辨别。

3. 五味的作用与适应证　具体区分内容见表 7-2。

表 7-2　五味的作用与适应证

味	特点	作用	适应证	举例
辛	能行、能散	发散、行气、行血	表证、气滞血瘀证	胡椒温里行气，适用于腹部冷痛、腹胀等症
甘	能补、能和、能缓	补益、和中、缓急	虚证、痛证	红糖补益脾胃、止痛，用于脾胃虚寒的胃痛
酸（涩）	能收、能涩	收敛、固涩	虚证多汗、泄泻、尿频、遗精	乌梅涩肠止泻，用于久泻者
苦	能泄、能燥、能坚	泻热、燥湿、坚阴	热证、湿证、气逆等证	苦瓜泻热，多用来治疗口苦、口臭、大便干燥等胃肠燥热证
咸	能下、能软	软坚、散结、泻下	热结便秘、瘿瘤、瘰疬等证	海藻软坚，消散瘿瘤
淡	能渗、能利	渗湿、利水	水肿、小便不利、湿盛等证	薏苡仁渗湿利水，用于脾运失常，水湿内盛的病证

注：涩味和酸味虽口感不同，但作用基本相同。一般来说，食物中具有涩味和酸味者亦有生津的特点，如菠萝、番茄等。

（三）归经

1. 归经的含义　食物的归经是指食物对机体某部位选择性作用，即某些食物对某些脏腑经络的病变起着主要或特殊治疗作用。食物归经实际是指明食物治病的适用范围。

2. 归经的确定　食物归经理论的形成是在中医基本理论的指导下，以脏腑经络学说为基础，以食物食用后人体的反应为依据，经过长期实践总结出来的理论。如肺经病变常见咳嗽，用荸荠、芥菜能缓解咳嗽，说明它们归肺经。

最后要说明的是，食物既有性、味、归经，也有升降浮沉的作用趋向，但这种趋向不如药物显著，故不专门介绍。此外，极少的食物也有一定的毒性，如生食白果过量，则会中毒。

二、饮食调养的原则

食物作用于人体，需根据一定的原则而应用。饮食调养的原则有三因制宜、辨证施食、辨病施食、调整阴阳、协调脏腑等。本节重点介绍三因制宜、辨证施食和辨病施食。

（一）三因制宜

1. 因时制宜　四时季节气候的变化，对人体生理功能和病理变化均产生不同的影响。因此应依据春夏秋冬四季阴阳消长的变化来调节人的饮食，以适应自然规律，保持人体阴阳的平衡协调。

（1）春季：春季属肝，万物生发向上，故饮食以疏肝养肝为主，忌酸涩。如芹菜炒猪肝、韭菜、黄豆芽、香菜等。

（2）夏季：夏季属心，气候炎热，人体阳气外发，故饮食宜祛暑生津，以清心护心为主。如银花露、苋菜、西瓜、绿豆、绿豆芽、莲藕等。

（3）秋季：秋季属肺，气候由热转凉，自然界的阳气由疏泄趋向收敛，故饮食宜酸润，以润肺养肺为主，忌辛散寒凉之物。如杏仁、银耳、蜂蜜等。

（4）冬季：冬季属肾，气候寒冷，阳气潜藏，阴气极盛，故饮食宜滋补，以补肾为主。如羊肉、狗肉等。

2. 因地制宜　不同地区，由于气候条件及生活习惯不同，人的生理活动和病变特点也不尽相同，所以饮食护理亦应有差异。如云贵川湘居处山区，气候潮湿寒冷，居民易感受寒湿，故喜食辛辣之品。西北高原地区，气候寒冷干燥，居民易受寒伤燥，宜食温阳散寒、生津润燥之品。

3. 因人制宜　由于人的体质、性别、年龄等不同，对病邪的抵抗力、病后恢复能力等均存在差异，故在饮食调护时应因人而异。体质属寒者，宜食热性食物；体质属热者，宜食凉性食物，忌热性食物及辛辣烟酒等；体质过敏之人，不宜吃海鲜腥发之物。女子以血为本，饮食应以补阴补血为主，尽量选择多汁多液食物。小儿脏腑娇嫩，饮食宜高营养，容易消化、性味不宜过偏；成年体质壮实的外感风寒患者，可选用发散作用较强的食疗方，如姜糖饮、姜糖苏叶饮、葱白粥等；老年人体衰虚弱，饮食宜清淡、松软、温热，对老年体虚而感风寒者，食疗时宜配补益食品，如人参桂枝粥、木耳粥等。总之，食物的寒热属性和配伍，与患者个体情况相宜才有益于健康，否则容易诱发疾病。

（二）辨证施食

辨证施食是指根据患者疾病的证候类型指导患者选择不同属性的食物，以达到配合治疗目的。对食物的选择既要考虑患者疾病的病证类型，又要根据食物本身的四气五味和归经等诸多因素实行辨证施食。如泄泻病，属湿热内蕴，宜食马齿苋；证属食积中焦，宜食山楂、萝卜；证属脾胃虚弱，宜食山药、大枣、芡实、薏仁等；证属肾阳虚衰，宜食羊肉、狗肉等血肉有情之品。辨证施食能调节机体的脏腑功能，平衡阴阳，促进内环境趋向平衡、稳定，是饮食调护的重要原则。

(三) 辨病施食

不同病证往往具有特定的病因、病机和证候特点，食物所含有的物质成分，往往对某一种或几种疾病具有特异性作用，故饮食调护时也要辨病施食。如消渴病患者，宜多食富含南瓜多糖的南瓜；瘿瘤病患者，宜多食富含碘元素的紫菜、海带。以辨病施食来指导实践，具有非常重要的意义。

在临床实践中，辨证与辨病施食是提高饮食调护效果的两个重要原则，即在食物选配时，既要注意证的特殊性，又要重视病的内在实质。在病的诊断确立之后，辨明其证是正确选用食物的前提；掌握每一个食物的性能特点，有针对性施用，是保证治疗效果的重要基础。辨证与辨病，两者相辅相成，不可顾此失彼。

三、常用食物性味及功效、应用

(一) 温性食物

常见的温性食物如下表所示，见表 7-3。

表 7-3 温性食物

品名	性味	功效	应用宜忌
鸡肉	性温，味甘	健脾补虚，益气养血	宜：体虚，气血不足，阳虚畏寒，纳呆 忌：实热证，痼疾和疮疡等皮肤病忌公鸡肉
牛肉	性温，味甘	补中益气，健脾养胃	宜：脾胃虚弱，气血虚亏 忌：痼疾和疮疡等皮肤病
羊肉	性温，味甘	益气补虚，温肾助阳	宜：阳虚畏寒，气血不足 忌：外感时邪，阴虚火旺，疮疡疖肿
鲫鱼	性温，味甘	健脾益气，利尿消肿	宜：水肿，腹水，缺乳 忌：便秘，皮肤瘙痒，痘疹
鲤鱼	性微温，味甘	健脾开胃，利水消肿	同鲫鱼
海参	性温，味甘、咸	养血润燥，补肾益精	宜：精血亏损，浮肿，阳痿，遗精 忌：痰湿内盛，便溏腹泻
虾	性温，味甘	补肾壮阳，通乳，托毒	宜：阳虚，宫寒不孕，寒性脓疡 忌：热证，各种皮肤病，易复发的痼疾
蛇肉	性温，味甘、咸	祛风，活络，定惊	宜：风湿痹痛，肢体麻木
糯米	性温，味甘	补中益气，暖脾胃	宜：脾胃气虚，胃寒疼痛，气短多汗 忌：热证及脾不健运者
高粱	性温，味甘	温中健脾，涩肠止泻	宜：脾胃虚弱，便溏腹泻 忌：湿热中满腹胀者

品名	性味	功效	应用宜忌
饴糖	性温，味甘	益气缓急，润肺止咳	宜：虚寒腹痛，乏力纳少，肺虚咳喘 忌：湿热内郁，中满吐逆，痰热咳嗽
荔枝	性微温，味甘、酸	养血填精，益气补心	宜：久病体弱，呃逆，腹泻 忌：血证，素体热盛及阴虚火旺者
山楂	性微温，味甘、酸	消食化积，散瘀行滞	宜：食滞，泻痢，瘀血内积 忌：脾胃虚弱，龋齿
胡桃仁	性温，味甘	补肾温肺，润肠通便	宜：虚寒喘咳，肾虚腰痛，肠燥便秘 忌：痰热咳嗽，阴虚火旺，便溏
栗子	性温，味甘	健脾养胃，补肾强筋	宜：肾虚腰膝无力，脾虚泄泻，口腔溃疡 忌：痞满，疳积，食滞
杨梅	性温，味甘、酸	生津止渴，和胃消食	宜：伤暑口渴，腹胀，吐泻 忌：痰热
桃子	性温，味甘、酸	生津润肠，活血消积	宜：便秘 忌：痈肿，疮疖
杏子	性温，味甘、酸	润肺定喘，生津止渴	宜：咳嗽，口渴 忌：痈疖，膈上有热者
大葱	性温，味辛	散寒解表，通阳	宜：外感风寒，头痛鼻塞，皮肤麻木不仁 忌：狐臭者
韭菜	性温，味辛	温中行气，温肾	宜：呕吐呃逆，便秘，阳痿 忌：阴虚内热，胃热，目疾，疮疡
南瓜	性温，味甘	补中益气，除湿解毒	宜：消渴，肺痈，咳喘，腹水 忌：气滞湿阻，腹胀，纳差
生姜	性温，味辛	发散风寒，温中止呕 解鱼蟹毒	宜：风寒感冒，胃寒腹痛，呕吐 忌：热证，阴虚发热
小茴香	性温，味辛	祛寒止痛，理气和胃	宜：下腹冷痛，胃寒胀痛，呕吐 忌：阴虚火旺，胃有热者
芫荽	性温，味辛	发表透疹，芳香开胃	宜：麻疹不透，外感风寒，消化不良 忌：皮肤疾病
食醋	性温，味酸	散瘀止血，解毒，消食	宜：胃酸过少，过食鱼腥，瓜果中毒 忌：胃酸过多，外感风寒，筋脉拘急
红糖	性温，味甘	补血，活血散瘀	宜：虚寒腹痛，产后恶露不净 忌：糖尿病

（二）热性食物

常见的热性食物如下表所示，见表7-4。

表 7-4　热性食物

品名	性味	功效	应用宜忌
狗肉	性热，味甘、咸	补中益气，温肾壮阳	宜：脾肾阳虚，腰膝酸软 忌：热证，阴虚，出血性疾病，妊娠
桂皮	性辛，味甘	温中补阳，散寒止痛	宜：脘腹寒痛 忌：热证，阴虚内热，咽痛，妊娠
花椒	性热，味辛	温中散寒，止痛，杀虫	宜：虚寒腹痛，蛔虫腹痛 忌：阴虚火旺，妊娠
胡椒	性温，味辛	温中下气，消痰，解毒	宜：虚寒胃痛，肺寒痰多 忌：阴虚内热，血证，痔疮，妊娠
辣椒	性热，味辛	温中散寒，健胃消食	宜：寒凝腹痛吐泻，纳少，风寒湿痹 忌：热证，目疾，疖肿，痔疮，血证，妊娠
大蒜	性热，味辛	温中消食，解毒	宜：外感疫毒，风寒，痢疾，食欲不振 忌：阴虚火旺者慎用
白酒	性热，味辛	通脉，御寒，行药势	宜：气滞血瘀，风寒湿痹 忌：热证，阴虚内热，血证

（三）凉性食物

常见的凉性食物如下，见表 7-5。

表 7-5　凉性食物

品名	性味	功效	应用宜忌
甲鱼	性凉，味甘	滋阴凉血，养精填髓	宜：阴虚体弱，精气不足 忌：阳虚热证
兔肉	性凉，味甘	补中益气，滋阴凉血	宜：乏力，消渴，阴虚失眠 忌：素体虚寒
蚌肉	性凉，味甘	清热滋阴，明目	宜：阴虚目暗，痔疮，崩漏 忌：脾阳虚，妊娠
牛奶	性微凉，味甘	补虚生津，益肺养胃	宜：气血不足，阴虚劳损，日常进补
大麦	性凉，味甘、咸	和胃，消积，利水	宜：小便淋漓疼痛，消化不良 忌：哺乳妇女忌麦芽
小麦	性凉，味甘	养心益肾，健脾和胃	宜：失眠健忘，虚热盗汗
小米	性凉，味甘	和中益肾，祛湿热	宜：脾胃虚热，失眠，产后
柠檬	性凉，味酸	生津止渴，祛暑，安胎	宜：热病口渴，中暑，妊娠恶阻，高血压 忌：风寒表证，溃疡病
枇杷	性凉，味甘、酸	润肺，止渴，下气	宜：热病口渴，干咳 忌：脾虚便溏
芒果	性凉，味甘、酸	生津止渴，消食，止咳	宜：热病口渴，干咳
李子	性凉，味甘、酸	疏肝解郁，生津止渴	宜：消渴引饮，阴虚发热 忌：脾胃虚弱者

续表

品名	性味	功效	应用宜忌
罗汉果	性凉，味甘	清肺润肠	宜：燥咳，便秘，百日咳 忌：风寒痰湿咳嗽
萝卜	性凉，味甘、辛	消食下气，清热化痰，解酒	宜：食积气胀，咳嗽痰多，口渴，伤酒 忌：脾胃虚寒，忌与人参等温补药同服
油菜	性凉，味辛	散血，消肿	宜：劳伤吐血 忌：疮疖，目疾，狐臭，产后
丝瓜	性凉，味甘	清热解毒，凉血通络	宜：胸胁疼痛，乳痈，筋脉挛急 忌：脾胃虚寒
菠菜	性凉，味甘	养血止血，润燥止渴	宜：血虚头晕，两目干涩，便秘，痔瘘便血 忌：脾虚泄泻，泌尿系结石
芹菜	性凉，味甘、苦	清热凉血，平肝熄风	宜：肝阳上亢，头痛头晕，烦躁失眠 忌：消化不良
茄子	性凉，味甘	清热，活血，通络	宜：疮疡肿毒，便秘，风湿痹证 忌：虚寒腹泻
黄花菜	性凉，味甘	养血平肝，利水消肿	宜：头晕，水肿，各种血证，缺乳 忌：不宜生食
豆腐	性凉，味甘	益气生津，清热解毒	宜：脾胃虚弱，消渴
茶叶	性凉，味甘、苦	清热利尿，消食	宜：小便不利，烦渴，暑热，小便短赤 忌：脾胃虚寒，便溏

（四）寒性食物

常见的寒性食物如下表所示，见表 7-6。

表 7-6　寒性食物

品名	性味	功效	应用宜忌
豇豆	性微寒，味甘	健脾和胃，补肾	宜：脾胃虚弱，吐泻下痢，遗精带下 忌：气滞便秘
梨	性寒，味甘、酸	清热生津，止咳消痰，醒酒	宜：肺热咳嗽，醉酒，热病津伤便秘 忌：脾虚便溏，寒咳，胃寒呕吐，产后
柿子	性寒，味甘、涩	清热润肺，止渴	宜：咳血，溃疡病出血，尿血，痔疮便血 忌：外感咳嗽，痰湿内盛，勿与蟹、酒同食
柑	性微寒，味甘	生津止渴，醒酒，利尿	宜：热病口渴，咳嗽多痰，便秘，醉酒
柚	性寒，味甘、酸	健胃消食，生津，解酒	宜：口渴，食滞，消化不良，伤酒 忌：风寒感冒，痰喘，脾胃虚寒
橙	性微寒，味甘、酸	宽胸止呕，解酒，利水	宜：热病呕吐，二便不利，伤酒 忌：脾阳虚者不可多食
香蕉	性寒，味甘	清肺润肠，解毒	宜：热病伤津，溃疡病，痔疮，习惯性便秘 忌：便溏，慢性肠炎

续表

品名	性味	功效	应用宜忌
桑葚	性寒，味甘	滋阴补血，生津润肠	宜：阴血虚之眩晕，失眠，须发早白，血虚肠燥便秘 忌：脾虚便溏
甘蔗	性微寒，味甘	清热和胃，生津润燥，解酒	宜：热病口渴，大便秘结，血证，伤酒，燥咳，呕吐反胃，妊娠恶阻 忌：脾虚便溏
西瓜	性寒，味甘	清热解暑，生津止渴	宜：中暑，高热烦渴，泌尿系感染，口舌生疮 忌：中寒湿盛者，产后
甜瓜	性寒，味甘	清热解暑，利尿	宜：发热口渴，燥咳，反胃呕吐 忌：腹胀，脾虚便溏，脚气病
荠菜	性寒，味甘	清热化痰，消积	宜：高血压，咽喉肿痛，胸腹胀热，便秘，口舌生疮，热咳，月经过多 忌：便溏，血虚
黄瓜	性微寒，味甘	清热利水，止渴	宜：热病烦渴，水肿 忌：脾胃虚寒
冬瓜	性微寒，味甘	清热解毒，利水消痰	宜：水肿胀满，小便不利，消渴，暑热 忌：脾肾阳虚，久病滑泻
苦瓜	性寒，味苦	清热解毒，祛暑	宜：伤暑发热，热病口渴，目赤肿痛，热痢 忌：脾胃虚寒
竹笋	性寒，味甘	利膈下气，清热痰，解油腻，解酒	宜：肥胖，食滞腹胀，伤酒，麻疹初起 忌：病后，产后，易复发疾病
莲藕	性寒，味甘	清热生津，凉血散瘀	宜：热病烦渴，热淋，出血证，熟食可健脾 忌：寒证，脾胃虚弱者宜熟食
番茄	性微寒，味甘、酸	生津止渴，健胃消食	宜：热病发热，口干渴，食欲不振 忌：泌尿系结石，脾胃虚寒
海带	性寒，味咸	软坚散结，利水	宜：瘿瘤，瘰疬结核，水肿 忌：脾胃虚寒者不可多食
紫菜	性寒，味甘、咸	清热利尿，化痰软坚	宜：淋巴结核，肺脓疡，甲状腺肿大 忌：皮肤病，化脓性炎症

（五）平性食物

常见的平性食物如下表所示，见表7-7。

表 7-7　平性食物

品名	性味	功效	应用宜忌
猪肉	性平，味甘	补气养血，益精填髓	宜：体质虚弱，营养不良，肌肤枯燥
鸭肉	性平，味甘、咸	滋阴养胃，利水消肿	宜：阴虚内热 忌：外感风寒，脾虚泄泻
鸡蛋	性平，味甘	滋阴养血，安神	宜：气血不足，失眠烦躁
鹅肉	性平，味甘	益气补虚，和胃止渴	宜：阴虚发热，胸闷 忌：湿热内蕴，高血压，疮疡
鹌鹑	性平，味甘	健脾益气	宜：气血不足，营养不良，食欲不振
马肉	性平，味甘、酸	强腰脊，健筋骨	宜：腰腿酸痛乏力，痹证 忌：腹泻，皮肤病
大豆	性平，味甘	健脾宽中，润燥消水	宜：诸虚劳损，便秘，消渴 忌：体虚痰盛
赤小豆	性平，味甘	利水消肿，解毒排脓	宜：水肿，小便不利，热毒痈疮 忌：不宜过食
黑豆	性平，味甘	益气止汗，利水活血	宜：水肿，多汗，肾虚腰痛，血虚目暗 忌：炒熟性温热，不易消化，不可多食
扁豆	性平，味甘	健脾和中，消暑化湿	宜：暑天吐泻，水肿
玉米	性平，味甘	和中开胃，化湿利尿	宜：腹泻，水肿，小便不利，黄疸
粳米	性平，味甘	健脾益胃，除烦止渴	宜：脾胃虚弱，纳呆，泄泻，乏力
红薯	性平，味甘	补中和血，益气生津	宜：湿热黄疸，习惯性便秘 忌：中满腹胀，胃酸过多
豆浆	性平，味甘	补虚润燥	宜：纳呆，阴虚燥热，皮肤粗糙
燕窝	性平，味甘	养阴润燥，补中益气	宜：气阴两虚，肺虚咳喘，疳积
蜂蜜	性平，味甘	补脾润肺，润肠通便	宜：脾虚食少，肺虚燥咳，肠燥便秘 忌：湿热痰滞，胸腹痞满，便溏泄泻
白果	性平，味甘、苦、涩	收敛定喘，止带	宜：喘咳，痰多，白浊带下 忌：有小毒，多食易引起中毒
橘子	性平，味甘、酸	开胃理气，止渴润肺	宜：食欲不振，恶心呕吐，妊娠恶阻 忌：风寒咳嗽，多食可化火生痰
葡萄	性平，味甘、酸	补益气血，健胃利尿	宜：痿痹，食欲不振，小便涩痛 忌：多食生内热，不宜过食
苹果	性平，味甘、酸	补心益气，生津和胃	宜：便秘，慢性腹泻，食欲不振
菠萝	性平，味甘、酸	清暑解渴，消食利尿	宜：中暑发热烦渴，消化不良 忌：过食可能过敏
芝麻	性平，味甘	补益肝肾，养血通便	宜：精血亏虚，须发早白，头晕，便秘 忌：脾虚便溏，腹泻
花生	性平，味甘	补脾润肺，养血和胃	宜：气血亏虚，脾胃失调，体弱便秘 忌：腹泻便溏，炒后性温，多食易生热

续表

品名	性味	功效	应用宜忌
莲子	性平，味甘、涩	补脾固涩，养心益肾	宜：脾虚泄泻，肾虚遗精，带下，崩漏 忌：便秘，中满痞胀
山药	性平，味甘	健脾益气，补肺益肾	宜：脾虚便溏，肺虚咳喘，肾虚带下，消渴 忌：湿盛中满，肠胃积滞
土豆	性平，味甘	健脾益气	宜：食欲不振，体弱，便秘 忌：发芽、腐烂发青的有毒，应禁食
蘑菇	性平，味甘	健脾开胃，透疹	宜：食欲不振，久病体弱，麻疹不透 忌：注意不要误食有毒的蘑菇
香菇	性平，味甘	益脾气，托痘疹	宜：脾胃虚弱，神疲乏力，麻疹不透，淋巴结核 忌：食滞胃痛，肠胃湿热
胡萝卜	性平，味甘	健脾，和胃，下气	宜：脘闷气胀，便秘，小儿痘疹 忌：忌与醋同食
白菜	性平，味甘	清热除烦，通便利肠	宜：口干渴，大便秘结
香椿	性平，味苦、辛	燥湿杀虫，健脾涩肠	宜：久泻，遗精，带下，崩漏，疳积 忌：易引起旧病，有宿疾者不宜食用
木耳	性平，味甘	滋阴养肺，益气和血	宜：气血不调，肢体疼痹，产后崩漏血虚 忌：脾虚便溏腹泻
银耳	性平，味甘	润肺止咳，养胃生津	宜：气阴虚弱，咳喘，口咽干燥，月经不调 忌：风寒咳嗽

四、老年人常用食疗方的应用举例

1. 生姜粥（《饮食辨食》）

组成：粳米 50g，生姜 5 片，连须葱数茎，米醋适量。

制法用法：将生姜捣烂，与粳米同煮粥；粥熟时加入葱、醋，稍煮即成。趁热服食。

效用：解表散寒，温胃止呕。适用于风寒感冒，证见发热畏寒、头痛身痛、无汗等，也可用于胃寒呕吐、肺寒咳嗽等。

2. 银花茶（《疾病的食疗与难方》）

组成：金银花 20g，茶叶 6g，白糖 50g。

制法用法：水煎服。每日 1 次，连服 2～3 日。

效用：辛凉解表、解暑。适用于风热感冒，症见发热、微恶风寒、咽干口渴等，夏季热盛亦可饮用。

3. 绿豆粥（《普济方》）

组成：绿豆 25g，粳米 100g，冰糖适量。

制法用法：将绿豆、粳米淘洗干净，放入砂锅内，加水适量，用武火烧沸，再用文火继续煮至豆米烂熟；将冰糖水倒入粥内，搅拌均匀即成。分早晚2次服用，2～3日为一个疗程。

效用：清热解暑、解毒。适用于夏季预防中暑、暑热烦渴、湿热泄泻、疮疡肿毒等证。

4. 苏子麻仁粥（《丹溪心法》）

组成：紫苏子、麻仁各15g，粳米50g。

制法用法：先将紫苏子、麻子仁洗净，研磨为极细末，加水再研，滤汁去渣，以汁煮粥。每日1～2次，早晚服用。

效用：降气润肠，通导大便。适用于肠燥津亏便秘，病后、老年人、孕妇便秘或习惯性便秘。

5. 良姜炖鸡块（《饮膳正要》）

组成：高良姜6g，草果6g，陈皮3g，胡椒3g，公鸡1只（约800g），葱、食盐等调料适量。

制法用法：将高良姜、草果、陈皮、胡椒装入纱布袋内，扎口。将公鸡宰杀去毛及内脏，洗净切块，剁去头爪，与药袋一起放入砂锅内，加水适量，武火煮沸，撇去污沫，加入食盐、葱等调料，文火炖2小时，最后将药袋拣出装盆即成。每周2～3次，随量饮汤食肉。

效用：温有散寒，益气补虚。适用于脾胃虚寒导致的胃脘痛、呕吐泄泻，亦可用于风寒湿痹、寒疝疼痛、宫寒不孕、虚寒痛经等。

6. 姜附烧狗肉（《大众药膳》）

组成：生姜150g，熟附片30g，狗肉1000g，大蒜、菜油、盐、葱各少许。

制法用法：将狗肉洗净，切成小块；将生姜煨熟切片备用。熟附片入放砂锅内，先熬煎2小时，然后将狗肉、大蒜、生姜、葱放入锅内，加水适量炖煮，烧至狗肉熟烂即成。可佐餐食用，每周1～2次。

效用：温肾壮阳，散寒止痛。适用于肾阳不足所引起的阳痿不举、夜尿频多、头晕耳鸣、精神萎靡、畏寒肢冷、女子宫寒不孕等。

7. 核桃仁炒韭菜（《方脉正宗》）

组成：核桃仁60g，韭菜白250g，麻油30g，食盐1.5g。

制法用法：将核桃仁先用沸水焯约2分钟，捞出后撕去表皮，冲洗干净，滤干水装于碗内，韭菜白择洗后，切成3cm长的段待用。炒锅烧热后，倒入麻油，油热时下核桃仁翻炒至色黄，再下韭菜白一起翻炒至熟，起锅时撒入食盐，炒匀后装盘即成。佐餐用。

效用：补肾壮阳，温肾固气。适用于肾阳不足之阳痿、乏力、腰膝酸痛，肾气不固之遗精、带下、小便频数及便秘等。

8. 五加皮酒（《本草纲目》）

组成：南五加皮、当归、牛膝各60g，糯米1000g，甜酒曲适量。

制法用法：将五加皮洗净，刮去骨，与当归、牛膝一起放入砂锅内同煎40分钟，然后去渣取汁，再以药酒汁、米、曲酿酒。每次饮 10 ～ 30mL，每日早晚 2 次服用。

效用：祛风湿，补肝肾，除痹痛。适用于风湿痹证。适用于肝肾两亏，或风寒湿邪侵袭于腰膝所致的四肢麻木、筋骨酸痛、腰膝无力等。

9. 薏苡仁粥（《本草纲目》）

组成：薏苡仁 60g，粳米 60g。

制法用法：将薏苡仁洗净捣碎，粳米淘洗，同入煲内，加水适量，共煮为粥。温热食之，日服 2 次。

效用：利水渗湿，健脾和胃。适用于脾虚湿盛所致的水肿、泄泻、小便不利等。

10. 鲤鱼赤小豆汤（《外台秘要》）

组成：鲜鲤鱼 1 条（约重 1000g），赤小豆 150g。

制法用法：鲤鱼去鳞及内脏，再去除头、尾及骨，冲洗干净备用。赤小豆洗净，放入锅中，加清水，旺火烧开后改用小火，煮至半熟时，加鲤鱼，煮至熟烂即成。不加调料淡食。

效用：利水消肿。适用于水肿。

11. 乌梅粥（《圣济总录》）

组成：乌梅 10 ～ 15g，粳米 60g，冰糖适量。

制法用法：先将乌梅洗净，拍破，入锅煎取浓汁去渣，再入粳米煮粥，粥熟后加冰糖少许，稍煮即可。空腹温服，早晚各 1 次。

效用：涩肠止泻，敛肺止咳，生津止渴。适用于肠虚不固证、肺虚不固证。

12. 川贝蒸雪梨

组成：大雪梨 1 个，川贝 2g，冰糖 20g。

制法用法：将梨洗净，去皮，挖核，放入川贝，加冰糖放锅蒸 10 分钟。每次 1 个，每日 2 次。

效用：滋阴润肺。适用于肺热咳嗽、阴虚咳嗽、干咳无痰、肺虚久咳。

13. 橘皮粥（《调疾饮食辨》）

组成：橘皮 50g，粳米 100g。

制法用法：橘皮研细末备用。粳米淘洗干净，放入锅中，加清水，煮至粥将成时，加入橘皮，再煮 10 分钟即成。

效用：理气健脾，和胃止呕，化痰止咳。适用于中焦气滞、脾失健运、脘腹胀满、食欲不振、恶心呕吐、咳嗽多痰等。

14. 甘麦大枣汤（《金匮要略》）

组成：甘草 20g，小麦 100g，大枣 10 枚。

制法用法：将甘草放入砂锅内，加清水 500mL，大火烧开，小火煎至 200mL，过滤取汁留用；将大枣洗净去杂质，与小麦一同入锅加水慢火煮至麦熟，加入甘草汁，再煮沸后即可食用。空腹温热服。

效用：养心安神，和中缓急。适用于心阴虚证。亦用于心阴不足，肝气失和所致的烦躁、心神不宁、精神恍惚、心烦失眠等。

15. 猪肝羹（《圣惠方》）

组成：猪肝 1 具，鸡子 3 枚，葱白、豆豉、食盐各适量。

制法用法：猪肝冲洗干净，细切备用。葱白洗净，细切备用。豆豉放入锅中，加清水，煮取豉汁。猪肝、葱白、食盐放入豉汁中，煮至将熟时，打入鸡子，略煮即成。

效用：养肝明目。适用于肝血不足、视物模糊、夜盲。

16. 人参大枣茶（《十药神书》）

组成：人参 3 ～ 5g，大枣 10 枚

制法用法：将人参切成薄片，大枣去核，人参、大枣共置保温杯中，以沸水冲泡，闷盖 15 分钟即可。

效用：补虚益气，养血和胃。适用于体质虚弱者。

17. 虫草蒸老鸭（《本草纲目拾遗》）

组成：冬虫夏草 5 枚，老雄鸭 1 只，黄酒、生姜、葱白、食盐各适量。

制法用法：老鸭去肚杂洗净，将鸭头劈开，放入冬虫夏草，用线扎好，放入大钵中，加黄酒、生姜、葱白、食盐、清水适量，鸭熟即可。

效用：补虚损，益肺肾，止咳喘。适用于肺肾亏虚证，如病后虚损、身体羸弱、腰膝酸痛、阳萎遗精、久咳虚喘，劳嗽痰血等。

18. 猪肝羹（《圣惠方》）

组成：猪肝 1 具，鸡子 3 枚，葱白、豆豉、食盐各适量。

制法：猪肝冲洗干净，细切备用。葱白洗净，细切备用。豆豉放入锅中，加清水，煮取豉汁。猪肝、葱白、食盐放入豉汁中，煮至将熟时，打入鸡子，略煮即成。

主治：养肝明目。适用于肝血不足，视物模糊，夜盲。

19. 当归生姜羊肉汤（《金匮要略》）

组成：当归 20g，生姜 30g，羊肉 500g，黄酒、食盐各适量。

制法用法：当归、生姜冲洗干净，用清水浸软，切片备用。羊肉剔去筋膜，放入开水锅中略煮，除去血水后捞出，切片备用。当归、生姜、羊肉放入砂锅中，加清水、黄酒、食盐，旺火烧沸后撇去浮沫，再改用小火炖至羊肉熟烂即成。食用时捡去当归和生姜。

效用：温中补血，祛寒止痛。适用于产后血虚、腹中冷痛、寒疝腹中痛，以及虚劳不足。

20. 龙眼酸枣仁粥（《食物与治病》）

组成：龙眼肉 10g，炒枣仁 10g，芡实 12g。

制法：炒枣仁捣碎，用纱布袋装。芡实加水 500mL，煮 30 分钟后加入龙眼肉和炒枣仁，再煮 30 分钟。取出炒枣仁，加适量白糖，滤出汁液。不拘时间，随时服用，并吃龙眼肉及芡实。

主治：养血安神，益肾固精。适用于因心阴血虚、虚火内扰不能下济肾阴，出现心悸、怔忡、神倦、遗精等。

（叶然）

第四节　用药护理

汤剂是中药最常用的剂型，汤剂的煎煮关系到药效发挥和用药安全，清代医学家徐灵胎曾说过："煎药之法，最宜深讲，药之效不效，全在乎此。"

汤剂服用是中药给药最主要的途径，即根据不同药性和治疗需要配伍后，将切细、打碎或炮制过的药物加水煎煮，滤取其药液的方法。中药在煎煮过程中发生两种变化：①单味药物有效成分的溶出；②药物中各种活性成分进行化合反应。中药的合理煎煮可以充分发挥药物的作用，对于防治疾病有重要意义。古代医家对煎煮法亦很重视，如明代医家李时珍指出："凡服汤药，虽品物专精，修治如法，而煎药者鲁莽造次，水火不良，火候失度，则药亦无功。"护理人员应掌握正确的中药煎煮方法，充分发挥药物效用。

一、一般煎煮法

（一）煎煮容器

煎煮容器以砂锅、瓦罐为宜，因其材质稳定，不易与药物中所含成分发生化学反应，导热均匀，热力缓和，保温性强，水分蒸发少，价格低廉，这也是自古沿用至今的原因。此外，也可选用搪瓷锅、不锈钢锅和玻璃容器，此类容器具有抗酸耐碱的性能，但其传热较快，不利于药物有效成分的析出，且散热亦快，一般大量制备时多选用。

忌用铜、铁、铝、锡锅等器具煎煮药物。铜、铁质容器传热快，化学性质不稳定，易氧化，在煎煮药物时能与中药中所含的鞣质、有机酸等成分发生化学反应而影响疗效，甚至对人体产生毒副作用。铝锅虽化学性质较稳定，但不耐强酸强碱，不是理想的煎药用具。

（二）浸泡

中药煎煮前浸泡既有利于有效成分的充分溶出，又可缩短煎煮时间，避免因煎煮时间过长，导致部分有效成分耗损、破坏过多。煎药前将药物放入砂锅内，加冷水浸泡，以药材浸透为原则。一般情况下，花、叶、草类药物浸泡20～30分钟，根、茎、种子、果实类浸泡60分钟。夏季室温高时，浸泡时间不宜过长，以免腐败变质。另外，煎药前不可用水洗药，因为某些中药成分中含有糖和苷类等易溶于水的物质；还有些中药是经过炮制的，如添加蜜、醋和酒等，若用水洗，会丧失一部分有效成分，降低药效。

（三）煎药用水

1. 水质　煎药用水必须以水质洁净、矿物质少为原则。一般来说，除处方有特殊规定外，凡人们在生活上可作为饮用的水均可用来煎煮中药。可选用清澈的泉水、井水、河水及自来水。煎药用水最好采用经过净化和软化的饮用水，以减少杂质混入，防止水中钙、镁等离子与药材成分发生沉淀。忌用开水煎药，因植物药物外层组织细胞受热后会立即紧缩、凝固，在细胞壁上形成一层不可逆的蛋白质变性层，影响药物的析出和有效成分的利用。

2. 水量　煎煮水量应根据药物的性质、药量、吸水程度和煎煮时间而定。一般汤剂经水煎两次，其中 70% ~ 80% 的有效成分已析出，第三、四煎中只剩下 20% ~ 30%，所以临床多采用两煎法。传统的加水方法是将药物均匀地放入药锅内，看准药物表面的位置，第一煎的加水量以水超过药物表面 3 ~ 4cm 为准，第二煎的加水量以水超过药物表面 2 ~ 3cm 为准；另一种加水方法是按平均每 1g 药加水约 10mL，计算出该方总的需水量，一般第一煎将总水量的 70% 加入，第二煎加入剩余的 30%。如果煎煮花、叶、全草类药物，加水量要适当增多一些；煎煮矿物类、贝壳类药物时，加水量可稍减。煎药时应一次将水加足，避免在煎药过程中频频加水。如不慎将药煎糊，应弃去，不可加水再煎后服用。

（四）煎药火候

火候是指火力大小与火势急慢。大火、急火称武火；小火、慢火称文火。一般先用武火煎沸，沸后改用文火保持微沸状态，以免药汁溢出或水分蒸发迅速，有利于有效成分的溶出。在煎煮过程中，尽量少开锅盖，以免药物成分挥发。

（五）煎药时间

煎药时间主要根据药物和疾病的性质决定。治疗一般疾病的中药煎煮以两次为宜，先用武火煮沸，水沸后计算煎煮时间，一般头煎为 20 ~ 30 分钟，二煎 10 ~ 20 分钟。解表药、芳香药或清热药宜用武火，时间宜短，煮沸时间为 10 ~ 20 分钟即可。用于治疗体虚的滋补中药以三次为宜，头煎为 40 ~ 50 分钟，二煎为 20 ~ 30 分钟，三煎为 10 ~ 20 分钟。有效成分不易煎出的矿物类、骨角类、贝壳类药及补益药，一般宜文火久煎，使有效成分充分溶出。

（六）榨渣取汁

煎煮好的中药要趁热榨渣取汁，以免有效成分沉淀在药渣上。如药渣不经压榨取汁就抛弃，会造成有效成分损失，尤其是一些不宜久煎的药物，药渣中有效成分所占比例更大，榨渣取汁更为必要。一般在最后一次煎煮时，趁热将药液滤出后，将药渣用双层纱布包好，绞取药渣内剩余药液，此法可增加药液成分的 15% ~ 25%。

中药煎煮后所得药液，成人一般每次服用 200 ~ 300mL，学龄期儿童服用 100 ~ 150mL，婴幼儿服用 50mL 为宜，煎煮 2 ~ 3 遍将几次药液混合后分次服用。

二、特殊药物的煎法

（一）先煎

有效成分不易煎出的药物，如龟板、鳖甲、龙骨、牡蛎、石膏、磁石、石决明等；或经久煎可以降低毒烈性质的药物，如乌头、附子，先煎 30 分钟或更长时间，舌尝无麻味，再放入其他药物同煎。

（二）后下

有效成分因煎煮易挥发、破坏或不耐煎煮的药物，应当后下。如薄荷、沉香、藿香、佩兰、砂仁等气味芳香、含发挥油的药物，应在汤剂煎好前 5 ～ 10 分钟放入；其他久煎易被破坏有效成分的药物，如钩藤、大黄、鱼腥草等，宜在煎好前 10 ～ 15 分钟放入。

（三）包煎

对花粉、细小种子及粉末类矿石药物，如海金沙、车前子、蒲黄、滑石粉、旋覆花、灶心土等，均应将药物装入纱布袋内，与其他药物同煎。可避免药液浑浊及减少对咽喉和消化道的刺激。

（四）另煎

另煎也称另炖，即为保证贵重药中有效成分不被其他药物吸附，应当单独煎煮，将其汁液兑入煎好的汤剂中服用，如人参、西洋参、鹿茸、羚羊角等。

（五）烊化

烊化是指将胶类药物加适量开水溶化后，冲入已煎好的药液中或入药液中溶化服用的方法。烊化可使胶类药物不黏附于其他药物或药罐上，以免烧焦。如阿胶、饴糖等胶糖类药。

（六）冲服

入水即溶化或难溶于水的固体药物及汁液性药物，不必煎煮，用煎好的药汁冲服，如芒硝、竹沥、三七等。

（七）煎汤代水

某些挥发性强、体积大、用量多的药物，如玉米须、金钱草等可煎汤代水服用。

三、机器煎药

机器煎药又称"中药代煎"，是目前临床上较为常用的煎药方法。其是根据处方将药物混合装入以特殊布料制成的煎药袋中，用冷水浸泡 30～60 分钟，加入适量的水。将水和浸泡好的中药连袋投入煎药机内，当温度和时间达到设定的标准时，中药即煎好，机器则自动停止加温。药汁可直接进入包装机，灌注于密闭塑料袋内。机器煎药在高温和高压的条件下，使有效成分更易煎出，且携带方便，贮存时间较长，每剂药中的浓度、成分分布均匀。

四、内服法

中药内服法为中药最常用的给药方法，具有作用直接、见效快、剂量易于控制、给药方便的优点。中药的服药方法是否恰当，对疗效亦有一定影响，在临床应用及护理时应注意以下方面。

（一）给药时间

择时给药，要使给药时间与人体时间节律同步协调，即阳药用于阳长之时，阴药用于阴长之时，升药用于升时，降药用于降时。如凡是需要借助人体阳气驱邪、采用扶正祛邪治则的疾病，在选用扶阳益气、温中散寒、行气和血、消肿散结等治法和方药时，宜在早晨或上午服用，凭天时阳旺、人体阳气随之充盛之势，扶阳抑阴，祛病除邪；同理，凡需借助阴气祛邪的疾病，在选用清热解毒、滋阴补血、收敛固涩、重镇安神、定惊熄风等治法与方药时，宜在傍晚或午后服用。

给药时间应按疾病的部位确定。《神农本草经》曰："病在胸膈以上者，先食后服药；病在心腹以下者，先服药而后食；病在四肢血脉者，宜空腹而在旦；病在骨髓者，宜饱食而在夜。"即病在上焦，宜食后服；病在下焦，宜食前服；补益药与泻下药，宜空腹服；安神药宜睡前服；对胃肠有刺激的，应食后服；治疟药宜在发作前 2 小时服用。无论食前或饭后服药，均应略有间隔（如饭前或饭后 1 小时左右），以免影响疗效。急病、重病则不拘时服，慢性病应按时服。这些服药时间对提高疗效具有重要的临床意义。

（二）给药方法

服用汤剂，一般每日 1 剂，分早晚各 1 次服用；对于儿童，可两日 1 剂，每日分 2～3 次服用或少量频服；危急重病的患者应据病情需要，1 次顿服或持续服药以维持药效；有的方剂可煎汤代茶，不拘时服，如胖大海。如遇昏迷患者、吞咽困难者，可用鼻饲法给药。对于呕吐患者，宜加入少量姜汁，或先服姜汁后服药，亦可采取冷服、少量频服的方法。对于作用峻烈之品或有毒性的药物，宜先服少量，逐渐增加，有效则止，慎勿过量。总之，应根据病情的需要和药性特点来决定和调整具体的给药方法。

（三）服药温度

服药温度是指中药汤剂的温度或服药时开水的温度，分为温服、热服和凉服。

1. 温服　将煎好的汤剂放温后服用，或将中成药用温开水、酒、药汁等液体送服的方法称为温服。一般中药多采用温服。中医认为凉者属阴，阴盛损阳，脾胃之气属阳，患者脾胃之气虚弱时再进凉汤，势必更伤阳气，对病情不利。温服亦可减轻某些药物的不良反应，如服用瓜蒌、乳香、没药等对胃肠道产生刺激作用的药物，易出现恶心、呕吐等不良反应，温服后能缓解上述症状。

服药时应注意，汤剂放凉后应先加热煮沸，再放温服用，不应只加热到温热不凉就服用。因汤剂冷却后多种有效成分因温度降低，溶解度小而析出沉淀，如加热至沸，则已沉淀的有效成分又可溶解，放温后服用，效果基本上接近刚煎好时。同理，服药不能只服上面澄清部分，应搅拌均匀后服用。

2. 热服　将煎好的汤剂趁热服下或将中成药用热开水送服的方法称为热服。解表药必须热服以助药力，增强发汗效果；寒证用热药，应热服，属"寒者热之"之法；真热假寒用寒药，应热服，属"寒药热服""治热以寒，温而行之"之法。一般理气、活血化瘀、补益剂均应热服，以提高临床疗效。

3. 凉服　将煎好的汤剂放凉后服用或将中成药用凉开水送服的方法称为凉服。热证用寒药应凉服，属"热者寒之"之法；真寒假热用热药，应凉服，属"热药凉服""治寒以热药，凉而行之"之法。一般止血、收敛、清热、解毒、祛暑剂均应凉服。

（四）服药后的观察及护理

服药后患者宜休息一段时间，以利于药物更好的吸收；同时要严密观察服药后的反应，尤其是服用有毒副作用或药性峻烈的药物，更应严密观察服药后有无不良反应。

1. 观察服药后的必然反应　患者服用药物后，会产生一定的药理作用，否则药物就未达到预期的作用。如服解表药后，患者会汗出；服利水渗湿药后，患者排尿次数和尿量增加，这说明药物在体内已发挥应有疗效。

2. 观察服药后的综合反应　药物进入人体之后，会对人体产生一定的综合作用，因此必须全面观察服药后的全身反应，如服用泻下药后除了要观察大便的次数以外，还要观察大便的性质、颜色、形状、气味，以及是否伴有腹痛、腹痛的性质、发作的时间、发作的程度、是否有脱水症状等。

3. 观察服药后的毒副反应　护理人员对中草药的性能及可能发生的不良反应要有明确的认识，严格掌握常用药物的性能和应用剂量，避免滥用，纠正中草药不会中毒的错误观念。用药前应向患者说明服用该药的注意事项。

中药中毒时常见的症状包括咽干、唇舌发麻、面部和全身发红，以及伴有皮肤丘疹、头晕、烦躁、呕吐、腹痛、腹泻；中毒严重者可出现语言及肢体运动障碍、呼吸急促，随即出现意识模糊、呼吸暂停。心血管系统表现为心音低、脉细弱、心律不齐、血压下降等。如临床出现上述症状，应立即停止使用中药，并立即报告医生协助进行救治抢救。

　　患者正确地服用中药，护理人员正确地施以服药前后的护理，不仅可使药物及时发挥效用，并可提高远期疗效，有益于治疗疾病。

（鹿竞文）

第五节　体质护理

　　中医体质学说是以中医理论为主导，研究各种体质类型的生理、病理特点，并以此分析疾病的反应状态、病变的性质和发展趋向，指导预防和治疗的学说。从体质的角度进行个体化护理可以执简驭繁地实现辨证施护。

一、中医体质的概念

　　中医体质是指人体生命过程中，在先天禀赋和后天获得的基础上所形成的形态结构、生理功能和心理状态方面综合的、相对稳定的固有特质。其是人类在生长、发育过程中所形成的与自然、社会环境相适应的人体个性特征。

二、体质的形成

　　体质禀受于先天，得养于后天。先天因素是体质形成的基础，后天因素对体质的形成、发展和变化也具有重要的影响，因此体质是先天因素和后天因素共同作用而逐步形成的相对稳定的生理心理特质。

（一）先天因素

　　影响体质形成的先天因素主要包括父母的身体素质、父母血缘关系的远近、父母育子时的年龄、母亲妊娠期间的养胎以及妊娠期的疾病。

（二）后天因素

　　后天因素主要包括饮食、起居、精神、劳欲以及各种外界因素等。若善于调摄，摄养有度，常可弥补先天不足，使体质由弱变强；反之，若调摄不当，即使先天禀赋充足，也会因过度损耗，令体质由强转弱。

（三）环境因素

　　环境因素包括自然环境、社会环境等的影响，不同地域人群的体质特征各不相同。个体所处的社会地位、经济条件、家庭状况、人际关系以及社会安定与否等也会影响个体的体质。

（四）疾病因素及药物因素

　　感受病邪过强，或正邪相争日久，或病后调养失当，都会损伤人体的正气，造成体质亏虚。由于药物具有寒热温凉之气，酸苦甘辛咸之味，若长期偏用某种性味的药物，或不根据个体的体质特点辨体用药，就会使人体脏腑气血阴阳出现偏盛或偏衰，从而改变个体的体质。如不分寒热虚实而误用苦寒攻下之品或滥用滋腻补益之品，久之亦会引起体质的改变。

三、体质生理与体质病理

（一）体质生理

1. 年龄与体质　中医学认为，体质是一个随着个体发育的阶段不同而不断发展演变的生命过程。按照年龄来划分，人的体质大致可分为小儿体质、青年体质、中年体质、更年期体质以及老年体质。

（1）小儿体质：小儿生长发育迅速而旺盛，故称为"纯阳之体"，同时小儿无论在属阳的生理活动方面，还是在属阴的形与质方面又都是不成熟、不完善的，故又称"稚阴稚阳"之体，具有发病急、传变快、易寒易热、易虚易实的特点。

（2）青年体质：青年时期是人体气血阴阳最旺盛的阶段，也是人体体质最为强健的时期。青年时期气血渐盛，肾气渐旺，机体逐渐发育成熟以至壮盛，而表现出的生机勃勃、肌肉强劲以及躯体健壮善动的生理特点。此期机体抵抗力强，不易患病，即使患病多为实证，不易传变，经恰当治疗与护理，能够很快痊愈。

（3）中年体质：一般女子五七和男子五八便进入到人的中年时期。人到中年，脏腑功能达到最佳状态的同时，开始出现衰弱的征兆，脏腑功能也开始由强变弱，气血阴阳失调，形体开始向衰老转化。如肌表腠理开始疏松，面部色泽出现改变，头发斑白，形体出现"好坐"不愿活动的特点。同时，人到中年面临着来自社会和家庭的压力也大，容易出现紧张、焦虑、恐慌等不良情绪，若起居无常、劳逸失度、调养失当，都会使人体抵抗力下降，外邪容易侵入，引发疾病，影响健康，导致体质改变。张介宾在《景岳全书·传忠录》中提出："人于中年左右，当大为修理一番，则再振根基，尚余强半。"因此中年时期更应加强调护，重振根基，对保持健康、减少疾病、延缓衰老具有重要的意义。

（4）更年期体质：更年期是指人体从中年向老年的过渡时期。由于内外因素的共同影响，从更年期开始，全身各个系统的功能和结构开始呈现渐进性衰退，所以此期是体质状态的特殊转折点。

女性从 44 岁左右进入更年期大约持续到 55 岁左右。《素问·上古天真论》曰："七七，任脉虚，太冲脉少，天癸竭，地道不通，故形坏而无子也。"其指出在此阶段由于肾气渐衰，冲任亏虚，精血不足，天癸生成逐渐减少，甚至耗竭，生殖能力也随之下降，甚至消失，人的形体亦会随之衰老。在更年期中女性会出现诸多不适，如潮热汗出、头痛、头晕耳鸣、心悸、心烦、失眠健忘、急躁易怒、月经紊乱、绝经等症状。因此导致更年期女性体质的根本原因主要在肾虚，冲任失调。

男性从 45 岁左右进入更年期大约持续到 60 岁。《素问·上古天真论》曰："（男子）

六八，阳气衰竭于上，面焦，发鬓颁白；七八，肝气衰，筋不能动。"男性更年期的体质特点是脏腑功能衰退，以肾气虚衰为主并涉及他脏。由于个体之间的差异，更年期表现各异，有的人无明显症状，有的人会出现严重症状，如抑郁寡欢、烦躁易怒、失眠健忘、多梦、五心烦热、体力下降、眩晕耳鸣、性欲下降、阳痿早泄等，在临床上可根据具体症状进行辨体施治，有助于顺利度过更年期。

（5）老年体质：联合国世界卫生组织通过对全球人体素质和平均寿命进行测定，在2000年对年龄的划分标准提出了新的规定，其中对老年划分的标准是60～74岁为年轻老年人；75～89岁为老年人；90岁以上为长寿老年人。所以从60岁开始进入老年期。《素问·上古天真论》曰："（男子）七八，肝气衰，筋不能动，八八，天癸竭，精少，肾脏衰，形体皆极，则齿发去。肾者主水，受五脏六腑之精而藏之，五脏盛乃能泻。今五脏皆衰，筋骨解堕，天癸尽矣，故发鬓白，身体重，行步不正，而无子耳。"《灵枢·天年》曰："六十岁，心气始衰，苦忧悲，血气懈惰，故好卧。七十岁，脾气虚，皮肤枯。八十岁，肺气衰，魄离，故言善误。九十岁，肾气焦，四脏经脉空虚。百岁，五脏皆虚，神气皆去，形骸独居而终矣。"皆指出老年人脏腑功能逐渐衰退，阴阳气血俱衰，尤以肾精亏虚为老年人体质的基本特点。《灵枢·营卫生会》曰："老者之气血衰，其肌肉枯，气道涩，五脏之气相搏，其营气衰少而卫气内伐。"其说明人到老年营卫气血衰弱，运行不畅，也是其体质的一大特点。与其他年龄相比，老年人多为偏颇体质，且很少有单一体质，往往以一种体质为主，同时兼夹其他体质。

2. 性别和体质

（1）女性体质：女性性格一般多偏于内向，感情细腻，多愁善感，容易被七情所伤，易发情志疾病。

女性有经、带、胎、产、乳等特殊的生理特点，各时期均易损耗血液，故女子血病多见，血虚尤多。另外，"女子以肝为先天"，血的运行与气机的调畅均离不开肝主疏泄的功能。冲为血海，任主胞胎，冲任二脉生理功能与妇女的经带胎产关系同样密切。由于女性具有特殊的生理特点，一般情况下女性阴虚体质和阴阳两虚体质常比男性多。

（2）男性体质：男子一般体格高大、强壮有力，声音粗犷洪亮，能胜任繁重的体力劳动和脑力劳动，男性脏腑的机能一般比女性强；性格一般外向，心胸开阔，多刚毅果断，勇敢好斗；男子以肾为先天，以精、气为本，精气易泄、易亏，多易伤精耗气，所以男性养生贵在节欲葆精，宁神养精，以保养肾精为主。

3. 体质的生理特点　体质在生理上具有遗传性、稳定性、差异性、趋同性、可变性及可调性等特点。

（1）先天遗传性：遗传因素决定着体质的早期形成和发展趋势，由遗传背景所决定的个体体质特点，是维持体质特征相对稳定的一个重要因素。

（2）相对稳定性：一般情况下，个体体质形成后，在一定时间内不会发生明显变化，但后天因素的存在，使得体质的这种稳定性只能是相对的。

（3）个体差异性：体质的形成与先天因素和后天因素相关。由于先天禀赋的不同及后天因素的复杂性使个体体质具有区别于他人的差异性。生命的不同阶段、生活条件及文化水平的改变均会使体质发生改变，具有不同的体质特征。

（4）群体趋同性：虽然个体之间的体质具有明显的差异性，但处于同一社会背景下，同一生活地区、生活起居或饮食结构相近的人群，由于遗传背景及外界条件的相对一致性，其人群体质往往存在相似的特征，具有相对的趋同性，这种群体体质的趋同性会导致对某些疾病的易感性，为群体预防和治疗提供了可能性。

（5）动态可变性：后天各种因素对体质的形成和发展会产生一定的影响。如生活环境、饮食营养、起居锻炼、精神因素以及所患疾病等诸多因素的改变都会对体质产生影响。因此体质在具有相对稳定性的前提下，受后天因素影响还具有动态可变性的特点。

（6）后天可调性：由于体质具有稳定性和可变性的特点，因此通过干预措施可以使人偏颇失衡的体质状态得到改善和调整，从而恢复健康。未病者可针对体质类型进行养生指导，如建立良好的生活方式、服用适宜的药食、培养乐观情绪等防止疾病的发生；将病未发者，针对体质类型进行治疗，可防止疾病的发生；病后防复者，针对体质类型进行饮食、生活起居指导，可防止疾病的再次复发。

（二）体质病理

体质病理就是从体质的角度研究疾病的发生、发展、转归及预后，它有助于全面认识疾病，为实现个体化诊疗和护理提供了一定的前提和依据。

1. 体质与发病　不同的体质决定了个体对不同致病因素的易感性、感邪后能否发病以及发病后的倾向性。

（1）正气与体质：一般在外感病的发病中，若体质强壮，人体气血津液充盛，脏腑功能正常，则正气旺盛，抗病能力强，病邪难以入侵，即使感邪，也能调节修复，驱邪外出，令疾病不能发生；而若体质虚弱，则正气虚弱，易感外邪而发病。内伤杂病的发生同样与体质关系密切。

（2）体质对病邪的易感性：体质与病邪的关系也存在中医学“同气相求”的特点，即不同的体质类型，容易感受与其体质类型相应的邪气。一般来说，偏阳质易感受风、暑、热之邪而耐寒；偏阴质易感受寒湿之邪而耐热。

（3）体质与发病：机体感受外邪是否发病，主要取决于正气的强弱，也就是取决于个体的体质状况。如体质虚弱之人遇气候变化、季节更替、情志内伤、饮食不调、劳倦内伤等情况极易患病，均因体质虚弱，正气不足，抗邪无力所致，而在同样的情况下体质强壮者因正气足，抗邪能力强，故常可安然无恙。

（4）体质与发病的倾向：不同体质的人具有不同的发病倾向，如阴虚之体阴津亏乏，易患肺痨或咳嗽之证；阳虚之体，阴寒内盛，卫外不固，易患感冒、泄泻等；肥人多痰湿为患，善患中风、眩晕及饮证；瘦人多火，易患痨嗽之病；老年人精气虚弱，易患痰饮、咳喘、消渴等。因此在临床上尽早辨识患者的体质类型，则可提早预见其发病倾向性，预知可能产生的后果，尽早采取相应的治疗和护理措施，将疾病控制在萌芽状态。

2. 体质与疾病的演变　人体感邪后，由于个体不同的体质状况影响着疾病的发生、发展及转归。

（1）体质影响病机的从化：从化是指病情随体质而变化。体质因素决定着病机的从化。从化的一般规律是素体阳虚阴盛者，受邪后多从寒化；素体阴虚阳盛者，受邪后多从热化；素体阴亏血耗者，易致邪从热化、燥化；素体痰湿偏盛者，受邪后多从寒化、湿化。如以湿邪为患，阳热之体得之，湿易从阳化热，为湿热之证；阴寒之体得之，湿易从阴化寒，为寒湿之候。平和质感受寒邪则为寒病，感受热邪则为热病，感受湿邪则为湿病。

（2）体质影响病证的性质：一般体质强壮之人，正气充盛，感邪后抗邪有力，正盛邪实，其病多为实证；而体质虚弱者，正气不足，御邪无力，易感外邪，常表现出邪盛正衰的虚证。

（3）体质与疾病的转归及预后：体质强壮者，正气盛，抗邪能力强，一般不易感邪发病；即使发病，也多为正邪相争剧烈的实证，病势虽急，但病程短，不易传变，且易于康复。体质虚弱者，易于感邪，且易入里，病情多变，多易发生重证或危证；疾病后期多正虚邪退，精气阴阳大量消耗，身体不易康复；若虚弱之人罹患某些慢性疾病，则病程长，迁延难愈。

3.特禀体质　特禀体质简称特禀质，主要包括过敏体质、遗传因素体质和胎传体质。

（1）过敏体质：过敏体质的形成主要和遗传因素有关，一般只有接触到一定量的过敏原才可能发生过敏反应。易诱发过敏性疾病的过敏原常见的有四种：①吸入式的过敏原，如空气中的柳絮、花粉、灰尘、动物的皮毛、油漆或油烟等；②接触式过敏原，如化妆品、染发剂、紫外线、塑料、化纤制品、霉菌、螨虫、金属饰品等；③食入式过敏原，如鱼虾、牛奶、鸡蛋、牛羊肉、酒、药物等；④注射式过敏原，如青霉素、链霉素等。通过避免接触过敏原，可以避免过敏反应的发生，然而由于过敏原无处不在，很难完全躲避，因此应从改善和纠正过敏体质，提高机体对外界环境的适应能力方面入手，这才是减少过敏反应发生的关键。

（2）遗传因素体质：遗传因素体质是指子代受亲代致病因素的传递及影响而导致遗传性疾病发生的特异性病理体质。遗传因素体质具有家族性、先天性、终生性等特点。常见的遗传性疾病有先天性聋哑、色盲、进行性肌营养不良、血友病、近视等。

（3）胎传体质：胎传体质主要是指胎儿在母体内，因受到某些有害因素的影响，导致其出生后即表现出先天性疾病的病理体质。胎传体质与过敏体质和遗传因素体质的区别在于其所患疾病不具有遗传性，不会传给后代。

四、辨体施护

（一）辨体施护的原则

体质是影响疾病与证候形成的重要因素，体质状态在疾病的发生、发展及转归的过程中起着重要的作用。因此在采取护理措施时也必须要考虑体质状态，辨清体质类型，选择适宜的护理方法，进行辨体施护，通过护理偏颇体质，达到预防疾病和治疗疾病的目的，还要避免因护理不当对体质造成的不良影响。与治疗原则相应的护理原则主要有护病求本、因人施护、同病异护和异病同护。

（二）辨体施护的方法

1. 9 种体质　施护方法依据中华中医药学会发布的《中医体质分类与判定》（附录三）关于中医体质 9 种基本类型与特征的内容，介绍施护方法如下。

（1）平和质

1）体质特征：①总体特征：阴阳气血调和，以体态适中、面色红润、精力充沛等为主要特征；②形体特征：体型匀称健壮；③常见表现：面色、肤色润泽，头发稠密有光泽，目光有神，鼻色明润，嗅觉通利，唇色红润，不易疲劳，精力充沛，耐受寒热，睡眠良好，胃纳佳，二便正常，舌色淡红，苔薄白，脉和缓有力；④心理特征：性格随和开朗；⑤发病倾向：平素患病较少；⑥对外界环境的适应能力：对自然环境和社会环境适应能力较强。

2）形成原因：先天禀赋充足，后天调养得当。

3）施护方法：①起居护理：顺应四时，养成良好的起居习惯，生活有规律，保证充足睡眠，避免经常熬夜。②饮食护理：根据四时不同选择适宜饮食。做到饮食有节，饮食清淡，饮食多样，合理搭配，注意饮食卫生。③情志调摄：培养乐观开朗的性格，善于化解和发泄不良情绪；生活中不斤斤计较，不嫉贤妒能，能正确处理自己和他人的关系；积极进取，不断提高个人修养；积极参与社会活动，培养多种兴趣和爱好。④运动指导：贵在持之以恒，循序渐进，选择中小强度的有氧运动为佳。可根据四季的不同，选择适宜的运动方式。

（2）气虚质

1）体质特征：①总体特征：元气不足，以疲乏、气短、自汗等气虚表现为主要特征；②形体特征：肌肉松软不实；③常见表现：平素语言低弱，气短懒言，容易疲乏，精神不振，易出汗，舌淡红，舌边有齿痕，脉弱；④心理特征：性格内向，不喜冒险；⑤发病倾向：易患感冒、内脏下垂等病；病后康复缓慢；⑥对外界环境适应能力：不耐受风、寒、暑、湿邪。

2）形成原因：先天禀赋不足，后天失于调养。如父母孕育时体弱、胎儿早产、后天喂养不当、偏食、厌食，或久病气虚、年老气弱等。

3）施护方法：①起居护理：顺应四时，起居有常。注意防寒保暖，预防感冒；避免汗出当风，防止外邪侵袭。②饮食护理：以健脾益气为主，宜食粳米、小米、糯米、黄米、大麦、山药、大枣、鹅肉、牛肉、鸡肉、兔肉、鹌鹑、狗肉、鸡蛋、鲢鱼、刀鱼、黄花鱼、豆腐、马铃薯、香菇等。少食肥甘厚腻及耗气之品，以保护脾胃。③情志调摄：应培养乐观豁达的生活态度，保持稳定平和的心态，生活中避免过度紧张、思虑和悲伤。④运动指导：贵在持之以恒，循序渐进。采用低强度、多次数、柔缓的运动，少做出汗多的运动，避免损耗元气。适宜的运动如散步、慢跑、太极拳、太极剑、八段锦以及做操等。

（3）阳虚质

1）个体特征：①总体特征：阳气不足，以畏寒怕冷、手足不温等虚寒表现为主要特征；②形体特征：肌肉松软不实；③常见表现：平素畏冷，手足不温，喜热饮食。精神不振。舌淡胖嫩，脉沉迟；④心理特征：性格多沉静、内向；⑤发病倾向：易患痰饮、肿胀、泄泻等病；感邪易从寒化；⑥对外界环境适应能力：耐夏不耐冬；易感风、寒、湿邪。

2）形成原因：先天禀赋不足或后天失于调养。如父母孕育时体弱，或年长受孕，或年老阳衰等。

3）施护方法：①起居护理：起居有常，按时起居。居室应保持空气新鲜；秋冬季节注意保暖，尤其是注意腰部和下肢的保暖；夏季避免过度劳作，防止大汗伤阳；避免在寒冷、阴暗、潮湿的环境下长期工作和生活。②饮食护理：以温阳壮阳、温补脾肾为主，宜食牛肉、羊肉、鸡肉、狗肉、带鱼、黄鳝、胡桃仁、栗子、桂圆、韭菜等。忌食生冷瓜果及黏腻之品，夏季亦不可贪凉饮冷。③情志调摄：适时调整自己的情绪，应善于与人倾诉，保持一种愉悦的心情。④运动指导：宜在阳光充足的地方进行户外运动或在室内进行，不宜在阴冷、潮湿的环境中锻炼，运动量不宜过大，运动时不宜汗出过多。可选择舒缓的运动，如散步、慢跑、打拳、做操等，不适合游泳。

（4）阴虚质

1）体质特征：①总体特征：阴液亏少，以口燥咽干、手足心热等虚热表现为主要特征。②形体特征：体形偏瘦。③常见表现：手足心热，口燥咽干，鼻微干，喜冷饮，大便干燥，舌红少津，脉细数。④心理特征：性情急躁，外向好动，活泼。⑤发病倾向：易患虚劳、失精、不寐等病；感邪易从热化。⑥对外界环境适应能力：耐冬不耐夏；不耐受暑、热、燥邪。

2）形成原因：先天不足或后天失养。如父母孕育时体弱，或年长受孕，早产，或后天纵欲耗精，积劳阴亏等。

3）施护方法：①起居护理：做到顺应四时，按时起居。保持卧室安静、温湿度适宜，避免噪音及强光的刺激，创造舒适的睡眠环境，保证充足睡眠，避免熬夜。②饮食护理：以滋补肾阴为主，宜食芝麻、糯米、豆腐、银耳、绿豆、牡蛎、海蜇、蛤蜊、银耳、甘蔗、蜂蜜、牛奶等，条件允许可食用燕窝、海参、鲍鱼、龟肉、冬虫夏草及老雄鸭等。少食辛辣之品，如姜、葱、蒜及辣椒等。③情志调摄：遇事多思量，避免情绪的急躁易怒。应充分认识自我的个性，培养乐观开朗的性格，能够正确面对压力，在压力面前能采取积极的心理暗示，回想愉快的事情，缓解心理压力，具有退一步海阔天空的度量。④运动指导：持之以恒，科学运动。运动强度和运动量不宜过大，可选择中小强度的有氧运动，进行间断性身体锻炼。避免汗出过多，损耗阴液。同时避免在炎热季节、闷热环境中进行健身。因人而异选择适宜的运动方式，如散步、慢跑、太极拳、太极剑、瑜伽等，也适宜参加户外的团体活动项目，如集体舞，锻炼时应多补充水分。

（5）痰湿质

1）体质特征：①总体特征：痰湿凝聚，以形体肥胖、腹部肥满、口黏苔腻等痰湿表现为主要特征；②形体特征：体形肥胖，腹部肥满松软；③常见表现：面部皮肤油脂较多，多汗且黏，胸闷，痰多，口黏腻或甜，喜食肥甘甜腻，苔腻、脉滑；④心理特征：性格偏温和、稳重，多善于忍耐；⑤发病倾向：易患消渴、中风、胸痹等病；⑥对外界环境适应能力：对梅雨季节及湿重环境适应能力差。

2）形成因素：先天遗传或后天过食肥甘厚味。

3）施护方法：①起居护理：顺应四时，起居有常，宜常晒太阳或进行日光浴，居室干燥，衣着上保暖、透气，避免在阴冷潮湿的环境下居住，避免淋雨受寒。②饮食护理：以化痰利湿为主，宜食白萝卜、薏苡仁、赤小豆、扁豆、蚕豆、海蜇、胖鱼头、橄榄、洋葱、冬瓜、大枣、紫菜、白果等清淡之品。少食肥甘厚味、甜、黏之品，酒类不宜多饮，切忌进食过饱。③情志调摄：应培养广泛的兴趣和爱好，如读书、绘画、练字、种花、养鱼等，适当参加社会活动，开阔视野，增长见识。保持心情舒畅，改善体质。④运动指导：持之以恒，循序渐进，以有氧运动为佳。可选择散步、慢跑、打球、游泳、做操、跳舞等运动。运动时间在每日的 14～16 点，即阳气极盛之时进行运动较好。

（6）湿热质

1）体质特征：①总体特征：湿热内蕴，以面垢油光、口苦、苔黄腻等湿热表现为主要特征；②形体特征：形体中等或偏胖；③常见表现：面垢油光，易生痤疮，口苦口干，身重困倦，大便黏滞不畅或燥结，小便短黄，男性易阴囊潮湿，女性易带下增多，舌质偏红，苔黄腻，脉滑数；④心理特征：容易心烦急躁；⑤发病倾向：易患疮疖、黄疸、热淋等病；⑥对外界环境适应能力：对夏末秋初湿热气候、湿重或气温偏高环境较难适应。

2）形成原因：先天禀赋，或久居湿地。

3）施护方法：①起居护理：保持睡眠充足，避免长期熬夜和过度劳累。保持居室和工作环境的干燥通风；暑湿较重的季节尽量减少外出。②饮食护理：以清利化湿为主，宜食薏苡仁、赤小豆、绿豆、莲子、蚕豆、鸭肉、鲫鱼、冬瓜、丝瓜、西瓜、黄瓜、苦瓜、白菜、芹菜、卷心菜、莲藕、空心菜等。少食狗肉、鹿肉、牛肉、羊肉、生姜、辣椒、花椒等温热之品，少食煎炸、烧烤之品，戒烟限酒，防止积热生湿。③情志调摄：湿热质性格急躁易怒，因此应加强个人修养，正确对待生活中的顺与逆、苦于乐，保持稳定乐观的情绪，在愤怒之时应学会用理智让自己冷静下来，安神定志，舒缓情志。④运动指导：以运动强度和运动量大的运动为主，可达清热除湿的目的，如中长跑、爬山、各种球类、武术等。夏季锻炼时应避开暑热的环境，尽量选择清晨或傍晚进行。

（7）血瘀质

1）体质特征：①总体特征：血行不畅，以肤色晦暗、舌质紫暗等血瘀表现为主要特征；②形体特征：胖瘦均见，瘦人居多；③常见表现：肤色晦暗，色素沉着，容易出现瘀斑，口唇暗淡，舌暗或有瘀点，舌下络脉紫暗或增粗，脉涩；④心理特征：易烦，健忘；⑤发病倾向：易患癥积及痛证、血证等；⑥对外界环境适应能力：不耐受寒邪。

2）形成因素：先天禀赋，或后天损伤，或忧郁气滞，或久病入络。

3）施护方法：①起居护理：起居有规律，保证充足睡眠，避免熬夜；注意动静结合，不可过劳，亦不可逸；同时注意防寒保暖，避免寒冷刺激。②饮食护理：以活血化瘀为主，宜食黑豆、黄豆、桃仁、山楂、茄子、油菜、香菇、芒果、番木瓜、红糖、玫瑰花等，常可少量饮酒，如白酒、黄酒、葡萄酒等，少食肥甘厚味之品。③情志调摄：培养开朗乐观的性格，培养广泛的兴趣爱好，主动参加有益的社会活动，学会主动与人交流。④运动指导：可采取中小强度，多次数的锻炼，以促进气血运行的运动项目为佳，如散步、太极拳、太极剑、易筋经、五禽戏、舞蹈、健身操等，不宜做大强度、大负荷的体育锻炼。

（8）气郁质

1）体质特征：①总体特征：气机郁滞，以神情抑郁、忧虑脆弱等气郁表现为主要特征；②形体特征：形体瘦者为多；③常见表现：神情抑郁，情感脆弱，烦闷不乐，舌淡红，苔薄白，脉弦；④心理特征：性格内向不稳定、敏感多虑；⑤发病倾向：易患脏躁、梅核气、百合病及郁证等；⑥对外界环境适应能力：对精神刺激适应能力较差；不适应阴雨天气。

2）形成因素：先天遗传，或与后天精神刺激、忧郁思虑、所欲不遂等情志所伤有关。

3）施护方法：①起居护理：居处保持安静，保证充足的睡眠，应适量多进行户外运动。②饮食护理：以行气达郁为主，宜食荞麦、刀豆、佛手、海带、豆豉、萝卜、柑橘、橙子、茴香、洋葱、大蒜、玫瑰花、菊花等，平日可少量饮酒，以疏通血脉，兴奋情绪。③情志调摄：在情志不舒时善于运用宣泄法，排解不良情绪，培养多种兴趣爱好，如欣赏欢快的音乐，在阳光明媚的清晨散步等；适当参加有益的社会活动，结交良师益友。④运动指导：尽量选择户外运动。选择大强度、大负荷的运动，通过运动可调理气机，舒畅情志，如跑步、打球、游泳、登山以及武术等。也可以有意识地学习某种技术性的体育项目，如下棋、打牌、瑜伽、打坐放松训练、气功等，加强与他人的交流，并通过提高技术水平，体会体育锻炼所带来的乐趣。

（9）特禀质

1）体质特征：①总体特征：先天失常，以生理缺陷、过敏反应等为主要特征。②形体特征：过敏体质者一般无特殊缺陷；先天禀赋异常者或有畸形，或有生理缺陷。③常见表现：过敏体质者常见哮喘、风团、咽痒、鼻塞、喷嚏等；患遗传性疾病者有垂直遗传、先天性、家族性特征。母体影响胎儿个体生长发育及相关疾病特征。④心理特征：随禀质不同情况各异。⑤发病倾向：过敏体质者易患哮喘、荨麻疹、花粉症及药物过敏等；遗传性疾病，如血友病、先天愚型等；胎传性疾病如五迟（立迟、行迟、发迟、齿迟和语迟）、五软（头软、项软、手足软、肌肉软、口软）、解颅、胎惊等。⑥对外界环境适应能力：适应能力差，如过敏体质者对易致过敏季节适应能力差，易引发宿疾。

2）形成因素：先天禀赋不足、先天遗传，或环境因素，或药物因素等

3）施护方法：①起居护理：保证充足睡眠，室内清洁，空气流通，常晒被褥，避免接触各种致敏原，季节转换之时尽量减少外出，及时增减衣被，提高机体对环境的适应能力。②饮食护理：避免食用各种致敏的食物，饮食宜清淡，粗细粮搭配，营养均衡，忌生冷、油腻、肥甘厚味之品及各种发物类食品，如鱼、虾、蟹、酒、浓茶、咖啡、辣椒等。③情志调摄：培养乐观向上的生活态度，培养广泛的兴趣和爱好，积极参与有益的社会活动。④运动指导：持之以恒，循序渐进，选择一些有氧运动，在春节或季节转换之时避免在野外进行长时间的锻炼，防止接触过敏原引发疾病。

（鹿竞文）

第八章 常用中医护理技术 ▷▷▷▷

第一节 灸 法

一、概述

（一）概念

灸法是指以艾绒或其他物质为灸材，通过烧灼、温熨或熏烤人体体表的一定部位，借用灸火的热力和（或）药物的作用，达到防治疾病和保健目的的一种操作方法。

（二）灸法的种类

施灸的材料很多，如灯心草、桑枝等，但因艾叶气味芳香，性温味苦，容易燃烧，火力温和，所以以艾叶制成的艾绒为首选的施灸材料，在临床应用也最为广泛，现主要介绍艾灸法。根据艾灸法的施灸用物不同，分为艾炷灸、艾条灸、温针灸、温灸器灸，见图8-1。

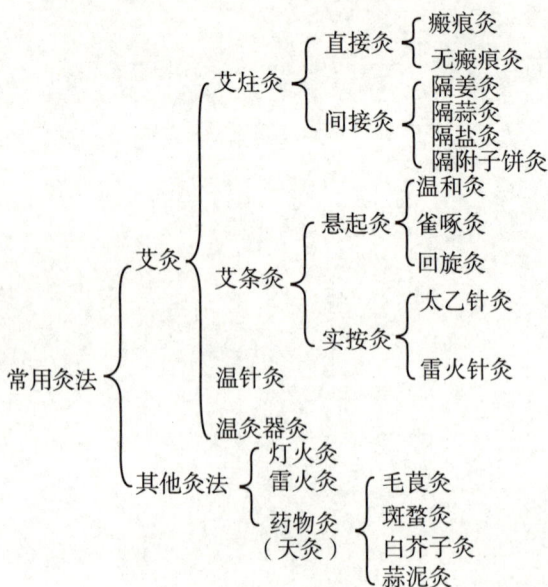

图8-1 灸法的种类

1. 艾炷灸　用手工或器具将艾绒制作成小圆锥形，称为艾炷，见图 8-2。每燃 1 个艾炷，称灸 1 壮。将艾炷放在穴位上施灸称为艾炷灸。艾炷灸可分为直接灸和间接灸。

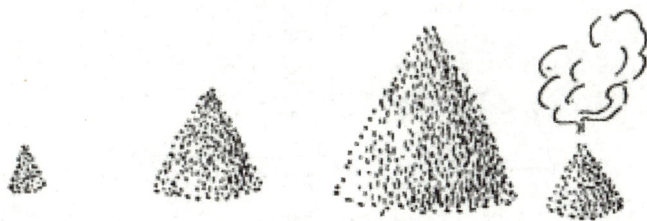

图 8-2　艾炷

（1）直接灸：又称明灸、着肤灸，即将艾炷直接放在皮肤上施灸的一种方法，见图 8-3。根据对皮肤刺激程度不同，分为无瘢痕灸（非化脓灸）和瘢痕灸（化脓灸）两种。

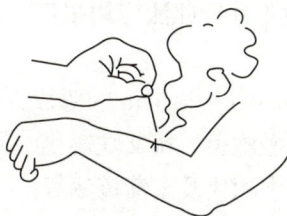

图 8-3　直接灸

1）无瘢痕灸：又称非化脓灸。施灸前，在施术部位涂以少量的凡士林或大蒜汁，以增加黏附性，然后将艾炷放上，从上端点燃，当燃至 2/5 ～ 1/2，患者感到烫时，用镊子将艾炷夹去，换炷再灸，一般灸 3 ～ 7 壮，以局部皮肤充血、红晕为度。施灸后皮肤不致起水泡，不留瘢痕。此法适用于慢性虚寒性疾病，如哮喘、慢性腹泻、风寒湿痹和皮肤疣等。

2）瘢痕灸：又称化脓灸。施灸后皮肤留瘢痕且刺激强，所以在施灸前，必须征得患者的同意及合作。施灸前先在施术部位上涂以少量大蒜汁，以增加黏附性和刺激作用，然后放置艾炷，从上端点燃，烧近皮肤或过半时患者有灼痛感，可用手在施术部位四周拍打以减轻疼痛。应用此法一般每壮艾炷须燃尽后，除去灰烬，方可换炷。按前法再灸，可灸 7 ～ 9 壮。灸毕，在施灸穴位上贴敷消炎药膏，大约 1 周可化脓（脓液色白清稀），形成灸疮。灸疮 5 ～ 6 周愈合，留有瘢痕。在灸疮化脓期间，需注意局部清洁，每天换药 1 次，以避免继发感染。常用于治疗哮喘、慢性胃肠病、瘰疬等。

（2）间接灸：又称隔物灸、间隔灸，将选备好的间隔物置灸处，再把艾炷放于其上，自艾炷尖端点燃。即在艾炷与皮肤之间隔垫上某种物品而施灸的一种方法，见图 8-4。

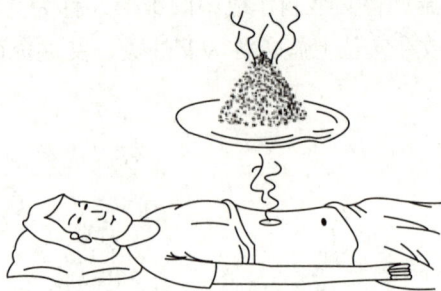

图 8-4　间接灸

1）隔姜灸：用鲜生姜切成直径为 2～3cm、厚为 0.2～0.3cm 薄片，中间以针穿刺数孔，上置艾炷，放在应灸的部位，点燃施灸，当艾炷燃尽后，可易炷再灸。一般灸 5～10 壮，以皮肤红晕不起水泡为度。在施灸过程中，若患者感觉灼热不可忍受时，可将姜片向上提起，或缓慢移动姜片。此法应用很广，多用于因寒而致的呕吐、腹痛、泄泻、风寒湿痹和外感表证等。

2）隔蒜灸：用鲜大蒜头切成 0.3～0.5cm 的薄片，中间以针穿刺数孔，上置艾炷，放在应灸的腧穴或患处，然后点燃施灸，待艾炷燃尽，易炷再灸。一般灸 5～7 壮。此法多用于治疗瘰疬、肺结核、腹中积块及未溃疮疡等。

此外，还可取大蒜 500g，去皮捣成蒜泥铺于体表施以艾火灸，即隔蒜泥灸。即在人体背部正中线（督脉），自大椎穴至腰俞穴敷一层蒜泥，约 2.5cm 厚、6cm 宽，周围用棉皮纸封固，然后放上中等大小艾炷点火施灸，不计壮数，一般灸至患者口鼻中有蒜味为度。多用于治疗强直性脊柱炎、虚痨及顽疾。也可在涌泉穴采用隔蒜泥灸，用以治疗咯血、鼻衄等。

3）隔盐灸：因本法只用于脐部，故又称神阙灸。用纯净干燥的精制食盐填敷脐部，使其与脐平，上置艾炷施灸，如患者稍感灼痛，即更换艾炷。也可于盐上放置姜片后再施灸。此法有回阳、救逆、固脱之功，一般可灸 3～7 壮，如是急性病证需连续施灸，不拘壮数，以待脉起、肢温、症状改善。临床上常用于治疗急性寒性腹痛、吐泻、痢疾、小便不利、中风脱证等。

4）隔附子饼灸：以附子片或附子药饼作为间隔物。将附子研成细末，以黄酒调和，制成直径约 3cm、厚约 0.8cm 的附子饼，中间以针穿刺数孔，上置艾炷，放在应灸腧穴或患处，点燃施灸，一般可灸 5～10 壮。由于附子性温大热，有温肾补阳的作用，故多于用治疗命门火衰而致的阳痿、早泄、遗精、宫寒不孕和疮疡久溃不敛等。

2.艾条灸　用艾绒为主要成分卷成圆柱形长条即为艾条。根据内含药物的有无，分为药艾条和清艾条。按操作方法不同，分为悬灸、实按灸两种。

（1）悬灸：术者手持艾条，将艾条一端点燃，直接悬于施灸部位之上，与之保持一定距离，使热力较温和地作用于施灸部位。悬灸又分为温和灸、雀啄灸和回旋灸。

1）温和灸：将艾条的一端点燃，对准应灸的腧穴或患处，距离皮肤 2～3cm 处进行熏烤，见图 8-5，使患者局部有温热感而无灼痛为度。一般每穴灸 10～15 分钟，以皮肤红晕为度。

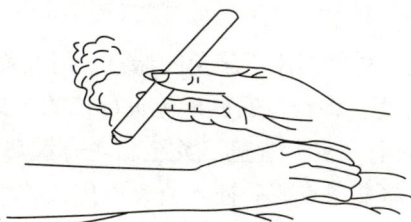

图 8-5　温和灸

2）雀啄灸：置点燃的艾条于穴位上约 3cm 高处，施灸时，艾条点燃的一端与施灸部位的皮肤并不固定在一定的距离，而是像鸟雀啄食一样，一上一下施灸，以给施灸局部一个变量的刺激。一般每穴灸 5 分钟，见图 8-6。

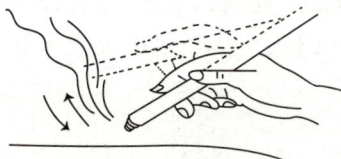

图 8-6　雀啄灸

3）回旋灸：施灸时，艾条点燃的一端与施灸部位的皮肤虽保持一定的距离，但位置不固定，而是向左右方向移动或反复旋转地施灸，移动范围 3cm 左右，一般每穴灸 10 ～ 15 分钟，见图 8-7。

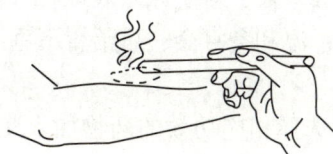

图 8-7　回旋灸

一般病证均可使用悬灸，其中温和灸、回旋灸多用于治疗慢性病，雀啄灸多用于治疗急性病。

（2）实按灸：将艾条（通常用药艾条）燃着一端，隔布或棉纸数层，紧按在穴位上施灸，使热气透入皮肉，待火灭热减后，再重新点火按灸，每穴可按灸几次至十几次。根据临床需要不同，艾条中掺进的药品亦不同，最常用的是太乙神针、雷火神针。适用于风寒湿痹、痿证和虚寒证等。

3. 温针灸　是针刺与艾灸相结合的一种方法，适用于既需要针刺留针，又需施灸的疾病。针刺得气后，将针留在适当的深度，在针柄上穿置一段长为 1 ～ 3cm 的艾条施灸，或在针尾上搓捏少许艾绒点燃施灸，直待燃尽，除去灰烬。每穴每次可施灸 3 ～ 5 壮，施灸完毕再将针取出。此法是一种简而易行的针灸并用的方法，艾绒燃烧的热力可通过针身传入体内，使其发挥针和灸的作用，达到治疗的目的。此法适用于痹证、痿证等。

4. 温灸器灸 温灸器是一种专门用于施灸的器具，用温灸器施灸的方法称为温灸器灸。临床常用的有：①灸盒灸：将灸盒安放于施灸部位的中央，点燃艾条段或艾绒后，置于灸盒内中下部的铁纱网上，盖上盒盖。灸至患者有温热舒适无灼痛的感觉，皮肤稍有红晕为度。②灸架灸：将艾条点燃后插入灸架顶孔，对准穴位固定好灸架。③灸筒灸：首先取出灸筒的内筒，装入艾绒后安上外筒，点燃内筒中央部的艾绒，待灸筒外面热烫而艾烟较少时，盖上顶盖。术者在施灸部位上隔 8 ～ 10 层棉布或纱布，将灸筒放置其上，以患者感到舒适、热力足而不烫伤皮肤为度。

（三）施灸的先后顺序

施灸的顺序一般是先上后下，先阳后阴，艾炷先小后大，壮数先少后多。先灸上部、背腰部，后灸下部、胸腹部，先灸头身部，后灸四肢。如遇特殊情况也应灵活变通，应因人因证而宜，不可拘执不变。如脱肛的灸治，可先灸长强以收肛，后灸百会以举陷。

（四）施灸补泻方法

灸法在治疗过程中产生补泻效应，因此必须根据患者病情辨证施治，合理选穴，按照治疗需要选择适宜的施灸材料，并通过补泻操作来保证补泻效应的产生。一般而言，虚证可以用灸的补法，实证可用灸的泻法。

1. 选用不同的腧穴灸治 如气海穴为补气穴，对于气虚患者行气海穴处灸法，则补益之效倍增；肺俞穴为解表散寒穴，对于风寒表证者可在肺俞穴处化脓灸或一般灸泻法，则可疏风解表，宣肺散寒；温和灸百会，可治胃下垂、子宫脱垂及脱肛等病，起到补气升提之功效。

2. 选择适宜的施灸材料 选择相应功效的药物加入艾绒中（药艾），或隔物灸，产生不同的补泻效应。如隔蒜灸解毒杀虫，隔附子饼灸可回阳固脱，隔姜灸可祛寒温中。此三种隔物灸就寓有补泻之意。

3. 选择不同的施灸手法 艾灸的补泻关键在于操作上的徐疾和艾火的大小。补法，即点燃后不吹艾火，待其徐燃自灭，火力微而温和，且时间宜长，灸治完毕后用手按压施灸穴位，谓之真气聚而不散，可使火力徐之缓进，发挥温通经脉、驱散寒邪、扶阳益气、行气活血、强壮机能的温补作用。泻法，即点燃艾灸后，速吹旺其火，火力较猛，快燃快灭，或当患者感觉局部烧灼发烫时，迅速更换艾炷再灸，灸治时间较短，施灸完毕后不按其穴，谓开其穴而邪气可散，可使火毒邪热由肌表而散，从而达到以热引热的目的。

（五）施灸剂量

灸量是指施灸治疗对机体刺激的程度，取决于灸炷的大小、壮数的多少、施灸疗程等因素。施灸的剂量与疗程应根据患者的体质、年龄、性别、施灸部位、病情等多方面决定。一般每次施灸时间 10 ～ 40 分钟，5 ～ 15 次为一个疗程，瘢痕灸一次间隔 6 ～ 10 天。凡体质强壮者、肌肉丰满处，灸量可大；久病、体弱、年老和小儿患者，皮薄或多筋骨处，灸量宜小。急性病疗程较短，有时只需灸治 1 ～ 2 次；慢性病疗程长，可灸数月至 1 年以上。

（六）适应证

灸法的主治作用、适应证如下表所示，见表 8-1。

表 8-1　灸法的主治作用、适应证

主治作用	适应证
温经散寒	治疗风寒湿痹和寒邪所致的胃脘痛、腹痛、泄泻、痢疾等
消瘀散结	常用于气血凝滞所致的乳痈初起、瘰疬、瘿瘤等
扶阳固脱	常用于虚寒证、寒厥证、虚脱证和中气不足、阳气下陷而引起的遗尿、脱肛、阴挺、崩漏、带下等
引热外行	常用于某些热性病，如疖肿、带状疱疹、丹毒、甲沟炎等
防病保健	无病时施灸有防病保健

（七）禁忌证

1. 实热证、阴虚发热、邪热内炽者禁灸或慎用。
2. 中暑、高血压危象、肺结核晚期大量咯血者等。
3. 颜面部、心前区、五官、大血管、关节、肌腱处等部位不可瘢痕灸；乳头、外生殖器及孕妇的小腹部、腰骶部不宜施灸。
4. 一般空腹、过饱、过饥、醉酒、大渴、大惊、大恐、大怒、极度疲劳、对灸法恐惧者应慎灸。

二、评估

1. 病情　包括现病史、既往史、过敏史、家族史、是否对烟雾的刺激敏感，根据患者的具体情况选择合适的灸法、灸器。
2. 局部皮肤　根据患者的局部皮肤情况，选择合适的施灸部位。
3. 心理状态　患者对本病与此项操作的认识，对热感、痛感的耐受性。
4. 病室环境　有无易燃易爆品，温度适宜，空气流通，注意保护隐私等。

三、用物准备

治疗盘、治疗卡、艾炷或艾条、火柴（或打火机）、小口瓶、凡士林、棉签、镊子、弯盘，酌情备浴巾、屏风等。间接灸按需要备姜片、蒜片或少许盐等。

四、操作步骤

1. 评估　操作者着装整洁。核对医嘱，床边评估患者，并做好解释工作，以取得患者合作。

2. 准备　洗手，备齐用物，携至床旁，再次核对。

3. 体位　根据病情选择好的施术部位（穴位），协助患者取合理舒适体位，暴露施灸部位，注意遮挡和保暖。

4. 定位　根据病情或遵医嘱明确施灸部位或穴位，并正确取穴。

5. 施灸　根据不同施灸方法进行操作，及时将艾灰弹入弯盘中或取掉残留的艾炷，防止灼伤皮肤和烧坏衣物。

6. 观察　施灸过程中，密切观察病情变化，随时询问患者有无灼痛感，及时调整距离，防止烧伤。对于呼吸道疾患的患者，还应注意呼吸情况，了解患者生理、心理感受。

7. 结束　施灸完毕，立即熄灭艾火。用纱布清洁局部皮肤，协助患者整理衣着，安置舒适体位，整理床单位，健康宣教。清理用物，酌情通风。洗手、记录签名。

五、评价

1. 体位是否合理，取穴及施灸方法是否正确、手法熟练，患者是否安全，有无皮肤灼伤、烧伤，沟通是否到位、做到人文关怀。

2. 施灸后局部皮肤是否潮红，患者是否觉得温热、舒适，症状缓解，取得预期效果。

六、注意事项

1. 施灸前，安置好患者体位，确保舒适，不能摆动，防止燃烧的艾炷或燃尽的热灰滚落燃损皮肤和衣物。

2. 施灸前，取穴要准，灸穴不宜过多，火力要均匀。

3. 施灸过程中要密切观察患者的病情及对施灸的反应。若发生晕灸应立即停止艾灸，使患者头低位平卧，注意保暖，轻者一般休息片刻，或饮温开水后即可恢复；重者可掐按人中、内关、足三里即可恢复；严重时按晕厥处理。

4. 施灸过程中应注意艾条或艾炷燃烧的情况，应随时弹艾灰或取掉艾炷，如是温针灸时，应用纸片隔开，防止灰火脱落烧伤皮肤。

5. 施灸的患者如是皮肤感觉迟钝或小儿等，施术者可将拇指、食指或食指、中指置于施灸部位两侧，通过施术者的手指来感知患者局部的受热程度，以便及时调节施灸距离，防止烫伤皮肤。

6. 施灸后，局部皮肤出现灼热微红，属正常现象。如果灸后局部起小疱（瘢痕灸除外），注意勿擦破，可自行吸收。大者可按烫伤处理，经局部消毒后，用灭菌针头刺破水泡下沿，将其液体挤干，外涂烫伤膏，并盖上消毒纱布。

7.灸毕，及时熄灭艾火，以防复燃，注意安全。

8.瘢痕灸者，在灸疮化脓期间，应避免重体力劳动，戒食辛辣食物，疮面局部勿用手搔抓，以保护痂皮，注意保持局部清洁，防止感染。

第二节　拔罐法

一、概述

（一）概念

拔罐疗法是以罐为工具，利用燃烧、抽吸、蒸汽等方法以排去罐内空气形成负压，使罐吸附于腧穴或体表的一定部位，使局部皮肤充血、瘀血，达到防治疾病目的的一种疗法。拔罐法又称角法、吸筒法。

（二）拔罐法的基本知识

1. 常用罐的介绍

常用灌的简介如下表所示，见表 8-2。

表 8-2　常用罐的简介表

罐的种类	制作材料	排气方法	优点	缺点	主要应用
竹罐（竹筒）	竹子制成	火力	取材容易，经济轻巧，不易破碎	易爆裂、漏气，不便观察皮肤变化情况	水罐、药罐
陶土罐	陶土烧制	火力	罐口光滑，口小肚圆而大，吸附力强	较重易破碎，不便观察皮肤变化情况	火罐
玻璃罐	玻璃制成	水蒸气热力	质地光滑透明，可观察局部皮肤变化情况	易破碎或过热破裂	火罐、针罐、刺络拔罐
抽气罐	透明塑料制成	抽气筒抽出空气	不易破碎，易操作，避免烫伤	不具有热力作用的温热效应	负压吸附、针罐、刺络拔罐

2. 罐的吸附方法　罐的吸附方法包括火吸法、水吸法、抽气吸法等，其中火吸法最为常用，见表 8-3。

（1）火吸法：是利用点火燃烧的方法驱除罐内空气，形成负压，以吸附于体表的方法。常用的有投火法、贴棉法、滴酒法、闪火法和架火法。临床护理中应根据病情和吸拔部位选择吸附方法。

（2）吸水（药）法：煮锅内加水，若为吸药法则放入适量的中药，煮沸后将完好无损的竹罐数个投入锅内煮 5 ~ 10 分钟，用长镊子将罐夹出（罐口朝下），甩去罐中水珠，迅速将折叠的湿冷毛巾紧扣罐口（降低温度，以免烫伤），趁热急速地将罐扣按在应拔的部位上，留罐 10 ~ 20 分钟。

（3）抽气吸法：使用底部有橡皮活塞的特制罐具，操作时先以罐口贴附于治疗部位（穴位）皮肤，再用吸引器或注射器从罐底活塞处抽成负压，使罐吸着。该法吸附力较强，并可随时调节负压大小。

表 8-3　火吸法

种类	部位	操作方法	注意事项
投火法	用于侧面横拔位	操作时用止血钳夹住酒精棉球或用软质纸稍折叠，点燃后投入罐内，迅速将罐扣在应拔的部位	用火安全
贴棉法	适用于侧面横拔位	操作时先用 0.5～1 cm² 的脱脂棉球片，四周拉薄后略吸酒精，贴于罐内上中段，点燃后迅速扣在应拔部位	注意棉片不宜太厚，吸取酒精不宜太多，否则易造成贴棉脱落以及酒精流溢烫伤患者
闪火法	适用于各种体位	操作时用止血钳或镊子夹住酒精棉球，或用一根长约 10cm 的粗铁丝，将一端用脱脂棉和纱布包裹成一小鼓槌状，吸取酒精，点燃后伸入罐内中段旋转 1～2 周，迅速抽出，将罐扣在应拔的部位	棉球不宜吸取酒精太多，否则易流溢烧伤皮肤
架火法	适用于俯卧、仰卧大面积部位及四肢肌肉丰厚的平坦部位	不受燃烧时间的限制。操作时用不易燃、不传热、直径 2～3cm 物品，如胶木瓶盖、木片、橘皮等，置吸拔部位中心，再放一个酒精棉球于其上，点燃后立即将罐扣上	此法吸着力强，适用于重力吸拔刺激
滴酒法	多用于侧面横拔位，也可用其他体位	用 95% 的酒精或白酒，滴入罐内 1～3 滴，沿罐内壁摇匀，用火点燃后，迅速将罐扣在应拔部位	切勿滴酒过多，以免拔罐时流出烧伤皮肤

3. 各种拔罐法的应用

（1）单纯罐手法：是指单独使用拔罐进行操作的方法。常用的有闪罐法、留罐法和走罐法等。

1）闪罐法：将罐吸拔在应拔部位后随即取下，反复操作至皮肤潮红为度。多用于痿弱、皮肤麻木、疼痛，以及病位游走不定或功能减退的虚弱病证、中风后遗症等。

2）留罐法：将罐吸拔在应拔部位后留置一段时间（10～15 分钟）的拔罐方法，一般疾病均可应用。留罐法可分为单罐法和多罐法，单罐法即只使用一个罐具，应用于病变范围较小或压痛点明显处，使用过程中根据病变或压痛部位的范围大小，选用适当口径的罐具；多罐法是按病变部位、解剖形态等情况，酌情吸拔多个罐具，应用于病变范围比较广泛的疾病。当多个罐体吸附于某条经络或特定部位上（如某一条肌束），又称排罐法。留罐使用过程中应注意：在拔多个罐时，宜按照由上往下的顺序，先拔上面部位，后拔下面部位，同时罐具型号也应当上面小，下面大；罐大吸拔力强的应适当减少留罐的时间；肌肤薄处，留罐时间不宜过长，以免损伤皮肤。

3）走罐法：又称拉罐、推罐、行罐、移罐，在罐被吸住后，用手握住罐体在皮肤上反复推拉移位，以扩大施术面积的拔罐方法，用于面积较大、肌肉丰厚的部位，如腰背、大腿等。使用过程中应注意：在所吸拔部位的皮肤或罐口上应先涂凡士林或按摩乳，罐口必须十分光滑，以免拉伤皮肤，故以玻璃罐最好。

4）提按罐法：用手提起吸附肌表的罐体，随即按下复原，力量逐渐加大，以罐体不脱离肌表为度，反复 20～30 次，此法使罐体内吸附肌肤上下振动，增加功效，常用于腹部，对胃肠不适、疳积、泄泻、痛经等病证有较好效果。

5）摇罐法：用手握着吸附肌表的留置罐体进行上下、左右摇动，一个部位 20～30 次，其动作均匀、有节奏进行，此法对局部的反复牵拉，可增加刺激量，提高疗效。

6）转罐法：用手握住罐体，慢慢地使罐体向左或向右旋转 90～180º，一个左右转动为 1 次，反复 10～20 次。转罐法扭转矩力较力，可造成更大的牵动，比摇动要强烈，可放松局部肌肉组织，促进气血流动，增强治疗效果。多用于软组织操作，如腰肌劳损等无菌性炎症所致的局部疼痛。

7）发泡罐法：是指使拔罐吸附部位出现水泡现象的一种手法。吸附部位出现水泡一是通过增加罐内负压，延长吸附时间来实现；二是湿盛或感冒等患者拔罐时亦可自行出现水泡。此法的水泡患者并无明显痛苦，一般不必挑破，1～2 天后可自行吸收。

（2）结合拔罐方法：是指拔罐疗法与其他治疗方法配合使用，以达到增加疗效的一种复合治疗方法。常用的结合罐法有针刺拔罐、刺血（刺络）拔罐、刮痧拔罐、按摩拔罐等。

1）针刺拔罐：又称留针罐、出针罐，在拔罐前后配合针刺疗法。留针罐是先在一定部位施行针刺，得气后留针，再以针刺为中心，拔上火罐，留罐 5～10 分钟。出针罐是针刺得气后，再持续快速行针（强刺激）10～20 秒，然后出针，不按压针刺点，立即拔罐于其上。如果与药罐结合，则称为"针药罐"。针刺拔罐对于重证及病情复杂的患者尤为适用，具有针刺与拔罐的双重作用。

2）刺血（刺络）拔罐：用三棱针、粗毫针或注射器针头，按刺血法刺破小血管，然后拔上火罐，可以加强刺血法的效果，适应于各种急慢性软组织损伤、神经性皮炎、皮肤瘙痒、丹毒、神经衰弱、胃肠神经官能症等。

4. 起罐方法　起罐时用一手轻按罐具向一侧倾斜，一手食指或拇指按住罐口一手的皮肤，使罐口与皮肤之间形成空隙，空气进入罐内则罐自起。不可硬拉或旋转罐具，以免损伤皮肤。拔多个罐时，应按顺序先上后下起罐，以防发生头晕脑胀、恶心呕吐等不良反应。起罐后用纱布轻轻擦去罐斑处皮肤上的小水珠，瘙痒者切不可抓破皮肤。治疗疮疡时，应预先在罐口周围填以脱脂棉或纱布，以免起罐时脓血污染衣物，起罐后擦净脓血，适当处理伤口。

（三）适应证

1. 伤风感冒、头痛、面瘫、咳嗽、哮喘、消化不良、泄泻、月经不调、痛经等病证。

2. 颈肩腰腿痛、关节痛、软组织闪挫伤、目赤肿痛、麦粒肿、丹毒、疮疡初起未溃等外科病证。

（四）禁忌证

1. 心衰、呼衰、肾衰、肺结核活动期等病情严重者不宜拔罐。

2. 凝血机制障碍，有自发性出血倾向或损伤后出血不止者不宜拔罐，如血友病、过敏性紫癜、白血病等。

3. 重度神经质、全身抽搐痉挛、狂躁不安、不合作者不宜拔罐。

4. 皮肤肿瘤（肿块）部、皮肤溃烂部、外伤骨折、静脉曲张、体表大血管处、皮肤丧失弹性处、皮肤严重过敏、皮肤患有疥疮等传染性疾病、病变部位不宜拔罐。

5. 妇女经期，妊娠期妇女的腹部、腰骶部及乳部不宜拔罐。

6. 五官及前后二阴不宜拔罐。

7. 醉酒、过饥、过饱、过渴、过劳者慎用拔罐。

二、评估

1. 病情 包括现病史、既往史等，根据患者的具体情况选择合适的拔罐方法、部位。

2. 局部皮肤 根据患者的局部皮肤情况，选择合适的拔罐部位。

3. 心理状态 患者对本病与此项操作的认识，对热感、痛感的耐受性。

4. 病室环境 有无易燃易爆品，温度适宜，空气流通，注意保护隐私等。

三、用物准备

治疗盘、治疗卡、罐具（玻璃罐，或竹罐、陶罐，大、中、小号依所拔部位大小准备，罐体无裂痕、罐口边缘无缺损）、止血钳、纱布、95% 的酒精棉球或纸片、火柴或打火机、灭火器具等，必要时备浴巾、垫枕、屏风。

四、操作步骤

1. 评估 操作者着装整洁。核对医嘱，床边评估患者，并做好解释工作，以取得患者合作。

2. 准备 洗手，备齐用物，携至床旁，再次核对。

3. 体位 根据病情选择拔罐部位，协助患者，取舒适合理体位。①反骑坐位：适用于颈部、背部；②坐位：适用于头部、上肢部；③仰卧位：适用于头面部、胸部、腹部、下肢内外前侧；④俯卧位：适用于头部两侧或后脑、颈项部、背部、腰部、下肢后侧。协助患者，暴露拔罐部位，注意保暖和遮挡。

4. 定位 根据病情或遵医嘱明确拔罐部位，并正确取穴。

5. 拔罐 根据部位和拔罐方法选择合适的罐具，拔罐前再次检查罐体、罐口边缘，根据临床应用，采用不同的吸附方法，如闪火法等。吸附后根据病情、施术的部位等灵活选择多种拔罐方法，如闪罐法、提按罐法、走罐法等，以增强刺激，提高疗效。

6. 观察 拔罐过程中询问患者有无不适，随时观察罐口吸附的情况、皮肤的颜色和患者的全身情况。

7. 起罐　一手扶住罐体，另一手用手指按压罐口皮肤，待空气进入即可起罐，并观察患者皮肤情况，隔着纱布适当按摩，轻轻擦拭皮肤。

8. 结束　操作完毕，协助患者整理衣着，安排舒适体位，整理床单位，健康宣教。清理用物，洗手，记录签名。

五、评价

1. 体位是否合理，取穴及拔罐方法是否正确，手法是否熟练，罐是否吸附紧密、有无脱落，患者是否安全，有无皮肤灼伤、烧伤，是否沟通到位、做到人文关怀。

2. 拔罐后局部皮肤是否发生变化，患者是否觉得舒适、症状缓解，是否取得预期效果。

六、注意事项

1. 病室保持冷暖适宜，避免直接吹风，防止受凉。

2. 拔罐应选择肌肉丰厚的部位，尽量避开骨骼凹凸不平处、毛发较多处、瘢痕处等，充分暴露应拔部位。

3. 拔罐时应选好体位，嘱患者体位应舒适，局部宜舒展、松弛，勿移动体位，以防罐具脱落。

4. 老年、儿童、体质虚弱及初次接受拔罐者，拔罐数量宜少，留罐时间宜短，手法宜轻。

5. 拔罐手法要熟练，动作要轻、快、稳、准。

6. 用于燃火的酒精棉球，不可吸含酒精过多，以免拔罐时滴落到患者的皮肤上而造成烫伤。燃火伸入罐内的位置，以罐口与罐底的外 1/3 与内 2/3 处为宜。若不慎出现烫伤，按外科烧烫伤常规处理。

7. 拔罐过程中若出现头晕、胸闷、恶心欲吐、面色苍白、四肢厥冷、呼吸急促、脉细数等症状，甚至瞬间意识丧失等晕罐现象，处理方法是：立即起罐，使患者呈头低脚高卧位，必要时可喝温开水或温糖水，或掐人中穴等。密切注意血压、脉搏、心率变化，严重时按晕厥处理。若出现拔罐局部疼痛，处理方法有减压放气或立即起罐等。

8. 起罐时不可硬拉或旋转罐具，否则会引起疼痛，甚至损伤皮肤。

9. 留针拔罐，宜选罐具大，毫针针柄宜短，以免吸拔时罐具触碰针柄而造成损伤。刺血拔罐操作则应注意无菌。

第三节　穴位按摩

一、概述

（一）概念

穴位按摩是在中医基本理论的指导下，运用术者的手或肢体的其他部位，或借助器具实施一定的手法，作用于人体体表的特定部位，通过局部或穴位刺激，可疏通经络，调动机体抗病能力，从而达到防病治病、保健强身目的的一种操作技术。

（二）穴位按摩基本知识

根据患者的病情，在病变局部和腧穴上采用不同手法进行按摩，手法要求持久、有力、均匀、柔和、深透，频率、压力、摆动幅度均匀，动作灵活。常用手法可参考第八章推拿概要第四节相关内容。常规操作疗程要求一般为每日 1 次，每次 10～30 分钟，7～10 次为一个疗程。每个疗程间隔 3～5 天。

（三）适应证

内、外、妇、儿、骨伤、五官、康复等各科的多种病证，此外还可以用于健康、亚健康状态，亦有减肥、美容及保健作用。

（四）禁忌证

1. 急性脊柱损伤、骨折、骨质疏松、骨结核。
2. 严重心、脑、肺、肾疾病，急性传染病，有出血倾向者，出血性疾病。
3. 手法部位有皮肤损伤、皮肤感染性疾病、瘢痕等，妇女月经期，孕妇腰腹等部位。
4. 精神病、不能合作者，年老体衰、过饥过饱者，剧烈运动后。

二、评估

1.病情　包括现病史、既往史等，根据患者的具体情况选择合适的按摩方法、部位。

2.局部皮肤　根据患者的局部皮肤情况，选择合适的按摩部位。

3.心理状态　患者对本病与此项操作的认识，对按摩时局部可出现酸胀感的耐受性。

4.病室环境　温度适宜，空气流通，注意保护隐私等。

三、用物准备

按摩床、高低不等的凳子、靠背椅、各种规格的软垫或大小不等的枕头、治疗卡、治疗盘、治疗巾、大毛巾等，按实际情况备按摩介质（如滑石粉、生姜水、冬青膏、冷水、麻油、鸡蛋清等）。

四、操作步骤

1.评估 操作者着装整洁。核对医嘱，床边评估患者，并做好解释工作，以取得患者合作，如进行腰腹部按摩时，嘱患者先排空膀胱。

2.准备 洗手，备齐用物，携至床旁，再次核对。

3.体位 根据施术部位，取舒适体位，多采用卧位。术者也应取正确的步态姿势。

4.定位 根据病情或遵医嘱，明确施术部位，协助患者，暴露部位，注意保暖和遮挡，并正确取穴。

5.按摩 根据患者的症状、发病部位、年龄及耐受性，选用适宜的手法和刺激强度，进行按摩。

6.观察 操作过程中观察患者对手法的反应，若有不适，应及时调整手法或停止操作，以防发生意外。

7.结束 操作完毕，协助患者衣着，安排舒适体位，整理床单位，健康宣教。清理用物，洗手，记录签名。

五、评价

1.体位是否合理，取穴及按摩方法是否正确、手法是否熟练，是否沟通到位、做到人文关怀。

2.按摩部位是否出现潮红、皮温微热，并觉酸、麻、胀、痛等；患者是否觉得舒适、症状缓解，是否取得预期效果。

六、注意事项

1.病室内空气流通，温度适宜，治疗过程中要注意随时遮盖不需暴露的部位，以免受凉。

2.根据具体情况（病情、体质等）选用不同的按摩介质。

3.根据按摩部位和使用手法不同，选择不同体位，使患者舒适，术者省力，操作时用力要均匀、柔和、持久，禁用暴力。对于初次接受治疗的患者，操作者手法可适当轻些。腰腹部按揉时，应嘱患者先排尿。

4.按摩过程中密切观察患者病情，如出现头晕、目眩、恶心等不适，应立即停止操作，做好相应处理。

5.孕妇禁用拍法、击法、按法等。小儿要有家属或护士陪伴，安置好体位，3岁以下小儿可由家长抱起放在双大腿上进行按摩。

6.术者操作前应修剪指甲，以防损伤患者皮肤。用力均匀，禁用暴力，推拿时间合理，同时术者也应根据按摩手法采用灵活的步态，如并步、虚步、马步、弓步等，以利于手法的实施及自身保护，不易劳损。

第四节　刮痧法

一、概述

（一）概念

刮痧法是以中医药学理论为指导，借用边缘钝滑的器具，在人体体表的特定部位实施相应的手法进行有规律的刮拭，从而达到防治疾病目的的一种外治疗法。

（二）刮痧基本知识

1.刮痧器具　主要用的是刮痧板，其次是瓷匙、铜钱或分币、圆口杯等。刮痧板根据材质不同，分为牛角刮痧板、玉石刮痧板、砭石刮痧板等，其中最为常用的是牛角刮痧板；根据形状来分，刮痧板有鱼形、长方形、三角形、齿梳形等。通常刮痧板是由厚、薄两侧边及棱角、凹曲面组成，见图 8-8。治疗多用薄面，保健多用厚面，关节附近和需要点按用棱角，手指、足趾、脊柱等部位用凹曲面。

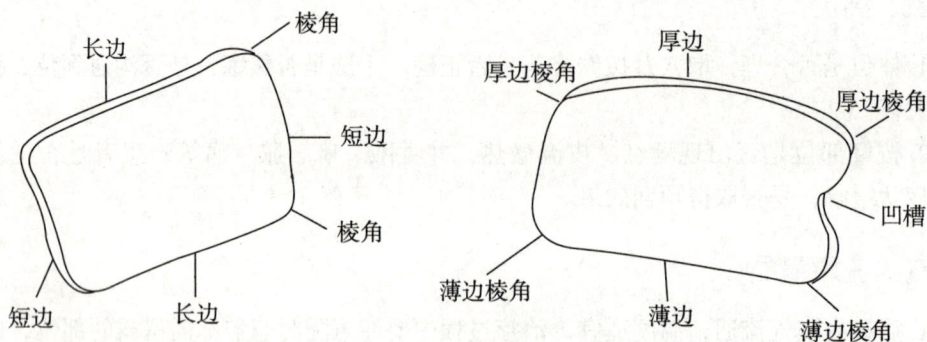

图 8-8　刮痧板构造

2.常用介质　为了减少刮痧时的阻力，避免皮肤擦伤和增强疗效，在刮拭时用刮痧器具蘸润滑油或活血剂，如水（凉开水，发热患者宜用温开水）、油（麻油、香油、菜籽油、豆油等）、刮痧活血剂（红花、白芷、麝香、穿山甲、血竭，提炼浓缩成活血润滑剂）、石蜡油等。

3.握持刮痧板的方法　一般用右手持握刮痧板，拇指放在刮痧板的一侧，食指和中指或其余四指全部放在刮痧板的另一侧。

4.刮拭方向

（1）直线刮法：应用刮痧板的两侧边缘，利用腕力下压在体表并向同一方向直线刮拭，且要有一定长度。这种手法适用于身体较平坦部位的经脉和穴位，如背部、胸腹部和四肢部。

（2）弧线刮法：刮拭方向呈弧线形，操作时刮痧板多循肌肉走行或骨骼结构特点而定，如胸部肋间隙、颈项两侧、肩关节前后和膝关节周围多用此法。

（3）正刮法：常规从上到下，从内到外，单方向刮拭，不宜来回刮动。全身刮拭时以头部、颈部、背部、胸部、腹部、上肢、下肢为顺序，刮好一部位，再刮另一部位。

（4）逆刮法：刮痧方向与常规的由内向外、由上向下方向相反，即由下向上或由外向内进行刮拭。多用于下肢静脉曲张、下肢浮肿或按常规方向刮痧效果不理想的部位。逆刮法操作宜轻柔和缓，从近心端部位开始逆刮，逐渐延长至远心端，其目的是促进静脉血液回流、减轻水肿或疼痛。

5. 刮拭角度　刮痧板与刮拭方向一般保持 45°～ 90°进行刮拭。

6. 刮拭程度　一般每个部位刮拭 20 ～ 30 次，以出痧痕或痧斑为宜，不出痧或出痧少者，不可强求，以患者感到舒适为原则。每次刮拭时间以 20 ～ 25 分钟为宜。痧痕或痧斑 5 ～ 7 天消退后可再次刮拭或在其他部位刮拭。通常连续 4 ～ 5 次为一个疗程，间隔 10 ～ 14 天再进行下一疗程。

7. 刮拭手法　根据刮拭力度、速度及接触的部位，可分为以下几种。

（1）刮拭力度

1）轻刮法：刮拭皮肤面积大、速度慢或刮拭力量小。一般患者无疼痛或其他不适感，多用于妇儿、年老体弱者及面部的保健刮拭。

2）重刮法：刮拭皮肤面积小、速度快或刮拭力量较大，以能承受为度。多适用于年轻力壮、体质较强者，或背部脊柱两侧、下肢及骨关节软组织较丰满处的刮拭。

（2）刮拭速度

1）快刮法：刮拭的次数每分钟 30 次以上，力量有轻重之别。力量大、快速刮，多用于体质强壮，主要刮拭背部、下肢或其他明显疼痛的部位；力量小、快速刮，多用于体质虚弱或全身保健，主要刮拭胸腹部、腰背部、下肢等部位，以舒适为度。

2）慢刮法：刮拭的次数每分钟 30 次以内，力量也有轻重之别。力量大、速度慢，多用于体质强壮的患者，主要刮拭腹部、关节部位和一些明显疼痛的部位；力量小、速度慢，多用于体质虚弱或面部保健，主要刮拭腰背部正中、胸部、下肢内侧等部位，以不感觉疼痛为度。

（3）刮痧板与体表接触的部位

1）摩擦法：将刮板的边、角或面与皮肤直接紧贴或隔衣、布，进行有规律地旋转移动或直线往返移动的刮拭，使皮肤产生热感为度并向深部渗透，其左右移动力量大于垂直向下的压按用力。操作时动作轻柔、移动均匀、可快可慢，多用于麻木、发凉或绵绵隐痛部位，如肩胛内侧、腰部和腹部。

2）梳刮法：使用刮痧梳子从前额发际及双侧太阳穴处向后发际做有规律地单方向

梳头，力量适中，一般逐渐加力，常用于头痛、疲劳、失眠等。

3）点压法：多用于对穴位或痛点的点压，常与腧穴按摩法配合使用。使用该法时，用刮痧板的角与皮肤成90°角，力量逐渐加重，以耐受为度，保持数秒钟后快速抬起，重复操作5～10次。操作时将肩、肘、腕的力量集中于刮痧板角，施术既要有弹力又要坚实。此法是一种较强的刺激手法，多用于实证。适用于肌肉丰满、刮痧力量不能深达或不宜直接刮拭的部位、骨骼关节凹陷处，如环跳、委中、犊鼻、水沟以及背部脊柱棘突之间等。

4）按揉法：是用刮痧板在皮肤经络穴位做点压按揉，向下有一定压力，点下后做往复来回或顺逆旋转的手法，操作时刮痧板紧贴皮肤，频率较慢，每分钟50～100次。常用于足三里、内关、太冲、涌泉、太阳穴等穴位。

5）角刮法：使用角形刮痧板或让刮痧板的棱角接触皮肤，与体表成45°，自上而下或由里向外刮拭。此法适宜于四肢关节、脊柱两侧、骨骼之间的穴位，如风池、内关、合谷、中府等穴。

6）边刮法：是最常用的一种刮痧方法。将刮痧板的两侧长条棱边或厚边或薄边与皮肤接触成45°进行刮拭。该法适宜于面积较大部位，如腹、背和下肢等部位的刮拭。

8. 刮痧的补泻手法　根据辨证结果，正确采用补泻手法，可以提高刮痧的治疗效果。补泻手法取决于刮拭力量的轻重、速度的急缓、时间的长短、循经的顺逆等。

（1）补法：按压力度小，速度慢，刺激时间较长，顺着经脉运行方向刮拭，出痧点数量少，刮痧后加温灸法等为补法。多适用于年老、体弱、久病、重病的虚证患者。

（2）泻法：按压力度大，速度快，刺激时间较短，逆着经脉运行方向刮拭，出痧点数量多，刮痧后加拔罐法等为泻法。多适用于年轻体壮、新病、急病的实证患者。

（3）平补平泻法：平补平泻法介于补法与泻法之间。有三种方法：刮拭按压力度大，刮拭速度慢；刮拭按压力度小，刮拭速度快；刮拭按压力度中等，刮拭速度适中。常用于日常保健、虚实不明显，或虚实夹杂患者的治疗。

（三）身体各部位的刮痧方法

1. 头部　头部的刮拭须在头发上，所以不必涂刮痧润滑剂。手法一般采用平补平泻法，不必出痧。操作时宜双手配合，辅助手扶持头部，以保持头部稳定和安全。每个部位刮30次左右，刮至头皮发热为宜。若局部有酸、麻、胀、痛感觉，是经络腧穴得气的正常现象。为增强刮拭效果，还可使用刮板角刮相应的穴位。刮拭路线如下。

（1）头部两侧：从头部两侧太阳穴开始至风池穴，经过穴位为头维、颔厌、率谷、天冲、脑空等，见图8-9。

（2）前头部：从百会穴经囟会、前顶、通天、上星、头临泣等穴至前头发际，见图8-10。

（3）后头部：从百会穴经后顶、脑户、风府、哑门等穴至后发际，见图8-11。

（4）全头部：以百会穴为中心，呈放射状向四周发际处刮拭。经过全头穴位和运动区、语言区、感觉区等，见图8-12。

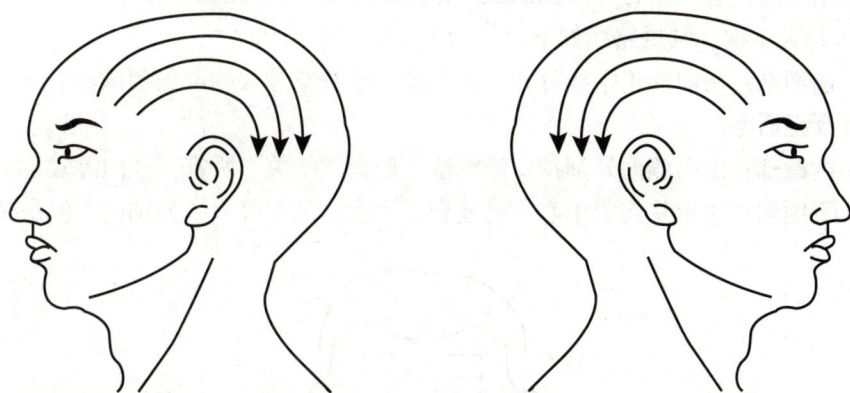

图 8-9 两侧头部刮法

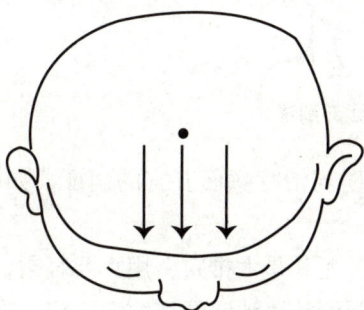

图 8-10 前头部刮法

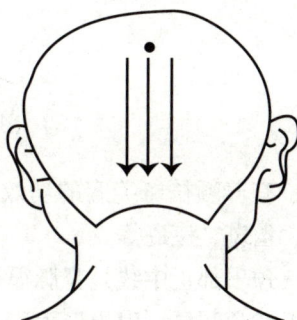

图 8-11 后头部刮法

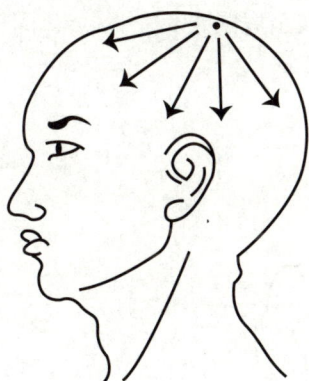

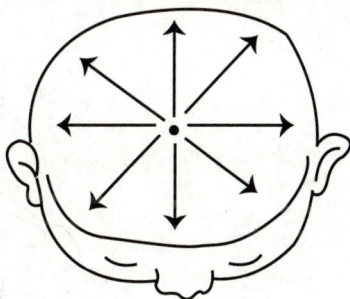

图 8-12 全头部刮法

适应证：有改善头部血液循环，疏通全身阳气的作用。可预防和治疗中风及中风后遗症、神经衰弱、头痛、脱发、失眠、感冒等。

2.面部 面部刮拭不需涂抹活血剂，因出痧影响美观，故手法要轻柔，以不出痧为度，通常用补法，忌用重力大面积刮拭。方向根据面部肌肉的走向，由内向外刮拭，见图 8-13。每天 1 次。刮拭路线如下。

（1）前额部：从前额正中线分开，经鱼腰、丝竹空等穴朝两侧刮拭。上方刮至前发际，下方刮至眉毛。

（2）两颧部：由内侧向外刮拭，经承泣、四白、下关、听宫、耳门等穴。

（3）下颌部：以承浆穴为中心，经地仓、大迎、颊车等穴。分别向两侧刮拭。

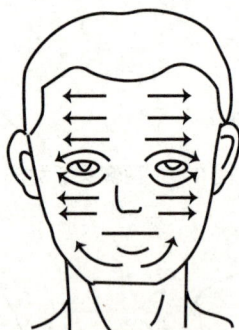

图 8-13　面部刮法

适应证：有养颜祛斑美容的功效。可预防与治疗颜面五官的病证，如眼病、鼻病、耳病、面瘫、雀斑、痤疮等。

3. 颈部　颈项部正中线是督脉循行部位，尤其是大椎穴，用力要轻柔，不可用力过重，可用刮板棱角刮拭，以出痧为度。颈部两侧从风池穴至肩髃穴，应一次到位，中间不要停顿，见图 8-14。肩部肌肉丰富，用力宜重些，即按压力重、频率慢的方法。刮拭路线如下。

（1）颈部正中线：从哑门穴刮到大椎穴。

（2）颈部两侧：从风池穴开始经肩井、巨骨等穴至肩髃穴。

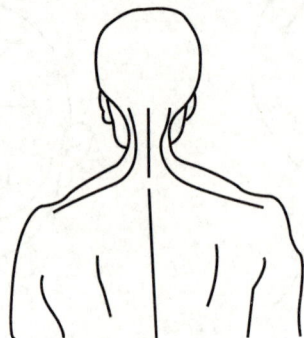

图 8-14　颈部刮法

适应证：颈部有手、足三阳经及督脉循行，其中精髓直接通过督脉灌输于脑，所以经常刮拭颈部，具有育阴潜阳，补益正气，可预防与治疗颈项病变，如颈椎病、感冒、头痛、近视、咽炎等。

4. 背部　背部正中线刮拭时，手法应轻柔，用补法，不可用力过大，以免伤及脊椎。背部两侧刮拭可视患者体质、病情选用补泻手法，用力要均匀，中间不要停顿，见图 8-15。可用刮板棱角点按棘突之间或夹脊穴。刮拭路线如下。

（1）背部正中线：从大椎刮至长强，即督脉背部循行部分，由上向下刮。

（2）背部两侧：分别直线刮拭位于后正中线旁开 0.5 寸夹脊穴及旁开 1.5 寸、3 寸的足太阳膀胱经，或沿肋间隙弧线刮拭。

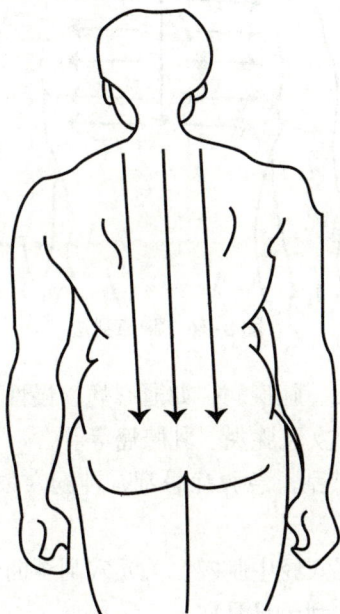

图 8-15　背部刮法

适应证：结合背部刮痧过程中的压痛点、敏感点、阳性反应物及出痧的多少、颜色、形态、分布情况，以及四诊进行综合分析，不但可以预防与治疗五脏六腑的病证，还有助于诊断疾病。如刮拭心俞部位出现压痛或明显痧斑时，即表示心脏有病变或预示心脏即将出现问题。

5. 胸部　刮拭胸部正中线用力要轻柔，不可用力过大，用刮板棱角沿肋间隙刮拭，见图 8-16，宜用平补平泻法，不强求出痧，乳头处禁刮。刮拭路线如下。

（1）胸部正中线：从天突穴经膻中穴向下刮至鸠尾穴。即任脉在胸部循行部分。用刮板角部自上而下刮拭。

（2）胸部两侧：从正中线由内向外刮，先左后右，用刮板整个边缘由内向外沿肋间隙走向刮拭。中府穴处宜用刮板角部从上向下刮拭。

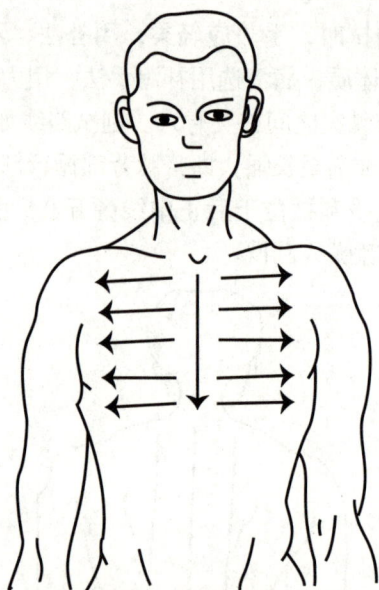

图 8-16　胸部刮法

适应证：可预防与治疗心、肺疾病，如冠心病、慢性支气管炎、支气管哮喘、肺气肿等。另外，可预防和治疗妇女乳腺炎、乳腺癌等。

6. 腹部　空腹或饱餐后禁刮，急腹症忌刮，神阙穴禁刮。不强求出痧。刮拭路线，见图 8-17。

（1）腹部正中线：从鸠尾穴经中脘穴、关元穴刮至曲骨穴。

（2）腹部两侧：从幽门穴刮至日月穴。

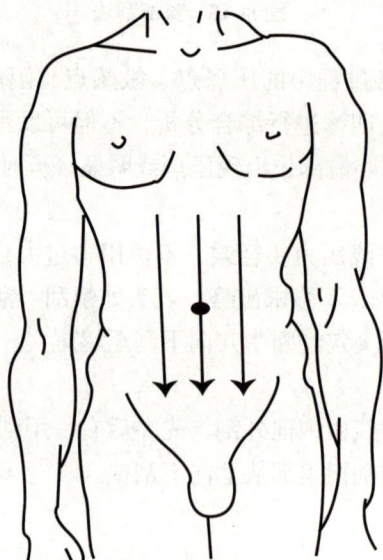

图 8-17　腹部刮法

适应证：可预防与治疗肝胆、脾胃、膀胱、肾、大肠、小肠等脏腑病变，以及妇科疾患，如月经不调、不孕症等。

7.四肢　刮拭四肢采用长刮法，刮拭距离尽量长。遇关节部位不可强力重刮。下肢静脉曲张、水肿者应从下向上刮拭。刮拭路线，见图8-18。

（1）上肢内侧：由上向下刮，尺泽穴可重刮。

（2）上肢外侧：由上向下刮，在肘关节处可停顿，或分段刮至外关穴。

（3）下肢内侧：从上向下刮，经承扶穴至委中穴，由委中穴至跗阳穴，委中穴可重刮。

（4）下肢外侧：从上向下刮，从环跳穴至膝阳关穴，由阳陵泉穴至悬钟穴。

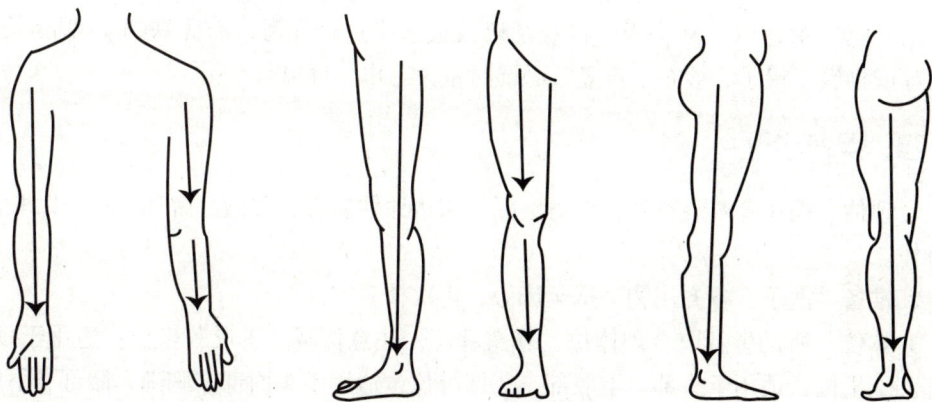

图8-18　上、下肢刮法

适应证：四肢刮痧可预防与治疗全身病症。如刮拭手少阴心经可预防与治疗心脏疾病，足阳明胃经可预防与治疗消化系统疾病，四肢肘膝以下五输穴可预防与治疗全身疾病。

（四）适应证

颈肩痛、腰腿痛、头痛、感冒、咳嗽、失眠、便秘等，以及夏秋季节发生的各种急性疾病，如中暑、霍乱、痢疾等，同时还具有保健、美容功效。

（五）禁忌证

1.凡危重病症，如急性传染病、严重心脏病、肾功能衰竭、肝硬化腹水、全身重度浮肿等禁刮。

2.有出血倾向的疾病，如白血病、血小板减少症、过敏性紫癜、血友病等禁刮。

3.传染性皮肤病、皮肤高度过敏、新发生骨折部位、外科手术后瘢痕、皮下有不明原因包块、大血管显现处等部位禁刮。

4.女性月经期，孕妇的下腹部、腰骶部，妇女的乳头禁刮，小儿囟门未合者头部禁刮。

5.体形过于消瘦、过度疲劳、过饥过饱者均不宜刮痧。

二、评估

1.病情　包括现病史、既往史等，根据患者的具体情况选择合适的刮拭方法、部位。

2.局部皮肤　根据患者的局部皮肤情况，选择合适的刮拭部位。

3.心理状态　患者对本病与此项操作的认识，对热感、痛感的耐受性。

4.病室环境　温度适宜，空气流通，注意保护隐私等。

三、用物准备

治疗盘、治疗卡、刮痧板（检查刮痧板板边缘是否光滑，有无缺损）、刮痧介质、干棉球或棉签、镊子、纱布、弯盘，必要时备大毛巾、屏风。

四、操作步骤

1.评估　操作者着装整洁。核对医嘱，床边评估患者，并做好解释工作，以取得患者合作。

2.准备　洗手，备齐用物，携至床旁，再次核对。

3.体位　协助患者取合理体位，暴露部位，注意保暖。①反骑坐位：适用于颈部、背部。②坐位：适用于头部、上肢部。③仰卧位：适用于头面部、胸部、腹部、下肢内外前侧。④俯卧位：适用于头部两侧或后脑、颈项部、背部、腰部、下肢后侧。

4.定位　根据病情或遵医嘱确定刮痧部位。

5.检查刮具　再次检查刮具边缘是否光滑、有无缺损，以免划破皮肤。

6.涂抹介质　用镊子夹取棉球，蘸取介质，涂抹刮痧部位皮肤或用刮痧器具蘸润滑剂。

7.刮痧　正确握持刮痧板，并根据具体病情、体质、刮拭部位等采用合适的刮拭方法（包括力度、速度、角度、长度、程度及方向等）来进行刮痧。

8.观察　刮拭过程中询问患者有无不适，观察局部皮肤颜色变化，并调节手法力度。当感到干涩时，要及时蘸取介质。

9.结束　操作完毕，协助患者衣着，安排舒适体位，整理床单位，健康宣教。清理用物，洗手，记录签名。

五、评价

1.体位是否合理，刮拭方法、部位是否正确，手法是否熟练，患者是否安全，有无皮肤损伤，是否沟通到位、做到人文关怀。

2.刮痧后局部皮肤是否发生变化患者是否觉得舒适、症状缓解，取得预期效果。

六、注意事项

1. 室内空气流通，注意保暖，避免直接吹风，以防复感风寒而加重病情。

2. 刮痧器具边缘要光滑，同时操作过程中用力要均匀，勿损伤皮肤。

3. 刮痧过程中不可片面追求出痧而采用重手法或延长刮痧时间。出痧多少与患者病情、体质、服药情况及室内温度等多方面的因素有关。一般情况下，血瘀证、实证、热证出痧多，虚证、寒证出痧少；服药多者特别是服用激素类药物后，不易出痧；肥胖者与肌肉丰厚部位不易出痧；阳经较阴经易出痧；室温较低不易出痧。

4. 刮痧过程中要随时观察病情变化，如出现头晕、面色苍白、心慌、冷汗、恶心呕吐等症状，应立即停刮，报告医师，配合处理。

5. 刮痧后饮用 300 ～ 400mL 温开水（淡糖盐水为佳），15 分钟内不宜外出，30 分钟内忌洗凉水澡，避免受寒。

6. 刮痧后 1 ～ 2 天内在刮痧部位出现疼痛（不是很剧烈），皮肤有热感、痒、虫行感、冒冷、热气，皮肤表面出现风疹样变化等均为正常，忌搔抓。体质弱者会出现短暂性的疲劳反应和低热，经休息后可很快恢复正常。

7. 可根据具体病情在实施刮痧疗法的同时，积极配合针灸、拔罐、穴位按摩等治疗方法，以增强疗效。

第五节　熏洗法

一、概述

（一）概念

熏洗法是将根据辨证选用的中药煎煮后，先用其蒸汽熏疗，待温后再用其药液淋洗、浸浴全身或局部患处，达到疏风散寒、温经通络、祛风除湿、清热解毒、杀虫止痒、协调脏腑功能的一种操作方法。熏蒸时温度以 50 ～ 70℃为宜，浸泡时温度以 38 ～ 41℃为宜。

（二）熏洗法的分类及应用

1. 肢体熏洗法　主要适用于肢体关节、肌肉的疾病。将药液倒入盆中并置于橡胶单上，将患肢架于盆上，用浴巾围盖住患肢及盆，使药液蒸汽熏蒸患肢。待药液温度适宜时，嘱患者将患肢放入药液中浸泡约 10 分钟。

2. 眼部熏洗法　主要适用于外眼疾患。将煎好的药液倒入治疗碗，盖上带孔的多层纱布，患者取端坐姿势，头部向前倾，将患眼贴至带孔的纱布上熏疗。待药液温度适宜时，用镊子夹取纱布蘸药液淋洗眼部，稍凉即换，每次 15 ～ 30 分钟。

3. 坐浴法　主要适用于肛肠疾患、妇科外阴疾患、男性外阴疾患等。将煎好的中药液倒入盆内，放在坐浴架上。患者暴露臀部，坐在坐浴架上熏蒸。待药液温度适宜时，让患者将臀部坐于盆内浸泡，当药液偏凉时，应及时添加热药液，每次熏洗 20～30 分钟。

4. 全身熏洗法　主要适用于内科疾病、广泛性皮肤病、慢性疲劳综合征、亚健康人群等。将煎好的中药液 500～1500mL 倒入盆内，加适量开水。盆内放活动支架或小木凳，高出水面约 10cm。患者入浴盆坐在活动架上或小木凳上，用布单或毯子从上面盖住，勿使热气外泄，露出头面部，借药物蒸汽进行熏疗。待药液温度适宜时，让患者将躯体及四肢浸泡于药液中，当药液温度继续下降时，应添加热水，使药液温度始终保持在 38～41℃，熏洗时间不宜超过 40 分钟，以免患者疲劳。

（三）适应证

1. 内科疾患　感冒、咳嗽、哮喘、肺痈、中风、头痛、腹胀、便秘、淋证等。
2. 外科疾患　疮疡、痈疽、乳痈、丹毒、软组织损伤、脱疽、烧伤后遗症等。
3. 妇科疾患　闭经、痛经、阴部瘙痒、外阴溃疡、带下病、外阴白斑、阴肿、阴疮、宫颈糜烂、盆腔炎、子宫脱垂、会阴部手术等。
4. 儿科疾患　湿疹、腹泻、痄腮、麻疹、遗尿、小儿麻痹症等。
5. 骨科疾患　筋骨疼痛、跌打损伤、关节肿痛、骨折恢复期等。
6. 五官科疾患　睑缘炎、巩膜炎、泪囊炎、鼻衄、鼻窦炎、唇炎、耳疮等。
7. 皮肤科疾患　皮肤疮疡、银屑病、湿疹、手足癣、瘙痒症等。
8. 肛肠科疾患　痔疮、肛裂、肛周脓肿、痔切除或瘘管手术后等。
9. 美肤美容　痤疮、头疮、斑秃、增白悦颜、祛斑等。
10. 其他　瘫痪、痿证、痹证、慢性疲劳综合征、亚健康人群等。

（四）禁忌证

1. 昏迷、急性传染性疾病、恶性肿瘤、严重心脏病、重症高血压、呼吸困难及有出血倾向者。
2. 眼部肿瘤、眼出血、急性结膜炎等不宜用眼部熏洗法。
3. 有大范围感染性病灶并已化脓破溃者。
4. 妇女月经期和妊娠期。
5. 大汗、饥饿、饱食及过度疲劳者。

二、评估

1. 病情　包括现病史、既往史、过敏史、家族史。根据患者病情，选择合适的药物、熏洗部位。
2. 局部皮肤　熏洗部位皮肤情况。
3. 心理状态　患者对疾病和此项操作的认识程度。
4. 病室环境　温度是否适宜，注意保护隐私。

三、用物准备

治疗卡、治疗盘、弯盘、药液、容器（根据熏洗部位的不同选用盆、治疗碗、坐浴椅、有孔木盖浴盆等，或中草药熏洗治疗机）、水温计、浴巾、小毛巾，必要时备屏风。

四、操作步骤

1. 评估　操作者着装整洁。核对医嘱，床边评估患者，并做好解释工作，以取得患者合作。嘱患者清洗熏洗部位，排空二便。

2. 准备　洗手，备齐用物，携至床旁，再次核对。

3. 体位　根据熏洗部位协助患者取舒适体位，充分暴露熏洗部位，注意保暖，必要时屏风遮挡。

4. 熏洗　将药液趁热倒入熏洗容器中，根据不同部位按要求熏洗，一般先熏后洗，注意测量药液温度。药液偏凉时，及时添加或更换。

5. 观察　熏洗过程中，随时观察患者的反应，询问其生理和心理感受。若感到不适，应立即停止，协助患者卧床休息。

6. 结束　熏洗完毕，清洁并擦干局部皮肤，协助患者整理衣着，安排舒适体位，整理床单位，健康宣教。清理用物，洗手，记录签名。

五、评价

1. 操作方法是否正确、手法是否熟练，熏洗部位皮肤是否有烫伤、水泡，是否沟通到位、做到人文关怀。

2. 患者是否感觉舒适、症状缓解。

六、注意事项

1. 暴露部位尽量加盖衣被，洗毕应及时擦干。室温宜保持在 20 ～ 22℃。注意保护患者隐私，必要时进行遮挡。

2. 熏蒸时一般以 50 ～ 70℃为宜，年老体弱、儿童及反应较差者不宜超过 50℃；浸泡时一般以 38 ～ 41℃为宜。

3. 头面部及某些敏感部位，不宜选用刺激性太强的药物。

4. 局部熏蒸时，以温热舒适，不烫伤皮肤为度；颜面部熏蒸 30 分钟后方可外出，以防感冒；局部有伤口者，按无菌操作进行；包扎部位熏洗时，应揭去敷料，熏洗完毕后，更换消毒敷料后重新包扎。

5. 全身熏洗前适量饮水以防汗出过度而虚脱，时间不宜超过 40 分钟，如患者出现心慌、气促、面色赤热或苍白、出大汗等情况应立即停止该操作，并做相应的对症处理；用中草药熏蒸机应先检查机器的性能、有无漏电现象，以防发生意外；下肢熏洗时防止摔倒意外的发生。

6. 患者不宜空腹熏洗，进餐前后半个小时内不宜熏洗。熏洗后宜静卧休息半小时。

对儿童、年老体弱和肢体活动不利者，应协助熏洗并严密观察。

7. 所用物品需清洁消毒，用具一人一份一消毒，避免交叉感染。

8. 治疗中如发现患者过敏或治疗无效时，应及时与医生联系，调整治疗方案。

第六节　热熨法

一、概述

（一）概念

热熨法是将水、药物或其他物品加热后，在人体局部或一定穴位适时来回移动或回旋运转，利用热力、药物和运动手法的综合作用，达到温经通络、活血行气、散热止痛、祛瘀消肿等作用的一种操作方法。

常用热熨法有药熨法、坎离砂法、葱熨法、盐熨法、大豆熨法以及热砖熨法等。

（二）适应证

1. 脾胃虚寒引起的胃脘疼痛、腹冷泄泻、寒性呕吐等。

2. 跌打损伤等引起的局部瘀血、肿痛等。

3. 扭伤引起的腰背不适、行动不便等。

4. 风湿痹证引起的关节冷痛、麻木、沉重、酸胀等。

5. 癃闭、痉证、痿证等。

（三）禁忌证

1. 各种实热证或麻醉未清醒者。

2. 疼痛原因不明者。

3. 急性软组织损伤，有恶性肿瘤、金属移植物等部位。

4. 腹部包块性质不明及孕妇腹部。

5. 身体大血管处、皮肤有破损处及病变部位感觉障碍者。

二、评估

1. 病情　包括现病史、既往史、过敏史、家族史。根据患者病情，选择合适的热熨法、热熨部位。

2. 局部皮肤　热熨部位皮肤情况。

3. 心理状态　患者对疾病和此项操作的认识程度。

4. 病室环境　温度是否适宜，注意保护隐私。

三、用物准备

治疗卡、治疗盘、弯盘、药熨袋（2～3个）、凡士林、棉签、大毛巾，必要时备屏风。

药熨袋准备：将药物用少许白酒或食醋搅拌后放入炒锅内，用文火炒，炒时用竹铲或竹筷翻拌，至药物温度达60～70℃时，将其装入双层纱布中，用大毛巾包裹后备用。

四、操作步骤

1.评估　操作者着装整洁，核对医嘱，床边评估患者，并做好解释工作，以取得患者合作，嘱患者排空二便。

2.准备　洗手，备齐用物，携至床旁，再次核对。

3.体位　协助患者取舒适体位，暴露热熨部位，注意保暖，必要时屏风遮挡。

4.药熨　先于患处涂少量凡士林，将药袋放到患处或相应穴位用力来回推熨。力量要均匀，以患者能耐受为宜。开始时用力要轻，速度可稍快，随着药袋温度的降低，力量可增大，同时速度减慢。药袋温度过低时，可更换药袋，操作过程为15～30分钟，每日1～2次。

5.观察　热熨过程中随时观察局部皮肤的颜色情况，及时询问患者对温度的感受，防止烫伤。

6.结束　热熨完毕，清洁局部皮肤，协助患者整理衣着，安排舒适体位，整理床单位，健康宣教。清理用物，洗手，记录签名。

五、评价

1.操作方法是否正确、熟练，热熨部位的皮肤是否温热，有无烫伤，是否沟通到位、做到人文关怀。

2.患者是否感觉舒适，症状有无缓解。

六、注意事项

1.热熨过程中要随时观察皮肤变化，防止烫伤。热熨温度一般在50～60℃，不宜超过70℃，老年人、婴幼儿及感觉障碍者不宜超过50℃。

2.热熨中保持药袋温度，冷却后应及时更换或加热。

3.热熨中若患者感到疼痛或局部皮肤出现红疹、瘙痒、水泡时，立即停止操作，并进行适当处理。

4.布袋用后清洗消毒备用，以免交叉感染。

5.炒药过程中要注意安全，中途加入白酒时要将炒锅离开热源，以免发生危险。

七、坎离砂熨法、葱熨法和盐熨法

1. 坎离砂熨法 将坎离砂放入治疗碗内加适量陈醋，搅拌均匀，装入布袋内，利用铁和醋酸的化学反应产生的热在患处进行热熨的一种方法。其适用范围、操作程序同药熨法，注意加入陈醋的量以坎离砂湿润为宜。

2. 葱熨法 将新鲜大葱白 200 ～ 300g（切成 2 ～ 3cm）加入白酒 30mL 炒热，装入布袋中，在患者腹部热熨，达到升清降浊之功效。临床可用于消除腹水、通利小便、解除癃闭以及缓解痿证瘫痪等。在患者腹部涂凡士林后，用葱段袋从脐周右侧向左进行滚熨，以达到右升左降，排出腹内腹水、积气，达到通利大小便的作用。葱熨袋内温度降低后，可重新加热后再用。每次葱熨时间 20 分钟左右，每日 2 次。操作结束后，腹部应注意保暖，防止受凉。

3. 盐熨法 将颗粒大小均匀的大青盐或海盐 500 ～ 1000g，炒热装入纱布袋内，待温度适宜时，在患处或特定部位适时或来回运转的一种方法。慢性虚寒性胃痛、腹泻者可在胃脘部或腹部滚熨，痿证、瘫痪、筋骨疼痛者直接熨患处，头晕耳鸣者可将盐熨袋枕于头下熨，肾阳不足者熨足心。每次熨 20 ～ 30 分钟，每日 2 次。

第七节　敷贴法

一、概述

（一）概念

敷贴法又称外敷疗法，是将新鲜中药切碎、捣烂，或将中药研成细末，加适量赋形剂调成糊状后，敷布于患处或经穴部位，通过刺激穴位，激发经气，达到通经活络、清热解毒、活血化瘀、消肿止痛、行气消痞、扶正强身等作用的一种操作方法。

（二）赋形剂的种类及功效

赋形剂可根据病情的性质与阶段不同，分别采用蜜、饴糖、酒、醋、植物油、凡士林、葱汁、姜汁、蒜汁、菊花汁、银花露、丝瓜汁等。以蜂蜜或饴糖调制者，作用持久，与皮肤有良好的亲和力，能保持敷药的黏性和湿润度；用酒调制者，有助行药力、温经散寒之功效；以醋调制者，有散瘀解毒、收敛止痛之功效；以植物油或凡士林调制者，有润滑肌肤之功效；以葱汁、姜汁、蒜汁调制者，有辛香散邪之功效；以菊花汁、银花露、丝瓜汁调制者，有清热解毒之功效。

（三）适应证

1. 外科 疖、痈、疽、疔疮、跌打损伤、流注、烫伤、肠痈等。
2. 内科 哮喘、肺痈、高血压、面瘫、头痛等。

3. 儿科　高热、百日咳、咳嗽、腮腺炎等。

4. 妇科　痛经、乳腺增生、慢性盆腔炎等。

5. 五官科　鼻炎、近视、急性扁桃体炎等。

（四）禁忌证

1. 患者眼部、唇部、皮肤破溃处慎用。

2. 孕妇的脐部、腹部、腰骶部及某些敏感穴位，如合谷、三阴交等处慎用。

3. 对所敷药物过敏者。

二、评估

1. 病情　包括现病史、既往史、过敏史、家族史。根据患者病情，选择合适的敷药、敷贴部位或穴位。

2. 局部皮肤　敷贴部位的皮肤情况。

3. 心理状态　患者对疾病和此项操作的认识程度。

4. 病室环境　温度是否适宜，注意保护隐私。

三、用物准备

治疗卡、治疗盘、弯盘、摊制好的敷药或研好的草药、0.9% 生理盐水棉球、橡胶单、中单、纱布，必要时备胶布或绷带、屏风等。

捣药或摊药方法：若敷新鲜中草药，则将草药切碎、捣烂，以研钵研成细末。若敷药膏，则根据患处面积，取大小合适的棉纸，用油膏刀或压舌板将药膏均匀地摊在纸上，厚薄适当，将棉纸四周反折。

四、操作步骤

1. 评估　操作者着装整洁，核对医嘱，床边评估患者，并做好解释工作，以取得患者合作。

2. 准备　洗手，备齐用物，携至床旁，再次核对。

3. 体位　协助患者取合适体位，暴露敷药部位，铺橡胶单、中单，注意保暖，必要时用屏风遮挡。

4. 敷药　用 0.9% 生理盐水棉球清洁或擦洗局部皮肤。将摊制好的中草药或药膏敷于患处或选定腧穴，加盖敷料或棉垫，以免药物溢出而污染衣被。胶布或绷带固定，松紧适宜、美观而牢固。

5. 观察　随时询问患者有无不适，观察患者局部皮肤情况。

6. 结束　敷药完毕，协助患者整理衣着，安排舒适体位，整理床单位，健康宣教。清理用物，洗手，记录签名。

五、评价

1. 操作方法是否正确、熟练，敷药的范围、厚薄是否合适，包扎是否舒适，是否沟通到位、做到人文关怀。

2. 患者是否感觉舒适，症状有无缓解。

六、注意事项

1. 敷药摊制的厚薄要均匀，一般以 0.2 ～ 0.3cm 为宜，大小适宜，固定松紧适宜。

2. 对初起有脓头或成脓阶段的肿疡，宜中间留空隙，围敷四周，使邪有出路。

3. 乳痈敷药时，可在敷料上剪孔或剪一个缺口，使乳头露出，以免乳汁溢出污染敷料及衣被。

4. 敷药面积应大于患处，超过肿块 1 ～ 2cm，且保持一定的湿度。如药物较干时，应用所需的药汁、酒、醋、水等进行湿润。夏天如以蜂蜜、饴糖作赋形剂时，应加少量 0.1 ～ 0.2% 苯甲酸钠，防止发酵变质，以免影响疗效。

5. 观察局部及全身情况，敷药后，若出现红疹、瘙痒、水泡等过敏现象时，及时停止使用，并报告医师，配合处理。

6. 敷贴选穴不可选的过多，少选关节或其他活动度较大部位的穴位，以免脱落。

第八节 耳穴埋籽法

一、概述

早在 2000 多年前，中医学就已认识到耳与经络之间有着密切的联系，在《阴阳十一脉灸经》中就已记载"耳脉"一词。《内经》对耳与经脉、经别、经筋的关系作了较详细的阐述。六阳经均与耳有直接的联系（如手太阳、手足少阳、手阳明的经脉、经别都入耳中，足阳明、足太阳的经脉则分别上耳前、至耳上角）六阴经虽不直接入耳，但都通过经别与阳经间接地与耳相联。奇经八脉中，阳跷脉并入耳后，阳维脉循头入耳。《灵枢·口问》曰："耳者，宗脉之所聚也。"同时，中医学还认识到耳与脏腑的关系密切，据《内经》《难经》等书记载，耳与五脏均有生理功能上的联系。如《灵枢·脉度》曰："肾和则耳能闻五音矣。"

20 世纪 50 年代，耳针疗法在欧洲兴起。1957 年，法国医学博士诺吉尔（Nogier）发表了形如胚胎倒影较为完整的耳穴图，认为耳朵穴位分布恰像一个倒置的胎儿，并记载耳穴 40 多个，还提出在耳郭上有两条既非血管、又非神经的能量通道。近年来，应用耳郭视诊、耳穴治病取得了空前的进展，其所治病种几乎遍及内、外、妇、儿各科。常用的操作手法有耳穴针刺法、耳穴埋针法、耳穴放血法、耳穴埋籽法、夹耳法、耳灸法、耳穴按摩法、耳穴磁疗法。其中耳穴埋籽法具有操作简单、易于掌握，取材方便、疗效确切、不良反应小等特点，故本节重点介绍耳穴埋籽法。

（一）概念

耳穴埋籽法又称耳穴贴压法，是用代替耳针的药丸、药籽、谷类或其他物品置于胶布上，贴于耳郭上的穴位或反应点，用手指按压刺激，通过经络传导，达到防治疾病目的的一种操作方法。

（二）耳穴埋籽法基本知识

1. 耳郭表面解剖　耳郭是外耳的一部分，耳穴则是耳郭上的一些特定的诊治点，为了熟悉耳穴的分布情况，介绍耳郭的主要表面解剖结构，见图8-19。

（1）耳郭正面

1）耳轮：耳郭边缘向前卷曲的部分。

2）耳轮脚：耳轮前上端伸入耳腔内的横行突起。

3）耳轮结节：耳轮外上方稍肥厚的小结节。

4）耳轮尾：耳轮末端，与耳垂相交处。

5）对耳轮：耳郭边缘内侧与耳轮相对的、上有分叉的平行隆起部分。

6）对耳轮上、下脚：分别指对耳轮上端分叉的上支和下支。

7）三角窝：对耳轮上、下脚构成的三角形凹窝。

8）耳舟：耳轮与对耳轮之间的凹沟。

9）耳屏：耳郭外面前缘的瓣状突起。

10）对耳屏：耳垂上部与耳屏相对的隆起部。

11）屏上切迹：耳屏上缘与耳轮脚之间的凹陷。

12）屏间切迹：耳屏与对耳屏之间的凹陷。

13）轮屏切迹：对耳轮与对耳屏之间的凹陷。

14）耳甲：由对耳屏和弧形的对耳轮体部及对耳轮下脚下缘围成的凹窝。其中，耳轮脚以上部分的耳甲称耳甲艇，以下部分称耳甲腔。

15）耳垂：耳郭最下部的无软骨的皮垂。

16）外耳道口：耳甲腔内，被耳屏遮盖的孔。

（2）耳郭背面

1）耳轮：耳轮背部的平坦部分。

2）耳轮尾背面：耳轮尾背部的平坦部分。

3）耳垂背面：耳垂背部的平坦部分。

4）耳舟隆起：耳舟在耳背呈现的隆起。

5）三角窝隆起：三角窝在耳背呈现的隆起。

6）耳甲艇隆起：耳甲艇在耳背呈现的隆起。

7）耳甲腔隆起：耳甲腔在耳背呈现的隆起。

8）对耳轮上脚沟：对耳轮上脚在耳背呈现的凹沟。

9）对耳轮下脚沟：对耳轮下脚在耳背呈现的凹沟。

10）对耳轮沟：对耳轮体在耳背呈现的凹沟。

11）耳轮脚沟：耳轮脚在耳背呈现的凹沟。

12）对耳屏沟：对耳屏在耳背呈现的凹沟。

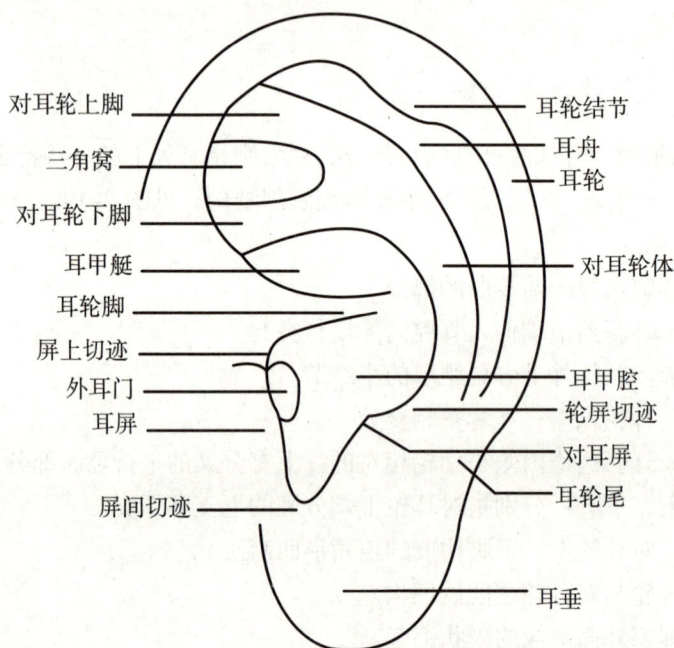

对耳轮上脚

三角窝

对耳轮下脚

耳甲艇

耳轮脚

屏上切迹

外耳门

耳屏

屏间切迹

耳轮结节

耳舟

耳轮

对耳轮体

耳甲腔

轮屏切迹

对耳屏

耳轮尾

耳垂

图 8-19　耳郭表面解剖

2.耳穴的分布规律　耳穴的分布有一定的规律，总体上形如一个倒置的胎儿，与头面相应的穴位分布在耳垂；与上肢相应的穴位分布在耳舟；与躯干相应的穴位分布在对耳轮；与下肢及臀部相应的穴位分布在对耳轮上、下脚；与盆腔相应的穴位分布在三角窝；与消化道相应的穴位分布在耳轮脚周围；与腹腔脏器相应的穴位分布在耳甲艇；与胸腔脏器相应的穴位分布在耳甲腔；与鼻咽部相应的穴位分布在耳屏四周。耳郭分区及耳穴定位如下图所示，见图 8-20。

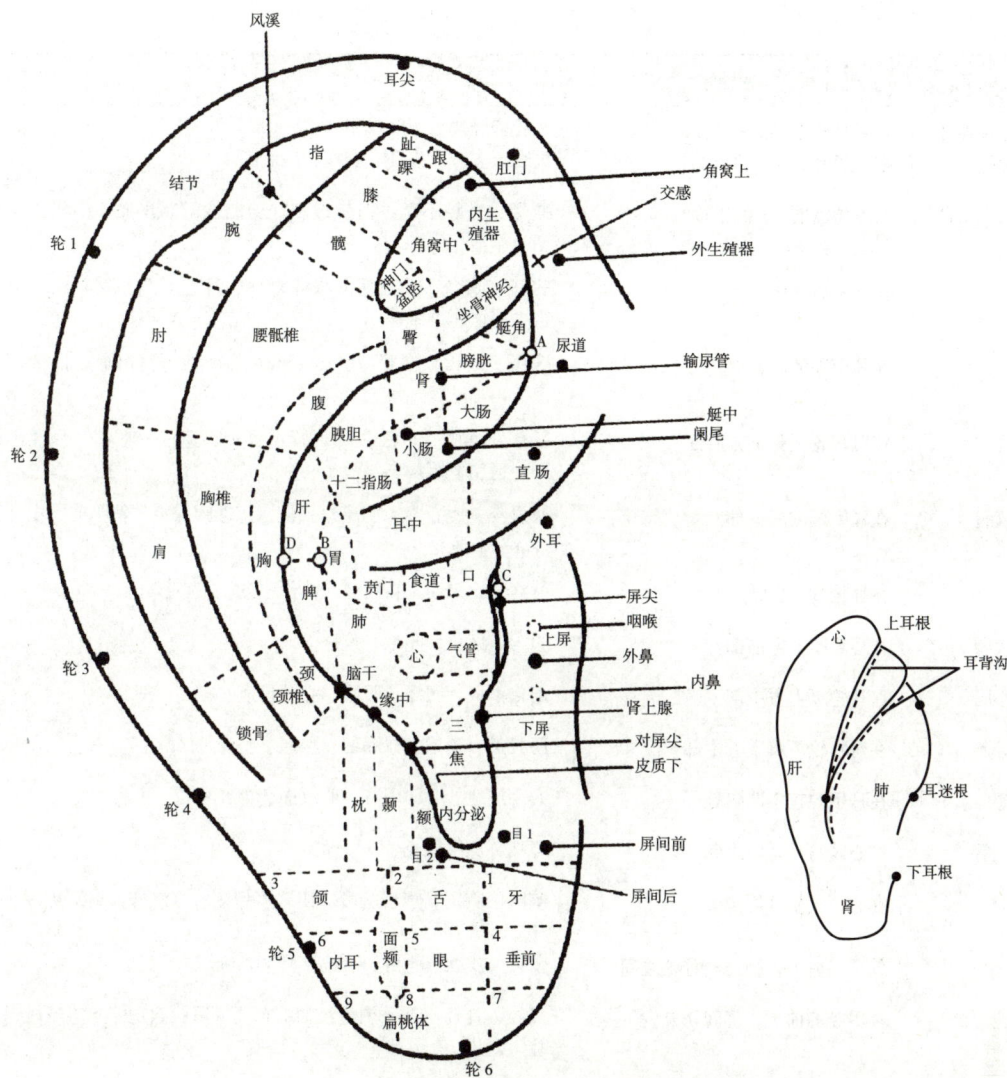

图 8-20 耳郭分区及耳穴定位

3. 常用耳穴及主治 常用耳穴的具体分布与主治说明如下，见表 8-4。

表 8-4 耳穴定位及主治

耳穴名称	定位	主治疾病
耳中	在耳轮脚处	呃逆、荨麻疹、皮肤瘙痒症、小儿遗尿、咯血、出血性疾病
外生殖器	耳轮上与对耳轮下脚上缘相平处	睾丸炎、外阴瘙痒症、腰腿痛
交感	在对耳轮下脚末端与耳轮内缘相交处	胃肠痉挛、心绞痛、胆绞痛、输尿管结石、自主神经功能紊乱
耳尖	在耳郭向前对折的上部尖端处	发热、高血压、急性结膜炎、麦粒肿、牙痛、失眠
	耳郭向前对折上部尖端处	发热、高血压、急性结膜炎、睑腺炎、牙痛、失眠
结节	耳轮结节处	头晕、头痛、高血压等
风溪	耳舟上，在耳舟上 1/5 与下 4/5 的交界处，即耳轮结节前方	荨麻疹、过敏性鼻炎、哮喘

续表

耳穴名称	定位	主治疾病
坐骨神经	在对耳轮下脚的前 2/3 处	坐骨神经痛、下肢瘫痪
神门	在三角窝后 1/3 的上部	失眠、多梦、痛证、癫痫、高血压
内生殖器	在三角窝前 1/3 的下部	痛经、月经不调、白带过多、功能性子宫出血、阳痿、遗精、早泄
肝	在耳甲艇的后下部	胁痛、眩晕、经前期紧张综合征、月经不调、更年期综合征、高血压、眼病
脾	在耳甲腔的后上部	腹胀、腹泻、便秘、食欲不振、功能性子宫出血、白带过多、内耳眩晕
肾	在对耳轮下脚下方后部	腰痛、耳鸣、神经衰弱、肾盂肾炎、遗尿、哮喘、月经不调、遗精、阳痿、早泄
胰胆	在耳甲艇的后上部	胆囊炎、胆石症、胆道蛔虫症、急性胰腺炎、偏头痛、中耳炎、带状疱疹
胃	在耳轮脚消失处	胃痉挛、胃炎、胃溃疡、消化不良、恶心呕吐
大肠	在耳轮脚上方前部	腹泻、便秘、咳嗽、痤疮
小肠	在耳轮脚上方中部	消化不良、腹痛、腹胀、心动过速
膀胱	在对耳轮下脚下方中部	膀胱炎、遗尿、尿潴留、腰痛、坐骨神经痛
心	在耳甲腔正中凹陷处	心动过速、心律不齐、心绞痛、神经衰弱、癔病
气管	在心区与外耳门之间	哮喘、支气管炎
肺	在心、气管区周围处	咳喘、胸闷、声音嘶哑、皮肤瘙痒症、荨麻疹、扁平疣、便秘
三焦	外耳门后下，肺与内分泌之间	便秘、皮肤、水肿、耳鸣、耳聋、糖尿病
内分泌	耳甲腔的前下，屏间切迹内	痛经、月经不调、围绝经期综合征、甲状腺功能亢进或减退症、痤疮
屏尖	耳屏上部隆起的尖端	发热、牙痛
肾上腺	耳屏下部隆起的尖端	低血压、风湿性关节炎、腮腺炎、眩晕、哮喘、休克
咽喉	耳屏内侧面上 1/2 处	声音嘶哑、咽炎、扁桃体炎
对屏尖	对耳屏尖端	哮喘、腮腺炎，皮肤瘙痒症
缘中	在对耳屏游离缘上，对屏尖与轮屏切迹的中点	遗尿、内耳眩晕、尿崩症、功能性子宫出血
皮质下	对耳屏内侧面	神经衰弱、假性近视、高血压病、腹泻、痛证
颞	对耳屏外侧面的中部	偏头痛
眼	耳垂正面中央部	假性近视、目赤肿痛、迎风流泪
面颊	耳垂正面中央部，耳垂 5、6 区交界处	周围性面瘫、三叉神经痛、痤疮、扁平疣
耳迷根	耳背与乳突交界的根部，耳轮脚对应处，即耳轮脚后沟的耳根处	胆石病、心律失常、腹痛、腹泻、高血压、皮肤瘙痒
耳背沟（降压沟）	在对耳轮上、下脚及对耳轮主干在耳背面呈"Y"形凹沟部	

4. 选穴原则

（1）按相应部位取穴：当机体患病时，在耳郭的相应部位上有一定的敏感点，它便是本病的首选穴位，如胃病取"胃"穴，妇女经带病取"内分泌"穴，眼病取"眼"穴等。

（2）按辨证取穴：根据中医基础理论辨证选用相关的耳穴。如脱发取"肾"，皮肤病取"肺""大肠"穴，牙痛取"大肠"穴等。

（3）按经络学说取穴：根据经络的循行部位取穴，如坐骨神经痛（后支），其部位属足太阳膀胱经的循行部位，即取耳穴的"膀胱"穴治疗；又如臂之外侧痛，其部位属于少阳三焦经的循行部位，取耳穴"三焦"穴治疗；再如偏头痛，其部位属足少阳胆经的循行部位，故取"胰胆"穴来治疗。

（4）按现代医学理论取穴：耳穴中一些穴名是根据现代医学理论命名的，如"交感""肾上腺""内分泌"等，这些穴的功能基本上与现代医学理论一致，故在选穴时应考虑到用其功能。如炎性疾病取"肾上腺"穴，是应用它的"四抗"作用之一的抗炎症功能；如糖尿病可取"内分泌"穴。

（5）按临床经验取穴：从临床实践中发现有些耳穴对某些疾病具有特异的治疗作用，如"外生殖器"穴可治疗腰腿痛，"神门"穴可治疗痛证。

对于耳穴的确定，应根据病情的需要和上述五点取穴原则，全面考虑合理组穴，先选定主穴，然后再定配穴。提倡少而精，一般 2～5 个穴位为宜，主穴 2～3 个，配穴 1～2 个。常见病症耳穴埋籽取穴参考见附录（附录四）。

5. 耳穴探查法　常用的耳穴探查法有三种，分别为观察法、按压法、电阻测定法。

（1）观察法：拇、食指将耳轮向后上方拉，充分暴露耳郭，在自然光线下，用肉眼或借助放大镜，从上至下，全面观察耳郭有无脱屑、水泡、丘疹、充血、硬结、疣赘、色素沉着等变形、变色点，这些均是阳性反应点，一般出现以上阳性反应点的相应脏腑器官往往患有不同程度的疾病，通常也有较明显压痛、电阻较低。

（2）按压法：先根据患者病情，选取耳穴，然后用前端圆滑的金属探棒或火柴头等进行探压。探压时压力要均匀，从穴区周围向中间按压。当压迫到敏感点时，患者会出现皱眉、眨眼、呼痛或躲闪等反应。少数患者的耳郭上一时测不到压痛点，可先按摩一下该区域，再行测定。

（3）电阻测定法：是以特制的电子仪器测定耳穴皮肤电阻的变化。根据与疾病有关的耳穴电阻较低、与疾病无关的耳穴电阻较高的原理，可用各种耳穴探测仪进行探测，通过指示灯、音响、仪表反映出来。

（三）适应证

1. 疼痛性疾病，如各种扭挫伤、头痛、神经痛等。

2. 炎性疾病及传染病，如急慢性结肠炎、牙周炎、咽喉炎等。

3. 功能紊乱性疾病，如胃肠神经官能症、心律不齐、高血压、神经衰弱等。

4. 过敏及变态反应性疾病，如哮喘、过敏性鼻炎、荨麻疹等。

5. 内分泌代谢紊乱性疾病，如糖尿病、围绝经期综合征等。

6. 其他内、外、妇、儿、五官等疾病，亦可用于预防感冒、晕车、晕船，以及预防和处理输血、输液反应。

（四）禁忌证

1. 严重器质性疾病者慎用。

2. 耳郭如有明显炎症或病变，包括冻疮破溃、感染、溃疡及湿疹等，不宜采用本法。

3. 年老体弱、有习惯性流产史的孕妇。妇女妊娠期也应慎用，尤其不宜用子宫、卵巢、内分泌、肾等穴。

二、评估

1. 病情　包括现病史、既往史、过敏史、家族史，如是育龄女性还需评估患者是否处于孕期或月经期，有无流产史，根据患者的具体情况进行选择是否操作及操作部位。

2. 局部皮肤　评估耳郭部位的皮肤情况，耳部有无红疹、充血等阳性反应。根据患者的局部皮肤情况，选择合适的施术部位。

3. 心理状态　患者对本病与此项操作的认识，对痛感、热感的耐受性。

4. 病室环境　光线充足，温度适宜，空气流通等。

三、用物准备

治疗盘、治疗卡、75% 酒精、棉签、镊子、探棒、治疗碗、胶布、弯盘、磁珠、王不留行籽或菜籽、耳压板或耳穴贴。

耳压板的制作和使用：耳压板又称耳穴治疗板。用透明有机玻璃制作（厚 0.2～0.4cm，大小 12cm×14cm，每格 0.7cm×0.7cm），采用漏斗型透孔，布珠，不同型号的磁珠及王不留行籽等均可使用。使用时先将胶布贴在槽口一面（一次贴不平展可揭下重贴），用刀具沿槽将胶布划成小方块。再翻转板面，将磁珠或王不留行籽等贴压物直接投放在板面，用手搓压使其粘附于胶布，然后倒去多余部分，即可使用。

常用的贴压物：凡表面光滑，具有一定硬度，大小适宜，无毒无致敏者，均可选用。可因地取材，如王不留行籽、莱菔子、油菜籽、白芥子、绿豆、麦子等，也可选用中成药的丸剂，如六神丸、牛黄消炎丸、喉症丸等。目前多选用磁珠、王不留行籽。

四、操作步骤

1. 评估　操作者着装整洁。核对医嘱，床边评估患者，并做好解释工作，以取得患者合作。检查耳部皮肤有无破损和污垢，必要时擦净双耳，并告知定穴时感觉。

2. 准备　洗手，备齐用物，携至床旁，再次核对。

3. 定穴　取舒适体位，术者一手持耳轮，观察有无阳性反应点，另一手持探棒在选区内找敏感点，正确取穴。清洁消毒相应部位皮肤，待干。

4. 埋籽　用镊子取王不留行籽胶布，按压在耳穴上并给予适当贴压（拇、食二指指腹面相对揉按压）。嘱患者每日自行按压 3 ～ 5 次，每次每穴 1 ～ 2 分钟，每次用一侧耳穴，两耳交替使用。

5. 观察　嘱患者演示按压方法，按压时，询问患者有无痛感、发热感，密切观察有无不适情况。

6. 结束　操作完毕，协助患者取舒适体位，整理床单位，健康宣教，清理用物，洗手，记录并签名。

五、评价

1. 选穴是否准确，操作方法是否正确、熟练，沟通到位、做到人文关怀。

2. 患者是否能演示留籽按压的方法。

3. 患者是否有"得气"感，症状缓解。

六、注意事项

1. 严格执行无菌操作，预防感染。若局部红肿，可用皮肤消毒药液消毒，每日 2 ～ 3 次，外用消炎药，防引起软骨膜炎。

2. 埋籽按压法的材料应选用光滑，大小和硬度适宜的籽，不宜选用有尖角或不光滑的籽，以免按压时损伤皮肤。如选用质软的籽，按压作用不大。如籽发霉亦不能使用。

3. 埋压过程中，按压时压力不可过大，切勿揉搓，以免搓破皮肤，造成感染，并防止胶布潮湿或污染。对胶布过敏者，可缩短贴压时间并加压肾上腺，风溪穴，或改用黏合纸代之。

4. 留籽时间视季节气候而定，夏天天气炎热，易出汗，贴压放置时间不宜过长，宜 1 ～ 3 天，春秋季 3 ～ 5 天，冬季 5 ～ 7 天。在留置期间应密切观察患者有无不适等情况。

5. 刺激强度视患者情况而定，一般儿童、孕妇、年迈体弱、神经衰弱者用轻刺激法；急性疼痛性病证宜用强刺激法。

6. 有运动障碍的患者，按压埋籽后耳郭充血发热时，宜适当活动患部，并在患部按摩、艾灸等，以提高疗效。

（陈华）

第九节　常见病证的治疗取穴

应用中医护理技术治疗某种疾病时应考虑两大要素，即腧穴的选择和具体的操作方法。

腧穴选择是否准确直接影响治疗效果，因此在取穴时，应遵循近部选穴、远部选穴、辨证选穴以及对症选穴等原则。近部选穴，是根据腧穴所具有的近治作用而取穴，是"腧穴所在，主治所在"规律的体现，即在病症的局部或邻近部位选取穴位。如鼻病取迎香；胃痛取中脘；巅顶头痛取百会；耳病取耳门、听宫、听会等。远部选穴，是根据经穴所具有的远治作用而取穴，是"经络所过，主治所及"规律的体现，即病变部位所属经络及相关经络上，距离病位较远处选取穴位的方法。如心慌、胸痛取手厥阴心包经的内关、大陵；上牙痛取足阳明胃经的内庭；下牙痛取手阳明大肠经的合谷等。辨证选穴，即根据疾病的证候特点，分析病因病机而选取穴位。临床上有很多疾病，如发热、不寐、自汗、盗汗、虚脱、抽搐、晕厥等，无明显的局限的病变部位，而以全身症状为主，可按照辨证的方法选择穴位。如肾阴不足所导致的盗汗，选取肾俞、太溪；肝阳化风所导致的抽搐，选取太冲、行间、风池等。对症选穴，即根据疾病的特殊症状而选取穴位。如失眠取安眠；腰痛选腰痛点；落枕选外劳宫；哮喘选定喘等。

具体操作方法是影响治疗效果的又一关键环节，相同的选穴可因不同的操作方法而出现不同的治疗效果。首先，应根据患者病情和具体情况而确定中医护理技术，如毫针刺法、灸法、刮痧法、拔罐法等。其次，当中医护理技术确定后，要对其具体操作进行说明，如毫针刺法用补法还是泻法，艾灸用温和灸还是瘢痕灸，拔罐用留罐还是走罐等。最后，还要考虑治疗时机。当某些疾病的发作或加重呈现明显的时间规律性时，临床上治疗时机的选择在这类疾病的治疗上有极其重要的意义，在发作或加重前进行针灸治疗可提高疗效。如痛经在月经来潮前几天开始针灸，直到月经结束为止；女性不孕症，在排卵期前后几天连续针灸等。

一、内科常见病证的治疗取穴

内科常见病证的治疗取穴见表 8-5。

表 8-5　内科常见病证的治疗取穴

症状	治法	主穴	配穴		操作
高热	清泻热邪	大椎、曲池、合谷、少商、	风热袭表	鱼际、外关	毫针泻法；大椎刺络拔罐放血；十宣、十二井穴刺血；可配合脊柱两侧刮痧
			风寒袭表	风门、肺俞	
			热灼气分	十宣或十二井穴	
			热入营血	内关、血海	
			兼神昏者	人中、十宣	
			兼烦躁者	印堂、神门	
晕厥	苏厥醒神	水沟、中冲、涌泉、足三里、	虚证	百会、气海、关元	水沟、中冲用泻法；涌泉用平补平泻法；足三里用补法；虚证配穴用灸法；实证配穴用泻法
			实证	合谷、太冲	

症状	治法	主穴	配穴		操作
虚脱	回阳固脱 回厥救逆	素髎、百会、神阙、关元、内关	兼神昏者	中冲、涌泉	素髎用泻法；百会、神阙、关元用灸法；内关用补法；配穴用点刺法
眩晕	定眩止晕	风池、百会、内关、太冲	肝阳上亢	行间、侠溪、太溪	毫针泻法
			痰湿中阻	中脘、丰隆、阴陵泉	
			气血两虚	气海、脾俞、胃俞	毫针补法，风池平补平泻
			肾精亏虚	足三里、肾俞、三阴交	
头痛	通络止痛	风池、百会、阿是穴	后枕痛	天柱、后顶、后溪、申脉	虚补实泻；风池平补平泻
			侧头痛	太阳、率谷、悬颅、外关	
			前额痛	上星、印堂、合谷、内庭	
			~巅顶痛	前顶、通天、内关、太冲	
			风寒	风门、合谷	
			风热	大椎、鱼际	
			风湿	偏历、阴陵泉	
			肝阳上亢	太冲、太溪、侠溪	
			痰浊上蒙	中脘、丰隆、阴陵泉	
			瘀血阻络	内关、血海	
			肾阴不足	太溪、肾俞、悬钟	
			气血虚弱	气海、血海、足三里	
口眼㖞斜	祛风通络 疏调经筋	攒竹、阳白、四白、颧髎、颊车、地仓、合谷	风寒	风池、外关	面部腧穴均平补平泻
			风热	曲池	
			痰瘀	丰隆	
			鼻唇沟平坦	迎香、禾髎	
			鼻中沟歪斜	水沟	
			颏唇沟歪斜	承浆	
			目不能合	鱼腰、申脉	

续表

症状	治法	主穴	配穴		操作
落枕	疏经通络活血止痛	阿是穴、肩井、外劳宫、后溪、悬钟	风寒袭络	风池、风府	毫针泻法；先刺远端穴，再刺疼痛局部穴位。可配合患侧背部闪罐法
			气血瘀滞	内关、太冲	
			兼肩痛	肩髃、外关	
			兼背痛	天宗、秉风	
漏肩风	通经活络祛风止痛	肩髃、肩髎、肩贞、肩前、阿是穴	肩后部痛	后溪、昆仑	足三里、气海用补法，其余泻法；先刺远端穴，再刺肩部穴位；可用三棱针于阿是穴点刺出血，加拔火罐
			肩前部痛	合谷、条口	
			肩外侧痛	外关、阳陵泉	
			外邪侵袭	合谷、风池	
			气滞血瘀	内关、合谷	
			气血虚弱	足三里、气海	
不寐	调理跷脉安神利眠	印堂、四神聪、安眠、神门、照海、申脉	肝火扰心	行间、侠溪	神门、印堂、四神聪平补平泻；照海用补法；申脉用泻法。配穴按虚补实泻法；可配合自项至腰部足太阳经背部侧线走罐
			痰热内扰	丰隆、内庭	
			心脾两虚	心俞、脾俞	
			心肾不交	心俞、肾俞	
			心胆气虚	心俞、胆俞	
			脾胃不和	公孙、足三里	
多寐	养心醒神	百会、四神聪、神门、内关、三阴交	湿邪困脾	阴陵泉、公孙	虚补实泻法。
			脾气不足	足三里、脾俞、胃俞	
			阳气虚衰	肾俞、太溪、关元、气海	
抑郁	疏肝解郁	水沟、百会、内关、神门、太冲	肝气郁结	膻中、期门	水沟用雀啄法；神门平补平泻；百会、内关、太冲用泻法；配穴按虚补实泻法
			气郁化火	行间、侠溪	
			痰气郁结	丰隆、廉泉	
			心神惑乱	通里、心俞	
			心脾两虚	心俞、脾俞	
			肝肾亏虚	肝俞、肾俞	
			咽部异物感	天突、照海	

续表

症状		治法	主穴	配穴		操作
痴呆		调神益智补肾通络	印堂、百会、四神聪、神庭、风池、足三里、太溪、悬钟	肝肾不足	肝俞、肾俞	足三里、太溪、悬钟用补法；余穴平补平泻；配穴按虚补实泻法
				痰浊上扰	丰隆、中脘	
				瘀血阻络	内关、膈俞	
咳嗽	新咳	疏风解表宣肺止咳	天突、中府、肺俞、列缺、合谷	风寒	风池、风门	天突直刺0.2寸，后针尖转向下，紧靠胸骨后方刺入1～1.5寸，小幅提插，得针感后即出针；余以泻法
				风热	大椎、曲池	
				兼咽喉痛	少商放血	
	久咳	肃肺理气止咳化痰	天突、肺俞、太渊、三阴交	痰湿侵肺	阴陵泉、丰隆	天突同上法；余主穴平补平泻，或加灸法；配穴按虚补实泻法
				肝火灼肺	行间、鱼际	
				肺阴亏虚	膏肓、太溪	
				兼咯血	孔最	
哮喘		止哮平喘	肺俞、中府、天突、膻中、孔最、定喘	风寒	风门、风池	定喘刺络拔罐；余穴泻法
				风热	大椎、曲池	
				痰热	曲池、丰隆	
				肺气虚	气海、膏肓、太渊	定喘同上法；余穴补法，可酌用灸法或拔火罐
				肾气虚	肾俞、太溪、阴谷、关元	
心悸		调理心气安神定悸	厥阴俞、膻中、内关、郄门、神门	心胆虚怯	心俞、胆俞	平补平泻
				心脾两虚	心俞、脾俞	
				阴虚火旺	肾俞、太溪	
				水气凌心	三焦俞、水分	
				心脉瘀阻	心俞、膈俞	
呕吐		和胃降逆理气止呕	中脘、胃俞、内关、足三里	寒邪客胃	上脘、公孙	足三里平补平泻；内关、中脘用泻法；配穴按虚补实泻法
				热邪内蕴	合谷、金津、玉液	
				积食不消	梁门、天枢	
				痰饮停蓄	膻中、丰隆	
				肝气犯胃	肝俞、太冲	
				脾胃虚寒	脾俞、神阙	

续表

症状		治法	主穴	配穴		操作
呃逆		理气和胃降气平呃	天突、膻中、中脘、膈俞、内关、足三里	胃寒积滞	胃俞、建里	平补平泻；诸穴可加用艾条灸或隔姜灸；中脘、胃俞、内关、足三里可用温针灸，并可加拔火罐
				胃阴不足	胃俞、三阴交	
				脾胃阳虚	脾俞、胃俞	
				胃火冲逆	胃俞、内庭	常规刺法
				肝气郁滞	期门、太冲	常规刺法，可配合麝香粉0.5g于神阙或吴茱萸粉10g于涌泉穴位敷贴
胃痛		和胃止痛	中脘、内关、足三里	寒邪犯胃	胃俞、神阙	足三里平补平泻，疼痛发作时，持续强刺激1～3分钟；内关、中脘用泻法；配穴按虚补实泻法。寒象明显者配合灸法
				饮食停滞	梁门、天枢	
				肝气犯胃	胃俞、太冲	
				气滞血瘀	膻中、膈俞	
				脾胃虚寒	神阙、气海、脾俞	
				胃阴不足	胃俞、三阴交、太溪	
腹痛		通腑调气	下脘、关元、天枢、足三里、太冲	寒邪内积	神阙、公孙	按虚补实泻法；寒象明显者配合灸法；腹痛发作时，足三里持续强刺激1～3分钟
				湿热壅滞	阴陵泉、内庭	
				气滞血瘀	膻中、血海	
				脾阳不振	脾俞、肾俞	
胁痛		疏肝理气通络止痛	期门、支沟、阳陵泉、足三里	肝气郁结	内关、太冲	按虚补实泻法；针期门用1～1.5寸毫针平刺或斜刺0.5～0.8寸
				气滞血瘀	膈俞、太冲	
				肝胆湿热	丰隆、侠溪	
				肝阴不足	肝俞、三阴交	
腹泻	急性	除湿导滞通调腑气	天枢、水分、上巨虚、阴陵泉	寒湿	神阙	泻法。神阙用隔姜灸法
				内庭	湿热	
				中脘	食滞	
	慢性	健脾温肾固本止泻	神阙、天枢、足三里、公孙	脾虚	脾俞、太白	神阙用灸法；天枢平补平泻；足三里、公孙用补法；配穴虚补实泻
				肝俞、太冲	肝郁	
				肾俞、命门	肾虚	

症状	治法	主穴	配穴		操作
便秘	调理胃肠 行滞通便	大肠俞、天枢、 归来、支沟、 上巨虚	热邪壅盛	合谷、内庭	主穴泻法；配穴按虚补实 泻法；神阙、关元用灸法
			气机郁滞	中脘、太冲	
			气虚	脾俞、气海	
			血虚	足三里、血海	
			阳虚	神阙、关元	
癃闭	行气启闭	关元、三阴交、 阴陵泉、膀胱俞、 秩边	湿热下注	中极、行间	秩边用芒针深刺2.5～3 寸，以针感向会阴部放射 为度；余穴虚补实泻
			肝郁气滞	太冲、支沟	
			瘀血阻塞	血海、膈俞	
			中气不足	气海、足三里	
			肾气亏虚	肾俞、太溪	
阳痿	补益肾气	关元、肾俞、 三阴交	肾阳不足	命门、腰阳关	主穴用毫针补法，可用灸； 配穴按虚补实泻法；针刺 关元时针尖略向下斜刺， 使针感向前阴放散
			肾阴亏虚	膏肓、太溪	
			心脾两虚	心俞、脾俞、足三里	
			惊恐伤肾	志室、胆俞	
			湿热下注	中极、阴陵泉	
			气滞血瘀	膈俞、血海、太冲	
			兼失眠、多 梦	内关、神门、心俞	
			兼食欲不振	中脘、足三里	
			兼腰膝酸软	志室、阳陵泉	
遗精	益肾固摄	关元、志室、 三阴交	心肾不交	心俞、肾俞、神门	主穴补法；配穴按虚补实 泻法
			湿热下注	中极、阴陵泉	
			肾精亏损	肾俞、太溪	
			兼头昏	百会、风池	
			兼自汗	阴郄、足三里	

二、皮肤科、外科常见病证的治疗取穴

皮肤科、外科常见病证的治疗取穴见表 8-6。

表 8-6　皮肤科、外科常见病证的治疗取穴

症状	治法	主穴	配穴		操作
风疹	疏风和营	膈俞、曲池、合谷、血海、委中	风邪外袭	外关、风池	主穴毫针泻法，配穴按虚补实泻法。可配合神阙拔火罐
			胃肠积热	内庭、天枢	
			湿邪为患	阴陵泉、三阴交	
			血虚风燥	足三里、三阴交	
蛇串疮	泻火解毒清热利湿	局部阿是穴、夹脊	肝经郁火	行间、侠溪	毫针泻法。局部阿是穴用围针法，或用三棱针点刺患处，拔罐出血
			脾经湿热	阴陵泉、内庭	
丹毒	清热解毒凉血祛瘀	大椎、曲池、合谷、委中、阿是穴	发于头面	百会、头维、太阳	诸针泻法，可配合三棱针于患处阿是穴散刺出血、拔罐
			发于下肢	血海、阴陵泉、内庭	
			热毒甚	十宣或十二井穴	
乳痈	疏肝和胃清热散结	肩井、膻中、乳根、期门、内关、少泽、内庭	肝郁甚者	太冲	诸针泻法；少泽、厉兑、大敦点刺出血
			胃热甚者	内庭	
			火毒甚者	厉兑、大敦	
脱肛	升提固脱	百会、大肠俞、长强、承山	中气下陷	脾俞、气海、足三里	百会用补法或灸法；余主穴平补平泻；配穴按虚补实泻法
			肺气不足	肺俞、气海	
			肾气不足	肾俞、三阴交	
			湿热下注	阴陵泉、飞扬	
痔疮	清热利湿化瘀止血	次髎、长强、承山、二白	湿热下注	中极、阴陵泉	按虚补实泻法
			脾虚下陷	脾俞、百会	
斑秃	养血祛风活血化瘀	阿是穴、百会、风池、肝俞、肾俞、膈俞	血虚风燥	足三里、血海	肝俞、肾俞用补法，余按虚补实泻法；阿是穴用梅花针叩刺或用艾条灸
			肝肾不足	三阴交、太溪、关元	
			气滞血瘀	太冲、血海、内关	

三、五官科常见病证的治疗取穴

五官科常见病证的治疗取穴见表8-7。

表 8-7　五官科常见病证的治疗取穴

症状		治法	主穴	配穴		操作
目赤肿痛		清泻风热消肿定痛	睛明、太阳、风池、合谷、太冲	风热外袭	少商、上星	毫针泻法。少商、上星、太阳点刺出血
				肝胆火盛	行间、侠溪	
近视		通络活血养肝明目	承泣、睛明、风池、翳明、养老、光明	肝肾不足	肝俞、肾俞	毫针补法，或平补平泻
				心脾两虚	心俞、脾俞、足三里	
耳鸣耳聋	暴病	疏通耳窍	听宫、听会、翳风、中渚、侠溪	肝胆火盛	太冲、丘墟	毫针泻法
				外感风邪	外关、合谷	
	久病	益肾养窍	耳门、听宫、太溪、照海	肾气不足	肾俞、气海	毫针补法
				肝肾亏虚	肝俞、肾俞	
鼻流涕		清热宣肺通利鼻窍	迎香、印堂、列缺、合谷	风热外感	尺泽、少商	毫针泻法，少商点刺出血
				湿热阻窍	曲池、阴陵泉	
牙痛		祛风泻火通络止痛	颊车、下关、合谷	风火牙痛	外关、风池	主穴泻法；循经远取可左右交叉取穴；太溪补法，余泻法
				胃火牙痛	内庭、二间	
				阴虚牙痛	太溪、行间	
咽痛		清热利咽消肿止痛	廉泉、尺泽、少商、关冲、内庭	外感风热	风池、外关	毫针泻法
				肺胃实热	厉兑、鱼际	

第九章 老年常见病症的中医护理 ▷▷▷▷

第一节 感 冒

感冒是因感受风邪所致的，以鼻塞、流涕、喷嚏、咳嗽、头痛、恶寒、发热、全身不适等为特征的常见外感疾病。本病一年四季均可发生，但以冬春季节多见。主要相当于现代医学的普通感冒、流行性感冒及上呼吸道感染等疾病。

一、病因病机

感冒之病因主要是感受六淫之邪，或非时之邪，或时行疫毒，在人体正气虚弱之时易发。其中六淫之邪，以风邪为主因，兼夹热邪、暑邪、湿邪、燥邪等。感冒的病位主要在肺卫，其病理性质多为表实证，总的病机为邪犯肺卫，卫表不和。本病病位多轻浅，病程短而易愈，少有传变，重症可内舍于心。

二、护治原则

以解表达邪为原则。护治应因势利导，遵循"其在皮者，汗而发之"的原则。解表时一般忌用补敛之品，以免留邪。

三、常见证候类型

1.风寒感冒 恶寒重，发热轻，无汗，头痛，肢节酸痛，鼻塞声重，时流清涕，咽痒咳嗽，痰稀薄色白，口不渴或渴喜热饮，舌质淡润，苔薄白，脉浮或浮紧。

2.风热感冒 身热重，微恶风，汗出不畅，头胀痛，面赤目胀，咳嗽，痰黏或黄，咽燥，口渴欲饮或咽喉乳蛾红肿疼痛，鼻塞，流黄浊涕，舌苔薄白微黄，边尖红，脉象浮数。

3.暑湿感冒 身热微恶风，汗少，肢体酸重或疼痛，头昏重胀痛，咳嗽痰粘，鼻流浊涕，心烦，口渴，或口中粘腻，渴不多饮，小便短赤，胸闷，脘痞，泛恶，便溏，舌苔薄黄而腻，脉濡数。

4.气虚感冒 经常感冒，反复不愈。恶寒较甚，发热，无汗，身楚倦怠，咳嗽，咯痰无力，舌苔淡白，脉浮无力。

5.阴虚感冒 身热，微恶风寒，少汗，头昏，心烦，口干，干咳少痰，舌红少苔，脉细数。

四、主要护理问题

1. 恶寒、发热。
2. 鼻塞、流涕。
3. 头身疼痛。
4. 潜在心悸。

五、护理措施

1. 病情观察

（1）观察患者恶寒、发热、汗出、头身疼痛、舌苔及脉象情况，以辨别感冒的证候。

（2）定时测量体温，做好记录。

（3）观察患者鼻塞、流涕的情况。如鼻涕由稀变稠，由白变黄，为寒郁化热的表现。

（4）观察心律、心率、脉象等变化。若患者出现心慌、胸闷等症状，应及时报告医生，以防继发心悸等变证。

（5）辨证观察：体虚感冒者注意观察发病次数、病程、诱因、体质特征等。

2. 生活起居护理

（1）保证充足的休息，忌过度疲劳。

（2）注意防寒保暖，避免吹对流风，尤其是风寒感冒和气虚感冒。

（3）汗出后及时擦干汗液，更换衣被，以防复感。

（4）恢复期患者可进行适当的体育锻炼，选择太极拳、五禽戏等。

（5）感冒流行季节，保持室内空气清新，每日通风 3 ～ 4 次，每次 20 ～ 30 分钟，必要时应用食醋熏蒸以空气消毒。

3. 饮食护理

（1）疾病急性期以清淡、易消化为原则，多进稀粥、烂面条等食物，忌生冷油腻；恢复期可食富营养、易消化的普通饮食。

（2）指导患者多饮水。

（3）服药期间忌食生冷收涩之品，以免有碍解表发汗。

（4）辨证施食：风寒感冒者可选择生姜红糖茶等疏风散寒之品；风热感冒者可用鲜芦根煎汤代茶以疏散风热；暑湿感冒者可用藿香、佩兰泡茶以清暑祛湿；气虚感冒者可用黄芪大枣粥以补虚益气；阴虚感冒者可用银耳百合莲子羹等以滋阴解表。

4. 情志护理　给予情志疏导，保持情志舒畅、愉快。

5. 用药护理

（1）汤药宜武火快煎。

（2）服药后应注意观察患者汗出及体温的变化，以遍身微汗、热退、脉静、身凉为佳，中病即止。

（3）辨证施药：风寒感冒、气虚感冒者，汤药宜趁热服下，多饮热水或热稀粥以助药力，服后可稍加衣被取汗；风热感冒者，汤药宜温服，高热者应遵医嘱给予退热药，如清开灵 40mL 加入 250mL 的 5% 葡萄糖液中静滴；暑湿感冒者，头晕、胸闷时，遵医嘱口服 0.1～0.2g 人丹，或 2～5mL 十滴水，或藿香正气口服液，以缓解症状；阴虚感冒者，汤药宜浓煎，少量频服，早晚温服。

6. 中医护理技术在感冒中的应用

（1）刮痧法：主要选取头部、颈肩部、背部、上肢，刮 10～20 次。

1）头部：以百会为中心向四周刮拭全头部，用直线轻刮法；头部两侧亦可从太阳穴呈弧形刮至风池穴，用梳刮法。

2）颈肩部：①刮颈部正中线：沿颈部督脉从哑门刮至大椎，重点刮拭大椎穴，用直线刮法；②刮两侧肩部：由风池经过肩井，刮向肩端，用弧线刮法，风池、肩井穴可加点压按揉法。

3）背部：沿背部督脉及膀胱经循行线由上至下进行刮拭，用直线刮法。

4）上肢：主要沿手太阴肺经循行线进行刮拭，用直线刮法。亦可于支沟穴、合谷穴用刮板棱角点压按揉 3～5 次。

辨证取穴：风寒感冒可重点刮大椎、风门穴；风热感冒可重点刮曲池、外关穴；暑湿感冒可重点刮孔最、合谷穴；气虚感冒可重点刮肺俞、气海穴；阴虚感冒可重点刮肺俞、太溪穴。

（2）拔火罐法：主要适用于风寒感冒，取穴大椎、大杼、肺俞、风门穴，拔罐后留罐 15 分钟或于背部督脉、足太阳膀胱经循行线用闪罐法，亦可于背部膀胱经走罐。风热感冒者，可于大椎穴行刺络拔罐。

（3）穴位注射法：取穴曲池，用柴胡注射液 0.5～1mL 注射，主要适用于风热感冒。

（4）耳穴埋籽法：取肺、内鼻、额等，中、强度刺激，每日按压数次，3～5 天更换 1 次。咽喉疼痛者，可加咽喉、扁桃体等穴；发热者可配屏尖、耳尖放血。

（5）穴位贴敷法：取穴外关、大椎、肺俞穴，用生姜切片贴敷，主要适用于风寒感冒。

（6）推拿法：主要在前额、颈项、背部、上肢部位。选择手太阴肺经、手阳明大肠经、足太阳膀胱经、督脉为主。主穴：印堂、攒竹、太阳、迎香、风池、风府、肩井、大杼、肺俞、风门、定喘、大椎、尺泽、曲池、合谷、鱼际、外关。常采用一指禅推法、抹法、按法、揉法、拿法等手法。

1）一指禅推法：沿两眼眶呈"∞"字形在印堂、攒竹、太阳等穴进行一指禅推。

2）抹法：印堂至神庭、印堂至太阳、迎香至鼻根采用抹法。

3）按揉法：百会、迎香、大椎等穴行按揉法。

4）拿法：曲池、合谷、风池、肩井等穴施以拿法。

辨证加减：风寒感冒者可加用按揉风府、风门穴，每穴 1～2 分钟；风热感冒者可加用一指禅推风府至大椎穴，反复 3～5 遍，亦可按揉曲池穴，每穴 1～2 分钟；气虚感冒者可加用按揉肾俞、命门、足三里穴，每穴 1～2 分钟，亦可由下向上捏脊 3～5 遍。

（7）灸法：主要适用于风寒感冒及气虚感冒，取穴：大椎、肺俞、风门、足三里。灸 15～：20 分钟。

第二节 咳 嗽

咳嗽是指由外感或内伤而致肺失宣降，肺气上逆作声，或咯吐痰液的一种病证。主要相当于现代医学的急慢性支气管炎、支气管扩张、慢性咽炎等疾病。

一、病因病机

咳嗽的病因有外感、内伤两大类，外感咳嗽为六淫外邪侵袭肺系，以风邪为先，夹有寒、热、湿、燥之邪；内伤咳嗽为脏腑功能失调，内邪干肺，包括他脏及肺、肺脏自病两个方面，其中它脏及肺主要与情志刺激、肝火犯肺，饮食不当、脾失健运有关。咳嗽的病位主要在肺，与肝、脾、肾有关。基本病机为邪气犯肺，肺失宣降，肺气上逆。病理因素主要为痰与火。从病理性质而言，外感咳嗽属实，内伤咳嗽属邪实与正虚并见，且两者可以互为因果。本病反复发作，迁延日久，可有痰饮、咳喘之变。

二、护治原则

护治咳嗽应分清邪正盛衰和证候虚实。外感咳嗽，以祛邪利肺为主，忌敛涩留邪；内伤咳嗽，标实为主者，当祛邪止咳；本虚为主者，当扶正补虚；虚实夹杂者，当酌情兼顾，防宣散伤正。咳嗽主脏在肺，除直接护治肺脏外，应注意肝、脾、肾等整体调节，忌见咳止咳。

三、常见证候类型

1. 外感咳嗽

（1）风寒袭肺：咳嗽声重有力，气急，咽喉作痒，咳痰稀薄色白，常伴鼻塞、流清涕、头痛，肢体酸楚、恶寒发热、无汗等表证，舌苔薄白，脉浮或浮紧。

（2）风热犯肺：咳嗽频剧，气粗或咳声嘶哑，喉燥咽痛，咯痰不爽，痰黏稠或稠黄，常伴鼻流黄涕、口渴、头痛、肢楚、恶风、身热等表证，舌苔薄黄，脉浮数或浮滑。

（3）风燥伤肺：干咳，连声作呛，咽喉干痛，喉痒唇鼻干燥，无痰或痰少而粘连成丝，不易咯出或痰中带有血丝，初起或伴鼻塞、头痛微寒、身热等表证，舌质干红而少津，舌苔薄白或薄黄，脉浮数或小数。

2. 内伤咳嗽

（1）痰湿蕴肺：咳嗽反复发作，咳声重浊，痰多易咯，因痰而嗽，痰出咳平，痰粘腻或稠厚成块，色白或带灰色，早晨或食后咳甚痰多，进甘甜油腻食物加重，常伴胸闷、脘痞、呕恶、食少乏力、体倦、大便时溏等，舌苔白腻，脉濡滑。

（2）痰热郁肺：咳嗽气息粗促，或喉中有痰声，痰多质黏稠或稠黄，咯吐不爽，或有热腥味，或咯吐血痰，胸胁胀满，咳时引痛，面赤或有身热，口干欲饮，舌质红，舌苔薄黄腻，脉滑数。

（3）肝火犯肺：咳逆上气阵作，咳时面赤，口苦咽干，常感痰滞咽喉，咯之难出，痰如絮条或量少质黏，胸胁胀痛，咳时引痛，症状可随情绪波动增减，舌苔薄黄少津，脉弦数。

（4）肺阴亏耗：干咳，咳声短促，痰少粘白，或痰中带血，口干咽燥或声音逐渐嘶哑，或颧红，午后潮热，手足心热，夜寐盗汗，起病缓慢，神疲，舌质红，少苔，脉细数。

四、主要护理问题

1. 咳嗽。
2. 咯痰。
3. 潜在咯血。

五、护理措施

1. 病情观察

（1）观察咳嗽的时间、节律、性质、声音以及加重因素。

（2）观察并记录痰液的色、质、量、味及咯出情况等。

（3）观察体温、呼吸等生命体征变化，若出现高热不退、呼吸困难、咳痰腥臭、咳血或脓血相间，或出现胸闷喘憋、胸胁引痛、头晕头痛、尿量减少，或出现体温骤降、四肢不温、心慌、悸动不安、汗出、嗜睡等情况，应立即汇报医生，配合抢救。

2. 生活起居护理

（1）保持病室洁净、空气新鲜，温湿度适宜，避免寒冷或干燥空气、烟尘、花粉及异味刺激，以免诱发咳嗽，禁止吸烟。

（2）咳嗽剧烈时，协助患者采取坐位或半坐位。

（3）注意休息，避免劳累。在病情许可的情况下，适当进行散步、呼吸操、太极拳等锻炼。

3. 饮食护理

（1）饮食宜清淡、易消化，忌肥甘、油腻、煎炸、过咸、辛辣刺激性食物及烟酒。

（2）鼓励患者多饮水。

（3）辨证施食：风寒袭肺者可选姜糖水，杏仁粥等疏风散寒止咳；风热犯肺者可用白萝卜、梨、荸荠等清热化痰止咳之品；风燥伤肺者可饮甘蔗汁、酸梅汤等润燥止咳；痰湿蕴肺者宜用白扁豆、山药等健脾化湿之品；痰热郁肺者可用竹沥水、枇杷叶粥等清肺化痰之品；肝火犯肺者可食芹菜等疏肝泻火；肺阴亏耗者可用银耳、百合等滋阴润肺止咳。

4. 情志护理　保持精神愉快，尤其是久咳不愈和肝火犯肺的咳嗽患者，做好情志调护，避免精神刺激，让患者了解不良情绪对健康的影响，学会自我调节。

5. 用药护理

（1）祛痰止咳口服药宜空腹服，服药后不要立即饮水，并观察咳嗽、咯痰情况。

（2）咳嗽剧烈时可即刻给药，如杏苏止咳露、止咳合剂等。

（3）多数祛痰药对黏膜有刺激性，有消化道溃疡者慎用。

（4）若痰中带血，可遵医嘱给予三七粉或白芨粉冲服，或用白茅根、藕节水、鲜芦根煎汤送服，以凉血止血。

（5）辨证施药：风寒袭肺者，汤药不宜久煎，宜温服，服药后略加衣被，使微微汗出，热退后更衣，忌汗出当风；风热犯肺者，汤药宜温服，药后观察汗出和体温情况，以微汗、热退、脉静、身凉为佳；风燥伤肺者，桑杏汤宜偏凉服，杏苏散宜偏温服，服后卧床休息片刻；痰热郁肺者，汤药宜偏凉服；肺阴亏耗者，汤药宜少量多次频服。

6. 中医护理技术在咳嗽中的应用

（1）刮痧法：主要选取背部、胸部、四肢部。

1）背部：用直线刮法，刮拭背部两侧膀胱经，从肺俞刮至脾俞，脊柱两侧各刮 20 ～ 30 次。

2）胸部：用轻刮法，刮拭任脉，从天突穴向下刮至剑突处，刮拭 10 ～ 20 次。

3）四肢部：①用直线刮法，刮拭前臂肺经循行区域，从尺泽穴刮至太渊穴，刮 10 ～ 20 次，点压、按揉尺泽和太渊穴 10 ～ 20 次。②刮拭下肢脾经三阴交穴区，刮 10 ～ 20 次。

（2）灸法：适用于风寒袭肺、痰湿蕴肺者。主穴：肺俞、列缺、合谷、中府、太渊、三阴交。辨证配穴：风寒袭肺者加风门；痰湿蕴肺者加阴陵泉、丰隆。

（3）推拿法：主要在前胸、背部、前臂。以手太阴肺经、足太阳膀胱经为主。主穴：天突、膻中、中府、身柱、大杼、风门、肺俞、尺泽、外关、列缺、合谷、太渊等。常采用一指禅推法、按法、揉法。

1）前胸：用中指按揉天突、膻中、中府，每穴 1 分钟；再以两拇指由胸骨剑突沿肋弓分推两胁肋部 5 ～ 10 遍。

2）背部：用一指禅推法推身柱、大杼、风门、肺俞，每穴 1 分钟。

3）前臂：用一指禅推法推尺泽、太渊穴，2 ～ 3 分钟，然后按揉列缺、外关、合谷穴各 1 ～ 2 分钟。

辨证加减：外感者，加按揉太阳和拿风池。

（4）拔火罐法：适用于外感咳嗽风寒袭肺者。取肺俞、大椎、膈俞、风门、膏肓，每日 1 次，每次留罐 10 ～ 15 分钟。

（5）耳穴埋籽法：取气管、肺、神门、脾、肾、肾上腺、皮质下。每次选 2 ～ 3 穴，外感咳嗽用强刺激，内伤咳嗽用中等度刺激。每日按压数次，3 ～ 5 天更换 1 次。

（6）穴位贴敷法：多用于内伤咳嗽。三伏天时使用，取肺俞、定喘、风门、膻中、丰隆、膏肓、足三里。用白芥子、甘遂、细辛、丁香、苍术、川芎等量研成细粉，用姜汁调成糊状，制成直径1cm圆饼，贴在穴位上，胶布固定，30～90分钟后取掉，以局部红晕微痛为度。若起小水泡，任其自然吸收；如已溃破，则涂以甲紫液，敷以消毒纱布，以防感染。

（7）穴位注射法：多用于内伤咳嗽。取大椎、风门、肺俞、定喘、膻中。每次选2～4穴。外感咳嗽者，可选用板蓝根、鱼腥草注射液，每穴注入0.5～1mL，每日或隔日1次；内伤咳嗽者，可选用复方当归注射液、黄芪注射液、胎盘组织注射液按4：2：1的比例混合后注射，每穴注入0.5～1mL，每周2次。

（8）穴位埋线法：选肺俞、膻中。常规消毒，局部浸润麻醉，用三角缝合针将"0"号羊肠线埋藏于穴位下肌肉层，15日更换1次。气喘者加定喘穴，年老体弱者加膏肓、足三里。

第三节　眩　晕

眩晕是以自觉头晕眼花、视物旋转动摇为临床特征的一类病证。眩为目眩，即视物昏花、模糊不清，或眼前发黑；晕为头晕，即感觉自身或周围景物旋转不定。两者常同时并见，故统称为"眩晕"。其轻者闭目可止，重者如坐车船，旋转不定，不能站立，或伴有恶心、呕吐、汗出、面色苍白等症状，严重者可突然仆倒。多见于中老年人，亦可发于青年人。主要相当于现代医学的高血压病、脑动脉硬化症、梅尼埃综合征、贫血、椎－基底动脉供血不足以及神经衰弱等。

一、病因病机

眩晕的病因主要由内伤所致，包括情志失调、饮食不节、体虚年高、劳倦肾亏、跌仆损伤等方面。病位在头窍，病变脏腑与肝、脾、肾密切相关。病理性质分为虚实两方面，以虚者多见。风、火、痰、瘀是导致眩晕的常见病理因素。一般病情较轻者，治疗、护理得当，则预后良好；若病久不愈，发作频繁，病情较重，应加强临床治疗和观察，以防中风。

二、护治原则

眩晕的护治原则是补虚泻实，调整阴阳。实证以平肝熄风，清火化痰，活血化瘀为主；虚证以补益气血，滋养肾肝，填精生髓为主；虚实夹杂者，应区别标本主次，兼顾治疗。

三、常见证候类型

1. 肝阳上亢　性情急躁易怒，眩晕耳鸣，头胀头痛，每因烦劳或恼怒而头晕、头痛加剧，面色潮红，少寐多梦，口干口苦，腰膝酸软，头重足飘或肢体震颤，颜面潮红，舌质红，苔黄，脉弦细数。

2. 痰浊中阻 眩晕，头重如裹，胸闷恶心，呕吐痰涎，食少多寐，舌淡胖苔白厚腻，脉濡滑。

3. 气血亏虚 头晕目眩，劳累则甚，气短声低，神疲懒言，面色淡白，唇甲色淡，发色不泽，心悸少寐，饮食减少，舌淡胖嫩，且边有齿印，苔少或薄白，脉细弱。

4. 肾精不足 头晕而空，健忘耳鸣，腰酸遗精，齿摇发脱。偏于阴虚者，少寐多梦，颧红咽干，烦热形瘦，舌嫩红，苔少或光剥，脉细数；偏于阳虚者，精神萎靡，四肢不温，形寒肢冷，舌质淡，脉沉细无力。

5. 瘀血阻窍 眩晕时作，反复不愈，头痛，唇甲紫黯，伴有善忘、夜寐不安、心悸、精神不振、肌肤甲错等，舌有瘀点、瘀斑，脉弦涩。

四、主要护理问题

1. 眩晕。
2. 烦躁易怒。
3. 头痛。
4. 潜在跌仆。
5. 潜在中风。

五、护理措施

1. 病情观察

（1）观察眩晕发作或加重的原因以及眩晕的特点，如时间、程度、性质、伴随症状（如头痛、呕吐）等以助辨病。

（2）注意观察眩晕患者发作前的先兆症状，如有无胸闷、视物昏花等。

（3）严密观察病情变化，定时监测血压，若出现血压升高，头晕加重、头痛、肢体麻木、语言不利等症状时，应及时报告医生。

（4）外伤所致眩晕患者，应注意观察血压、瞳孔、呼吸、神志等变化，如出现异常及时报告医生并处理。

2. 生活起居护理

（1）病室环境宜安静，光线宜柔和，避免强光、噪音，减少陪客探视。

（2）发作时要卧床休息，闭目养神，尽量减少头部的转侧活动，特别是不宜突然猛转头，或突然、剧烈的体位改变，平时避免做旋转动作，防止眩晕加重或昏仆。

（3）眩晕轻症患者，可轻度活动，但不宜过度疲劳，应保证充足睡眠。严重眩晕者，绝对卧床休息，防止发生意外。

（4）眩晕伴发呕吐患者宜采取正确体位，以防止发生窒息。

（5）经常反复发作的患者，外出不宜乘坐高速车、船，避免登高或高空作业，以免发生危险。

（6）呕吐痰涎者做好口腔护理，协助患者用温开水或淡盐水漱口以保持口腔清洁，每日 1 次。

（7）辨证起居：气血亏虚者，注意休息，以免过劳耗伤气血，室温宜暖，防止外邪乘虚而入；肾精不足者，应慎房事，劳逸结合。

3. 饮食护理

（1）饮食宜清淡、易消化，低脂、低盐饮食，少食多餐，忌食辛辣、肥腻、生冷及动火生风之品，戒烟、戒酒。防止暴饮暴食，肥胖患者要适当控制饮食。

（2）辨证施食：肝阳上亢者，宜平肝潜阳之品，如芹菜等；痰浊中阻者，宜健脾化痰之品，如薏苡仁等；气血亏虚者，宜补益气血之品，如红枣、桂圆等，亦可配合黄芪粥、莲子红枣粥等；肾精不足者，宜补肾填精之品，如胡桃、黑芝麻、黑豆等。偏肾阴虚者，可多食甲鱼、银耳等滋阴润燥；偏肾阳虚者，可予以羊肉、胡桃仁等补肾助阳。

4. 情志护理　情绪激动或忧思恼怒均可诱发或加重眩晕，应注意避免不良情志刺激。教会患者自我调控，制怒的方法包括躲避法、转移法、释放法等。

5. 用药护理

（1）汤药宜温服，早晚各一次，服药时嘱患者少量频服、热服以防呕吐。

（2）眩晕发作前一小时服药，有助于减轻症状。

（3）服药后宜静卧休息，闭目养神。

（4）眩晕伴呕吐严重，服药困难者，可将药液浓煎或采取少量频服的方法，必要时可鼻饲给药。

6. 中医护理技术在眩晕中的应用：

（1）耳穴埋籽法：可选择降压沟、神门、皮质下、交感等穴位埋籽，肝阳上亢者加肝，痰浊中阻者加脾，肾精不足者加肾，每穴留置2～3日，嘱患者每日自行按揉50次，以有痛感为度，两耳交替进行，5次为1疗程。

（2）穴位按摩：可选择百会、风池、上星、头维、太阳、印堂等穴位，每次20分钟，每晚睡前1次。

（3）穴位贴敷法：将适量吴茱萸研末，用米醋调成糊状，敷两足心（涌泉穴），盖以纱布固定，每晚1次，次日早晨取下，3天为一个疗程。

（4）搓揉耳郭：高血压引起的眩晕可予双手搓揉耳郭降压沟以助降压，双手以拇指、食指分别捏着双耳耳轮，食指在内，拇指在外，搓揉耳郭8～16次。

（5）中药足浴：可选用天麻、钩藤、茺蔚子、怀牛膝等中药煎汤后足浴，水温以38～43℃为宜，每次半小时，每日1次。

第四节　中　风

中风又名卒中，是以突然昏仆、不省人事、半身不遂、口眼歪斜、不语或言语謇涩为主要特征的一种病证。多见于中老年人，以冬春两季最为多见。中风根据病情的轻重缓急，分为中经络和中脏腑。中经络者，一般无神志改变而病轻；中脏腑者，常有神志不清而病重。本病主要相当于现代医学的急性脑血管疾病，包括出血性中风和缺血性中风，如短暂性脑缺血发作、局限性脑梗死、原发性脑出血和蛛网膜下腔出血等。

一、病因病机

中风的病因主要包括积损正衰、劳欲过度、饮食不节、情志所伤和气虚邪中五个方面，发病的诱因常与情志过激（过喜、过悲、过怒）、过度疲劳（疲倦、房劳、排便用力）、暴饮暴食（饮酒过多、过饱）、跌仆、寒冷刺激等因素有关。其病位在脑，与心、肝、肾密切相关。病理基础为肝肾阴虚。主要病机为阴阳失调，气血逆乱。病理性质属于本虚标实之证。肝肾阴虚，气血衰少为致病之本，风、火、痰、气、瘀为发病之标，两者互为因果。中脏腑者因邪正虚实之不同，而有闭证、脱证之分及由闭转脱的演变。中风根据病程的长短，可以分为急性期、恢复期和后遗症期，恢复期或后遗症期由于脏腑功能失调，未能完全恢复，遇有诱因，极易复中，复中次数越多，病机越复杂，治疗越难，预后较差。

二、护治原则

中经络护治，以平肝熄风，化痰通络为原则，有痰瘀交阻者，佐以活血化瘀。中脏腑闭证，护治当以息风清火，豁痰开窍；脱证宜救阴回阳固脱。对内闭外脱之证，则须醒神开窍与扶正固脱兼用，恢复期及后遗症期，多为虚实夹杂，当扶正祛邪，标本兼顾，平肝息风，化痰祛瘀与滋养肝肾、益气养血并用。

三、常见证候类型

1. 中经络

（1）风痰入络：半身不遂，口眼歪斜，舌强言謇或不语，偏身麻木，头晕目眩，舌质黯淡，苔白或白腻，脉弦滑。

（2）风阳上扰：素有眩晕头痛，突然发生口眼歪斜，半身不遂，偏身麻木，舌强言謇或不语，或面红目赤，口苦咽干，心烦易怒，尿赤便干，舌质红，苔薄黄，脉弦有力。

（3）阴虚风动：素有眩晕耳鸣，腰膝酸软，烦躁失眠，五心烦热，手足蠕动，半身不遂，口眼歪斜，言语不利，舌质红或黯红，少苔或无苔，脉细弦或细弦数。

2. 中脏腑

（1）闭证

1）痰热腑实：平时多有眩晕、头痛、痰多、肢体麻木、面红目赤、心烦易怒、便秘等症，突然出现昏仆不省人事，半身不遂，口眼歪斜，语言不利，肢体强硬拘急，舌质暗红，苔黄腻，脉弦滑或弦涩。

2）痰火瘀闭：突然昏仆，不省人事，半身不遂，口眼歪斜，语言不利，肢体强痉拘急，项强身热，躁扰不宁，甚则手足厥冷，频繁抽搐，鼻鼾痰鸣，气粗口臭，偶见呕血，舌质红，苔黄腻，脉弦滑数。

3）痰浊瘀闭：突然昏仆，不省人事，半身不遂，口眼歪斜，口吐痰涎，语言不利，肢体强痉拘急，面白唇暗，四肢不温，甚则四肢厥冷，舌质淡，苔白腻，脉沉滑或沉缓。

（2）脱证（阴竭阳亡）：突然昏仆，不省人事，半身不遂，肢体软瘫，口眼歪斜，语言不利，目合口张，鼻鼾息微，手撒肢冷，冷汗淋漓，大小便自遗，舌萎软，脉细弱或脉危欲绝。

3. 恢复期

（1）风痰瘀阻：半身不遂，口眼歪斜，舌强言謇或失语，舌紫，苔腻，脉弦滑。

（2）气虚络瘀：半身不遂，口眼歪斜，舌强言謇，口角流涎，偏身麻木，面色萎黄，气短乏力，自汗出，舌质淡紫，或见瘀斑，苔薄白或白腻，脉沉细涩或细弱。

（3）肝肾亏虚：半身不遂，患肢僵硬，拘挛变形，肢体肌肉萎缩，口眼歪斜，言语不利，眩晕耳鸣，腰膝酸软，舌质红，少苔或无苔，脉细弦或细弦数。

四、主要护理问题

1. 神志昏蒙。
2. 半身不遂。
3. 语言謇涩。
4. 生活自理能力下降。
5. 潜在窒息。
6. 潜在皮肤完整性受损。
7. 潜在脑疝。

五、护理措施

1. 病情观察

（1）观察神志状况。

（2）观察瞳孔变化和其他表现。如果患者瞳孔由大变小，或两侧瞳孔不等大，对光反射迟钝或消失，或患者出现项背强直、抽搐、面赤、鼻鼾、烦躁不安等情况，说明病情加重；如患者静卧不语，昏迷加深，手足逆冷，应防止脱证。

（3）严密观察患者的呼吸和痰鸣音的变化，防止痰涎堵塞气息而窒息。

（4）密切观察患者血压的变化。

（5）注意观察患者并发症变化。中脏腑神志昏迷，通常伴呕吐，常喷射而出，如呕吐紫黑色物或大口吐血，则预后不良；若患者伴发呃逆、抽搐等症状，则属凶兆；患者一般不发热，或有低热，如发高热，常较难控制。

2. 生活起居护理

（1）急性期多卧床休息，恢复期及后遗症期多加强活动。

（2）注意防寒保暖。

（3）神昏者注意保持呼吸道通畅，同时床边加用床档，以免坠床。

（4）做好口腔护理、皮肤护理、眼部护理、导尿、鼻饲等基础护理。

3. 饮食护理

（1）饮食以高碳水化合物、高蛋白、低盐、低脂为原则，忌肥甘厚腻、辛辣刺激等助火生痰之品。

（2）神清者予半流质或软食，神昏者宜鼻饲流质，注意食物的量和温度。

（3）辨证施食：中经络中风痰入络者，宜食祛风化痰通络之品，如丝瓜；风阳上扰者，可食芹菜等平肝潜阳之品；阴虚风动者，宜食甲鱼汤等养阴清热之品；中脏腑中痰热腑实者可多食清热化痰通便之品，如萝卜、香蕉等；痰浊瘀闭者，宜食温化寒痰之品，如干姜粥；阴竭阳亡者宜静脉补充营养；恢复期饮食应注意滋补，多食降压、降脂、补益之品。

（4）情志护理：做好安慰、解释工作，使患者保持情绪稳定，戒大怒、大喜、大悲、大恐等情志波动，避免复中。

5. 用药护理

（1）汤药宜少量多次频服，可用吸管进药，或浓煎滴入，防止呛咳，神志昏迷患者应采用鼻饲法。

（2）辨证施药：痰热腑实者予灌服或鼻饲安宫牛黄丸或至宝丹以辛凉开窍；运用通腑泻热汤药时，应注意观察药后反应，若药后3～5小时泻下2～3次稀便，说明腑气已通，不需再服，若服药后，仍未解大便，可继续服药，以泻为度；痰火瘀闭者，可鼻饲竹沥水、猴枣散以豁痰镇惊，另服安宫牛黄丸或予醒脑静或清开灵静脉滴注以清心开窍；灌服药丸先用温开水化开，然后徐徐喂服，听到药汁咽下声后，再予继续喂服；口噤不开患者，可取南星末适量，冰片少许，两药和匀，以中指蘸药抹揩齿，反复20～30次，以助开噤。

6. 中医护理技术在中风中的应用

（1）推拿法：适用于中风后遗症，主要在背部、下肢部、上肢部、头面颈项部。常采用滚法、按法、揉法、搓法、拿法、摇法等。

1）背部及下肢部：以足太阳膀胱经、足阳明胃经、足少阳胆经为主。主穴：天宗、肝俞、胆俞、膈俞、肾俞、环跳、阳陵泉、委中、承山、风市、伏兔、膝眼、解溪。操作方法：①用按揉法作用于背部脊柱两侧膀胱经第1侧线，自上而下2～3遍，重点在天宗、肝俞、胆俞、膈俞、肾俞等穴，约5分钟；用滚法作用于背部两侧膀胱经循行线至足跟，按揉环跳、阳陵泉、委中、承山等穴，并配合腰后伸和患肢后伸的被动活动，约5分钟。②用滚法沿足少阳胆经下肢循行线治疗，由上而下，3～4分钟，按揉居髎、风市、阳陵泉穴，每穴1分钟。③用滚法沿足阳明胃经下肢循行线治疗，重点在伏兔、膝眼、足三里、解溪穴，同时配合髋关节、膝关节、踝关节的被动屈伸活动和整个下肢的内旋动作，约5分钟；拿大腿内侧中部、膝关节腘窝部及小腿后侧，2～3分钟；搓下肢，自上而下2～3遍。

2）上肢部：以手三阴经、手三阳经为主。主穴：尺泽、曲池、手三里、合谷、肩贞。操作方法：①用滚法沿手三阴经、手三阳经上肢循行线治疗，重点在肘、腕、掌指、指间关节，并做肘、腕、掌指、指间关节的屈伸法、摇法，约5分钟；按揉尺泽、曲池、手三里、合谷、肩贞等穴位，每穴半分钟；用滚法在肩周、肩胛部治疗，拿肩部至腕部做肩关节各功能位的被动运动，搓揉上肢，3～5分钟。

3）头面颈项部：以督脉、手三阳经、足三阳经以及经外奇穴为主。主穴：印堂、睛明、太阳、角孙、风池、风府、肩井、阳白、迎香、地仓、颊车、下关等。操作方法：按揉睛明、太阳、角孙穴各30次；按揉颈项两侧和风池、风府、肩井穴，2～3分钟；拿风池、肩井穴各20～30次；对于有口眼歪斜者，按揉印堂、睛明、阳白、迎香、地仓、颊车、下关等穴，约3分钟。

（2）拔火罐法：适用于半身不遂。取肩髃、臂臑、曲池、阳池、秩边、环跳、风市、伏兔、阳陵泉、丘墟等穴，分组轮换应用。

（3）耳穴埋籽法：取脑点、皮质下、肝、心、肾、神门及瘫痪部位相应耳穴。每次选3～5穴，中度刺激。每日按压数次，3～5天更换1次。

（4）穴位注射法：适用于半身不遂。取肩髃、曲池、手三里、足三里、丰隆。每次选2～4穴，用复方当归注射液、黄芪注射液、丹参注射液、川芎嗪注射液、灯盏花注射液，或维生素 B_1、B_{12} 注射液。每穴注射 0.5～1mL，隔日1次，10次为1疗程，1疗程结束后停7～10天，开始第2个疗程。

（5）刮痧法：适用于中风后遗症，主要选取头面部、背部、上肢部、下肢部。

1）头面部：①刮前额部，用轻刮法、边刮法，刮拭印堂穴至睛明穴区域，刮10～20次。②刮拭面颊部，用平抹、平推法，从颊车穴推至下关穴，刮10～20次。③以百会为起点，分别向左右太阳穴、左右率谷穴、左右风池穴刮拭，各方向分别刮10～20次。④点压、按揉百会、太阳、风府、风池、天柱穴，也可进行短距离的刮拭，每穴刮拭10～20次。②点压按揉肩胛冈部手太阳小肠经天宗穴20～30次，亦可短距离直线刮拭。

2）背部：①用直线刮法，刮拭脊柱旁开 1.5 寸的膀胱经第1侧线，从大杼起，依次刮拭患者的胸段、腰段和腰骶段，每一段刮拭20～30次，透痧为度，重点刮拭肝俞、胆俞、膈俞、肾俞穴。

3）上肢部：①用直线刮法，刮拭大肠经循行线，自曲池经手三里至合谷穴，每侧刮拭10～20次。②用直线刮法，刮拭三焦经循行线，自天井穴经外关至阳池穴，每侧刮拭15～20次。③点压按揉手太阴肺经尺泽穴20～30次。

4）下肢部：①用直线刮法，刮拭足阳明胃经下肢循行线，自足三里刮至解溪穴，每侧刮拭10～20次。②用直线刮法，刮拭足少阳胆经下肢循行线，自阳陵泉穴刮至光明穴，每侧刮拭15～20次。③用直线刮法，刮拭足太阳膀胱经下肢循行线，自委中穴至承山穴，每侧10～20次。④点压按揉环跳、阳陵泉、委中、承山、风市、膝眼、解溪穴，各部位刮拭10～20次。

（6）灸法：适用于脱证。取关元、气海、神阙穴。关元、气海穴用大艾柱灸，神阙穴用隔盐灸，不计壮数。

第五节 不 寐

不寐又称失眠，是以经常不能获得正常睡眠为特征的一类病证。主要表现为睡眠时间、深度的不足，以及不能消除疲劳、恢复精力与体力。轻者入睡困难，或寐而不酣，时寐时醒，或醒后不能再寐，重则彻夜不寐。本病主要相当于现代医学的神经官能症、更年期综合征、贫血、脑震荡后遗症等疾病。

一、病因病机

不寐的发生多与情志失调、饮食不节、劳逸失当、病后体虚等因素有关。其病位主要在心，与肝、脾、肾关系密切。病机总属阳盛阴衰，阴阳失交。一为阴虚不能纳阳，一为阳盛不得入阴。病理性质有虚实之分，久病可致虚实兼夹。其预后，因病情不一，预后亦各异。

二、护治原则

不寐的治疗护理，以补虚泻实，调整脏腑气血阴阳为原则。实证宜泻其有余，如疏肝解郁，降火涤痰，消导和中；虚证宜补其不足，如益气养血，健脾，补肝，益肾。实证日久，气血耗伤，亦可转为虚证，虚实夹杂者，治宜攻补兼施。配合安神定志，分别选用养血安神、镇惊安神、清心安神等具体治法，并注意配合情志护理，以消除紧张焦虑，保持精神舒畅。

三、常见证候类型

1.肝火扰心 急躁易怒，心烦，不寐多梦，甚至彻夜不眠，伴有头晕头胀，面红目赤，耳鸣耳聋，口干而苦，便秘溲赤，舌红苔黄，脉弦而数。

2.痰热内扰 心烦不寐，胸闷，泛恶，嗳气，伴有头重目眩，口苦，舌红苔黄腻，脉滑数。

3.阴虚火旺 心烦不寐，心悸不安，腰酸足软，伴头晕，耳鸣，健忘，口干津少，五心烦热，舌红少苔，脉细而数。

4.心脾两虚 多梦易醒，心悸健忘，神疲食少，头晕目眩，伴有四肢倦怠，面色少华，舌淡苔薄，脉细无力。

5.心胆气虚 心烦不寐，多梦易醒，胆怯心悸，触事易惊，伴有气短自汗，倦怠乏力，舌淡，脉弦细。

四、主要护理问题

1. 夜寐不安。
2. 焦虑、烦躁。
3. 头晕、头痛。

五、护理措施

1. 病情观察

（1）观察患者睡眠的状况，如睡眠习惯、睡眠形态和失眠时间起始和终点，是间断性发作，还是持续性，以助辨病。

（2）观察护理与治疗效果，及时调整护理计划，采取相应的护理措施。

（3）注意观察患者是否饮用咖啡、浓茶等刺激性饮料，并设法消除诱因。

2. 生活起居护理

（1）病室环境宜安静，光线应柔和稍暗，避免强光刺激和噪音。

（2）床铺、枕头以舒适为佳。

（3）生活有规律，睡前不宜过度用脑或谈话，以及避免情节刺激的书籍和节目。

3. 饮食护理

（1）以清淡、易消化为原则，多食调和阴阳气血之品。

（2）晚餐不宜过饱，入睡前忌饮浓茶、咖啡等。

（3）辨证施食：肝火扰心者，宜食佛手、柑橘等疏肝理气之品；痰热内扰者，饮食宜清热化痰，如荸荠、海蜇；阴虚火旺者，可食滋阴降火之品，如枸杞菊花茶；心脾两虚、心胆气虚者，饮食宜健脾养心、益气生血，可多食桂圆黄芪粥等。

4. 情志护理　指导患者保持心情舒畅，避免过度紧张、兴奋、焦虑、抑郁、惊恐、恼怒等不良刺激，以放松、顺其自然的心态对待睡眠。

5. 用药护理

（1）服药时间：安神汤药宜睡前半小时服用以利于睡眠。如因其他并发病而用麻黄、附子和肉桂等助阳温热药时，则应在上午服用，以免因阳亢而影响睡眠。

（2）注意药物的配伍禁忌和不良反应。安神药中有酸枣仁、五味子等酸味药时，要避免同时服用碱性药；西药中鲁米娜、巴比妥等尽可能不要连续服用，以免成瘾。

（3）年老、肝肾功能差的患者要注意慎用含朱砂的中药以及巴比妥类药物。

（4）辨证施药：痰热内扰者，汤药宜少量多次分服以防呕吐，或服药时口嚼生姜少许；心脾两虚者，汤药宜空腹温服，睡前服。

6. 中医护理技术在不寐中的应用

（1）推拿法：主要在头部、腹部、背部。以督脉、足太阳膀胱经、足少阳胆经以及经外奇穴为主。主穴：印堂、神庭、精明、攒竹、太阳、百会、安眠、风池、肩井、心俞、肝俞、脾俞、胃俞、肾俞、命门等。常采用一指禅推法、按法、揉法、拿法、滚法。

1）头部：用一指禅推法或揉法，从印堂开始向上至神庭，往返 5～6 次，由神庭沿督脉点按至百会穴；再用拇指分推前额约 3 分钟，从印堂至两侧沿眉弓至太阳穴往返 5～6 次，用一指禅"小∞字"和"大∞字"推法沿眼眶周围进行，反复 3～4 遍；然后按揉印堂、攒竹、精明、太阳、神庭、百会、安眠、风池穴，每穴 1～2 分钟。

2）腹部：用掌摩法摩腹约 5 分钟；用一指禅推法推中脘、气海、关元各 1 分钟，双手自胁下至耻骨联合从中间向两边分推 3 ～ 5 次。

3）背部：拿肩井 1 分钟；用滚法在背部操作，重点在心俞、肝俞、脾俞、胃俞、肾俞、命门等部位，时间约为 5 分钟；按揉心俞、肝俞、脾俞、胃俞、肾俞、命门，每穴 1 分钟左右。

辨证加减：肝火扰心者，加用按揉法于胆俞、期门、章门、行间、太冲，每穴 1 ～ 2 分钟，搓两胁，约 1 分钟；痰热内扰者，加用按揉法于内关、天枢、足三里、丰隆穴，每穴 1 ～ 2 分钟；阴虚火旺者，加推桥弓穴，左右各 20 ～ 30 次，再按揉两侧涌泉穴，1 ～ 2 分钟；心脾两虚者，加用按揉法于足三里约 1 分钟。

（2）耳穴埋籽法：取心、神门、肝、脾、肾、皮质下、交感，每次选 2 ～ 3 穴，中强刺激，每晚睡前自行按压 2 分钟，5 ～ 7 日更换 1 次，5 次为 1 疗程。

（3）穴位贴敷法：将适量吴茱萸研末，用米醋调成糊状，敷两足心（涌泉穴），盖以纱布固定，每晚 1 次，次日早晨取下，3 天为 1 疗程。

（4）刮痧法：主要选取头颈部、背部、四肢部。

1）头颈部：①用轻刮法，于面中线分别向左右两侧额发际头维穴方向刮拭，10 ～ 20 次；点压按揉神庭、头维、印堂、攒竹、鱼腰等穴位。②用弧线刮法，从太阳穴开始，绕耳上，向头侧后部乳突和风池穴方向刮拭，先轻刮，然后力量逐渐加重，以患者能够耐受为度，最后再逐渐减力轻刮。每一侧刮拭 10 ～ 20 次。③用轻刮法，以百会为起点分别向四神聪方向刮拭，每一方向刮拭 10 ～ 20 次。④亦可用梳刮法，以百会为中心向四周呈放射状刮拭，每一方向刮拭 10 ～ 20 次，点压按揉神庭、头维、风池、安眠以及四神聪穴，每穴 10 ～ 20 次。

2）背部：①用直线刮法刮拭脊柱正中线督脉循行区域，从大椎穴刮至至阳穴，刮拭 20 ～ 30 次。②用直线刮法刮拭脊柱旁开 1.5 寸膀胱经第 1 侧线，从大杼穴刮至膈俞，每侧各刮 20 ～ 30 次。③重点刮拭神道、心俞穴，也可点压按揉 5 ～ 10 次，以局部有酸胀感为度。

3）四肢部：①用直线刮法刮拭前臂内侧的心经循行区域，每一侧刮拭 10 ～ 20 次；重点刮拭神门穴，亦可点压按揉。②用直线刮法刮拭小腿内侧的脾经循行区域，从阴陵泉刮至三阴交，每一侧刮拭 10 ～ 20 次；重点刮拭三阴交穴，亦可点压按揉。

辨证取穴：肝火扰心可重点刮行间、风池；痰热内扰可重点刮丰隆、内关；阴虚火旺可重点刮涌泉、神门；心脾两虚可重点刮脾俞、心俞；心胆气虚可重点刮脾俞、心俞。

（5）艾灸法：适用于心胆气虚、心脾两虚者。取穴同针刺，每次选 2 ～ 4 穴。①艾条温和灸，每次每穴灸 5 ～ 10 分钟；②艾柱隔姜灸，每穴灸 5 ～ 7 壮。在临睡前 1 小时左右灸治效果最好，每日 1 次。

（6）拔火罐法：①取心俞、肾俞、脾俞、肝俞、膈俞穴，留罐 15 ～ 30 分钟；②亦可从项部至腰部，沿督脉和足太阳膀胱经第 1、2 侧线，自上而下走罐，以背部潮红为度。每日或隔日 1 次。

（7）穴位注射法：取心俞、肝俞、脾俞、肾俞、足三里、三阴交、神门，每次选

3～4穴，用维生素 B_1 和维生素 B_{12} 混合液，每穴注入 0.5～1mL，每日或隔日1次，10次为1疗程。

第六节　胃　痛

胃痛又称胃脘痛，是以上腹胃脘部近心窝处疼痛为主要表现的病证。主要相当于现代医学中的急慢性胃炎、消化性溃疡（胃、十二指肠）、功能性消化不良、胃癌等疾病。

一、病因病机

胃痛的发生，与外邪犯胃、饮食伤胃、情志不畅和脾胃虚弱等因素有关。其中外邪犯胃，尤以寒邪为多见；饮食伤胃，主要是暴饮暴食，饥饱无常，或过食生冷、辛辣、肥甘厚味之品。胃痛的病位主要在胃，与肝、脾关系密切。基本病机为胃气阻滞，胃失和降，不通则痛。病理因素主要有气滞、血瘀、寒凝、食积等；病理性质有寒热虚实之异，且可相互兼夹转化。本病进一步发展，可致呕吐、反胃、噎膈、血证（吐血、便血）等多种病变。

二、护治原则

以理气和胃止痛为原则，并需审证求因，辨证施护。胃痛属实者以祛邪为主，属虚者以扶正为先，虚实并见者则扶正祛邪。古有"通则不痛"的治痛大法，要从广义的角度去理解和运用"通"法。胃寒者，散寒即为通；气滞者，理气即为通；食滞者，消食即为通；热郁者，泄热即为通；血瘀者，化瘀即为通；阴虚者，益胃养阴即为通；阳弱者，温运脾阳即为通。

三、常见证候类型

1. 寒邪客胃　胃痛暴作，恶寒喜暖，得温痛减，遇寒加重，口淡不渴，或喜热饮，舌淡苔薄白，脉弦紧。

2. 饮食停滞　胃脘疼痛，胀满拒按，嗳腐吞酸，或呕吐不消化食物，其味腐臭，吐后痛减，不思饮食，大便不爽，得矢气及便后稍舒，舌苔厚腻，脉滑。

3. 肝气犯胃　胃脘胀痛，痛连两胁，每因烦恼郁怒则痛作或痛甚，嗳气、矢气则痛舒，喜长叹息，大便不畅，苔多薄白，脉弦。

4. 肝胃郁热　胃脘疼痛，痛势急迫，口苦口干，烦躁易怒，小便色黄，大便不畅，舌红，苔黄，脉弦或数。

5. 瘀血停滞　胃脘疼痛，痛如针刺，似刀割，痛有定处，按之痛甚，疼痛持久，食后加剧，入夜尤甚，或见呕血黑便，舌质紫黯，或有瘀斑，脉涩。

6. 胃阴亏虚　胃脘隐隐灼痛，似饥不欲食，口燥咽干，五心烦热，消瘦乏力，口渴思饮，大便干结，舌红少苔，脉细数。

7. 脾胃虚寒　胃痛隐隐，绵绵不休，空腹痛甚，得食痛缓，喜温喜按，劳累或受凉后发作或加重，泛吐清水，神疲纳呆，四肢倦怠，手足不温，大便溏薄，舌淡苔白，脉虚弱或迟缓。

四、主要护理问题

1. 胃脘疼痛。
2. 恶心、呕吐。
3. 饮食调养的需要。
4. 焦虑。
5. 潜在呕血、便血。

五、护理措施

1. 病情观察

（1）观察胃痛的部位、性质、程度、时间及规律。

（2）观察诱发因素与饮食、气候、情志、劳倦的关系。

（3）观察有无呕血及便血，及时做大便隐血试验。

（4）密切观察患者的疼痛、面色、血压、脉搏等变化，注意出血先兆，若出现面色苍白、大汗淋漓、血压下降等表现，及时报告医生进行抢救。

（5）胃痛经久不愈，经常便血，日渐消瘦，应考虑癌变的可能。

2. 生活起居护理

（1）注意保暖，防外感，尤应防止胃脘部受凉。

（2）急性发作时应卧床休息。

（3）寒邪客胃者可用狗皮兜、热水袋等保护胃部。

（4）并发有吐血者，保持呼吸道通畅。

3. 饮食护理

（1）饮食以软、烂、温、少渣、富营养、易消化、少量多餐为原则，忌生冷、肥甘、油腻、辛辣、煎炸、硬固之品。

（2）疼痛、呕吐剧烈，或呕血、便血量多时应禁食。

（3）辨证施食：寒邪客胃或脾胃虚寒者，宜食温胃散寒止痛之品，如高粱姜粥等；饮食停滞者，可食山楂、麦芽等消食导滞之品；肝气犯胃者，可选玫瑰花茶以疏肝理气；肝胃郁热者，可选用苦瓜青果炖猪肚以泄热和胃；瘀血停着者，可食桃仁粥以行气活血；胃阴亏虚者，可用莲藕羹以益胃生津。

4. 情志护理 避免精神紧张，可用做深呼吸、多听轻缓音乐等方法，以转移注意力，有利于缓解疼痛。

5. 用药护理

（1）胃药、抑酸药宜饭前服；消导药宜饭后服。

（2）慎用肾上腺皮质激素和非甾体抗炎药等。未明原因前，慎用止痛剂，以免掩盖病情及加重对胃黏膜的损害。

（3）辨证施药：寒邪客胃者，中药汤剂宜热服，以驱寒止痛；肝气犯胃者，汤药宜温服，若疼痛持续不解，可口服沉香粉、延胡粉各1g，以理气止痛；饮食停滞者，中药汤剂宜温服；便秘者可用番泻叶泡水代茶饮，或大黄粉3～5g冲服；肝胃郁热者，中药汤剂宜凉服，痛甚者可用延胡粉3g，黄连粉1g，温水送服，以泄热理气止痛；瘀血阻滞者，中药汤剂宜温服，痛如针刺者，可遵医嘱给三七、延胡粉各1.5g，口服，出血者可加服白芨粉1.5g，温开水或藕粉调服；胃阴亏虚者，中药汤剂宜久煎，偏凉服，少量频服，痛时可服肉桂粉1g，延胡粉2g，以温中止痛；脾胃虚寒者，中药汤剂宜热服，服药后宜进热粥、热饮，以助药力。

6. 中医护理技术在胃痛中的应用

（1）灸法：适用于寒邪客胃、脾胃虚寒者。取中脘、神阙、气海、胃俞、脾俞、足三里，亦可用隔姜灸。每天1～2次或隔日1次。

（2）推拿法：主要在腹部、背部、肩臂部、下肢部。以任脉、足阳明胃经、足太阳膀胱经、手阳明大肠经为主。主穴：中脘、气海、天枢、足三里、肝俞、脾俞、胃俞、三焦俞、肩井、手三里、内关、合谷等。常采用一指禅推法、按法、揉法、摩法、拿法、搓法等。

1）腹部：用一指禅推法结合按揉法作用于中脘、气海、天枢穴，每穴1～2分钟；掌摩胃脘部5分钟。

2）背部：用一指禅推法作用于背部脊柱两旁膀胱经第1侧线，从肝俞至三焦俞，往返3遍；按揉肝俞、脾俞、胃俞、三焦俞，每穴1～2分钟。

3）肩臂部：用拿法作用于肩臂部，从肩井穴循臂肘而下至腕部2遍；按揉足三里、内关、合谷穴，每穴1分钟；搓肩臂，从肩部至腕部2遍。

4）下肢部：按揉足三里1～2分钟。

辨证加减：饮食停滞者，加用顺时针方向摩腹，按揉大肠俞、八髎，每穴1～2分钟；肝气犯胃者，加用按揉法于章门、期门、胆俞、膈俞穴，每穴1～2分钟，一指禅推法自天突推至中脘，重点在膻中穴。

（3）拔火罐法：适用于寒邪客胃、脾胃虚寒者。取中脘、神阙、气海、胃俞、脾俞、至阳、足三里，每次留罐10～15分钟，每日1次。

（4）耳穴埋籽法：取胃、肝、脾、神门、交感、十二指肠，每次选2～3穴，中等强度刺激，每日按压数次，3～5天更换1次。

（5）穴位注射法：取中脘、足三里、肝俞、胃俞、脾俞。每次选1～2穴，用黄芪注射液，或丹参注射液，或当归注射液，或生脉注射液，或维生素B_1注射液，或维生素B_{12}注射液，每穴注入0.5～1mL，每日或隔日1次。

（6）穴位埋线法：适用于慢性胃炎。取脾俞透胃俞、上脘透中脘、足三里，三组穴位轮流使用。常规消毒，局部浸润麻醉，用"0"号羊肠线埋植，每周1次，3周为1疗程。

（7）穴位按摩法：取中脘、至阳、足三里等穴，用双手拇指或中指点压、按揉，力度以患者能耐受为度，同时令患者行缓慢腹式呼吸。连续按揉3～5分钟。

（8）刮痧法：主要选取背部、腹部、上肢部、下肢部。

1）背部：用直线刮法，沿膀胱经循行线刮拭脊柱两侧的脾俞、胃俞区域，每侧各刮 20 ～ 30 次。

2）腹部：①用直线刮法，刮拭任脉从鸠尾之神阙上的部位，重点刮拭上脘、中脘、下脘等穴位，刮 10 ～ 20 次；②刮拭腹部正中线两侧的足阳明胃经，由上而下，均匀和缓，重点刮拭天枢穴，每侧各刮 10 ～ 20 次；③在中脘、天枢穴进行颤刮法 1 分钟左右。

3）上肢部：①用直线刮法，刮拭前臂的手阳明大肠经循行区域，重点刮拭手三里穴区；②用直线刮法，刮拭前臂的手厥阴心包经循行区域，重点刮拭内关穴区。每部位各刮 10 ～ 20 次。手三里和内关穴区亦可用点压按揉法。

4）下肢部：用直线刮法，刮拭小腿外侧胃经循行区域，重点刮拭足三里穴区，每侧各刮 10 ～ 20 次。亦可在足三里穴区点压按揉。

辨证取穴：寒邪客胃可重点刮拭中脘、足三里；饮食停滞可重点刮拭天枢、下脘；肝气犯胃可重点刮拭期门、太冲；肝胃郁热可重点刮拭合谷、梁丘；瘀血停滞可重点刮拭膈俞、足三里；胃阴亏虚可重点刮拭胃俞、三阴交；脾胃虚寒可重点刮拭关元、中脘。

（9）兜肚法：适用于寒邪客胃、脾胃虚寒者。取艾叶 30g，荜茇、干姜各 15g，甘松、山柰、细辛、肉桂、吴茱萸、元胡、白芷各 10g，大茴香 6g，共研细末，用柔软的棉布褶成 15cm 直径的兜肚形状，将上述药末均匀装入，紧密缝好，日夜兜于中脘穴或疼痛处。

第七节　便　秘

便秘是指大肠传导功能失常，导致大便秘结不通，以排便周期延长，或周期不长，但粪质干结，排便艰难，或粪质不硬，虽有便意，但便而不畅为主要表现的病证。凡功能性便秘、肠易激综合征、肠炎恢复期、直肠及肛门疾病引起的便秘、药物性便秘、内分泌及代谢性疾病引起的便秘等，以肌力减退所致的排便困难为主要临床表现者，均属本病证的讨论范围。

一、病因病机

便秘的发生多与饮食不节、感受外邪、情志失调、劳逸失当、年老体虚等因素有关。病位主要在大肠，与脾、胃、肝、肾、肺等脏腑功能失调密切相关。病机为大肠传导失司，病理性质有寒、热、虚、实四个方面，老年性便秘多属虚证，病程较长。长期便秘易引起肛裂、痔疮，用力过度又可诱发疝气。若老年人排便隐忍、久蹲强努，可诱发中风、胸痹心痛等其他疾病，应注意预防。

二、护治原则

便秘的治疗以"通"立法，但绝不可单纯用泻下药，应在辨证论治的基础上辅以下法，以防愈下愈结。临证当分辨虚实，原则是实秘当祛邪为主，虚秘以养正为先。实秘据热、冷、气秘之不同，分别施以泻热、温通、理气之法，辅以导滞之品，标本兼治，邪去便通。虚秘依阴、阳、气、血亏虚之不同，主用滋阴养血、益气温阳之法，酌用甘温润肠之药，标本兼治。

三、常见证候类型

（1）实秘

1）热秘：大便干结，腹胀腹痛，面红身热，口干口臭，心烦不安，多汗，时欲饮冷，小便短赤，舌质红干，苔黄燥，或焦黄起芒刺，脉滑数，或弦数。

2）气秘：大便干结，或不甚干结，欲便不出，或便而不畅，肠鸣矢气，腹胀腹痛，胸胁满闷，嗳气频作，食少纳呆，舌苔薄腻，脉弦。

3）冷秘：大便艰涩，腹痛拘急，胀满拒按，胁下偏痛，手足不温，呃逆呕吐，舌淡苔白，脉弦紧。

（2）虚秘

1）气虚秘：大便不干，虽有便意，却如厕努挣乏力，排便困难，汗出气短，便后乏力，面白神疲，懒言少动，舌淡苔白，脉弱。

2）血虚秘：大便干结，排出困难，面色晦涩无华，头晕目眩，心悸短气，失眠健忘，口唇色淡，苔白，脉细。

3）阳虚秘：大便干或不干，排便困难，小便清长，面色㿠白，手足不温，或腹中冷痛，喜热怕冷，腰膝冷痛，舌淡苔白，脉沉迟。

4）阴虚秘：大便干硬，状如羊屎，体形消瘦，头晕耳鸣，两颧红赤，心烦失眠，潮热盗汗，腰膝酸软，舌红少苔，脉细数。

四、主要护理问题

1. 便秘。
2. 腹胀、腹痛。
3. 肛裂、脱肛。
4. 潜在虚脱。

五、护理措施

1. 病情观察

（1）密切观察排便情况，记录每日排便次数、每次排便时间、排便间隔时间、大便形状及颜色等。

（2）观察伴随症状，如有无腹痛、腹胀、头晕、心悸或汗出、便后有无出血、腹部有无硬块等症状。

（3）气虚患者注意防止因努责而出现虚脱。

（4）注意防止出现疝气、虚脱或久蹲起立后跌倒，甚者可诱发中风、胸痹、心痛等。

2. 生活起居护理

（1）病室保持安静，卫生间需有安全设施，如坐厕、扶手、防滑地板等，排便环境舒适、单独、隐蔽。床上排便者，使用屏风或床帘遮挡，保护隐私。

（2）重建正常的排便习惯，纠正忍便的不良行为。定时排便，一般以早餐后为最佳，排便时应注意力集中，严禁久蹲及用力排便。

（3）根据患者需要拟定规律的活动计划，并协助其从事适量的运动。鼓励患者多散步，做操，打太极拳等，定时进行增强腹肌和骨盆肌肉的特殊运动，避免久坐少动。指导患者顺时针方向按摩腹部以促进肠蠕动，每次 10 ～ 15 分钟，每日 2 ～ 3 次。

（4）采取最佳的排便姿势。病情允许时让患者到卫生间取习惯姿势（蹲姿或坐姿）排便；气血虚弱或年老虚赢弱需在床上排便者，除有特别禁忌外，最好采取坐式或酌情抬高床头为宜，以借助重力作用，增强腹内压力，促进排便。

（5）保持肛周皮肤清洁。便后用软纸擦拭，温水清洗；有肛门疾患者便后可用1：2000 高锰酸钾溶液或五倍子、苦参、花椒煎水坐浴，肛裂者可于坐浴后用黄连膏、痔疮膏外涂。

（6）辨证起居：实证患者，病室应凉爽通风，湿度偏高，光线柔和；虚证患者，病室应温暖向阳，注意防寒保暖，充分休息，勿使患者受到突然刺激，如巨响、惊吓、震动等。

3. 饮食护理

（1）饮食宜清淡，多饮水，多食富含纤维素的食物，忌食辛辣、炙煿之品，禁烟酒。

（2）辨证施食：热秘者，饮食宜凉润，多吃新鲜水果及蔬菜，如梨、香蕉、荸荠、火龙果等清热通便之品，津液耗伤者可用麦冬、生地煎水代茶，或连续数日食用麻油拌菠菜以润肠通便；气秘者，多食调气之品，如柑橘、萝卜、佛手等，可食用紫苏麻仁粥；气虚秘者，以益气润肠食物为宜，如山药、白扁豆等健脾之品；血虚秘者，宜进食养血润燥食物，如黑芝麻、枸杞、红枣等，可食用松子仁粥，若燥热症状明显者，可用首乌、玄参煎水代茶饮；阳虚秘者，宜进温阳润肠之品，如牛肉、羊肉、韭菜等温性之品，多进热饮、热果汁，可早晚温热食用肉苁蓉粥，以补肾壮阳，润肠通便。

4. 情志护理

关心体贴患者，观察其情绪变化，及时予以劝慰。与患者多加交流，了解其饮食习惯及生活规律，共同分析便秘的原因，解除患者排便时忧虑、恐惧的心理因素影响，消除紧张情绪。对于气秘患者更应加强情志疏导，教会患者采用自我调适情志的方法，如音乐放松法、移情易志法等。采用音乐疗法放松者可选择风格悠扬沉静的乐曲，如《春江花月夜》《月儿高》《月光奏鸣曲》等。

5. 用药护理

（1）通便药物应在清晨或睡前服用，观察服药后大便的次数、性状、量、色等，观察有无腹泻或泻下不止的情况，并做好记录。如有腹痛难耐、腹泻严重时应立即停药，并通知医生处理。

（2）辨证施药：热秘者，中药汤剂宜偏凉服，可每日用生大黄6g或番泻叶3～6g，泡水饮用，以泄热通便；气秘者，可用槟榔或佛手泡水代茶饮，以行气通滞；气虚、阴虚秘者，可用西洋参、黄芪、麦冬、沙参泡水代茶饮，以补气养阴，润肠通便；阳虚秘者，可用吴茱萸500g，盐100g，炒热熨腹部，以温暖下焦，散寒通便。

6. 中医护理技术在便秘中的应用

（1）耳穴埋籽：实秘取大肠、直肠下段、交感、肺、肝胆等穴；虚秘者取脾胃、肾、大肠、直肠下段、皮质下等穴，3日更换1次，2周为1疗程。

（2）穴位按摩：热秘者取大肠俞、天枢、支沟、合谷、曲池等穴；气秘者取大肠俞、天枢、中脘、期门等穴；虚秘者取大肠俞、脾俞、胃俞、天枢等穴；冷秘者取肾俞、大肠俞、上巨虚等穴，每穴位1分钟，每日1次，每次10～15分钟，10次为1疗程。

（3）穴位贴敷：贴敷药物以大黄研成粉末加甘油或醋调成糊状，取神阙、足三里、合谷、天枢等穴，每日1次，7次为1疗程。

（4）拔罐：实秘者取天枢、曲池、内庭、支沟、太冲等穴，虚秘者取天枢、上巨虚、大肠俞、支沟、足三里等穴，留罐，每次10～15分钟，每日1次，2周为1疗程。

（5）灌肠：可用大黄10～15g煎汤灌肠，每次保留15分钟。

第八节　癃　闭

癃闭是以小便量少、排尿困难，甚则闭塞不通为主证的一种病证。小便不利，点滴而短少，病势较缓者称为癃；小便闭塞，点滴不通，病势较急者称为闭。两者只是程度上有差别，故多合称为癃闭。主要相当于现代医学的神经性尿闭、膀胱括约肌痉挛、尿道结石、尿路肿瘤、尿道损伤、尿道狭窄、前列腺增生症等疾病。

一、病因病机

癃闭的发生主要与外邪侵袭、饮食不节、情志内伤、浊瘀内停、体虚久病等因素有关。其病位主要在膀胱与肾，与三焦、肺、脾、肝等脏腑关系密切。主要病机为膀胱气化功能失调。病理性质有虚实之分，实者为膀胱气化不利，虚者为膀胱气化无权。本病若病情深重，可致喘证、水肿、心悸、呕吐、关格等多种变证。

二、护治原则

以"腑以通为用"为原则，着眼于通。但通利之法，又根据证候的虚实而不同，实证者以治标为主，宜清邪热，散瘀结，利气机而通水道；虚证者则以治本为法，宜补脾肾，助气化，使气化得行，小便自通。不可不经辨证滥用通利小便之品。若小腹胀急，小便点滴不下，内服药物缓不济急者，应配合针灸、取嚏、探吐、导尿等法以急通小便。

三、常见证候类型

（1）膀胱湿热：小便短赤灼热，淋沥不畅，或量少甚至闭而不通，小腹胀满，口苦而粘，或口渴不欲饮，或大便不畅，舌质红，苔黄腻，脉数。

（2）肺热壅盛：小便不畅或涓滴不通，咽干，烦渴欲饮，呼吸短促或咳嗽，舌红，苔薄黄，脉数。

（3）肝郁气滞：小便不通或通而不畅，情志抑郁或多烦善怒，胁腹胀满，舌红，苔薄黄，脉弦。

（4）浊瘀阻塞：小便点滴而下，或尿细如线，甚至阻塞不通，小腹胀满疼痛，舌紫暗，或有瘀点、瘀斑，脉涩。

（5）中气不足：小腹坠胀，时欲小便而不得出，或尿量少而不爽，或大便溏泄，神疲体倦，不思饮食，舌淡，苔薄，脉细弱。

（6）肾阳衰惫：小便不通或点滴不爽，排尿无力，腰膝冷痛或酸软无力，面色苍白，畏寒肢冷，神气怯弱，舌淡苔白，脉沉细弱。

四、主要护理问题

1. 小便不利。
2. 尿闭。
3. 腹胀。

五、护理措施

1. 病情观察

（1）观察小便的性状、颜色及有无混浊等，记录24小时排尿次数及尿量，如24小时尿量少于100mL且伴有全身严重症状者则为危险征象，应当及时救护。

（2）观察伴随症状，如小腹是否膨隆胀满疼痛，有无排尿感，尿道有无涩痛。并观察患者的神志、食欲及恶心呕吐等情况。

2. 生活起居护理

（1）给患者提供排尿环境，注意隐蔽。

（2）保持外阴部清洁，防止感染。

（3）帮助卧床者调整体位和姿势，使患者尽量以习惯的姿势排尿。

3. 饮食护理

（1）饮食宜食清淡、富营养、易消化的食物，慎收敛、收涩之品，如白果、乌梅等。

（2）根据病情适当控制饮水量。

（3）辨证施食：膀胱湿热者，可用车前草煎汤代茶饮，以清热利尿；肺热壅盛者，饮食宜清泄肺热之品，如梨汁等；肝郁气滞者，可食佛手汤、橘叶煎等疏肝理气之品；浊瘀阻塞者，可食鸡内金赤豆粥以利水排石；中气不足者，宜食山药、大枣等健脾益气之品；肾阳衰惫者，可食杜仲腰花汤以温阳补肾。

4. 情志护理

护理人员应耐心宣教，使患者对疾病有正确的认识，减轻顾虑。对于术后因麻醉影响，导致紧张、恐惧者，要耐心疏导，给予解释和安慰。

5. 用药护理

（1）注意观察服药后的排尿情况，并做好记录。

（2）辨证施药：实证者中药汤剂宜饭前凉服；虚证患者服用补益药宜久煎、饭前温服；肝郁气滞者，除辨证用药外，可服沉香粉、琥珀粉各 1g，每日 2 次；若小便点滴不通，小腹胀满难忍者，可另用麝香粉 0.15 ～ 0.3g 吞服，以疏肝理气，通利小便；浊瘀阻塞者避免使用导致砂石结晶的药物。

6. 中医护理技术在癃闭中的应用

（1）推拿法：主要在腹部、下肢部。以任脉、足阳明胃经、足厥阴肝经以及足太阴脾经为主。主穴：中极、气海、关元、髀关、足五里、三阴交。常采用一指禅推法、摩法、按法、揉法等。

1）腹部：用掌摩法顺时针方向摩小腹，约 6 分钟；用一指禅推法或按揉法作用于中极、气海、关元，每穴约 1 分钟。

2）下肢部：用轻缓的掌摩法和掌揉法作用于两大腿内侧，约 5 分钟；指揉髀关、足五里、三阴交，每穴约 1 分钟。

辨证加减：膀胱湿热者，加用按揉法作用于阴陵泉、膀胱俞，每穴约 1 分钟；肺热壅盛者，加用按揉法作用于中府、云门、曲池、太渊、合谷，每穴约 1 分钟；肝气郁滞者，加用按揉法作用于太冲、行间，每穴约 1 分钟；肾阳不足者，加用按揉法于肾俞、命门，每穴约 1 分钟；浊瘀阻塞者或尿路结石者，加用按揉法于肾俞、志室、三焦俞、膀胱俞、水道、阳陵泉，每穴约 1 分钟。

（2）灸法：适用于肾阳衰惫、中气不足者。主穴：中极、膀胱俞、秩边、三阴交、阴陵泉。

辨证配穴：中气不足者加脾俞、气海、足三里；肾阳衰惫者加肾俞、命门。

（3）耳穴埋籽法：取肾、膀胱、肺、脾、三焦、交感、尿道。每次选 3 ～ 5 穴，中强刺激，每日按压数次，3 ～ 5 天更换 1 次。

（4）穴位贴敷法：取神阙穴。用葱白、冰片、田螺或鲜青蒿、甘草、甘遂各适量，混合捣烂后敷于脐部，外用纱布固定，加热敷。或将食盐炒黄待冷放于神阙穴填平，再用 2 根葱白压成 0.3cm 厚的饼置于盐上，艾柱置葱饼上施灸，至温热入腹内有尿意为止。适用于虚证。

第九节 消 渴

消渴是以多饮、多食、多尿、乏力、消瘦，或尿有甜味为主要临床表现的一种病证。主要相当于现代医学中的糖尿病、尿崩症、精神性多饮多尿症等疾病。

一、病因病机

消渴的病因主要包括先天禀赋不足、饮食不节、情志失调、劳欲过度等方面。其中禀赋不足尤以阴虚体质最易罹患；饮食不节主要表现为长期过食肥甘、醇酒厚味、辛辣香燥之品。消渴的病位主要在肺、胃、肾，尤以肾为关键。病机主要为阴虚燥热，而以阴虚为本，燥热为标，两者互为因果。消渴日久，易发生两种病变：一是阴损及阳、阴阳俱虚；二是久病入络，血脉瘀滞。本病常出现多种并发症，如肺痨、白内障、雀目、耳聋、痈疽疮疖、中风偏瘫、水肿等。

二、护治原则

护治以养阴生津、清热润燥为原则。根据病位的偏重不同，立足于肾，分别予以润肺、清胃、滋肾等方法。另外，由于本病常发生血脉瘀阻及阴损及阳等病变，应根据病情，合理选用活血化瘀、滋阴补阳、健脾益气等护治方法。

三、常见证候类型

（1）上消（肺热津伤）：烦渴多饮，口干舌燥，尿频量多，舌边尖红，苔薄黄，脉洪数。

（2）中消（胃热炽盛）：多食易饥，口渴，尿多，形体消瘦，大便干燥，苔黄，脉滑实有力。

（3）下消

1）肾阴亏虚：尿频量多，浑浊如脂膏，或尿甜，腰膝酸软，乏力，头晕耳鸣，口干唇燥，皮肤干燥，瘙痒，舌红苔少，脉细数。

2）阴阳两虚：小便频数，混浊如膏，甚至饮一溲一，面容憔悴，耳轮干枯，腰膝酸软，四肢欠温，畏寒肢冷，阳痿或月经不调，舌苔淡白而干，脉沉细无力。

四、主要护理问题

1. 口渴多饮、多食易饥。
2. 潜在低血糖。
3. 潜在酮症酸中毒。
4. 潜在皮肤感染。
5. 焦虑。

五、护理措施

1. 病情观察

（1）密切观察患者的口渴程度、饮水量、进食量、尿量及体重等变化，并做好记录。

（2）定期监测患者的血糖、尿糖、尿比重、糖化血红蛋白及各项生化指标。

（3）注意观察有无低血糖反应，如头晕、心慌、出汗、全身软弱无力等，应及时报告医生。

（4）观察患者生命体征的变化，视力、皮肤及全身情况，有无雀盲、眩晕、耳鸣、皮肤瘙痒、水肿等并发症的发生。

（5）警惕出现头痛头晕、恶心呕吐、烦躁不安、皮肤干燥等，或潮红、口渴、心慌，甚或出现嗜睡、呼吸深快、呼气有烂苹果味等酮症酸中毒的表现，配合做好抢救工作。

（6）注意观察患者足部皮肤温度、感觉、触觉等的变化。

（7）注意观察使用胰岛素有无过敏反应，如局部皮肤出现硬块、红晕、疼痛，或全身出现荨麻疹等，应及时报告医生。

2. 生活起居护理

（1）指导患者选择合理的运动疗法，如太极拳、八段锦等。

（2）注意个人卫生，保持口腔、皮肤、足部、会阴部的清洁卫生。

（3）衣着、鞋袜要宽松、柔软。

（4）注意保护目力，勿使眼部疲劳，多闭目养神。

3. 饮食护理

（1）控制饮食，根据患者的性别、年龄、体重、体力活动程度，计划好每天的总热量、脂肪、蛋白质及碳水化合物的供应量。

（2）每日主食以粗食为好，如玉米面、小米等。

（3）三餐总热量的分配：1/5、2/5、2/5，或 1/3、1/3、1/3，或 1/7、2/7、2/7、2/7。

（4）辨证施食：肺热津伤者，可给予鲜芦根泡水代茶饮，以生津止渴；胃热炽盛者，可用玉竹沙参焖老鸭等清热养阴生津；肾阴亏虚者，可用枸杞泡水代茶以滋养肾阴；阴阳两虚者，可食猪腰、核桃等补肾助阳。

4. 情志护理

向患者讲解本病的相关知识，减轻患者思想顾虑，取得患者的积极配合，提高治疗效果。

5. 用药护理

（1）遵医嘱用药，观察用药后反应；口服降糖药按医嘱饭前、定时、定量服用，防止低血糖发生，可备水果糖以备急用。

（2）正确掌握短效、中效、长效胰岛素的使用方法，正确掌握诺和灵笔或胰岛素泵的方法、部位、时间、无菌操作及储药方法等。

（3）中药汤剂根据证型宜饭后半小时服用；中西药用药间隔30分钟以上。注意部分中药的特殊用法，如鹿角、阿胶宜烊化。若服药后出现头晕、心慌、乏力、汗出、饥饿甚至神昏等，立即汇报医生并配合抢救。

（4）辨证施药：肝胃郁热、胃肠实热、气阴两虚、阴虚火旺者中药汤剂宜温凉服；阴阳两虚证者宜温服。

6. 中医护理技术在消渴中的应用

（1）灸法：适用于下消（阴阳两虚）者。取肺俞、胰俞、脾俞、肾俞，每次选1～2对穴，用小艾柱灸，每穴灸5～7壮，每日1次。

（2）推拿法：主要在背部、腹部、上肢部、下肢部。以督脉、足太阳膀胱经、任脉、手阳明大肠经、足阳明胃经，以足太阴脾经以及足少阴肾经为主。主穴：膈俞、胰俞、肝俞、胆俞、脾俞、胃俞、肾俞、三焦俞、大椎、鸠尾、上脘、中脘、气海、关元、中极、曲池、足三里、三阴交、涌泉等。常采用一指禅推法、滚法、按法、揉法、推法、摩法等。

1）背部：用滚法作用于背部脊柱两侧膀胱经第1侧线5分钟，用一指禅推法从膈俞推至肾俞，往返操作7分钟；按揉膈俞、胰俞、肝俞、胆俞、脾俞、胃俞、肾俞、三焦俞，胰俞穴重点按揉3分钟，其余每穴1分钟；指揉大椎穴1分钟。

2）腹部：用一指禅推法推鸠尾至中极穴，重点推鸠尾、上脘、中脘、气海、关元穴，每穴1分钟；摩全腹3分钟；平推两侧胁肋3分钟。

3）上肢部：按揉双侧曲池穴各1分钟

4）下肢部：点按足三里、三阴交、涌泉穴，每穴2分钟。

辨证加减：上消（肺热津伤）者，加用按揉法于肺俞、中府、云门、太渊、手三里、少商穴，每穴1分钟，拿肩井5～10次；中消（胃热炽盛）者，加用按揉法于建里、血海、期门、章门、梁门穴，每穴1分钟；下消（肾阴亏虚）者，加用按揉法于志室、然谷、太溪穴，每穴1分钟。

（3）耳穴埋籽法：取胰、胆、内分泌、肾、三焦、耳迷根、神门、心、肝、肺、屏尖、胃等穴。每次选3～4穴，轻刺激。每日按压数次，3～5天更换1次。

（4）穴位敷贴法：取肺俞、膈俞、胃脘下俞。用天花粉、麦冬、玄参、生地、熟地、玉竹、石斛、石膏、知母、黄连、党参、白芥子、川椒等药研末，姜汁调成糊状，敷于穴位上，以局部灼热、潮红为度。1～2日1次，1个月为1疗程。

（5）穴位注射法：取心俞、肺俞、脾俞、胃俞、肾俞、三焦俞或相应夹脊穴、曲池、足三里、三阴交、关元、太溪。每次选2～3穴，用当归注射液，或黄芪注射液，或生理盐水，或等量的胰岛素，每次每穴注射0.5～2mL。

（6）穴位埋线法：取胰俞、肾俞、三焦俞。每次选1～2对穴，常规消毒，局部浸润麻醉，用三角缝合针埋入"0"号羊肠线，15日1次，10次为1疗程。

（7）刮痧法：主要选取背部、腹部、上肢部、下肢部。

1）背部：用直线刮法，刮拭大椎到命门一线，然后刮拭肺俞到肾俞两线，分别刮20～30次；再用点压法或角刮法重点刮拭大椎、命门、肺俞、肝俞、脾俞、肾俞，每穴 20 ～ 30 次。

2）腹部：重点用点压法刮拭中脘和关元穴，每穴 20 ～ 30 次。

3）上肢部：①用角刮法刮拭曲池、合谷、太渊，每穴 10 ～ 20 次；②用短距离直线刮法刮拭鱼际，刮 10-20 次。

4）下肢部：①用直线刮法刮拭下肢外侧胃经足三里到丰隆一线，刮 20 ～ 30 次，重点以点压法刮拭足三里穴；②以点压法刮拭三阴交、内庭、太溪、太冲穴，每穴 10 ～ 20 次。

第十节　痹　证

痹证是由于风、寒、湿、热等外邪侵袭人体，致使气血运行不畅，经络痹阻，引起以肌肉、筋骨、关节发生酸痛、麻木、重着、屈伸不利，甚或关节肿大灼热等为主要临床表现的病证。发病以青壮年和体力劳动者、运动员及体育爱好者为主。本病主要相当于现代医学中的风湿性关节炎、类风湿性关节炎、骨关节炎、风湿热、坐骨神经痛、骨质增生等疾病。

一、病因病机

痹证的发生主要是由于正气不足，感受风、寒、湿、热之邪所致。素体虚弱，正气不足，腠理不密，卫外不固，是引起痹证的内在因素。在此基础上，风寒湿热之邪易乘虚侵入机体，致使肌肉、关节、经络痹阻而形成痹证。其病位在肌肉、筋骨、关节，主要病机为外邪闭阻肌肉、筋骨、关节，经络阻滞，气血运行不畅。一般初起以邪实为主，病位在肢体皮肉经络；久则多属正虚邪恋或虚实夹杂，病位则深在筋骨或脏腑。痹证日久，易出现痰瘀交阻、气血亏虚以及脏腑痹，其中又以心痹较为常见。本病若失治、误治，病情缠绵，反复发作，日久不愈变成虚实夹杂之证，治疗则难，预后亦差。

二、护治原则

治疗应以祛邪通络止痛为基本原则，根据邪气的偏盛，分别予以祛风、散寒、除湿、清热、化痰、行瘀，兼顾"宣痹通络"。痹证的治疗，治风宜重视养血活血，即所谓"治风先治血，血行风自灭"；治寒宜结合温阳补火，即所谓"阳气并则阴凝散"；治湿宜结合健脾益气，即所谓"脾旺能胜湿，气足无顽麻"。久痹正虚者，应重视扶正，补肝肾、益气血是常用之法。

三、常见证候类型

1. 风寒湿痹

（1）行痹：肢体关节酸痛，游走不定，关节屈伸不利，或见恶风发热，苔薄白，脉浮。

（2）痛痹：肢体关节疼痛较剧，痛有定处，得热痛减，遇寒痛增，关节不可屈伸，局部皮色不红，触之不热，舌苔薄白，脉弦紧。

（3）着痹：肢体关节重着，酸痛，或有肿胀，痛有定处，手足沉重，活动不便，肌肤麻木不仁，苔白腻，脉濡缓。

2.风湿热痹（热痹）

关节疼痛，局部灼热红肿，得冷稍舒，痛不可触，多兼有发热、恶风、口渴、烦闷不安等全身症状，苔黄燥，脉滑数。

四、主要护理问题

1. 关节疼痛。
2. 生活自理能力下降。
3. 焦虑。
4. 潜在痿证。
5. 潜在心悸。

五、护理措施

1.病情观察

（1）观察疼痛的部位、性质、程度及与气候变化的关系。

（2）观察皮肤、汗出、体温、脉搏、舌象、伴随症状变化等，以辨别病邪的偏盛，了解关节是否有强直畸形、其活动受限的程度。

（3）风湿热痹者，观察有无胸闷、心悸、水肿、脉结代等症状，以识别是否出现"心痹"重证。

2.生活起居护理

（1）病室保持清洁干燥，阳光充足，避免阴暗潮湿。

（2）急性期应卧床休息，减少关节活动。以睡硬板床为宜，保持关节功能位置，避免受压。

（3）病情稳定后，应鼓励和协助患者进行肢体活动，从被动到主动，由少而多，由弱而强，循序渐进，以加强肢体功能锻炼，恢复关节功能。

（4）注意保暖，随气候变化及时更换衣被，慎防外感。

（5）风寒湿痹者尤应注意阴雨寒湿天气慎勿外出活动，可在痛处加用护套，天晴时可多晒太阳，夏季勿贪凉，勿洗冷水浴，不宜用竹席、竹床；

（6）长期从事水上作业及出入冷库者，要尽量改善工作环境。

3.饮食护理

（1）饮食应以高热量、高蛋白、高维生素、易消化的食物为主，忌生冷、肥甘厚腻的食品。

（2）辨证施食：风寒湿痹者，宜食温热食物。酒类性热而又能通经活络，可适量饮用，如五加皮酒、木瓜酒等。行痹者宜食荆芥粥等以祛风除湿；痛痹者可多食羊肉等温经散寒之品，并可多用姜椒等；着痹者可常食苡仁、扁豆等除湿之品。风湿热痹者，以清热疏利食品为主，多食蔬菜、瓜果和果汁等清凉饮料，忌辛辣、煎炒和烟酒等食物。

4. 情志护理

不良情绪可加重疼痛的程度，故应加强情志护理，设法减轻患者的心理压力，使患者情绪稳定、心境良好、精神放松，从而增强对疼痛的耐受力。

5. 用药护理

（1）严格按医嘱给药，并严密观察用药后的反应。

（2）应用生川乌、草乌、附子等有毒性的药物时，应从小剂量开始，逐渐增加，并须先煎乌头 30 ～ 60 分钟后，再与其他药物合煎。服药方法，取药汁加白蜜稍煎，分两次温服。服药后要加强巡视，观察有无毒性反应，如发现患者唇舌发麻、头晕、心悸、脉迟、呼吸困难、血压下降等症状时则为乌头中毒反应，应立即停药，并报告医生及时抢救。

（3）应用全蝎、蜈蚣等药性峻猛、毒副作用较大的虫类药物，可研末装入胶囊内吞服。

（4）辨证施药：中药汤剂宜饭后温服，行痹者，可用热粥或黄酒为引，以助药力；着痹者，服药后加服薏米粥以除湿和胃。

6. 中医护理技术在痹证中的应用

（1）拔火罐法：适用于风寒湿痹，在病变局部拔罐，留罐 10 ～ 15 分钟，每日 1 次。亦可用刺络拔罐法，用皮肤针重扣，至病痛部渗血，或用三棱针在病变局部点刺或散刺出血，再加拔罐，适用于病程较长，及肌肤麻木不仁者。

（2）灸法：适用于痛痹、着痹。取局部穴位为主，配合循经及辨证选穴。主穴：肩部（阿是穴、肩髃、肩髎、肩贞、臑俞）、肘部（阿是穴、曲池、天井、尺泽、少海、小海）、腕部（阿是穴、阳池、外关、阳溪、腕骨）、脊背（阿是穴、大杼、身柱、腰阳关、夹脊）、髋部（阿是穴、环跳、居髎、秩边）、股部（阿是穴、伏兔、殷门、承扶、风市、阳陵泉）、膝部（阿是穴、膝眼、梁丘、阳陵泉、膝阳关）、踝部（阿是穴、申脉、照海、昆仑、丘墟）。

辨证配穴：痛痹者加肾俞、关元；着痹者加阴陵泉、足三里。

（3）推拿法：主要在病变部位。主穴：上肢部（肩井、肩髃、肩髎、肩贞、臑俞、曲池、尺泽、合谷、阳池、外关、阳溪、腕骨）、腰背部（大椎、身柱、肺俞、膏肓、膈俞、肾俞、腰阳关、大肠俞、小肠俞、夹脊）、下肢部（环跳、居髎、伏兔、殷门、承扶、风市、膝眼、梁丘、膝阳关、阴陵泉、阳陵泉、鹤顶、犊鼻、昆仑、申脉、照海、丘墟）。常采用滚法、一指禅推法、拿法、按法、揉法、搓法、摇法等。

1）病变在大关节者，先在周围用滚法治疗，配合按法、拿法；病变在小关节者，先用一指禅推法治疗。同时配合该关节的功能活动，约 10 分钟。

2）点按关节周围穴位，以酸胀为度。

3）关节活动受限者，用摇法辅助该关节活动。

4）肌肤麻木不仁者可用拍击法治疗。

5）用搓法结束治疗。

凡风寒湿痹，疼痛剧烈，或肌肤麻木不仁者均可在手法治疗后加用热敷。

辨证加减：行痹者，加用按揉法于风池、风府、天应穴，拿风池穴，时间 2～3 分钟；按揉心俞、膈俞、肝俞、血海穴，每穴 1 分钟；在肩胛部用滚法往返操作，配合拿肩井穴，时间 2～3 分钟。痛痹者，加用按揉法作用于百会、风池、风府穴，重拿风池穴，按揉阿是穴，时间约 3 分钟；掌揉命门、关元俞，时间约 3 分钟；着痹者，加用按揉法作用于阴陵泉、丰隆、脾俞、胃俞、肾俞、八髎穴，每穴 1 分钟。热痹者，加用一指禅推法或按揉法于病变部位，做关节被动活动，幅度由小到大，以患者能忍受为度。

（4）耳穴埋籽法：适用于以疼痛为主的关节炎，取交感、神门、耳区相应部位，强刺激，每日按压数次，3～5 天更换 1 次。

（5）穴位注射法：取阿是穴、病痛部位腧穴，选用当归注射液、防风注射液或威灵仙注射液，每穴注射 0.5～1mL，每周 1～2 次，注意勿注入关节腔内。

（严姝霞）

附录 ▷▷▷▷
············

附录一　老年人能力评估表（2013 年）

附表 1　基本信息表

老年人姓名 ＿＿＿＿＿＿　　　评估编号 ＿＿＿＿＿　　　　评估基准日期：□□□□年□□月□□日

评估原因		1. 第一次评估　2. 常规评估　3. 状况变化后重新评估　4. 其他 ＿＿＿＿＿＿　□	
信息提供者			与老年人的关系
老年人性别		1. 男　2. 女　□	出生日期　□□□□年□□月□□日
身份证号			社保卡号
本人电话		联系人姓名	联系人电话
民族		1. 汉族　2. 少数民族 ＿＿＿＿＿　□	宗教信仰　0. 无　1. 有 ＿＿＿＿＿　□
文化程度		1. 文盲及半文盲　2. 小学　3. 初中　4. 高中 / 技校 / 中专　5. 大学专科及以上　6. 不详　□	
职业		1. 国家机关 / 党群组织 / 企业 / 事业单位负责人　2. 专业技术人员　3. 办事人员和有关人员　4. 商业、服务业人员　5. 农、林、牧、渔、水利业生产人员　6. 生产、运输设备操作人员及有关人员　7. 军人　8. 不便分类的其他从业人员　□	
婚姻状况		1. 未婚　2. 已婚　3. 丧偶　4. 离婚　5. 未说明的婚姻状况　□	
医疗费用支付方式		1. 城镇职工基本医疗保险　2. 城镇居民基本医疗保险　3. 新型农村合作医疗　4. 贫困救助　5. 商业医疗保险　6. 全公费　7. 全自费　8. 其他　□ / □ / □	
居住状况		1. 独居　2. 与配偶 / 伴侣居住　3. 与子女居住　4. 与父母居住　5. 与兄弟姐妹居住　6. 与其他亲属居住　7. 与非亲属关系的人居住　8. 养老机构　□	
经济来源		1. 退休金 / 养老金　2. 子女补贴　3. 亲友资助　4. 其他补贴　□ / □ / □ / □	
疾病诊断	痴呆	0. 无　1. 轻度　2. 中度　3. 重度　□	
	精神疾病	0. 无　1. 精神分裂症　2. 双相情感障碍　3. 偏执性精神障碍　4. 分裂情感性障碍　5. 癫痫所致精神障碍　6. 精神发育迟滞伴发精神障碍　□	
	其他		
近 30 天内意外事件	跌倒	0. 无　1. 发生过 1 次　2. 发生过 2 次　3. 发生过 3 次及以上　□	
	走失	0. 无　1. 发生过 1 次　2. 发生过 2 次　3. 发生过 3 次及以上　□	
	噎食	0. 无　1. 发生过 1 次　2. 发生过 2 次　3. 发生过 3 次及以上　□	
	自杀	0. 无　1. 发生过 1 次　2. 发生过 2 次　3. 发生过 3 次及以上　□	
	其他		

附表 2 日常生活活动

1. 进食：是指用餐具将食物由容器送到口中、咀嚼、吞咽等过程	□分	10分，可独立进食（在合理的时间内独立进食准备好的食物）
		5分，需部分帮助（进食过程中需要一定帮助，如协助把持餐具）
		0分，需极大帮助或完全依赖他人，或有留置胃管
2. 洗澡	□分	5分，准备好洗澡水后，可自己独立完成洗澡过程
		0分，在洗澡过程中需他人帮助
3. 修饰：是指洗脸、刷牙、梳头、刮脸等	□分	5分，可自己独立完成
		0分，需他人帮助
4. 穿衣：是指穿脱衣服、系扣、拉拉链、穿脱鞋袜、系鞋带	□分	10分，可独立完成
		5分，需部分帮助（能自己穿脱，但需他人帮助整理衣物、系扣/鞋带、拉拉链）
		0分，需极大帮助或完全依赖他人
5. 大便控制	□分	10分，可控制大便
		5分，偶尔失控（每周<1次），或需要他人提示
		0分，完全失控
6. 小便控制	□分	10分，可控制小便
		5分，偶尔失控（每天<1次，但每周>1次），或需要他人提示
		0分，完全失控，或留置导尿管
7. 如厕：包括去厕所、解开衣裤、擦净、整理衣裤、冲水	□分	10分，可独立完成
		5分，需部分帮助（需他人搀扶去厕所、需他人帮忙冲水或整理衣裤等）
		0分，需极大帮助或完全依赖他人
8. 床椅转移	□分	15分，可独立完成
		10分，需部分帮助（需他人搀扶或使用拐杖）
		5分，需极大帮助（较大程度上依赖他人搀扶和帮助）
		0分，完全依赖他人
9. 平地行走	□分	15分，可独立在平地上行走45m
		10分，需部分帮助（因肢体残疾、平衡能力差、过度虚弱、视力等问题，在一定程度上需他人地搀扶或使用拐杖、助行器等辅助用具）
		5分，需极大帮助（因肢体残疾、平衡能力差、过度虚弱、视力等问题，在较大程度上依赖他人搀扶，或坐在轮椅上自行移动）
		0分，完全依赖他人
10. 上下楼梯	□分	10分，可独立上下楼梯（连续上下10～15个台阶）
		5分，需部分帮助（需扶着楼梯、他人搀扶，或使用拐杖等）
		0分，需极大帮助或完全依赖他人
日常生活活动总分	□分	分级：□级 0 能力完好：总分100分 1 轻度受损：总分61～99分 2 中度受损：总分41～60分 3 重度受损：总分≤40分

附表 3　精神状态表

1. 认知功能	测验	"我说三种东西，请重复一遍并记住，一会儿会问您"，苹果、手表、国旗
		（1）画钟测验："请在这儿画一个圆形时钟，在时钟上标出 10 点 45 分"
		（2）回忆词语，"现在请您告诉我，刚才我要您记住的三种东西是什么？" 答：＿＿＿＿、＿＿＿＿、＿＿＿＿（不必按顺序）
	评分 □分	0 分，画钟正确（画出一个闭锁圆，指针位置准确），且能回忆出 2～3 个词
		1 分，画钟错误（画的圆不闭锁，或指针位置不准确），或只回忆出 0～1 个词
		2 分，已确诊为认知障碍，如老年痴呆
2. 攻击行为	□分	0 分，无身体攻击行为（如打 / 踢 / 推 / 咬 / 抓 / 摔东西）和语言攻击行为（如骂人、语言威胁、尖叫）
		1 分，每月有几次身体攻击行为，或每周有几次语言攻击行为
		2 分，每周有几次身体攻击行为，或每日有语言攻击行为
3. 抑郁症状	□分	0 分，无
		1 分，情绪低落、不爱说话、不爱梳洗、不爱活动
		2 分，有自杀念头或自杀行为
精神状态总分	□分	分级：□级 0. 能力完好：总分为 0 分 1. 轻度受损：总分为 1 分 2. 中度受损：总分 2～3 分 3. 重度受损：总分 4～6 分

附表 4　感知觉与沟通表

1.意识水平	□分	0分，神志清醒，对周围环境警觉
		1分，嗜睡，表现为睡眠状态过度延长。当呼唤或推动患者的肢体时可唤醒，并能进行正确的交谈或执行指令，停止刺激后又继续入睡
		2分，昏睡，一般的外界刺激不能使其觉醒，给予较强烈的刺激时可有短时的意识清醒，醒后可简短回答提问，当刺激减弱后又很快进入睡眠状态
		3分，昏迷，处于浅昏迷时对疼痛刺激有回避和痛苦表情；处于深昏迷时对刺激无反应（若评定为昏迷，直接评定为重度失能，可不进行以下项目的评估）
2.视力：若平日带老花镜或近视镜，应在佩戴眼镜的情况下评估	□分	0分，能看清书报上的标准字体
		1分，能看清楚大字体，但看不清书报上的标准字体
		2分，视力有限，看不清报纸大标题，但能辨认物体
		3分，辨认物体有困难，但眼睛能跟随物体移动，只能看到光、颜色和形状
		4分，没有视力，眼睛不能跟随物体移动
3.听力：若平时佩戴助听器，应在佩戴助听器的情况下评估	□分	0分，可正常交谈，能听到电视、电话、门铃的声音
		1分，在轻声说话或说话距离超过2m时听不清
		2分，正常交流有些困难，需在安静的环境或大声说话才能听到
		3分，讲话者大声说话或说话很慢，才能部分听见
		4分，完全听不见
4.沟通交流：包括非语言沟通	□分	0分，无困难，能与他人正常沟通和交流
		1分，能够表达自己的需要及理解别人的话，但需要增加时间或给予帮助
		2分，表达需要或理解有困难，需频繁重复或简化口头表达
		3分，不能表达需要或理解他人的话

分级：□级
0 能力完好：意识清醒，且视力和听力评为 0 或 1，沟通评为 0
1 轻度受损：意识清醒，但视力或听力中至少一项评为 2，或沟通评为 1
2 中度受损：意识清醒，但视力或听力中至少一项评为 3，或沟通评为 2
或嗜睡，视力或听力评定为 3 及以下，沟通评定为 2 及以下
3 重度受损：意识清醒或嗜睡，但视力或听力中至少一项评为 4，或沟通评为 3；或昏睡 / 昏迷

附表 5　社会参与表

1.生活能力	□分	0分，除个人生活自理外（如饮食、洗漱、穿戴、排二便），能料理家务（如做饭、洗衣）或当家管理事务
		1分，除个人生活自理外，能做家务，但欠好，家庭事务安排欠条理
		2分，个人生活能自理；只有在他人帮助下才能做些家务，但质量不好
		3分，个人基本生活事务能自理（如饮食、排二便），在督促下可洗漱
		4分，个人基本生活事务（如饮食、排二便）需要部分帮助或完全依赖他人
2.工作能力	□分	0分，原来熟练的脑力工作或体力技巧性工作可照常进行
		1分，原来熟练的脑力工作或体力技巧性工作能力有所下降
		2分，原来熟练的脑力工作或体力技巧性工作明显不如以往，部分遗忘
		3分，对熟练工作只有一些片段保留，技能全部遗忘
		4分，对以往的知识或技能全部磨灭
3.时间/空间定向	□分	0分，时间观念（年、月、日、时）清楚；可单独出远门，能很快掌握新环境的方位
		1分，时间观念有些下降，年、月、日清楚，但有时相差几天；可单独来往于近街，知道现住地的名称和方位，但不知回家路线
		2分，时间观念较差，年、月、日不清楚，可知上半年或下半年；只能单独在家附近行动，对现住地只知名称，不知道方位
		3分，时间观念很差，年、月、日不清楚，可知上午或下午；只能在左邻右舍间串门，对现住地不知名称和方位
		4分，无时间观念；不能单独外出
4.人物定向	□分	0分，知道周围人们的关系，知道祖孙、叔伯、姑姨、侄子、侄女等称谓的意义；可分辨陌生人的大致年龄和身份，可用适当称呼
		1分，只知家中亲密近亲的关系，不会分辨陌生人的大致年龄，不能称呼陌生人
		2分，只能称呼家中人，或只能照样称呼，不知其关系，不辨辈分
		3分，只认识常同住的亲人，可称呼子女或孙子女，可辨熟人和生人
		4分，只认识保护人，不辨熟人和生人
5.社会交往能力	□分	0分，参与社会，在社会环境有一定的适应能力，待人接物恰当
		1分，能适应单纯环境，主动接触人，初见面时难让人发现智力问题，不能理解隐喻语
		2分，脱离社会，可被动接触，不会主动待人，谈话中很多不适词句，容易上当受骗
		3分，勉强可与人交往，谈吐内容不清楚，表情不恰当
		4分，难以与人接触
社会参与总分	□分	分级：□级 0 能力完好：总分 0～2 分 1 轻度受损：总分 3～7 分 2 中度受损：总分 8～13 分 3 重度受损：总分 14～20 分

附表 6　老年人能力评估报告表

一级指标分级	日常生活活动：□	精神状态：□	
	感知觉与沟通：□	社会参与：□	
老年人能力等级标准	0 能力完好：日常生活活动、精神状态、感知觉与沟通分级均为 0，社会参与的分级为 0 或 1 1 轻度失能：日常生活活动分级为 0，但精神状态、感知觉与沟通中至少一项分级为 1 或 2，或社会参与的分级为 2；或日常生活活动分级为 1，精神状态、感知觉与沟通、社会参与中至少有一项的分级为 0 或 1 2 中度失能：日常生活活动分级为 1，但精神状态、感知觉与沟通、社会参与均为 2，或有一项为 3；或日常生活活动分级为 2，且精神状态、感知觉与沟通、社会参与中有 1–2 项的分级为 1 或 2 3 重度失能：日常生活活动的分级为 3；或日常生活活动、精神状态、感知觉与沟通、社会参与分级均为 2；或日常生活活动分级为 2，且精神状态、感知觉与沟通、社会参与中至少有一项分级为 3			
特殊情况说明	1. 有认知障碍 / 痴呆、精神疾病者，在原有能力级别上提高一个等级 2. 近 30 天内发生过 2 次及以上跌倒、噎食、自杀、走失者，在原有能力级别上提高一个等级 3. 处于昏迷状态者，直接评定为重度失能　□			
老年人能力等级	0 能力完好　1 轻度失能　2 中度失能　3 重度失能　□			
评估员签名 _____、_____ 信息提供者签名 _____	日期 ____ 年 ___ 月 ___ 日 日期 ____ 年 ___ 月 ___ 日			

附录二　老年人能力等级结果判定

附表 7　老年人能力评估报告表

能力等级	日常生活活动	精神认知				感知觉与沟通				社会适应			
		0	1	2	3	0	1	2	3	0	1	2	3
0 能力完好	0												
	1												
	2												
	3												
1 轻度失能	0												
	1												
	2												
	3												
2 中度失能	0												
	1												
	2*												
	3												
3 重度失能	0												
	1												
	2*												
	3												

注：若日常生活活动、精神状态、感知觉与沟通、社会参与均为 2，则判定为重度失能。

附录三　中医体质分类与判定

附表 8　平和质判定表

请根据近一年的体验和感觉，回答以下问题	没有（根本不）	很少（有一点）	有时（有些）	经常（相当）	总是（非常）
1. 您精力充沛吗	1	2	3	4	5
2. 您容易疲乏吗*	1	2	3	4	5
3. 您说话声音低弱无力吗*	1	2	3	4	5
4. 您感到闷闷不乐、情绪低沉吗*	1	2	3	4	5
5. 您比一般人耐受不了寒冷（冬天的寒冷，夏天的冷空调、电扇等）吗*	1	2	3	4	5
6. 您能适应外界自然和社会环境的变化吗	1	2	3	4	5
（7）您容易失眠吗*	1	2	3	4	5
（8）您容易忘事（健忘）吗*	1	2	3	4	5
判断结果：□是　□基本是　□否					

（注：标有*的条目需先逆向计分，即：1→5，2→4，3→3，4→2，5→1，再用公式转划分）

附表 9　气虚质判定表

请根据近一年的体验和感觉，回答以下问题	没有（根本不）	很少（有一点）	有时（有些）	经常（相当）	总是（非常）
1. 您容易疲乏吗	1	2	3	4	5
2. 您容易气短（呼吸短促，接不上气）吗	1	2	3	4	5
3. 您容易心慌吗	1	2	3	4	5
4. 您容易头晕或站起时晕眩吗	1	2	3	4	5
5. 您比别人容易感冒吗	1	2	3	4	5
6. 您喜欢安静、懒得说话吗	1	2	3	4	5
7. 您说话声音低弱无力吗	1	2	3	4	5
8. 您活动量稍大就容易出虚汗吗	1	2	3	4	5
判断结果：□是　□倾向是　□否					

附表 10　阳虚质判定表

请根据近一年的体验和感觉，回答以下问题	没有（根本不）	很少（有一点）	有时（有些）	经常（相当）	总是（非常）
1. 您手脚发凉吗	1	2	3	4	5
2. 您胃脘部、背部或腰膝部怕冷吗	1	2	3	4	5
3. 您感到怕冷、衣服比别人穿得多吗	1	2	3	4	5
4. 您比一般人耐受不了寒冷（冬天的寒冷，夏天的冷空调、电扇等）吗	1	2	3	4	5
5. 您比别人容易患感冒吗	1	2	3	4	5
6. 您吃（喝）凉的东西会感到不舒服或者怕吃（喝）凉东西吗	1	2	3	4	5
7. 您受凉或吃（喝）凉的东西后，容易腹泻（拉肚子）吗	1	2	3	4	5
判断结果：□是　□倾向是　□否					

附表 11　阴虚质判定表

请根据近一年的体验和感觉，回答以下问题	没有（根本不）	很少（有一点）	有时（有些）	经常（相当）	总是（非常）
1. 您感到手脚心发热吗	1	2	3	4	5
2. 您感觉身体、脸上发热吗	1	2	3	4	5
3. 您皮肤或口唇干吗	1	2	3	4	5
4. 您口唇的颜色比一般人红吗	1	2	3	4	5
5. 您容易便秘或大便干燥吗	1	2	3	4	5

续表

请根据近一年的体验和感觉，回答以下问题	没有（根本不）	很少（有一点）	有时（有些）	经常（相当）	总是（非常）
6. 您面部两颧潮红或偏红吗	1	2	3	4	5
7. 您感到眼睛干涩吗	1	2	3	4	5
8. 您感到口干咽燥、总想喝水吗	1	2	3	4	5
判断结果：□是　□倾向是　□否					

附表 12　痰湿质判别表

请根据近一年的体验和感觉，回答以下问题	没有（根本不）	很少（有一点）	有时（有些）	经常（相当）	总是（非常）
1. 您感到胸闷或腹部胀满吗	1	2	3	4	5
2. 您感到身体沉重不轻松或不爽快吗	1	2	3	4	5
3. 您腹部肥满松软吗	1	2	3	4	5
4. 您有额部油脂分泌多的现象吗	1	2	3	4	5
5. 您上眼睑比别人肿（上眼睑有轻微隆起的现象）吗	1	2	3	4	5
6. 您嘴里有黏黏的感觉吗	1	2	3	4	5
7. 您平时痰多，特别是咽喉部总感到有痰堵着吗	1	2	3	4	5
8. 您舌苔厚腻或有舌苔厚厚的感觉吗	1	2	3	4	5
判断结果：□是　□倾向是　□否					

附表 13　湿热质判别表

请根据近一年的体验和感觉，回答以下问题	没有（根本不）	很少（有一点）	有时（有些）	经常（相当）	总是（非常）
1. 您面部或鼻部有油腻感或者油亮发光吗	1	2	3	4	5
2. 您容易生痤疮或疮疖吗	1	2	3	4	5
3. 您感到口苦或嘴里有异味吗	1	2	3	4	5
4. 您大便黏滞又解不尽的感觉吗	1	2	3	4	5
5. 您小便时尿道有发热感、尿色浓（深）吗	1	2	3	4	5
6. 您带下色黄（白带颜色发黄）吗（限女性回答）	1	2	3	4	5
7. 您的阴囊部位潮湿吗（限男性回答）	1	2	3	4	5
判断结果：□是　□倾向是　□否					

附表 14　血瘀质判别表

请根据近一年的体验和感觉，回答以下问题	没有（根本不）	很少（有一点）	有时（有些）	经常（相当）	总是（非常）
1. 您的皮肤在不知不觉中会出现青紫瘀斑（皮下出血）吗	1	2	3	4	5
2. 您两颧部有细微红丝吗	1	2	3	4	5
3. 您身体上有哪里疼痛吗	1	2	3	4	5
4. 您面色晦暗或容易出现褐斑吗	1	2	3	4	5
5. 您容易有黑眼圈吗	1	2	3	4	5
6. 您容易忘事（健忘）吗	1	2	3	4	5
7. 您口唇颜色偏黯吗	1	2	3	4	5

判断结果：□是　□倾向是　□否

附表 15　气郁质判别表

请根据近一年的体验和感觉，回答以下问题	没有（根本不）	很少（有一点）	有时（有些）	经常（相当）	总是（非常）
1. 您感到闷闷不乐、情绪低沉吗	1	2	3	4	5
2. 您容易精神紧张、焦虑不安吗	1	2	3	4	5
3. 您多愁善感、感情脆弱吗	1	2	3	4	5
4. 您容易感到害怕或受到惊吓吗	1	2	3	4	5
5. 您胁肋部或乳房胀痛吗	1	2	3	4	5
6. 您无缘无故叹气吗	1	2	3	4	5
7. 您咽喉部有异物感，且吐之不出、咽之不下吗	1	2	3	4	5

判断结果：□是　□倾向是　□否

附表 16　特禀质判别表

请根据近一年的体验和感觉，回答以下问题	没有（根本不）	很少（有一点）	有时（有些）	经常（相当）	总是（非常）
1. 您没有感冒时也会打喷嚏吗	1	2	3	4	5
2. 您没有感冒时也会鼻塞、流鼻涕吗	1	2	3	4	5
3. 您有因季节变化、温度变化或异味等原因而咳喘的现象吗	1	2	3	4	5
4. 您容易过敏（对药物、食物、气味、花粉或在季节交替、气候变化时）吗	1	2	3	4	5
5. 您的皮肤容易起荨麻疹（风团、风疹块、风疙瘩）吗	1	2	3	4	5

续表

请根据近一年的体验和感觉，回答以下问题	没有（根本不）	很少（有一点）	有时（有些）	经常（相当）	总是（非常）
6.您的皮肤因过敏出现过紫癜（紫红色瘀点、瘀斑）吗	1	2	3	4	5
7.您的皮肤一抓就红，并出现抓痕吗	1	2	3	4	5
判断结果：□是　□倾向是　□否					

【判定方法】

回答《中医体质分类与判定表》中的全部问题，每一问题按 5 级评分，计算原始分及转化分，依标准判定体质类型。

原始分 = 各个条目分值相加

转化分数 = 〔（原始分 − 条目数）/（条目数 ×4）〕×100

【判定标准】

平和质为正常体质，其他八种体质为偏颇体质，判定标准如下表所示。

附表 17　体质判别表

体质类型	条件	判定标准
平和质	转化分 ≥ 60 分	是
	其他八种体质转化分均 < 30 分	
	转化分 ≥ 60 分	基本是
	其他 8 种体质转化分均 < 40 分	
	不满足上述条件者	否
偏颇体质	转化分 ≥ 40 分	是
	转化分 30 ～ 39 分	倾向是
	转化分 < 30 分	否

【示例】

示例 1：某人各种体质类型转化分如下：平和质 75 分，气虚质 56 分，阳虚质 27 分，阴虚质 25 分，痰湿质 12 分，湿热质 15 分，血瘀质 20 分，气郁质 18 分，特禀质 10 分。根据判定标准，虽然平和质转化分 ≥ 60 分，但其他 8 种体质转化分并未全部 < 40 分，其中气虚质转化分 ≥ 40 分，故此人不能判定为平和质，应判定为气虚质。

示例 2：某人各体质类型转化分如下：平和质 75 分，气虚质 16 分，阳虚质 27 分，阴虚质 25 分，痰湿质 32 分，湿热质 25 分，血瘀质 10 分，气郁质 18 分，特禀质 10 分。根据判定标准，平和质转化分 ≥ 60 分，且其他 8 种体质转化分均 < 40 分，可判定为基本是平和质，同时，痰湿质转化分在 30 ～ 39 分之间，可判定为痰湿质倾向，故此人最终判定结果基本是平和质，有痰湿质倾向。

附录四　常见病证耳穴埋籽取穴参考

附表 18　常见病证耳穴埋籽取穴参考表

常见病	取穴
支气管炎	发作期：气管、肺 缓解期：脾、肾、神门、肾上腺
支气管哮喘	发作期：气管、肾上腺、交感、内分泌、皮质下 缓解期：肺、脾、肾
高血压	神门、降压沟、耳尖、肝、肾、交感、皮质下
冠心病	心、皮质下、交感、神门、肾上腺、胸、肝
心脏神经官能症	心、交感、神门、皮质下、肾上腺
头痛	相应区（枕、颞、额）、神门、皮质下、交感，前额痛加胃、巅顶痛加肝、偏头痛加胰胆、后头痛加膀胱
神经衰弱	皮质下、神门、肾、肝、心、枕、胰胆、脾、胃
癫痫	发作期：耳尖放血 缓解期：皮质下、神门、肾、肝、心、枕、风溪、脾
三叉神经痛	面颊、神门、皮质下、脑干、口、眼、肝
坐骨神经痛	坐骨神经、臀、神门、腰骶椎、肾上腺、内分泌、肾、肝，急性坐骨神经炎加耳尖放血
食管炎	食道、口、贲门、胃、肝、神门、交感
急性胃肠炎	胃、大肠、脾、食道、神门、交感、皮质下
慢性胃炎	胃、脾、十二指肠、交感、神门、皮质下
肠易激综合征	腹、肝、大肠、小肠、神门、皮质下、交感
慢性肠炎	直肠、大肠、神门、内分泌、脾、肾
胆囊炎、胆石症	胆、肝、交感、神门、耳尖、耳迷根
呃逆	膈、胃、肝、神门、交感
习惯性便秘	大肠、三焦、脾、皮质下、直肠
泌尿系统结石	输尿管、肾、三焦、膀胱、尿道、神门、外生殖器、交感、腰、骶
膀胱炎	膀胱、肾、尿道、交感、皮质下、神门
甲状腺功能亢进症	颈椎、缘中、内分泌、皮质下、交感
糖尿病	胰胆、内分泌、神门、皮质下、交感、缘中
单纯性肥胖	口、食道、脾、胃、内分泌、胰胆
高脂血症	神门、内分泌、皮质下、肾上腺、心、肝、脾
急性乳腺炎	神门、皮质下、肝、胃、胸
原发性痛经	内生殖器、内分泌、肾、肝、脾
围绝经期综合征	内生殖器、内分泌、肾、肝、脾、卵巢、心、神门
过敏性鼻炎	肺、内鼻、肾上腺、内分泌、神门
急慢性扁桃体炎	扁桃体、咽喉、肺、肾、神门、耳尖、轮 1~4、肾上腺
戒烟	肺、口、胃、交感、神门、皮质下、肾上腺
戒酒	口、肝、脾、胃、三焦、神门、内分泌

参考文献 ▷▷▷▷

［1］侯淑肖，尚少梅，王志稳，等．国内外长期护理发展历程及启示［J］．中国护理管理，2012，10（2）：11-13.

［2］李小鹰，郑秋甫．老年医学与保健内科卷［M］．北京：人民军医出版社．2013.

［3］刘梅林．老年医学高级教程［M］．北京：人民军医出版社．2012.

［4］杨云梅．老年临床医学［M］．杭州：浙江大学出版社．2011.

［5］王艳苹．实用临床老年病学［M］．哈尔滨：黑龙江人民出版社．2007.

［6］邬沧萍，杜鹏．老龄社会与和谐社会．北京：中国人口出版社，2012.

［7］陈丽芳，邱智铃，陈玉叶，等．多专业团队服务形式在老年长期照护实践中的应用［J］．护理管理杂志，2013，13（7）：471-472.

［8］毛慧芬．长期照护实务［M］．台北：永大书局．2011.

［9］伍小兰，曲嘉瑶．台湾老年人的长期照护［M］．北京：中国社会出版社，2012.

［10］孙正成．台湾地区长期护理体系概述及启示［J］．台湾研究集刊，2013，125（1）：31-37.

［11］宋岳涛．老年综合评估［M］．北京：中国协和医科大学出版社，2012.

［12］宋岳涛．老年跌倒及预防保健［M］．北京：中国协和医科大学出版社，2012.

［13］王志红，詹林．老年护理学（2版）［M］．上海：上海科学科学出版社，2011.

［14］万学红，卢雪峰．诊断学（8版）［M］．北京：人民卫生出版社．2013.

［15］D'Amico D, Barbarito C. 健康与身体评估［M］．蔡佩珊，译．台北：华杏出版股份有限公司．2013.

［16］Weber JR. 轻松健康评估护士手册（8版）［M］．孙玉梅，译．北京：人民卫生出版社．2016.

［17］Bickley LS, Szilagyi PG. 最新贝氏身体检查指引［M］．刘禹葶，译．台北：合记图书出版社．2009.

［18］尤黎明，吴瑛．内科护理学（6版）［M］．北京：人民卫生出版社，2017.

［19］汪耀．实用老年病学［M］．北京：人民卫生出版社，2016.

［20］刘哲宇，杨芳宇．精神科护理学（4版）［M］．北京：人民卫生出版社．2017.

［21］王燕，高静．老年护理学［M］．北京：中国中医药出版社．2016.

［22］郭桂芳．老年护理学［M］．北京：人民卫生出版社．2012.

［23］徐桂华．老年护理学［M］．北京：人民卫生出版社．2016.

［24］殷兵，郭家良，董天华，等.西南地区 11 家医院成人髋部骨折患者临床特征构成分析［J］.中华外科杂志，2015，53（5）：349-352.

［25］赵海涛，陈伟，王娟，等.2010 年至 2011 年东部沿海与西部内陆地区成人股骨颈骨折的流行病学对比分析［J］.中华创伤骨科杂志，2015，17（8）：704-708.

［26］周春兰，王惠珍.外科常见疾病护理评估技能［M］.北京：人民卫生出版社.2015.

［27］朱小娟.骨科临床护理手册［M］.北京：人民卫生出版社.2014.

［28］李乐之，路潜.外科护理学［M］.北京：人民卫生出版社.2017.

［29］韩文婷，赵晓军，陈长香，等.社会支持及生活习惯对老年人院老年人便秘的影响［J］.中国老年学杂志，2013，10（33）：4866-4867.

［30］黄千霞，朱超玲，张晶.老年住院患者便秘发生影响因素分析及护理对策［J］.齐鲁护理杂志，2016，22（17）：89-91.

［31］尹莉芳，张战和.老年患者大便失禁的护理进展［J］.华夏医学，2014，27（6）：198-200.

［32］尹莉芳，侯琳，周艳丽.改良透明贴粘贴法用于预防老年大便失禁患者肛周皮肤损伤的效果观察［J］.护理研究，2017，31（3）：344-345.

［33］廖喜琳，钟美容，蔡超群.标准吞咽功能评估及预见性护理对老年脑卒中吞咽障碍患者康复的影响［J］.中国老年学杂志，2015，35（8）：2036-2038.

［34］于普林.老年医学（2 版）［M］.北京：人民卫生出版社，2017.

［35］化前珍，胡秀英.老年护理学（4 版）［M］.北京：人民卫生出版社，2017.

［36］曾慧，张静.老年护理学［M］.武汉：华中科技大学出版社.2017.

［37］邓科穗，钟清玲.老年护理学［M］.北京：中国医药科技出版社.2016.

［38］程云.老年护理［M］.上海：复旦大学出版社.2016.

［39］陈峥，王玉波.老年中期照护［M］.北京：中国协和医科大学出版社.2015.

［40］曾慧，张静.老年护理学［M］.武汉：华中科技大学出版社.2017.

［41］邓科穗，钟清玲.老年护理学［M］.北京：中国医药科技出版社.2016.

［42］李法琦，司良毅.老年医学（3 版）［M］.北京.科学出版社.2017.

［43］席淑新.眼耳鼻喉科护理［M］.上海.复旦大学出版社.2015.

［44］莫文权，杨晖，褚文浩，等.中医综合疗法治疗老年感音神经性耳聋的临床随机对照研究［J］.上海中医药杂志，2017，51（8）：68-72.

［45］胡杰成.我国人口老龄化现状、趋势与建议［J］.中国经贸导刊，2017，12（1）：59-62.

［46］刘莛.老视矫治手术治疗最新进展［J］.中华实验眼科杂志，2017，35（6）：567-571.

［47］施青.老视治疗的研究进展［J］.同济大学学报（医学版），2015，36（6）：128-132.

［48］张晶，张岫英，曾艳萍.准分子激光角膜原位磨镶术的护理［J］.解放军护理

杂志，2001，18（2）：50.

［49］刘晓姣，万金方，王晓雄，等.多焦点 LASIK 手术老视患者围术期护理［J］.护理学杂志，2008，23（16）：40-41.

［50］化前珍.老年护理学（2版）［M］.北京：人民卫生出版社，2006.

［51］化前珍.老年护理学（3版）［M］.北京：人民卫生出版社，2012.

［52］化前珍，胡秀英.老年护理学（4版）［M］.北京：人民卫生出版社，2017.

［53］柴培培，张毓辉，万泉，等.我国老年营养不良的疾病经济负担研究［J］.中国卫生经济，2016，35（03）：13-16.

［54］王建芳，周建红，金赟珠，等.老年慢性病患者出院护理需求及影响因素分析［J］.上海护理，2016，16（04）：18-21.

［55］耿桂灵，宋彦玲，肖玉华.医养结合理念下老年慢性病患者延续护理模式构建分析［J］.护理管理杂志，2015，15（06）：381-382，416.

［56］刘芸，董永海，李晓云，等.中国 60 岁以上老年人睡眠障碍患病率的 Meta 分析［J］.现代预防医学，2014，41（08）：1442-1445，1449.

［57］Du Shizheng, Dong Jianshu, Zhang Heng, et al. Taichi exercise for self-rated sleep quality in older people: A systematic review and meta-analysis［J］. Int J Nurs Stud, 2015, 52（1）: 368-379. doi: 10. 1016/j.ijnurstu. 2014. 05. 009.

［58］任海静，刘同分.老年高血压患者用药依从性及护理干预研究进展［J］.中国老年学杂志，2015，35（12）：3476-3478.

［59］冯晨秋，王贞慧，高晖，等.老年人慢性疼痛现状及其影响因素的调查［J］.解放军护理杂志，2012，29（12）：9-11，35.

［60］Pasero CL.Pain Control: Using the Faces Scale to Assess Pain［J］.Am J Nurs, 1997, 97（7）: 19-20.

［61］陆小英，赵存凤，张婷婷，等."长海痛尺"在疼痛评估中的应用［J］.解放军护理杂志，2003，20（4）：6-7.

［62］杜世正，袁长蓉.自我管理模式的研究实践进展及思考［J］.中华护理杂志，2009，44（11）：1048-1051.

［63］Du Shizheng, Hu Lingli, Dong Jianshu, et al. Self-management program for chronic low back pain: A systematic review and meta-analysis［J］. Patient Educ Couns, 2017, 100（1）: 41-53.

［64］Du Shizheng, Yuan Changrong, Xiao Xian, et al. Self-management programs for chronic musculoskeletal pain conditions: a systematic review and meta-analysis［J］. Patient Educ Couns, 2011, 85（3）: 299-310.

［65］陈可冀.中华老年医学［M］.南京：江苏凤凰科学技术出版社.2016.

［66］许虹.急救护理学（2版）［M］.北京：人民卫生出版社，2016.

［67］陈永强.《2015 美国心脏协会心肺复苏及心血管急救指南更新》解读［J］.中华护理杂志，2016（02）：253-256.

［68］吴婷婷.《2015年美国心脏协会与美国红十字会最新急救指南》摘登［J］.中华护理杂志，2016（09）：1123.

［69］中华医学会麻醉学分会.2014版中国麻醉学指南与专家共识［M］.北京：人民卫生出版社.2014.

［70］徐永龙，马晓飞.13例老年气管异物院前急救体会［J］.中国医学工程，2011（09）：133.

［71］李辉朝.老年低血糖昏迷老年人的院前急救分析［J］.中国老年保健医学，2017，15（5）：74-75.

［72］李华，张怀利，曹凤娟.大量饮酒致低血糖昏迷18例临床分析［J］.中国急救复苏与灾害医学杂志，2008，3（2）：116.

［73］丰飞.急诊低血糖反应老年人症状多样性分析［J］.交通医学，2018（02）：168-169.

［74］张海涛，李湘，宁洁.以精神症状为主要表现的老年低血糖病例分析［J］.中国现代药物应用，2013（23）：91.

［75］夏来顺.老年动脉粥样硬化老年人止血障碍［J］.国外医学（老年医学分册），1991（06）：275-276.

［76］严波，张秋航，李长青，等.老年人和儿童鼻出血的病因分析及健康指导［J］.中国社区医师（医学专业），2010，12（13）：4.

［77］凌峭，鞠斐.高龄老年人低温烫伤原因分析及预防护理［J］.中国医药导刊，2012（06）：1073-1074.

［78］徐风光.老年人烫伤的原因分析及治疗对策［J］.中外医学研究，2011（05）：74.

［79］彭琼.养老机构中老年人意外烫伤的原因及护理管理［J］.中国民康医学，2012（01）：123-124.

［80］洪立，王华丽.老年期痴呆专业照护——护理人员实务培训［M］.北京：北京大学医学出版社，2014.

［81］邱铭章，汤丽玉.认知障碍照护指南［M］.北京：华夏出版社，2016.

［82］洪立，王华丽，聪明的照护者［M］.北京：北京大学医学出版社，2014.

［83］胡亦新，余小平.中国老年医疗照护技能篇（常见疾病和老年综合征）［M］.北京：人民卫生出版社，2017.

［84］吕姿之.健康教育与健康促进.北京：北京医科大学出版社，2002.

［85］马晓.健康教育学（2版）［M］.北京：人民卫生出版社，2016.

［86］黄敬亨，邢育健.健康教育学（5版）［M］.上海：复旦大学出版社，2011.

［87］瞿晓敏.护理伦理学［M］.上海：复旦大学出版社，2007.

［88］胡慧.护理伦理学［M］.北京：中国中医药出版社，2012.

［89］郑振佺，霍建勋.健康教育学［M］.北京：科学出版社，2008.

［90］熊仿杰，袁惠章.老年介护教程［M］.上海：复旦大学出版社，2006.

［91］陈可冀，何琪杨.中华老年医学［M］.南京：江苏凤凰科学技术出版社，2016.

［92］励建安.临床运动疗法学［M］.北京：华夏出版社，2005.

［93］南登崑.康复医学［M］.北京：人民卫生出版社，2013.

［94］唐强，张安仁.临床康复学［M］.上海：上海科学技术出版社，2012.

［95］张琦.临床运动疗法学［M］.北京：华夏出版社，2014.

［96］励建安.临床运动疗法学［M］.北京：华夏出版社，2005.

［97］Edward C. Jauch, et al. Guidelines for the early management of patients with acute ischemic stroke: a guideline for healthcare professionals from the American Heart Association/American Stroke Association. Stroke 2013，44：870-947.

［98］张通.中国脑卒中康复治疗指南［M］.北京：人民卫生出版社，2012.

［99］纪树荣.康复医学［M］.北京：高等教育出版社，2004.

［100］唐强，张安仁.临床康复学［M］.上海：上海科学技术出版社，2012.

［101］张琦.临床运动疗法学［M］.北京：华夏出版社，2014.

［102］Billinger SA, Arena R, Bernhardt J, et al.Physical activity and exercise recommendations for stroke survivors: a statement for healthcare professionals from the American Heart Association/American Stroke Association.Stroke，2014，45（8）：2532-2553.

［103］郭兰、王磊、刘遂心.心脏运动康复［M］.南京：东南大学出版社，2014.

［104］姜贵云.康复护理学［M］.北京：中国医药科技出版社，2016.

［105］燕铁斌.物理治疗学［M］.北京：人民卫生出版社，2013.

［106］励建安.康复医学［M］.北京：人民卫生出版社，2014.

［107］姜贵云.康复护理学［M］.北京：中国医药科技出版社，2016.

［108］燕铁斌.物理治疗学［M］.北京：人民卫生出版社，2013.

［109］唐强.临床康复学［M］.上海：上海科学技术出版社，2009.

［110］励建安.康复医学［M］.北京：人民卫生出版社，2014.

［111］中华医学会骨质疏松和骨矿盐疾病分会.原发性骨质疏松症诊治指南（2017年）［J］.中华骨质疏松和骨矿盐疾病杂志，2017，10（5）：413-443.

［112］王临华，夏维波，林华等.骨质疏松症防控指南［M］.北京：北京大学医学出版社，2017.

［113］吴浩，曹永平.骨细胞［J］.中国骨质疏松杂志，2015，21（4）：486～488.

［114］曾欢，白，韩向龙.骨细胞的生物学功能［J］.生理科学进展，2014，45（2）：100.

［115］郭淑君，史中红，张丽.老年骨质疏松症的康复护理干预［J］.中国冶金工业医学杂志，2015，32（5）：606-607.

［116］张楠楠，王丽娜，刘忠厚.骨质疏松热点问题的探讨［J］.中国骨质疏杂志，2011，17（1）：86-89.

［117］潘子昂，李扶刚，刘忠厚．脉冲电磁场疗法及其在防治骨质疏松中的应用［J］.中国骨质疏松杂志，2007，11（3）：386-388.

［118］黄晓琳．人体运动学［M］.北京：人民卫生出版社，2013.

［119］张丽，瓮长水．全身振动训练治疗骨质疏松症的临床和基础研究进展［J］.中国康复理论与实践，2014，20（10）：935-936.

［120］唐强，张安仁．临床康复学［M］.北京：人民卫生出版社，2012.

［121］姜贵云．康复护理学［M］.北京：中国医药科技出版社，2016.

［122］燕铁斌．物理治疗学［M］.北京：人民卫生出版社，2013.

［123］南登昆．康复医学（4版）［M］.北京：人民卫生出版社，2008.

［124］励建安．康复医学［M］.北京：人民卫生出版社，2014.

［125］朱明，郑风．康复治疗与训练设备［M］.上海：上海浦江教育出版社，2016.

［126］张宏．康复医学［M］.北京：中国中医药出版社，2017.

［127］张裴景．医学康复治疗学［M］.长春：吉林科学技术出版社，2016.

［128］徐桂华，胡慧．中医护理学基础（1版）［M］.北京：中国中医药出版社.2016.

［129］郝玉芳，马良宵．中医护理学基础（双语）（1版）［M］.北京：人民卫生出版社.2015.

［130］徐文兵．《黄帝内经》四季养生法（1版）［M］.北京：中国中医药出版社.2010.

［131］林永青，赵百孝．《黄帝内经》中的服饰养生思想［J］.北京中医药大学学报，2009，32（4）：232-234.